Homöopathie in der täglichen Praxis

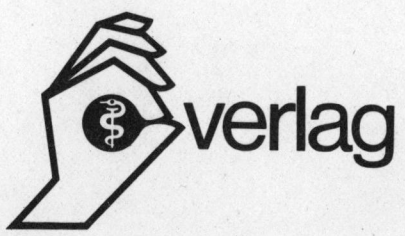

„O." wie „Organon der Heilkunst" von S. Hahnemann

W. A. Dewey

Homöopathie
in der täglichen Praxis

Übersetzt und mit

Repertorium der Verletzungen

von Gerhardus Lang

O.-Verlag

Berg am Starnberger See

1985

1985 O.-Verlag GmbH Berg am Starnberger See
Druck: Ebner Ulm

ISBN 3-88950-020-X

Inhaltsverzeichnis

Vorwort 9
Vorwort zur ersten Auflage........................ 12
Vorwort zur zweiten Auflage....................... 13
Vorwort des Übersetzers........................... 14
Abortus 16
Abszeß 18
M. Addison....................................... 23
Adenoide Wucherungen............................ 24
Akne... 26
Alkoholismus 28
Allergien und Allergene........................... 32
Amenorrhoe 40
Analfissuren 43
Angina pectoris................................... 44
Anämie... 47
Apoplektische Zustände............................ 52
Appendicitis...................................... 54
Arthritis 58
Arteriosklerose 61
Asthma... 64
Ataxie... 68
Augenerkrankungen............................... 73
Blutungen.. 86
Bronchitis.. 91
Cholera... 97
Chorea 101
Delirium, akute Psychose.......................... 107
Diabetes 110
Diarrhoe... 113
Diphtherie 123
Drüsenerkrankungen 130
Dysmenorrhoe.................................... 134
Epilepsie... 138

Erbrechen.. 146
Erkältung und Schnupfen.......................... 148
Erysipel 157
Fieber 160
Frauenerkrankungen 163
Furunkel... 176
Gangrän.. 178
Geburt 179
Gehirn 182
Geisteskrankheiten 185
Gelbfieber 196
Gonorrhoe.. 198
Grippe 203
Haarausfall (Alopecie)............................ 207
Haemorrhoiden................................... 208
Halsschmerzen 212
Harnwegserkrankungen........................... 218
Harngrieß, Uricämie.............................. 226
Hauterkrankungen 228
Herzerkrankungen 236
Heufieber, Heuschnupfen.......................... 248
Hormone 251
Vitamin- und Hormontherapie..................... 252
Husten 255
Hydrocephalus 261
Hysterie 264
Ischias.. 273
Karbunkel 278
Keuchhusten 280
Klimakterium 285
Knochenerkrankungen............................ 287
Koliken.. 290
Kopfschmerzen 293
Kreislaufschwäche 301
Kropf 304

Krupp-Husten 307

Lähmungen 312

Laryngitis.. 316

Lebererkrankungen 321

Leucorrhoe, Fluor albus........................... 328

Lumbago, Hexenschuß............................. 332

Magenerkrankungen............................... 336

Malaria, Wechselfieber............................ 352

Mammaerkrankungen 357

Marasmus, Ernährungsstörungen................... 360

Masern 364

Meningitis 369

Milchmangel, Versiegen der Milch.................. 372

Milzerkrankungen................................ 373

Mumps (epidemische Parotitis).................... 375

Mund 376

Nachwehen 379

Neuralgie 380

Neurasthenie 387

Neuritis.. 392

Nierenerkrankungen.............................. 394

Nosoden und Vaccinen............................ 398

Obstipation 406

Oedeme 414

Ohrenerkrankungen 417

Operationsschock 424

Orchitis.. 426

Ovarien.. 428

Pankreaserkrankungen 431

Peritonitis 432

Pleuritis 436

Pleurodynie 438

Pneumonie....................................... 439

Pocken 447

Prostataerkrankungen 450

Rheumatismus 451

Ruhr 462

Rückenmarkserkrankungen 465

Scharlach 469

Schlaflosigkeit 473

Schwangerschaftsstörungen 478

Schwindel 480

Seekrankheit 482

Sepsis 484

Skrofulose (siehe auch Tuberculose) 486

Sonnenstich 489

Spermatorrhoe 490

Synovitis 496

Syphilis 498

Tetanus 502

Tonsillitis 505

Tuberkulose 509

Tumoren 520

Typhus 525

Tripper, Urethritis (unspezifische) 534

Verletzungen 536

Würmer 540

Zahnung 542

Zahnerkrankungen 544

Anhang: Verletzungen 547

Kleine Arzneimittellehre
der wichtigsten Verletzungsmittel 550

Auszug aus dem Repertorium von Kent 559

Verletzungs-Tabelle 566

W. A. Dewey, M. D.
Homöopathie in der täglichen Praxis

übersetzt von Gerhardus Lang

Vorwort

Dieses Buch ist, wie seine Überschrift zeigt, besonders der homöopathischen oder der praktischen Heilkunde gewidmet. Dieses schließt die bestmögliche palliative Behandlung in allen unheilbaren Fällen ein. Es war nicht die Absicht, die allgemeine Diagnostik einzuschließen. Der Autor glaubt außerdem, daß es die beste und sicherste Diagnose ist, wenn man sich aus der Krankheitsvorgeschichte direkt zum homöopathischen Heilmittel führen läßt. Dieser Weg wird nicht durch irgendwelche immer wieder wechselnde Labormethoden verändert, ebenso nicht durch Modeströmungen oder Liebhabereien, durch die verschiedensten Krankheitstheorien, durch die Anwesenheit von diesem oder jenem Keim, Gift oder krankmachenden Prozeß, oder durch irgendeinen Wechsel in der Nomenklatur der Krankheiten.

Des Autors Medizinerlaufbahn, welche vor der Entdeckung der ersten Mikroben begann, nämlich denen von Cholera und Tuberkulose, hat manche und vielerlei Konzepte und Mutmaßungen über Krankheit während der Dauer von mehr als einem halben Jahrhundert gesehen und viele von ihnen waren nur sehr kurzlebig. Die hauptsächliche Behandlungsidee aus der Keimtheorie war, die Keime zu töten, und Tausende von Leben sind auf diesem Altar geopfert worden.

Heutzutage sind die Hahnemannschen Theorien, was Psora, Sykosis und Syphilis angeht, insofern anerkannt, als diese praktisch als Tatsachen angenommen worden sind, zwar nicht immer in seiner eigenen Sprache, sondern in einer Sprache, die keineswegs eine Vervollkommnung in Hinsicht auf diese Ziele war. Wir sprechen von Tuberkulose, von Carcinomatose, von Rheumatismus und verschiedenen Infektionen, und der Hauptgedanke dabei scheint der zu sein, diese *Namen* zu behandeln, nämlich durch antituberkulöse, anticarcinomatöse, antirheumatische Maßnahmen, anstatt den Boden zu kurieren, der es ihnen ermöglicht, sich zu entwickkeln und zu gedeihen.

Eine kranke Person entwickelt Zeichen in Annäherung zu ihrer Krankheit und jedes Individuum besitzt eine Gesamtheit von psychischen, physikalischen und biologischen Reaktionen, die nur ihm angehören und sein Temperament bestimmen.

Homöopathie individualisiert und ihre Behandlung sollte folgendermaßen sein:

1. spezifisch für das Individuum
2. amentes den krankhaften Prozeß am besten zu definieren und wiederum zu heilen.

Diejenigen, die nicht in der homöopathischen Denkweise erzogen worden sind, mögen die Nomenklatur dieses Werkes im Hinblick auf seine Anordnung kritisieren. Aber für den homöopathischen Arzt sollte sie so einfach wie möglich sein. Sicherlich können viele der Rubriken nicht als Krankheiten betrachtet werden, noch sind sie solche. Z.B. Kopfschmerzen, Durchfälle, Verstopfung, Husten, Erbrechen, Hautsymptome und einige andere Titel sind nichts als Symptome und sie sind so angeordet, um dem Verschreiber zu helfen.

Je eher die homöopathische Schule wiederum zu den Fundamenten der Homöopathie zurückfindet, von welchen sich manche von uns entfernt haben, um so besser ist es für uns und unsere Patienten. Wir wollen über das Alte hinaus fortschreiten, und wir wollen mit dem wirklichen Fortschritt der medizinischen Wissenschaft Schritt halten, indem wir die verschiedenen Krankheitssymptome und Manifestationen betrachten und dabei fähig sind, mit Sicherheit sagen zu können, daß dieser Kopfschmerz auf einer psorischen Basis beruht, daß diese Diarrhoe sykotisch ist, daß diese Lungenentzündung, dieser Thyphus, diese Krankheit, diese miasmatische Veranlagung oder Infektion nicht nur vielleicht das Ergebnis eines gewissen Mikroorganismus ist, sondern daß es diesen Mikroorganismus hervorbringt, weil der Boden für ihn bereitet ist. Die Verbreitung allgemeiner Selbstbehandlung, die Konservierung von Lebensmitteln durch Chemikalien, die kritiklose Benutzung von Mineralwässern, die vielfache chemische Behandlung des Trinkwassers, der Gebrauch von Aluminiumkochtöpfen, Schädlingsbekämpfungsmitteln in der Natur, et id omme genus, alles dieses mag Symptome hervorrufen. Diese werden die homöopathischen Ärzte mit ihrer intimen Kenntnis der Wirkung von Drogen auf die menschliche Gesundheit so gut bemerken wie sonst niemand. So sind wir in der Lage, dieselben zu beurteilen und zu unterteilen, und werden besser in der Lage sein, sie zu bekämpfen, um eine bessere Basis für die Wirkung der indizierten Medikamente zu bekommen.

In dieser Ausgabe haben wir als besonderen Abschnitt die Frage der Vitamin- und Hormontherapie eingeführt insofern sie die Homöopathie im Hinblick auf die Ähnlichkeit der Dosierung berühren, indem wir sie kurz mit unseren gut bekannten und therapeutisch erprobten Heilmitteln vergleichen. Man kann annehmen, daß das Studium derselben neue Konzeptionen für die Heilkunst eröffnen kann.

Wir möchten auch unsere Dankbarkeit dafür zum Ausdruck bringen, daß sich die vorangegangenen Ausgaben allgemeiner Beliebtheit erfreut haben, welches durch ihren raschen Verkauf bewiesen wurde.

San Francisco, Kalifornia, den 15.08.1934, W.A.Dewey, M.D.

Vorwort zur ersten Auflage

Während der ersten zehn Jahre hat der Autor in unseren Periodika eine Anzahl von unzusammenhängenden Artikeln über homöopathische Therapie der verschiedensten Erkrankungen veröffentlicht. Diese Artikel sind weithin in unseren eigenen Zeitschriften zitiert worden und wurden in verschiedene Fremdsprachen übersetzt. Diese Tatsachen zusammen mit zahlreichen Briefen von Praktikern aus allen Teilen des Landes haben die Veröffentlichung eines etwas anspruchsvolleren Werkes für die homöopathische Alltagspraxis notwendig gemacht, und sie sind die einzige Entschuldigung für den Autor, daß er noch ein Buch dieser Art vorstellt. Die Arbeit wurde deshalb unternommen, um den homöopathischen Praktikern mit zuverlässigen, praktischen und zusammengefaßten Indikationen für die wichtigsten Heilmittel bei bestimmten Krankheiten zu versehen. Es unterscheidet sich von den verschiedenen Werken für praktische Medizin insofern, als es ausschließlich der Homöopathie gewidmet ist, und es unterscheidet sich von der Materia medica dadurch, daß es nur von der Therapie selber handelt.

Die Zeitschriftenliteratur unserer Schule, ebenso wie die Standardliteratur unserer Autoritäten wurde sorgfältig studiert, und die praktischen Hinweise, die dort gefunden wurden, in diesen Band eingeschlossen. Es war nicht die Absicht, Indikationen für alle Mittel, die möglicherweise bei den verschiedensten Krankheiten indiziert sein mögen, zu geben. Das wäre nur eine Wiederholung dessen, was schon ausgezeichnet und glaubwürdig von unseren großen Autoren der Therapie gemacht wurde. Die Objekte mußten eher zusammengefaßt als ausgearbeitet werden, um die praktischen Indikationen für einige wenige, jedoch am häufigsten vorkommenden Medikamente zu geben, anstatt bei den ausgearbeiteten Möglichkeiten vieler zu verweilen.

Die Therapie von manchen Erscheinungen, welche die moderne Pathologie lediglich als Symptome abhandelt, z.b. Kopfschmerzen, Verstopfung, Diarrhoe, Leukorrhoe etc. wurden in dieses Werk aufgenommen. Wenn dieses Werk irgendwie dazu beitragen könnte, die Verschreibung homöopathischer Medikamente zu fördern und die anwachsende Neigung zu mindern, unsere Therapiemöglichkeiten zu mißachten um dafür leichtere, aber weniger befriedigende Methoden anzuwenden, möchte der Autor die Zeit nicht als vergeblich betrachten, die er sich hiermit beschäftigt hat.

13.Juni 1900, W.A. Dewey M.D.

Vorwort zur zweiten Auflage

Die vorliegende Auflage der *Homöopathie in der täglichen Praxis* ist allein der homöopathischen Verschreibung gewidmet. Die Indikationen für die verordneten Medikamente stammen aus der Erfahrung der hervorragendsten Verschreiber, der erfolgreichen Kollegen, die aus der homöopathischen medizinischen Schule stammen, und die deshalb als zuverlässig angesehen werden können. Der therapeutische Fortschritt der Schule seit Erscheinen der vorangegangene Auflage wurde berücksichtigt, indem alle neuen Medikamente, die von der Herkunft und Wirkung homöopathisch sind, eingeschlossen wurden.

Die Kapitel, die über die Krankheiten des Herzens, die Anämie, die Appendicitis, die Erkrankungen der Mamma, der geistigen Erkrankungen, Tumoren, Tuberkulose, der Verdauungsorgane und anderen handeln, wurden umgeformt und überprüft, und es wurden Abteilungen für die Behandlung der Adenoide, der Arteriosklerose, des Kropfes, der Prostatakrankheiten, der Infektionskrankheiten, Operationsschock und Neuritis.hinzugefügt.

Es gibt keinerlei Verordnung, die solche Ergebnisse bringt, wie die homöopathische, und wir glauben, daß wir durch die hier vorgelegte Bemühung, die unsere Medikamente in einer praktikablen und vernünftigen Weise so sorgfältig wie möglich differenziert, wir auch die größten Skeptiker von der Wahrheit der oben angeführten Behauptung überzeugen können.

Januar 1914 W.A. Dewey, M.D.

Vorwort des Übersetzers und Herausgebers

Es ist die Frage, ob es nicht genügend homöopathische Bücher gibt, die dem praktischen Arzt als Leitfaden dienen können. Sicher gibt es den Stauffer, Herings homöopathischen Hausarzt, das Lehrbuch von Lutze und andere. Für den Fortgeschrittenen, der mit den großen Repertorien arbeitet und die großen Arzneimittellehren hinter sich stehen hat, ist dieses Buch nicht gedacht. Es wendet sich vielmehr an den Anfänger, der für die tägliche Praxis ein Vademecum benötigt, das auf dem Schreibtisch liegt, das ihn bei Hausbesuchen begleitet. Das Buch kommt dem zunächst gewohnten Denken in klinischen Diagnosen entgegen. Es ist für die häufig und täglich vorkommenden Fälle in der Allgemeinpraxis gedacht, den Husten, den Schnupfen, das Magenweh, den Kopfschmerz, die Diarrhoe, den Hexenschuß usw. Viele Fälle können so erst einmal befriedigend behandelt werden und mit der Zeit schult sich dann der Blick für die miasmatisch-chronischen Fälle, die oft hinter den akuten Erkrankungen stecken. Diese sind dann ohne Repertorium und Kenntnisse der Gesetze der chronischen Krankheiten nicht zu therapieren. Aber am Anfang blickt man ja kaum durch und benötigt noch große Wegweiser. Damit die Homöopathie dem Anfänger nicht zum abschreckenden Irrgarten wird, sei dieses Buch eines erfahrenen

Praktikers auch dem deutschsprachigen Publikum zugängig gemacht. Wenn dann die ersten Fälle erfolgreich behandelt werden, wächst die Freude und das Interesse, tiefer in die Homöopathie einzudringen, von selbst. Nur wenige werden dabei stehen bleiben, was ihnen dieses Buch vermitteln kann. Aber ohne die Kenntnis dessen, was es beinhaltet, wird keine Sicherheit im Praxisalltag einkehren. Das kann ich aus eigener Erfahrung bestätigen.

Ein besonderes Kapitel wurde dem Buch noch angefügt: Die Verletzungen und ihre Mittel (mit einem eigenen Repertorium). Es soll dem Praktiker und Unfallchirurgen helfen, auch in diesen Fällen neben der schulmäßigen Versorgung den Heilverlauf günstig zu beeinflussen. Auch die Augenärzte seien auf das Kapitel verwiesen.

Manche der angegebenen Mittel sind nur in der Arzneimittellehre von Boericke wiederzufinden (Homöopathische Mittel und ihre Wirkungen, übersetzt von Margarete Harms, Verlag Grundlagen und Praxis, Leer (Ostfriesland)). Sie stellt deshalb eine notwendige Ergänzung dieses Buches dar.

Ich möchte nicht versäumen, meiner Tochter Eva an dieser Stelle für ihre Mitarbeit zu danken. Dem Verlag danke ich für die rasche Entscheidung, das Buch trotz mancher Bedenken in sein „klassisches" Arrangement aufzunehmen. Ich hoffe, daß es die „Puristen" dort nicht allzusehr stört.

Bad Boll bei Göppingen 1984

Gerhardus Lang

Abortus

Sabina ist ein nützliches Mittel, um eine drohende Fehlgeburt im dritten Monat zu verhüten, wobei sich als erstes Symptom oftmals eine Blutung zeigt. Danach stellt sich ein Kreuzschmerz ein, der sich nach vorne herum bis zu dem Schambein erstreckt. Es finden sich überwältigende und ziehende Schmerzen vom Kreuzbein zum Schambein. Der Blutfluß ist hellrot und klumpig. Es hilft ebenso bei einer Metritis, die von Blutungen begleitet ist, in der Folge einer Fehlgeburt.

Cinnamonum hilft bei Fehlgeburten durch Überanstrengung oder einen Fehltritt mit heftiger Blutung und leichten Schmerzen.

Arnica. Drohende Fehlgeburt nach Verletzung.

Secale. Bei Fehlgeburten in den frühen Monaten der Schwangerschaft ist *Secale* unter Umständen das Mittel, besonders bei schwachen und kachektischen Frauen. Es ist ebenso nützlich, um die Neigung zu Fehlgeburten in den späteren Monaten aufzuhalten, wenn die Muskulatur der Gebärmutter schon sehr entwickelt ist. Es ist indiziert durch häufige, wehenartige Schmerzen, eine starke Blutung mit einem schwarzen, flüssigen Blut, mit einem blassen, eingefallenen Gesicht, Prickeln und Ameisenlaufen der Extremitäten und ein Verlangen nach Luft. Hartmann empfiehlt *Secale* D 12.

Viburnum opulus. Drohende Fehlgeburt, wenn die Schmerzen vom Rücken nach vorne zu den unteren Teilen des Bauches ausstrahlen und sich bis in die Oberschenkel erstrekken. Es ist ein Mittel, welches bei häufigen und frühen Fehlgeburten nützlich ist.

Sepia ist eines unserer wichtigsten Mittel, um einer Fehlgeburt vorzubeugen. Es ist bei nervöser Reizbarkeit, Gewebeschwäche und dem Gefühl eines Gewichtes im After angezeigt.

Belladonna. Dsohende Fellgeburt mit starker, heißer Blutung, Rückenschmerzen, Kopfschmerzen und dem besonderen Uterustenesmus dieses Mittels und heftigen Schmerzen des Körpers. Die kleinste Berührung ist schmerzhaft.

Cimicifuga ist eines unserer mächtigsten Mittel bei Fehlgeburt. Die Schmerzen, die die drohende Fehlgeburt anzeigen, gehen im Bauch von einer Seite zur anderen hin und her und zwingen die Patientin sich zu krümmen. Es paßt bei der habituellen Neigung zur Fehlgeburt von Frauen mit einer rheumatischen Diathese.

Aconit. Drohende Fehlgeburt nach Ärger, ebenso *Chamomilla.* Die geistigen Symptome lassen es von *Chamomilla* unterscheiden. Große nervöse Erregbarkeit begleitet die Schmerzen.

Caulophyllum ist ein sehr nützliches Mittel bei falschen Wehen und ebenso ein Vorbeugungsmittel bei Abortus. Es finden sich schwere Schmerzen im Rücken und in den Seiten des Bauches, schwache Uteruskontraktionen und spärlicher Ausfluß.

Abszeß

(einschließlich Infektionen, Eiterungen, Phlegmone etc.)

Belladonna ist das häufigst angezeigte Heilmittel für die beginnenden Symptome eines Abszesses. Die Teile schwellen rasch an, werden leuchtend rot, pulsieren schmerzhaft, Eiter entwickelt sich schnell, die Schwellung nimmt zu und die Röte breitet sich strahlenförmig aus. Hier steht *Belladonna* in engster Beziehung zu *Hepar* und *Mercurius*. Es kommt früher in Frage, als diese beiden Heilmittel und entspricht mehr der aktiven, sthenischen Art des Abszesses, bevor der Eiter reif wird. Bei Abszessen der Zahnwurzel, des sogenannten Zahngeschwürs, ist *Belladonna* oft das erste Heilmittel und *Mercurius* folgt hier in den meisten Fällen. Bei akuten Drüsenabszessen ist *Belladonna* oft angezeigt und ist ein Anfangsmittel.

Chamomilla ist kein Mittel, um es bei Abszessen vorzuschlagen, jedoch hat es sich in der Förderung der Eiterbildung bei chronischen Abszessen als wertvoll erwiesen, wo *Hepar* versagt hat, vorzüglich um die Schmerzen erträglich zu machen.

Hepar sulfuris ist das große homöopathische Mittel für Eiterungen, wo der Eiter sich nicht zersetzt. Es paßt speziell zu lymphatischen, phlegmatischen Individuen. Übertriebene Empfindlichkeit der erkrankten Stellen ist eine führende Anzeige. Weiterhin sind folgende Symptome angezeigt: fröstelnde Empfindungen, Pulsieren in den erkrankten Stellen oder scharfe, stechende Schmerzen, welche nachts und im Kühlen, Kalten schlimmer sind. Wenn keine bedrohlichen Eiterungen vorhanden sind, wird es die Eiterbildung begünstigen. Der Eiterungsprozeß wird oft verkümmern, wenn *Hepar* in höheren Potenzen gegeben wird. Solche Abszesse, wie Nagelgeschwüre, werden unter *Hepar* normalerweise gut. Wenn es eine Quetschung ist, dürfte *Arnica* manchmal gut tun. Es gibt zwei andere Präparate, die *Hepar* ähnlich sind, *Calcium sulphuricum,* welches ein rein chemischen Mittel ist und niemals geprüft wurde. Deshalb dürfen wir es nur als Notbehelf für *Hepar* sehen und für *Calcarea sulphurica*. Das letztere Mittel wurde als ganz nützlich herausgefunden, wo die Eiterung sich anscheinend undefinierbar fortzuentwickeln schien. Das Vorhandensein von Eiter mit Öffnungen wurde als gute Anzeige erwogen, es kommt noch *Silicea* in Frage und entspricht schmerzhaften Abszessen um den Anus und ist das meist gebrauchte Mittel bei Zahngeschwüren.

Silicea ist das Mittel, wo die Eiterung weitergeht und die Wunde sich weigert zu heilen, gleichgültig, wo der Eiterprozeß lokalisiert ist. Der Eiter ist meistens dünn, wässrig und der Prozeß wird chronisch. Unter der Wirkung von *Silicea* bekommt der Eiterungsprozeß eine gesunde Wendung, der Eiter wird gutartig, es zeigt sich Abgrenzung. Dann ist es Zeit, mit diesem Mittel aufzuhören, weil, wenn es fortgesetzt wird, seine Wirkung u.U. aufgehoben wird. Jetzt müßte ein anderes Mittel, möglicherweise *Acid. fluoric.* gegeben werden. Dieses Mittel wirkt einem Zuviel von *Silicea* entgegen. *Silicea* wird normalerweise verschrieben, nachdem ein Abszeß aufgeschnitten oder durch einen Breiumschlag geöffnet wurde. Wärme ist dem *Silicea*patienten sehr willkommen. Dagegen verspürt der *Acid.fluoric.*-Patient durch Kälte Erleichterung. Abszesse, die eine starke Infiltration in die Nachbarschaft haben, sprechen für *Silicea*. Es ist auch ein Mittel für alle fistelartigen Gebilde. Bei rectalen Fisteln ist es ein häufiges Mittel, vor allen Dingen ist nervöser Erethismus eine zusätzliche Indikation. Dieses ist oft ein wichtiger Faktor bei *Silicea*-Eiterungsfällen. Speziell skrofulöse und tuberculöse Abszesse sprechen für *Silicea*.

Mercurius. Unterscheidbar von *Belladonna*, *Hepar* und besonders von *Silicea* ist *Mercurius* eines von unseren guten Mitteln bei Abszessen. Es kommt nach *Belladonna*, wenn sich Eiter gebildet hat. Es begünstigt die Bildung von Eiter besonders in niedrigen Potenzen und ist speziell bei Drüsenabszessen angezeigt. Der Eiter ist grünlich in der Farbe und recht dünn und flüssig. Es ist eine intensive, glänzende Röte mit pulsierenden und stechenden Schmerzen vorhanden. Mit *Silicea* verträgt es sich nicht gut. Von *Hepar* unterscheidet es sich durch die hauptsächlichen Symptome und dadurch, daß der Verlauf der Eiterung langsamer ist und alle Schmerzen sich in der Nacht verschlimmern. Bei Abszessen an den Zahnwurzeln ist es eines unser besten Mittel, und es ist oft bei Zahnschmerzen wirksam, die in diesem Fall auftreten. Es wird oft die Eiterung verkümmern lassen, wenn es in den höchsten Potenzen angewendet wird, wie bei Mandelentzündungen, wo es das wertvollste Mittel ist. Es ist ein bemerkenswertes Mittel bei Pyorrhoe (Paradentose) und wird das Zahnziehen unnötig machen.

Lachesis. Bei weniger heftig verlaufenden Abszessen, wenn der Eiter dünn, dunkel, ichorös und widerlich im Charakter ist, könnte Lachesis das Mittel sein. Die angegriffenen Stellen sind purpurartig in der äußeren Erscheinung. Es ist das Mittel bei Abszessen, wo giftiger Eiter in das System eingedrungen ist und dort Schwierigkeiten macht. *Carbo vegetabilis* kann auch ein Mittel bei lang anhaltenden, ungesunden Eiterprozessen sein, welche ein hektisches Fieber produzieren. *Rhus tox.* ist auch ein Mittel bei Abszessen der Parotis oder der Schweißdrüsen, wo es einen Fluß von blutigem, serösen Eiter gibt. Bei dem offensichtlich vergifteten Zustand des Organismus, und wenn der Abszeß die Tendenz zeigt, in ein carbunkulöses Stadium überzugehen, ist *Rhus* angezeigt. Bei *Lachesis* ist der Ausfluß ein dünner, ichoröser Eiter. Ein anderes Mittel bei weniger heftigen Zuständen oder weniger heftig verlaufenden Abszessen ist *Arsenicum*. Große Schwäche, Produktion von wässerigem, ichorösem Eiter, die bedrohliche Möglichkeit einer Gangrän und die unerträglich brennenden Schmerzen werden sofort diesem Mittel Beachtung verschaffen.

Sulfur ist auch ein Mittel, welches mit größter Wohltat bei Abszessen und Eiterungen benutzt werden kann, speziell bei chronischen Fällen ist es nützlich, wo der Ausfluß übermäßig ist, begleitet von Abzehrung und hektischem Fieber. Abszesse bei skrofulösen Menschen, die einen psorisch gezeichneten Teint haben und die zu Furunkeln neigen, entsprechen *Sulfur*. Der Eiter ist scharf und macht die Haut wund. Mengen von furunkelartigen Geschwüren am ganzen Körper zeigen das Mittel gut an. *Lycopodium* wurde auch bei Geschwüren als nützlich gefunden, die bei Anwendung von Packungen schlimmer wurden.

Arnica ist ein Mittel, welches Abszesse und Furunkel nicht reifen läßt, sie schrumpfen ein, dann kommt ein neues. *Arnica* entwickelt oft den Abszeß, bringt ihn zur Abstoßung des Eiters und ist gut als Kur. Wenn die Geschwüre in einer größeren Menge kommen, spricht es für *Arnica*. Sie sind sehr empfindlich, wund, purpurn in der Farbe, auch Blutgeschwüre, welche sehr weh tun.

Calcarea carbonica, Calcium jodatum (speziell bei Abszessen des Halses und der Nase bei skrofulöser Natur), *Asa foetida* (traumatische Eiterung), *Calendula* und einige andere Mittel könnten möglicherweise bei Eiterungen und Abszessen angezeigt sein. Bei *Calendula* ist der Eiter dick und gelb, nicht von einer aktiven Entzündung begleitet. Die Symptome: ungesunde Haut, jede kleine Wunde oder jeder Kratzer eitert, finden sich unter *Hepar, Silicea, Calcarea carb.* und *Graphites*. Grauvogl behauptet, daß *Arnica* Eiterung verhindert, besonders die Absorption des Eiters und daß es deshalb eine Blutvergiftung verhindert.

Rhus tox. ist ein sehr nützliches Mittel bei akuten Eiterungen, speziell wurde es bei eiternden Zuständen um das Auge als nützlich gefunden. Es hat sich bei Abszessen der Parotis und der Schweißdrüsen als nützlich erwiesen, der Eiter ist blutig und serös, der Schmerz intensiv und die Schwellung dunkelrot. *Rhus* steht in enger Beziehung zu Blutvergiftung.

Echinacea hat einen wohlverdienten Ruf bei eiternden Zuständen errungen, besonders wo Symptome einer Blutvergiftung vorhanden sind. Es gibt keine Frage an seiner Wirksamkeit.

Acidum nitricum kommt auch in Frage bei Eiterungen der Drüsen, besonders der Leistendrüsen oder der Schweißdrüsen, bei syphilitischen Subjekten, und wenn der Ausfluß wund machend ist und eine schmutzige, gelb -grünliche Farbe hat. Eiterungen im Bereich des Mastoid.

Kalium jodatum muß bei syphilitischen und skrofulösen Fällen bedacht werden. *Phosphorus* ist oft nützlich bei Abszessen der Knochen, bei denen wir wiederum *Aurum, Asa foetida, Pulsatilla, Calcarea phosph., Calcarea fluorica* und *Magnesium* als spezielle Mittel finden.

Pyrogen ist nach Dr. Leonhard unschätzbar als Mittel bei wiederkehrenden eiterigen Zuständen. Es wird den Organismus säubern und einen Rückfall verhindern.

Morbus Addison

Arsenisum ist das ähnlichste Mittel für diese Krankheit. Sowohl die Krankheit als auch das Mittel haben nervliche Depression, Magenreizung, allgemeine Schwäche, schwache Herzaktion und Brechreiz. Die Hautsymptome haben auch eine eigentümliche Ähnlichkeit: beide das Brennen, die Verfärbung wurde in mehreren Fällen von Arsenvergiftung gefunden.

Obwohl diese Krankheit als unheilbar angesehen wird, wird doch ihre Verschlimmerung durch das passende Mittel verhindert. Unter anderem möge an folgende Mittel gedacht werden: *Thuja, Natrium muriaticum,* welches besonders der Mattigkeit, der muskulären Müdigkeit, ebenso den Verdauungsstörungen, der Melancholie usw. entsprechen, die sich bei einem Anfall der Erkrankung zeigen. *Belladonna, Calcium carbonicum, Jodum* und *Phospor. Arsenicum iodatum* kann auch versucht werden. *Tuberculinum* kann ebenfalls gut indiziert sein.

Boenninghausen gibt *Antimonium crudum, Acidum nitricum, Secale* und *Spigelia* als Heilmittel, welche eine Bronzehaut entwickeln. *Argentum nitricum* ist ein vielversprechendes Mittel und hat einen Fall außerordentlich gebessert. Es hat Appetitverlust, chronisches Dahinsiechen und Diarrhoe. Die Tatsache, daß es die Haut bei seiner chemischen Wirkung färbt, ist von keinem therapeutischen Wert. Argyria ist keine Addison'sche Krankheit.

Adenoide Wucherungen

Hydrastis ist der Gesamtheit der Symtome, die bei adenoiden Vegetationen entstehen, am vollkommensten ähnlich, es hat den gelben Nasenschleim und eine allgemeine lymphatische Hypertrophie. Dr. Lambrechts aus Antwerpen benutzt Tampons von *Hydrastis* und Glycerin (ein Teil der Trinktur auf sechs Teile Glycerin) und führt sie in jedes Nasenloch ein, wobei das Kind ausatmen soll, und läßt sie dort ungefähr 15 Minuten liegen. Er betrachtet seitdem eine chirurgische Intervention lediglich als palliative Maßnahme und hält die medikamentöse Behandlung für unersetzbar. *Kalium bichromicum* kann auch angezeigt sein.

Calcium phosphoricum, bestens empfohlen von Cooper, Clifton und vielen anderen, ist es eines der wirksamsten Medikamente bei adenoiden Vegetationen. Es entspricht der allgemeinen Dyskrasie, welche das Wachstum oder die Vergrößerung der Tonsillen erlaubt. *Calcium iodatum* mag vor allen Dingen bei denen angebracht sein, welche von fiebriger Natur sind. *Barium carbonicum* ist ebenso ein nützliches Medikament, vor allen Dingen bei Kindern, die wiederholt akute Mandelentzündungen hatten.

Cictus canadensis. Bei skrofulösen und arthritischen Individuen, welche adenoide Vegetationen haben. Es besteht außerordentliche Empfindlichkeit gegen kalte Luft, Hitze und Trockenheitsgefühl im Hals, so intensiv, daß der Patient trinken muß, um es zu lindern. Eingeatmete kalte Luft verursacht Qualen im Hals. Die 6. Potenz scheint am besten zu helfen. *Cistus* hat eine besondere Affinität zum Nasen- und Rachenraum.

Tuberculinum entspricht häufig adenoiden Wucherungen, und oft wird durch eine Dosis von *Tuberculinum* oder noch besser *Bacillinum* eine anhaltende Heilung erzielt.

Agraphis nutans. Verstopfung der Nasenlöcher durch adeniode Polypen, Taubheit durch Tubenkatarrh. Clarke aus

London betrachtete es als eines der führenden Mittel bei Adenoiden. Taubheit und Taubstummheit, atmet mit offenem Mund. Es ist ein ausgesprochenes Mittel für Katarrhe und wirkt speziell auf die Drüsen, die mit der Nasenhöhle in Verbindung stehen. Durch seinen Gebrauch wird im allgemeinen eine Operation der Adenoide vermieden.

Akne

Sulphur ist vielleicht das am meisten angezeigte Heilmittel bei dieser Erkrankung, besonders wenn sie chronisch ist. Die Haut ist rauh und hart und die Akne ist verbunden mit Mitessern und Verstopfung. Große Verschlimmerung durch Wasser bei Hauterscheinungen ist charakteristisch für *Sulphur* . Die Akne punctata ist die Abart, die am meisten *Sulphur* entspricht. Einfachere Formen überlassen wir *Belladonna* oder *Pulsatilla* . Akne rosacea wird von *Arsenicum iodatum* oder *Sulphur iodatum* gebessert.

Sanguinaria ist ein weiteres Mittel bei Akne, besonders bei Frauen mit spärlichen Menses und schwachem Kreislauf. Andere Mittel bei Akne, die durch sexuelle Störungen bei Frauen bedingt sind, sind *Calcium carbonicum* und *Aurum muriaticum natronatum*.

Kalium bromatum produziert eine Akne an Gesicht, Hals und Schultern. Wir finden häufig eine Akne bei Epileptikern, die mit Bromiden behandelt wurden. Dieses Mittel passt besonders bei Akne simplex und Akne indurata, besonders bei überempfindlichen, nervösen Frauen. Seit *Kalium bromatum* für nützlich bei sexuellen Excessen befunden wurde, ist es besonders für Akne angebracht, die dadurch hervorgerufen wurde. Dr. J.H. Clarke sagt: Ich weiß kein nützlicheres Mittel bei einfacher Akne als *Kalium bromatum C 30* und kürzlich empfahl Dr. Cushing *Arsenicum bromatum* C 4 als sehr wirkungsvoll.

Thuja ist eines unserer besten Mittel bei Akne facialis. *Calcium picrinicum* ist ein klinisch erprobtes Mittel bei Akne. *Calcium sulphuricum* ist angezeigt, wenn die Pickel eitern.

Antimonium crudum. Kleine rote Pickel im Gesicht, Akne bei Trinkern mit gastrischen Beschwerden, Durst und weiß belegter Zunge. *Antimonium tartaricum:* Hartnäckige Fälle mit Tendenz zur Pustelbildung, sind mit diesem Mittel zu heilen. *Berberis aquifolium* ist nützlich, wenn die Haut rauh ist und die Akne hartnäckig. *Natrium muriaticum* wirkt besonders bei den Talgdrüsen und ist ein sehr hilfreiches Mittel bei Akne.

Bei dieser Krankheit muß die Aufmerksamkeit besonders auf den Typus des Patienten gerichtet werden. Temperament und Veranlagerungen und die allgemeinen Symptome sind fast wichtiger als die lokalen.

Alkoholismus

Nux vomica. *Nux* ist das große antialkoholische Mittel. Es
enspricht dem Zittern, den nervlichen Schädigungen, dem
Kopfschmerz, dem schlechten Mundgeschmack. Es entspricht ebenso dem Delirium tremens, bei dem jedes kleinste
Geräusch erschreckt und wo das Opfer keinerlei Ruhe findet,
nachts aufspringt und schreckliche Visionen hat. Das Zittern
ist durch Übelkeit, Reizbarkeit und Magenbeschwerden gekennzeichnet. Es ist das Mittel für die akuten Beschwerden
nach einer Orgie. Der dicke Kopf am Morgen ist oft groß genug für die *Nux*kappe, und der miserable Mundgeschmack
paßt gut dazu. Es ist ein Mittel, das man gibt, wenn der Patient immer noch unter dem Einfluß von Likör oder einem
sonstigen Stadium des Alkoholismus steht.
Agaricus wird manchmal das Zittern bessern, wenn *Nux* versagt.

Hyoscyamus. Wenn ein Delirium tremens auftritt, ist dieses
Mittel an erster Stelle indiziert. Das Delirium ist anhaltend
und geschwätzig, selten wild genug für *Belladonna* oder
wahnsinnig genug für *Stramonium*. Der Puls ist klein, schnell
und weich, die Haut ist kalt und feucht, der Patient ist zittrig
und greift ständig nach Dingen in der Luft. Ausgesprochene
sexuelle Erregung, mit dem Wunsch sich zu entblößen und
mit Angst vor Vergiftung. Verfolgungswahn, erschreckende
Visionen, der Patient macht Anstrengungen zu entfliehen.
Anhaltende Schlaflosigkeit ist eine ausgezeichnete Indikation. Ausbrüche von Lachen, die mit Weinen abwechseln. Dr.
Butler sagt, daß man mit keinem Mittel wie mit *Hyoscyamus*
in Tinktur so gut einen Schlaf erzielen könne, fünf oder zehn
Tropfen in einem halben Glas Wasser und einen Teelöffel
voll alle halbe Stunde geben.

Cannabis indica. Ein sehr zuverlässiges Mittel bei akutem
Alkoholismus. Etwas Gewalt, Redseligkeit und geistige Aktivität. Gegenstände bedrängen ihn, Wahn und Halluzinatio-

nen beziehen sich auf übertriebene Subjekte, Zeiten, Entfernungen etc., Gesicht gerötet, Pupillen vergrößert, leichter Schweiß. Ständig kommt eine Überraschung zum Ausdruck.

Opium ist ein Mittel, das bei »alten Sündern« angezeigt ist, welche immer wieder ein Delirium tremens hinter sich gebracht haben. Es bildet sich bei ihnen ein dauernder Ausdruck von Furcht und Terror, sie haben Visionen von Tieren, die von überall hergesprungen kommen, sie sehen Geister, der Schlaf ist schwer, ist keuchend. Es ist vor allen Dingen angezeigt in solchen Fällen, die einem Apoplex ähnlich sehen. *Lachesis* hat Visionen von Schlangen und versteckten, scheußlichen Gegenständen. Es hat ein würgendes Gefühl in der Kehle, welches plötzlich aus dem Schlaf weckt.

Stramonium paßt bei gelegentlichen Trinkern. Der maßgebliche geistige Charakter ist Schrecken, alle Halluzinationen produzieren Angst und Schrecken. Er hat Visionen von Tieren, die aus jeder Ecke hervorkommen und versucht zu entfliehen. Das Gesicht von *Stramonium* ist leuchtend rot, nicht so dunkelrot wie bei *Opium*.

Arsenicum hat Visionen von Geistern, dabei große Schwäche. Krankheiten in der Folge von Alkoholmißbrauch. Der Patient muß seine gewohnten Getränke haben. Viel Zittern und nervöse Schwäche. Selbstmordtendenzen, ständig von Käfern und Würmern belästigt, die er auf seiner Person findet und die er dauernd wegzubürsten versucht.

Belladonna hat Delirien mit Visionen von Ratten und Mäusen etc. ebenso wie *Calcium carbonicum*. *Belladonna* ist leicht von *Opium* zu unterscheiden und *Calcarea* kommt als letztes Mittel in Frage, nachdem *Belladonna* und *Stramonium* nicht mehr weiter helfen. *Aconit* hat auch schon gut getan, wenn das hervorstechendste Symptom Angst war. Angst vor Dunkelheit, vor Geistern, mit dem gleichen Wunsch zu entfliehen wie bei *Belladonna*.

Ranunculus bulbosus, als Tinktur gegeben, hat sich zur Ruhigstellung bei Anfällen von Delirium tremens bestens bewährt. Es ist unzweifelhaft eines unserer besten Medikamente bei der Behandlung des akuten Alkoholismus. Der Autor hat dieses Medikament mit gutem Erfolg verschrieben.

Phosphorus sieht überall Gesichter, die nach ihm spähen.

Cimicifuga ist nützlich in Fällen mit depressiver Verstimmung und bei denen erhebliches Zittern zu beobachten ist. Das Delirium ist mild und die Gesichtshalluzinationen beziehen sich auf kleine Objekte. Ferner besteht andauernde Schlaflosigkeit und körperliche Unruhe.

Avena sativa ist ein wertvolles Mittel bei Alkoholismus, wenn das Opfer nervös und schlaflos ist und beinah ins Delirium tremens fällt. Es ist ebenso ein nützliches Mittel bei Opium- und Cocainsüchtigen.

Strophantus wurde ebenfalls erfolgreich gebraucht.

Acidum sulfuricum ist das Mittel für den chronischen Alkoholismus. Es bezieht sich auf Trinker, die aus dem letzten Loch pfeifen, die blaß, verschrumpelt und kalt sind, deren Magen auch nicht die geringste Menge Nahrung behält. Sie können kein Wasser trinken, wenn es nicht mit Whisky versetzt ist. Sie sind bei jeder Bewegung schnell und hastig und haben ein großes und dauerndes Verlangen nach Schnaps. Es kommt auf die Dauer nach *Nux vomica* in Frage. Es paßt zu dem sauren Atem und dem sauren Erbrechen des Alkoholikers. Man kann es niedrig geben. Sollte sich dabei eine Diarrhoe entwickeln, so ist *Pulsatilla* das beste Antidot (Dr. Luther Peck). Das ständige Verlangen nach Schnaps erinnert noch an *Sulfur, Nux vomica, Arsenicum,* die alle das Verlangen nach alkoholischen Getränken haben.

Antimonium tartaricum ist nützlich, wenn Magenschleimhautentzündungen vorherrschen, z.B. nach Bier, mit einer gewissen Neigung zu Lungenentzündungen und dem Auftreten vom kaltem Schweiß.

Capsicum, Tinktur, 10 Tropfen, wird das morgendliche Erbrechen aufheben.Indem es in den Magen eindringt, unterbindet es das Verlangen nach Alkohol bei Trunksucht und verbessert den Appetit. Es vermindert die Unruhe und das Zittern und bewirkt einen ruhigen Schlaf. Das Delirium tremens wird oftmals schnell durch *Capsicum* gebessert.

Cantharis. Unaufhörliche Versuche zu beißen, sexuelle Erregung, blasses und gelbes Gesicht, Beschwerden beim Wasserlassen.

Spiritus glandium quercus. Burnett empfiehlt dieses Medikament als ein Antidot gegen die Alkoholwirkungen und Dr. A.F. Schulz berichtete dem Autor, daß nach seiner Meinung durch dieses Mittel alsbald ein Abscheu gegen alkoholische Getränke hervorgerufen wird. Er hatte damit jedenfalls Erfolg.

Allergien und Allergene

Vor hundert Jahren schrieb Hahnemann in seinem Organon, welches über 50 Auflagen erlebte und welches in allen Ländern der Welt verbreitet war und in alle Sprachen übersetzt wurde, und dieser Satz steht allen anderen, die über die Wirkung der Drogen und anderer Substanzen auf den gesunden menschlichen Körper handeln, voran, nämlich, daß „nicht alle Personen im gleichen Ausmaße von einem Medikament verändert werden". Im Gegenteil, es bestehen große Verschiedenheiten in dieser Hinsicht, sowohl beim Patienten als auch beim Prüfling im Hinblick auf Dosierung, als auch Empfindlichkeit oder Reizbarkeit desselben. Er sagt im § 129 seines Werkes, daß auch Medikamente der mildesten Natur Symptome produzieren, wenn sie von entsprechend empfindlichen Personen geprüft werden. Im § 117 spricht er von der Idiosyncrasie „worunter man eigene Körperbeschaffenheiten versteht, welche, obgleich sonst gesund, doch die Neigung besitzen, von gewissen Dingen, welche bei vielen anderen Menschen gar keinen Eindruck und keine Veränderung zu machen *scheinen,* in einen mehr oder weniger krankhaften Zustand versetzt werden." In der Fußnote dazu heißt es: „Einige wenige Personen können vom Geruch der Rosen in Ohnmacht fallen, und vom Genuß der Mießmuscheln, der Krebse oder des Rogens des Barbe-Fisches, von Berührung des Laubes einiger Sumach-Arten usw. und in mancherlei andere krankhafte, zuweilen gefährliche Zustände geraten."

Kent bemerkt, daß bestimmte Prüfer *Opium* nicht nehmen können, da sie bereits von den geringsten Dosen schwerwiegende Kongestionen bekommen, wie er es vielfach in seiner Praxis erlebt hat. Er sagt ebenfalls, daß *Chinin* einige alarmierende Erkrankungen hervorruft. Wenn der eine 15g nehmen kann und keine Symptome produziert, bekommt der andere schon eine *Chinin*-Erkrankung von der geringsten Dosis, und er hat festgestellt, daß sogar Lavendelblüten bei be-

stimmten Leuten Schnupfen hervorrufen. Bei anderen rief
der Genuß von Pfirsichen jedesmal Diarrhoe hervor. Er be-
obachtete ein Verlangen nach Salz als ein eindeutiges Symptom der Psora und der tuberkulösen Diathese. Empfindlichkeit, sagt Fincke 1865, dient als diagnostisches Prinzip in der
Homöopathie, und hängt irgendwie von der Verträglichkeit
der Mittel ab. Zahlreiche Kollegen der späten siebziger Jahre
berichteten über viele Fälle von Überempfindlichkeit gegenüber verschiedensten Nahrungsmitteln, unter denen ein Fall
war, wo gewöhnlicher Gartensellerie nach dem Genuß Jucken
verursachte, welches den Ort häufig wechselte, sowie andere
unangenehme Symptome. *Apium graveolens* in höheren Potenzen heilte diesen Zustand und erlaubte dem Patienten später, Sellerie ohne irgendwelche schlechten Nebenwirkungen
zu genießen.

Es gibt Leute, die keine Erdbeeren essen können. Diese
empfindlichen Patienten leiden an Anfällen von Urticaria,
haben Schwierigkeiten mit der Atmung, als ob sich ein Gewicht auf der Brust befindet. Potenzierte *Frageria vesca* besserte alsbald. Dies wurde erstmals durch Dr. Wesselhoeft
festgestellt und später durch andere bestätigt. Der Autor hat
es mit Erfolg in einem Fall gebraucht, wo ähnliche Symptome
nach Erdbeeren auftraten, nach denen sie ein großes Verlangen hatte. *Fragaria vesca* besserte nicht nur, sondern brachte
diesen Zustand vollständig zum Verschwinden, so daß der
Patient später in der Lage war, Erdbeeren ohne irgendwelche
Nebenwirkungen während der ganzen Zeit seines Lebens zu
essen, welches noch 30 Jahre währte. Es gibt auch noch zahlreiche Fälle von Überempfindlichkeit gegen Bienengift, welches durch *Apis,* in geringen Dosen genommen, geheilt wird.
Imker oder andere, die mit Bienen umgehen, werden immun
und leiden fernerhin nicht mehr an den Bienenstichen, noch
produzieren sie Schwellungen, Ödeme, wenn eine Person auf
diese Weise immunisiert ist. Von Pirquet ist ein moderner
Ausdruck eingeführt worden: **Allergie.** Es macht beinah den

Eindruck, als ob der Autor in der homöopathischen Literatur des 18. und 19. Jahrhunderts herumgegraben hätte, und daß er einen Umgang mit dem klassischen Werk des Gelehrten Reichenbach mit dem Titel „Der sensitive Mensch" gehabt hat.

Beginnen wir also mit den Definitionen:

Allergie ist ein Zustand einer unüblichen oder übertriebenen spezifischen Empfindlichkeit gegenüber einer Substanz, die bei der Mehrzahl der Menschen als harmlos gilt, wenn man sie unter gleichen Bedingungen und in gleicher Menge gibt. Beispiele: Fisch, Beeren, Eiweiß, zahlreiche Nahrungsmittel, die Symptome wie Urticaria, Übelkeit, Erbrechen, Schmerzen, Durchfall, Migräne, asthmatische Erstickung und viele andere Symptome der verschiedensten Art hervorrufen. Drogen und Medizinen, die von der Mehrheit gut vertragen werden, produzieren allergische Symptome und sogar toxische Erscheinungen bei besonders empfindlichen Patienten. Diese Nahrungsmittel- und Medikamentenempfindlichkeit ist wahrscheinlich wesentlich weiter verbreitet, als im allgemeinen gewußt wird, zeigt sich oftmals bereits in der Kindheit und hält das ganze Leben an, wenn sie nicht in Ordnung gebracht wird. Die Symptome umfassen Urticaria, angioneurotisches Ödem, intestinale Ödeme usw.

Überempfindlichkeit wird als die Eigenschaft definiert, daß man mit charakteristischen Symptomen bei der Anwendung oder beim Kontakt mit bestimmten Substanzen (Allergene) in einer Art reagiert, die bei normalen Individuen unüblich ist.

Übererregbarkeit. Abnorme Empfindlichkeit gegenüber Giften oder Infektionen, die bei normalen Individuen völlig harmlos sind.

Anaphylaxie. Unübliche oder übertriebene Empfindlichkeit gegenüber einem Fremdeiweiß.

Atopie. Vererbte Veranlagung der Empfindlichkeit.

Die modernen medizinischen Werke geben eine lange Liste der allergischen Erkrankungen im Hinblick auf ihre Ursachen und Behandlungen, und als Übersicht sind sicherlich einige nicht von Übel. So sagt man, daß Asthma in 40% der Fälle einen allergischen Ursprung hat, Heufieber, vasomotorische Rhinitis, und daß diese oftmals durch solche Mittel wie *Chinin, Aspirin, Ipecac, Jodum, Morphium* usw. hervorgerufen wurden.

Serumkrankheit ist eine allergische Reaktion, die sich durch Hauterscheinungen, Vergrößerung von Lymphknoten, Fieber und Polyarthritis charakterisiert.

Urticaria ist nicht selten, z.B. nach Bluttransfusionen usw.

Hautausschläge, gastroentestinale Störungen, Atembeschwerden sind in den Beschreibungen verzeichnet und wir lesen, daß Kollaps durch die Aufnahme der „geringsten Menge von Dingen hervorgerufen werden kann, denen gegenüber der Patient überempfindlich ist." Wir Homöopathen nennen so etwas „Verschlimmerung", und wenn sie dann im Gegenteil heilsam sind, bezeichnen wir dieses als „Besserung". In den meisten Fällen ist diese Überempfindlichkeit vererbt, obwohl sie auch durchaus erworben worden sein kann.

Der Fehler liegt jedoch nicht in der Nahrung, sondern in der Person, sagt Rosenau. Dieses haben wir schon seit mehr als hundert Jahren als *konstitutionell* bezeichnet. Nach den Aussagen der gleichen Autorität empfiehlt dieselbe zur Besserung der Erkrankung den Gebrauch des Allergens, welches *„in kleinsten Mengen gegeben werden sollte, so klein, daß es gerade ausreicht, um überhaupt irgendwelche Beschwerden hervorzurufen!"*

Gibt es irgendetwas, was homöopathischer ist? Es war immer eine Hauptforderung, daß das Mittel, das nach homöopathischen und heilsamen Grundsätzen gegeben wurde, in einer Mengen gegeben werden sollte, die die natürliche Abwehr steigert, oder mit anderen Worten, bessert, anstelle noch mehr Symptome hervorzurufen. Dr. Didmars empfiehlt den Gebrauch von *Kaliumpermanganat* bei Schlangenbissen in einer Verdünnung von 1:2000, was ziemlich homöopathisch klingt.

Diese Gewebeüberempfindlichkeit oder Allergie, wie man sie auf medizinischem Gebiet vorfindet, ist meistens, wenn nicht überhaupt, bei Tuberculinikern zu finden und kennzeichnet einen Boden für das tuberkulöse Bakterium, und sie besteht bei solchen, die man als Präkanzeröse bezeichnet, nämlich solchen, die eine Neigung zu Gewächsen haben, aber jetzt noch keinen Tumor aufweisen. (Anm. d. Übers.: Allergie als sykotische Erscheinung!)

Es gibt eine lange Liste von störenden Nahrungsmitteln, und die Symptome derselben finden sich in unseren Repertorien. Unsere Verschlimmerungen und Besserungen sind auf einen wissenschaftlichen Grund aufgebaut, den die allopathische Schule gerade erst anfängt zu entdecken.

Die Schwere dieser allergischen Manifestationen wird durch die konstitutionellen Symptome determiniert. Sie können manchmal so ausarten, daß sie sogar den Tod herbeiführen. Dieses ist der Fall bei der besonderen Überempfindlichkeit für bestimmte Gifte, die wir dann am Beispiel des Ergotismus, des Lathyrismus oder des Solanismus (nämlich nach dem Essen von alten, gekeimten Kartoffeln) entdecken.

Diese Empfindlichkeit liegt der Ansteckung und der Heilung zu Grunde, so daß Ursache und Heilung an die gleiche Tür klopfen.

Atropin verursacht einen Hautausschlag wie Scharlachfieber, sagt 1931 ein populäres praktisches Werk der Allopathie. Der Autor hätte besser einige Werke von Hahnemann, die bereits vor hundert Jahren veröffentlich wurden, lesen sollen, schon lange bevor *Atropin* bekannt war, aber *Belladonna,* in dem man Atropin findet, war damals gut bekannt, und wurde deshalb als Mittel verwendet, und war eines unserer besten Mittel beim Scharlachfieber seit jeher. Es erweitert die Pupillen heute so wie damals.

Eine der Methoden, mit der man die Empfindlichkeit einer Person gegen die verschiedensten Allergene feststellen kann, ist der Hauttest, der so ausgeführt wird, daß man die Allergene auf Hautabschürfungen aufbringt, die man an einem Arm oder an einem anderen Teil des Körpers angebracht hat, und nun wartet man, ob eine Reizung auftritt oder nicht. Diese Pollen- oder Proteinextrakte werden von jedem Pharmakonzern hergestellt und je mehr je besser. Wir lesen in einer Gebrauchsanweisung, daß ein schön breiter Unterarm ausreichen wird, 8-10 Reihen dieser Kratzer aufzunehmen für 24-30 gleichzeitige Teste. Es ist schwierig, den Wert solcher Teste einzusehen, wo 24-30 verschiedene Substanzen zur gleichen Zeit ausgetestet werden. Das ist schlimmer als Polypragmasie, denn wenn man die Wirkung von 30 verschiedenen Mitteln, die man zur gleichen Zeit gibt, feststellen will, so gibt das sicher ein Durcheinander der Ergebnisse durch die antidotarische Wirkung der Mittel, so daß ein solches Vorgehen nicht nur lächerlich, sondern absolut schwachsinnig ist. Aber es hat wenigstens den Pharmakologen, die sich jetzt mit Allergie und Allergenen beschäftigen, den Unterhalt gesichert. Man hat mit Endokrinika und Hormonen aufgehört, dann hat man auf der Geige der Vitamine gespielt. Alles was neu ist, kann man dem Publikum aufschwatzen.

Es existiert eine sogenannte moderne Konzeption, die aber durchaus nicht so neu ist, nämlich, daß man Allergie am besten dadurch behandeln kann, wenn man kleinste Dosen des gleichen Allergens zuführt, das als verursachender Faktor wirkt. Der homöopathische Arzt lächelt nicht nur bei diesem Gedanken, sondern auch bei diesen geringen Dosierungen, die zu diesem Zweck empfohlen werden, fallen sie doch unter die Domäne der hohen Verdünnungen. Wenn wir zu dieser Form von Medikation zurückgehen, so werden wir bald sehen, daß es dem vollständig entspricht, was unsere Vorväter Isopathie nannten, ein kleiner Ableger der Homöopathie. Dr. Swan hatte den Unterschied zwischen Isopathie und Homöopathie auf folgende Weise recht deutlich dargestellt: „Isopathie gibt rohe Kürbisse an eine Person, die durch Kürbisse krank geworden ist und wird ihn dadurch verschlechtern. Homöopathie gibt ihm *Cucumis* in einer hohen Potenz, was den Patienten nicht nur heilt, sondern ihn befähigt, in Zukunft Kürbisse zu essen, ohne daß er davon Beschwerden bekommt."

Wir finden in der homöopathischen Literatur eine ganze Reihe von Beispielen, davon wollen wir einige wenige nennen: 1847 hatte Adolf Lippe einen Fall von chronischer Vergiftung durch Rohrzucker (mit anderen Worten eine Überempfindlichkeit gegen diese Substanz). Er besserte sie vollständig durch *Saccharum officinalis.* Eine Überempfindlichkeit gegen Petersilie wurde durch *Petroselineum* C30 durch Dr. Bard geheilt. Ein Asthma, welches durch Muschelgenuß hervorgerufen wurde, wurde durch *Pectin* geheilt, welches in einer hohen Potenz zu einer vollständigen Wiederherstellung führte. Asthma infolge Überempfindlichkeit gegen Eiweiß wurde durch wiederholte Dosen von potenziertem Eiweiß geheilt. Ich habe selbst eine ganze Reihe von Fällen von Heufieber, die auf *Ambrosia* empfindlich waren, durch *Artemisia* in hoher Potenz geheilt. Die pharmazeutischen Firmen machen heutzutage ein gutes Geschäft mit Pollenextrakten der verschiedensten heufieberverursachenden Pflanzen. Genau auf der gleichen Linie der Gedankenführung liegen solche Mittel, wie *Hydrophobinum* für die Tollwut, was in der Homöopathie bereits angewendet wurde, als Pasteur keine 8 Jahre alt war. *Anthracinum* für Milzbrand, *Tuberculinum* für die Tuberkulose, *Pertussinum* für den Keuchhusten usw. Die Überempfindlichkeit gegen das *Rhus*-Gift wurde sehr häufig durch den Gebrauch von *Rhus toxicodendron* gebessert, und weswegen es nicht in allen Fällen bessert, hat seine Ursache einfach in der Unterschiedlichkeit der Empfindlichkeit der verschiedenen Menschen und der unglaublichen Verschiedenheit der Pflanzen.

„Es wurde klinisch beobachtet, daß allergische Personen wesentlich weniger gegen Ansteckung oder infektiöse Erkrankungen empfänglich sind (Ward)."

Die Wirkung der epidemischen Mittel, die von den Ärzten so häufig berichtet wurde, ist auf ähnliche Weise zu erklären, ebenso die der konstitutionellen Mittel und man wird finden, daß SIMILIA SIMILIBUS CURANTUR das Gesetz aller kurativen Medizin ist.

Amenorrhoe

Pulsatilla kommt bei der Unterdrückung der Menstruation als erstes homöopathisches Medikament in Frage. Es ist angezeigt, wenn die Menses dann und wann fließt, oder wenn die Unterdrückung von nassen Füßen herrührt, oder wenn die Menarche bei blassen Mädchen zu spät eintritt. Es muß sorgfältig von *Dulcamara* unterschieden werden, welches ebenso eine Unterdrückung der Menses durch nasse Füße zeigt, aber dessen Temperament sich von *Pulsatilla* unterscheidet. Bayer bemerkt, daß bei Amenorrhoe nach Anämie »große Sorgfalt auf die Höhe der Potenzierung gelegt werden muß, die zwischen der 30. und der 1. schwanken kann je nach Empfindlichkeit der Patientin«. Jahr stellt *Sulphur* mit *Pulsatilla* bei blasser, ungenügender Periode gleich. Die *Pulsatilla*-Patientin strengt sich nicht gerne an, sie hat wenig Appetit und Verlangen nach Saurem, sie fällt gerne in Ohnmacht und leidet unter zitternder Ängstlichkeit. *Senecio* ist nützlich bei Amenorrhoe blasser Mädchen.

Calcium carbonicum. Dieses Medikament ist wie *Pulsatilla* angezeigt, wenn die Menarche verspätet erfolgt, aber bei Calcium neigt die Patientin zu Blutandrang in Kopf und Brustkorb, wobei Lungenerkrankungen hervorgerufen werden können. Die typische Anwendung ist bei fetten, skrofulösen Mädchen mit heller Haut, die leicht am Kopf schwitzen und einen sauren Magen haben. Unterdrückung oder Ausbleiben der Menses in solch speziell skrofulösen oder mit Lungenaffektionen behafteten Fällen indiziert *Calcium carbonicum.*

Belladonna hat Ausbleiben der Menses mit Wallungen zum Kopf, aber es wird hauptsächlich dann gebraucht, wenn die Amenorrhoe plötzlich nach einer Kälteeinwirkung erfolgt, mit überwältigenden und pulsierenden Schmerzen im Hypogastrium und schmerzhaftem Wasserlassen.

Gelsemium. Hier findet sich vor allem ein schläfriger, apathischer Zustand mit Nervenschmerzen an Kopf und Gesicht.

Glonoinum. Intensives Pulsieren des Kopfes und Eiweiß im Urin treten auf, wenn die Menses nicht erscheinen. Auf all das wird es prompt wirken. Wenn die Menses nach einem Schreck ausgeblieben sind, muß an *Aconit, Actea spicata* und *Lycopodium* gedacht werden. Auch bei *Opium* und *Veratrum* findet sich dieses letztere Symptom. Weitere Symptome, die *Calcium carbonicum* indizieren, sind Herzklopfen, Atemnot beim Steigen, kalte feuchte Füße usw..

Lilium tigrinum. Es ist nützlich, wenn die Amenorrhoe reflektorische Herzsymptome hervorruft.

Ferrum metallicum. Dieses ist ebenfalls ein nützliches Mittel bei verspäteter Menarche, wenn sie mit Schwäche, Mattigkeit, Herzklopfen, kränklicher Gesichtsfarbe und Schwellung oberhalb der Knöchel verbunden ist. Es entspricht schwächlichen, blassen Frauen mit raschem Erröten des Gesichtes, oder wenn sie blaß und livide sind mit dunklen Rändern um die Augen. Es ist dann besonders nützlich, wenn diese mit Chinin und nervenstärkenden Mitteln behandelt worden sind.

Sepia. Ungenügende und verspätete Menstruation für schwache und müde Frauen, die eine dunkle Hautfarbe haben, empfindliche Haut und die auf alle Eindrücke empfindlich reagieren. Wenn bei verspäteter Menarche anstelle der Menses Ausfluß erscheint mit Blutandrang zur Brust und blassem Gesicht, so ist dies ebenfalls eine Indikation für *Sepia*.

Bryonia hat Nasenbluten anstelle der Menses und ist oftmals von einem berstenden Kopfschmerz begleitet. *Phosphor* hat Blutspucken und Bluterbrechen anstelle der Menses. *Lachesis* sollte hier auch nicht vergessen werden: Nasenbluten und Kopfschmerzen, welche sich durch Einsetzen der Menses bessern.

Graphites kommt in Frage, wenn die Menses unterdrückt, verspätet oder spärlich sind und gleichzeitig eine hartnäckige Verstopfung besteht und verhärtete Ovarien, und es folgt recht gut auf *Pulsatilla.* Es spielt die gleiche Rolle in der Menopause, die *Pulsatilla* in der Pubertät und in der Jugend spielt. Eine bleiche Gesichtsfarbe, oftmals Anfälle von Kopfschmerzen, Leeregefühl im Bauch und bällchenförmige Verstopfung, welches hervorragende *Sepia*symptome sind, wird dieses Mittel gut unterscheiden lassen.

Cimicifuga. Cowperthwaite lobte dieses Medikament besonders für die Amenorrhoe und gibt es, wenn sonst keine speziellen Indikationen vorhanden sind, bei nervösen Frauen, die zu Rheumatismus und Arthritis neigen, und die eine Verschlimmerung geistiger Symptome vor dem Erscheinen der Menses zeigen.

Analfissuren

Graphit paßt bei exzematösen Patienten, wo der After sehr wund ist und die Stühle mit Schleim bedeckt sind und kein Tenesmus oder Afterkrampf besteht. Es besteht keine besondere Empfindlichkeit der Teile, aber die Fissuren sind gewöhnlich durch großen Stuhl bedingt. Die Stellen sind wund und schmerzhaft.

Acidum nitricum. Durch seine Beziehung zu den Ausgängen des Körpers ist dieses Mittel wichtig bei Fissuren, die das Gefühl von Splittern oder Stöcken im After haben. Es findet sich starker Tenesmus und Krampf, und ein ständiges Absondern von stinkendem Zeug aus den befallenen Teilen, mit Brennen, Rohheitsgefühl und Schmerzhaftigkeit.

Ratanhia hat viel Krampf am After, der stundenlang nach dem Stuhl schmerzt und brennt. Es finden sich schneidende und stechende Schmerzen im Rectum, Trockenheit des Afters mit plötzlichen Stichen, Das Temperament ist gereizt. Es hilft auch gut bei Fadenwürmern.

Sanguinaria nitrica hat heftiges Jucken und Brennen am After.

Paeonia hat Risse mit viel Absonderung. Der Anus ist stinkend, feucht, wund und schmerzt ständig. Brennen und Beißen, das Stunden nach dem Stuhl anhält, kann ebenso vorhanden sein. Muß nachts die ganze Zeit hin und her gehen.

Silicea. Hier kommt der gereizte Schließmuskel zur Geltung: der teilweise bereits herausgedrückte Stuhl schlüpft wieder zurück. *Silicea* hat ebenfalls große Schmerzen, die eine halbe Stunde nach dem Stuhl beginnen und mehrere Stunden anhalten.

Platina hat Analfissuren, mit Kribbeln und Jucken jeden Abend.

Krameria hat schwere Schmerzen nach jedem Stuhl mit Brennen und Verkrampfung, die lange anhalten.

Angina pectoris

Amylum nitrosum. Bei akuten Anfällen dieser Erkrankung wird gewöhnlich *Amyl nitrit* gegeben, und es wird gewöhnlich in öliger Suspension der rohen Substanz verabreicht. Es verursacht eine schnelle Erweiterung der Kapillaren in den oberen Teilen des Körpers, das Gesicht wird rot, die Herzaktion ist rasch und überwältigend, es entsteht das Gefühl eines Bandes um den Kopf, einer Zusammenschnürung des Herzens und einer beengten Atmung. Es ist recht nützlich, um den Anfall zu erleichtern, und wenn die Symptome passen, wird es auch bei anderen Gelegenheiten helfen. *Aconit* ist besonders nützlich für einen Anfall von Angina pectoris vasomotorica, die nach Kälteeinwirkung auftritt, zusammen mit einer außerordentlichen Angst. Kälte, ein Schmerz, der vom Kopf nach allen Richtungen ausstrahlt, mit Taubheitsgefühl, Prickeln und Gefühlsstörungen.

Glonoinum oder **Nitroglycerin** ist ein ganz gewöhnliches Medikament. Es wurde geprüft und seine Wirkungsweise ist einigermaßen bekannt. Besonders charakteristisch ist sein Pulsieren durch alle Blutgefäße des Körpers, mit einem Völlegefühl in der Herzgegend, und manchmal stechende Schmerzen, die vom Herzen in alle Richtungen ausstrahlen, schweres Atmen und Herzflattern, welches wie zusammengezogen erscheint.

Arsenicum wurde ebenfalls für nützlich gefunden, indem es vor allen Dingen den Anfällen vorbeugt.

Crataegus. Plötzliche, schreckliche Schmerzen in der linken Brust, die über das Herz bis in den linken Arm ausstrahlen, mit Verzweiflung und Todesangst. Man nehme die Tinktur in Wasser in häufigen Gaben.

Cimicifuga hat Schmerzen, die über die ganze Brust ausstrahlen mit einem Gefühl, als ob der linke Arm an der Seite festgebunden sei. Der Patient wird möglicherweise bewußtlos, die Herztätigkeit hört plötzlich auf, es entsteht ein Gefühl von drohendem Ersticken und der Puls ist weich und schwach.

Kalmia. Schießende Schmerzen oberhalb des Herzens zum Schulterblatt hin, Ängstlichkeit in der Herzgegend, Druck vom Epigastrium zum Herzen hin.

Kalium carbonicum hat Stiche vom Herzen zum Schulterblatt und es zeigt sich große Schwäche.

Magnesium phosphoricum 6x in etwas heißem Wasser wird oftmals den Anfall von Angina pectoris bessern und die Dauer abkürzen. Es zeigt Zusammenschnüren der Brust und Schmerzen, die vom Herzen in alle Richtungen ausstrahlen.

Aurum macht einen Druck auf das Brustbein wie von einem schweren Gewicht.

Spigelia ist ein nützliches Mittel mit angstvollem, substernalem Schmerz, welcher zum Nacken und zu den Armen ausstrahlt, mit Extrasystolie, Herzklopfen und scharfen Stichen in das Herz hinein, mit schwachem und unregelmäßigem oder vollem und springendem Puls mit Verschlimmerung durch die kleinste Bewegung.

Cuprum hat einen langsamen Puls und es ist klinisch erprobt, wenn ein unruhiges Gefühl am Herzen besteht. In Fällen von »Tabak-Herz« oder unruhigen Schmerzen in der Gegend des Herzens nach Tabakgenuß haben sich *Nux vomica, Staphisagria* und *Tabaccum* bewährt. *Tabaccum* 3x hat Fälle von Angina pectoris bei Arteriosklerose kuriert, vor allen Dingen bei Angina nach Tabakgenuß oder bei den aussetzenden Herzen der Alten. Wenn organische Erkrankungen des Herzens vorhanden sind, ist *Cactus* indiziert, wenn das Gefühl einer »eisernen Hand« vorhanden ist. *Arnica* hat einen plötzlichen Schmerz im Herzen, als ob es gequetscht würde, mit Ausstrahlung des Schmerzes in den linken Arm und in die linke Brustseite. Wenn das wunde und gequetschte Gefühl

vorhanden ist, ist die Wahl leicht. Noch ein anderes Mittel bei
Tabakherz ist *Kalmia.*Eine Taubheit der rechten Hand und
des Armes sollte *Lilium tigrinum* nahelegen, welches ein ausgezeichnetes Mittel bei Herzbeschwerden ist. *Latrodectus
mactans* sollte studiert werden, es hat in vielen Fällen ausgezeichnet geholfen.

Anämie

Ferrum metallicum. Eisen ist das große allopathische Medikament für Anämie, gleichgültig woher sie stammt. Es ist ebenso ein großes homöopathisches Medikament, aber es wird nicht jeden Fall von Anämie heilen. Sorgfältige Individualisierung ist notwendig. *Ferrum* ist dann angezeigt, wenn bei dem Patienten eine Blutfülle oder Plethora herrscht, welche gefolgt wird von Blässe und Erdfarbigkeit des Gesichtes und Schwellung der Extremitäten. Es ist kein Medikament für eine Blutarmut, die durch Blutverlust oder vermehrte Ausscheidungen hervorgerufen wurde. Dieses ist *China* und manchmal *Natrium muriaticum*. Wenn *Ferrum* angezeigt ist, sind die Schleimhäute blaß, jedenfalls mehr als bei *China* , und es besteht eine Neigung zu anämischen Geräuschen in den Halsadern. Der Patient ist leicht erschöpft. Es kommt Erbrechen von Speisen nach dem Essen vor. Der Patient friert immer und hat oftmals nachmittags oder abends Fieber, welches wie ein hektisches Fieber aussieht. In sehr hartnäckigen Fällen kommt es vor, daß *Ferrum phosphoricum* besser hilft als *Ferrum metallicum*. Schüssler empfiehlt zuerst *Calcium phosphoricum* und danach *Ferrum phosphoricum*. Bei der einfachen, unkomplizierten Bleichsucht ist *Ferrum* eines unserer besten Medikamente. Hughes empfiehlt *Ferrum reductum* 1x oder 2x. Ludham empfiehlt *Ferrum* und *Strychnin Zitrat* 3x, Dr. Jousset *Ferrum aceticum* oder *Ferrum protoxalate*, und Dr. Holcombe benutzte *Ferrum phosphoricum*.

Alle diese Zubereitungen von Eisen mögen die Fälle von Anämie und Bleichsucht heilen. Dieses ist aber immer auf ihre Ähnlichkeit zu den Symptomen des Falles zurückzuführen und nicht, weil die eine oder andere Präparation des Eisens ein Tonikum im allopathischen Sinne ist. Wenn man die angezeigte Präparation des Eisens gibt, wird es die zugrunde liegende Dyscrasie beheben, welche die anämische oder bleichsüchtige Krankheit bedingt, und sie heilt die Beschwerden.

Pulsatilla ist das große Antidot zu Eisen und daher ist es bei einer anämischen Störung indiziert, die durch zu große oder anhaltende Eisengaben verursacht wurde. Der Organismus ist abgespannt und ausgelaugt. Der Patient friert und leidet an Magenstörungen und Menstruationsstörungen. Auf diese Weise erscheinen die Symptome ganz ähnlich denen, die auf *Ferrum* hinweisen. Aber man muß nach dem Grund der Anämie vorgehen, und wenn der Fall aus einer allopathischen Hand kommt, so kann man annehmen, daß viel Eisen gegeben wurde und daß *Pulsatilla* mit Sicherheit das Mittel sein wird. Der *Pulsatilla*-Patient fühlt sich besser an der frischen Luft. Schwindel beim Aufstehen, Durstlosigkeit und die eigentümliche Disposition wird auf das Mittel hinweisen. *Cyclamen*, welches sonst dem *Pulsatilla* in vieler Beziehung ähnelt, unterscheidet sich durch seine Abneigung gegen frische Luft.

China ist das hauptsächliche Mittel bei Anämien, die durch den Verlust von Ausscheidungen (auch Blutverlust), auch Stillen oder von allen schwächenden Ausscheidungen, wie Menstruationsfluß, lang anhaltender Diarrhoe oder sexuellen Exzessen und Samenverlusten entstanden sind. Der Hb-Gehalt des Blutes ist ausgesprochen niedrig in den Fällen, die *China* verlangen. Spezielle Symptome sind Schwere des Kopfes, Verlust des Sehvermögens, Ohnmacht und Ohrgeräusche, bleiche Gesichtsfarbe, saures Aufstoßen, langsame Verdauung und aufgeblähter Bauch. Der Patient ist empfindlich gegen Zugluft, obwohl er gerne gefächelt werden möchte. Dr. Royal denkt, daß die meisten Ärzte *China* in zu niedriger Potenz geben, wenn bei der symptomatischen Anämie bereits einige Zeit verstrichen ist, seitdem der Ausscheidungsverlust stattgefunden hat. Er hat gefunden, daß die 30. Potenz bessere Resultate ergibt, als die niedrigeren Potenzen. *Natrium muriaticum* ist ebenso ein Mittel für Anämie und Schwächezustände, die von Flüssigkeitsverlusten herrühren, vor allen Dingen bei Frauen, die an Menstruationsstörungen leiden und bei chronischen Fällen mit einer abgestorbenen, schmutzig aussehenden Haut. *Chininum arsenicosum* ist manchmal bei Anämien verschrieben worden, wenn auch nicht auf Grund der Totalität der Symptome, sondern weil es angeblich »gut dabei hilft«. Es wurde hilfreich bei manchen Fällen von perniciöser Anämie gefunden.

Acidum aceticum ist angezeigt für die Anämie der stillenden Frauen mit wächserner Haut und Durst.

Calcium carbonicum. Fast jedes der tiefer wirkenden konstitutionellen Medikamente kann bei Anämie und anderen Schwächezuständen angewandt werden, wobei vor allen Dingen *Calcium carbonicum* nützlich ist. So haben wir z.B. *Calcium phosphoricum* als Medikament für die »Grünkrankheit«, die Chlorose bei jungen Mädchen mit wächserner Gesichtsfarbe, alabasterfarbenen Lippen und Ohren und mit leuchtenden Augen, die, wenn sie lächeln oder lachen, einen kranken Eindruck machen. Das Gesicht hat manchmal tatsächlich einen grünen Schimmer oder einen gelblich-blassen. In diesen Fällen kommen die Menses meist zu früh und dann ist *Calcium phosphoricum* deutlich angezeigt. *Calcium carbonicum* ist bei psorischen, skrofulösen oder tuberkulösen Diathesen indiziert und beim Vorhandensein der allgemeinen Symptome des Mittels, wie Ablehnung von Fleisch, Verlangen nach Saurem und unverdaulichen Dingen, Auftreibung des Bauches, Schwindel und Herzklopfen, wenn man die Treppen hinaufsteigt. Der Patient hat viel Scherereien. Er bildet sich ständig irgendwelche Schwierigkeiten ein. *Alumina* ist ebenfalls ein Mittel bei Chlorosis, die sich auf Grund einer skrofulösen Veranlagung und durch falsche Ernährung gebildet hat, z.B. bei manchen Kindern, welche künstlich ernährt wurden. *Nux vomica* kann ebenfalls bei Anämie indiziert sein, wenn sie die Folge von gastrointestinalen Störungen ist. *Plumbum* wurde bei einer sehr hartnäckigen Chlorosis mit ebenso hartnäckiger Verstopfung empfohlen. *Alumina* ist ebenfalls als Antipsoricum ein Medikament für Anämie während der Pubertät, wenn ein abnormales Verlangen nach unverdaulichen Substanzen, wie z.B. Griffel, Kalk usw., besteht.

Arsenicum. Dieses als Gift direkt auf die roten Blutkörperchen wirkende Mittel steht an erster Stelle bei der Behandlung der perniziösen Anämie oder bei Anämien, die durch Malaria hervorgerufen wurden. Dr. Blackley berichtete von vier Fällen perniciöser Amänie, die mit kleinen Dosen dieses Heilmittels kuriert worden sind. Es entspricht nicht so sehr der einfachen Anämie. Seine Indikationen bestehen in außerordentlicher Schwäche, erheblichen Ödemen, heftigem und unregelmäßigem Herzklopfen, starkem Verlangen nach sauren Dingen und Schnaps, außerordentlicher Ängstlichkeit und sehr schneller Auszehrung. Außerdem findet sich ein gereizter Magen und ein starker Durst. Wenn die allopathische Schule *Arsenicum* als Bluttonikum betrachtet, so sagt Dr. Bartolow »es ist eines unserer wertvollsten Mittel bei der Behandlung der Bleichsucht und Anämie«, und das ist es bei strenger Anwendung der homöopathischen Prinzipien.

Acidum picrinicum. Die extreme Entkräftung der perniziösen Anämie mit einem Schwere- und Müdigkeitsgefühl, das den ganzen Körper überfällt, mit brennenden Schmerzen entlang des Rückenmarks und einer Verschlimmerung durch Aufregen, indiziert dieses Mittel.

Helonias ist ein ausgezeichnetes Heilmittel für Anämie und Chlorose. Es wirkt vor allen Dingen bei der Anämie, die bei verlängerten Blutungen von Frauen entsteht, die durch Müssiggang und Luxus entnervt sind, oder solchen, die durch ihre harte Arbeit ausgelaugt wurden. Sie sind zu müde, um schlafen zu können und die überanstrengten Muskeln brennen und schmerzen. Eine charakteristische Modalität besteht darin, daß der Patient sich besser fühlt, wenn er abgelenkt wird, z.B. wird es besser, wenn der Doktor kommt. Diese Anämie ist begleitet von Störungen im Bereich der Harn- und Sexualorgane. Müde, anämische und mit Rückenschmerzen behaftete Frauen benötigen *Helonias* . Es ist eines unserer besten blutbildenden Medikamente, welches wir besitzen (E.G. Jones).

Aletris. Bleichsucht. »Das China der Unterleibsorgane« (Hale). Müde, matt, schwer, durcheinander. Schwäche bei Frauen nach langwierigen Krankheiten. Keine organischen Leiden. Die Kraft und Energie vom Körper sind geschwächt.

Secale. Dieses Mittel verursacht eine fortschreitende, allgemeine Anämie. Es zeigt eine besondere Kachexie der Anämie, Blässe, Blutlosigkeit und gelbsuchtartige Farbe. Durch seine Wirkung auf die Blutkörperchen bewirkt es eine allgemeine Anämie, indem es nicht nur einen Teil des Lebens bedroht, sondern das gesamte Leben des Organismus Es ist eine Art von mechanischer Anämie.

Natrium muriaticum. Dieses ist eines unserer besten Mittel bei Anämie. Es findet sich Blässe, und obwohl der Patient viel ißt, magert er ab. Es kommt zu Anfällen von klopfenden Kopfschmerzen und Atemnot, vor allen Dingen, wenn man die Treppen hinaufgeht, Verstopfung und seelicher Depression, wobei der Trost verschlimmert. Damit verbunden sind viel Herzklopfen, Flattern und Extrasystolie des Herzens. Es besteht besondere Veranlagung zu Hypochondrie. Spärliche Menstruation kommt häufig vor. *Kalium carbonicum* ist eines der wichtigsten Mittel für Anämie, schwaches Herz, Schweiße, Rückenschmerzen, vor allen Dingen im Zusammenhang mit Frauenbeschwerden.

Apoplektische Zustände

(Blutungen, Embolie und Thrombose der Gehirngefäße)

Opium ist sicherlich das Medikament, welches am ehesten den Symptomen eines apoplektischen Insultes entspricht. Es hat ein dunkelrotes Gesicht, und je dunkler es ist, um so besser ist es indiziert. Es hat einen rasselnden, schnarchenden Atem und Bewußtlosigkeit, manchmal verbunden mit tetanischer Steifheit des Körpers oder mit Lähmung. Der Puls ist außerordentlich langsam und voll, und der Unterkiefer hängt herunter. Apoplexie bei Trinkern verlangt dieses Medikament, *Nux vomica* oder *Sepia*. Auffallender venöser Blutandrang ist ein wertvolleres Symptom als die Tiefe der Erstarrung.

Ferrum phosphoricum. Dr. Jones benützt dieses Medikament in der dritten Potenz in heißes Wasser gegeben, wenn er zu einem frischen apoplekischen Fall gerufen wird. Er sagt, daß normalerweise der Patient nach kurzer Zeit wieder bei Bewußtsein ist und die Blutung zum Stehen kommt. *Aconit* mag hier das bessere Mittel sein, wenn eine besondere Ängstlichkeit vorliegt.

Kalium muriaticum. Derselbe Autor benützt dieses Medikament, um das Exsudat zur Resorption zu bringen und er glaubt, daß viele Kranke auf diese Weise gerettet werden können.

Arnica ist das Medikament, wenn Wundheitsgefühl und Schmerzen am ganzen Körper auftreten, Lähmung vor allen Dingen der linken Seite, voller, starker Puls und schnarchende Atmung. Häufig können Apoplexien vermieden werden, wenn man die Blutzirkulation wieder ins Gleichgewicht bringt durch Medikamente wie *Aconit, Belladonna, Glonoine* und *Arnica*. Bayes nimmt an, daß viele Fälle von Apoplexie bei alten Leuten darauf zurückzuführen sind, daß die Betreffenden laufend Abführmittel nehmen. Dieses sollte uns veranlassen, sorgfältig bei der Behandlung der Verstopfung vorzugehen, und hier dürfte *Opium* häufig für beides nützlich sein. Schlaganfall auf Grund einer äußeren Verletzung verlangt *Arnica*. Es sollte gegeben werden, wenn die akuten Symptome vorbei sind, um die Resorption der Blutung zu fördern, wobei die 30. Potenz eine sichere Wirkung zeigt. Es hat sich jedenfalls in vielen Fällen bei der Behandlung bewährt.

Belladonna. Hier findet sich ein rotes Gesicht, Bewußtlosigkeit, Krämpfe, große Pupillen, schwieriges Verschlukken, unwillkürlicher Urinabgang, Koma und Tiefschlaf.

Hyoscyamus ist ähnlich, die Patienten fallen plötzlich mit einem Schrei um und geraten in Tiefschlaf mit unfreiwilligem Stuhlgang.

Glonoine ist bei hohem, arteriellem Blutdruck und gleichzeitiger Nierenerkrankung angezeigt. Starke und plötzliche Blutstauung.

Laurocerasus. Hartmann preist dieses Mittel als eines der wichtigsten beim Schlaganfall, wenn derselbe plötzlich ohne Vorzeichen auftritt. Der Patient fällt plötzlich in einen komatösen Zustand, aus dem er nicht wieder geholt werden kann. Herzklopfen, kalte schwitzige Haut, Muskelkrämpfe im Gesicht sind die anzeigenden Symptome. Die auf eine Hirnblutung folgenden Lähmungen verlangen *Barium carbonicum*.

Appendicitis

Belladonna. In den frühen Stadien der Entzündung, wenn starke Schmerzen im Bereich der Ileo-Coecal-Region bestehen, wenn die leichteste Berührung nicht vertragen wird, wenn Erschütterung verschlimmert sowie jede Bewegung des Bettes oder des Körpers. Der Patient liegt auf dem Rücken. Es entspricht dem Schmerz, dem Erbrechen und der Lähmung des Darmtraktes. Es kommt nach dem Frost des *Aconit*stadiums, wenn sich die Entzündung selbst lokalisiert hat. Starke Schmerzen kontraindizieren *Aconit. Ferrum phosphoricum* und *Kalium muriaticum* haben sich klinisch bei Entzündungen in der Ileo-Coecal Gegend bewährt und ihre Indikationen beruhen ausschließlich auf klinischen Beobachtungen. *Belladonna* ist vor allen Dingen bei immer wieder auftretenden Rückfällen nützlich.

Bryonia. Wie bei allen Entzündungen seröser Häute findet *Bryonia* auch hier seinen Platz. Es hat pochende und scharf stechende Schmerzen an einer begrenzten Stelle und der Patient ist verstopft. Die Ileo-Coecal-Gegend ist sehr schmerzhaft und berührungsempfindlich. Jede Bewegung ist schmerzhaft und der Patient liegt vollständig ruhig auf der schmerzhaften Seite. Ebenso zeigt sich die fieberhafte Unruhe des Mittels.

Mercurius muß als homöopathisches Mittel bei Entzündungen der Schleimhäute beachtet werden, besonders bei harten Schwellungen, Fieber, gerötetem Gesicht, roter trockener Zunge usw.

Arsenicum. Sobald septische Erscheinungen auftreten, mag *Arsenicum* das Mittel sein. Es finden sich Schüttelfröste, hektische Symptome, Durchfall und Unruhe, und plötzliches Absinken der Kräfte. Bei diesen Zuständen erleichtert das Erbrechen besser als jedes sonstige Medikament. Dr. Mitchell findet es wesentlich öfter bei der Appendicitis angezeigt als *Mercurius corrosivus,* welches ebenfalls nützlich

sein kann. *Arnica* ist ein Medikament, welches bei septischen Fällen und vor allen Dingen nach einer Operation gebraucht werden kann.

Rhus toxicodendron. Dieses Medikament hat eine hervorragende Wirkung bei septischen Beschwerden und wird
durch seine besonderen Symptome angezeigt: Die Region ist
außerordentlich geschwollen, sehr schmerzhaft und ruft
eine andauernde Unruhe hervor. Dr. Cartier aus Paris empfiehlt, *Rhus radicans* D 6 bei einer Appendicitis, die in der
Folge einer Grippe aufgetreten ist.

Hepar sulfuris hilft bei einer tief sitzenden Verhärtung
und *Dioscorea* hat sich als ein wertvolles Medikament erwiesen, wenn der Schmerz anhaltend ist und der Patient
überhaupt nie frei von Schmerzen ist. Ein Beobachter behauptet sogar, daß *Dioscorea* ein ebenso wichtiges Medikament bei Appendicitis ist, wie *Bryonia* für die Hepatitis.
Es finden sich mit Gas angefüllte Därme, die windende und
pochende Schmerzen haben. Man kann es in heißem Wasser
geben. Es ist ein wesentlich stärker durch Entzündung ausgezeichnetes Medikament als *Colocynthis,* tiefer wirkend,
und die Schmerzen treten anfallsweise auf.

Echinacea hat sich ausgezeichnet bei septischer Appendicitis bewährt. Es wird hauptsächlich in der Tinktur oder
in der ersten oder dritten Potenz verwendet. Es gibt keine
besonderen Indikationen außer der Sepsis, Müdigkeit ist
charakteristisch.

Lachesis zeichnet sich durch außerordentliche Empfindlichkeit des ganzen Bauches aus und hat stechende Schmerzen vom Sitz der Entzündung rückwärts und abwärts zu den
Oberschenkeln. Der Patient liegt auf dem Rücken mit ange-
zogenen Knien und es finden sich die üblichen Allgemeinsymptome von *Lachesis.*

Plumbum hat eine gespannte Schwellung der Ileo-Coecal-Gegend, die empfindlich gegen Berührung und Bewe-

gung ist. Die Bauchdecken sind eingezogen, es findet sich Aufstoßen von Luft und Erbrechen, die beide nach Kot riechen.

Ignatia ist nützlich, wenn vor allen Dingen nervliche Symptome der Krankheit im Vordergrund stehen. Man kann es in den Fällen verwenden, wenn die Operation keinerlei Erleichterung der Beschwerden gebracht hat. Ebenso ist es nützlich bei solchen Personen, die außerordentlich nervös durch Bauchbeschwerden werden.

Zweifellos wurden viele Fälle von einfacher Bauchkolik als Appendicitis angesehen und daraufhin operiert. Deshalb sollte man die reinen Kolik-Medikamente wie *Colocynthis* und *Magnesium phosphoricum* eingehend studieren. Im allgemeinen wird man mit den angeführten Medikamenten in den meisten Fällen von operablen oder auch nicht-operablen Appendicitiden zurechtkommen. (Anmerkung des Übersetzers: Es ist durchaus möglich, eine akute Appendicitis bei sorgfältiger Indikationsstellung homöophathisch zu behandeln, und nicht wenige Fälle wurden auf diese Weise vor der Operation bewahrt und auf Dauer geheilt. Es erfordert jedoch schon eine genügende Sicherheit in der Auswahl des Mittels und eine sorgfältige Beobachtung nach Gabe desselben. Man darf praktisch nicht vom Bett des Kranken weichen oder man muß ihn in der Praxis solange beobachten,bis die Schmerzen eindeutig nachgelassen haben, und es ist dringend davor zu warnen, leichtsinnig Patienten aus der Beobachtung zu entlassen. Abgesehen von der Gefahr eines Kunstfehlerprozesses ist auch die Verantwortung, eine Appendicitis perforieren zu lassen, zu groß. Es sollte deshalb in zweifelhaften Fällen immer die Operationen bevorzugt werden. Ob bei einer bereits perforierten Appendicitis die schulmedizinische Behandlung der homöopathischen überlegen ist, ist sicherlich einiger Überlegung wert. Wenn eindeutige Symptome für ein homöopathisches Medikament bei einer perforierten, septisch verlaufenden Appendicitis sprechen, so ist durchaus ein Versuch mit einem solchen Medikament gerechtfertigt, bevor die fragwürdige chirurgische Behandlung eingeleitet wird. Die Erfahrungen letzterer auch in Verbindung mit massiven Dosen von Antibiotika sind durchaus nicht sehr ermutigend.)

Arthritis
(Gicht, Arthrosis deformans etc.)

Colchicum. Dieses ist das große, alte Medikament der Schule für die Gicht. Irgendwie bringt es bei jedem Fall etwas. Eigentümlicherweise ist es auch in der homöopathischen Schule eines der ersten Medikamente, woran man denkt, aber nicht jeder Fall von Arthritisbeschwerden erfordert *Colchicum,* will man sorgfältig homöopathisch verschreiben. Beim typischen *Colchicum*-Fall ist die Schwellung rot oder blaß, mit extremer Berührungempfindlichkeit, mit der Neigung von Gelenk zu Gelenk zu springen, und mit Schmerzen, die bei der geringsten Bewegung sich verschlimmern. Wenn dabei noch die Symptome einer großen Schwäche des muskulären Systems und eine Aufblähung des Bauches vorhanden ist, so ist *Colchicum* das Medikament. Ebenso sind Magenbeschwerden und Herzkomplikationen charakteristisch. Es paßt eher, wenn die kleinen Gelenke, Finger, Zehen, Handgelenke und Knöchel befallen sind. Die Schmerzen sind sehr stark, und der Patient kann es nicht haben, wenn die befallenen Teile berührt werden oder daß jemand sich ihnen irgendwie nähert. *Arnica* hat die Furcht, daß irgendein Teil berührt werden könnte, wenn jemand vorbeigeht. Es hat ebenfalls arthritische Beschwerden am Fuß, die sich gegen Morgen verschlimmern, und ein rotes, großes Zehengelenk, das sich anfühlt, als wenn es verstaucht wäre. In diesem Fall ist *Arnica* auch bei der Gicht angezeigt. Der *Colchicum* Patient ist außerordentlich reizbar; die Gicht wird diese Reizbarkeit keinesfalls bessern. Wenn *Colchicum* nicht nach diesen Symptomen ausgewählt wird, wird es nicht auf die Dauer helfen. Die Gewohnheit, *Colchicum* bei jedem Fall von Gicht zu geben, um die Beschwerden palliativ zu behandeln, verursacht unter Umständen eine Herzattacke oder es wandert in andere Teile des Körpers. In potenzierter Form verabreicht ist *Colchicum* das Mittel, welches bei einer Metastase derselben auf das Herz hilft.

Aconit ist bei akuten Anfällen von Gicht an den Fußgelenken sehr nützlich. Es hilft allerdings nur ganz am Anfang. Wenn man es dann ein oder zwei Tage hindurch gibt, wird es eine ganze Reihe von Fällen in Ordnung bringen.

Ledum ist ein nützliches Mittel bei Gicht und bei anderen Gelenkbeschwerden. Der Großzehenballen ist geschwollen, wund und schmerzhaft beim Gehen, ziehende Schmerzen, die durch Wärme verschlimmert werden, ebenso durch Druck und Bewegung. Auch finden sich Gichtknoten an den Gelenken. Es unterscheidet sich von *Bryonia,* indem es einen geringfügigeren Erguß hat. Wahrscheinlich paßt es besser zur heißen Schwellung des Hüftgelenks als *Bryonia.* Alle Schmerzen von *Ledum* ziehen nach oben. *Ledum* ist ebenso nützlich nach Mißbrauch von *Colchicum.* Meistens ist es das erste Medikament, welches man benutzt, wenn die Patienten von allopathischen Kollegen kommen und sie dort große Dosen von *Colchicum* bekommen haben, welches ein sehr schwächendes Mittel ist und daher große muskuläre Schwäche hervorruft, wie wir es gesehen haben. *Ledum* ist ein kaltes Medikament, und alle Symptome sind mit einer allgemeinen Frostigkeit und einem Mangel an Lebenswärme verbunden. Ein anderes Medikament, welches Gichtknoten hervorruft, ist *Gujacum.* Dieses Mittel hat ziehende Schmerzen in den Extremitäten und Kontraktionen der Muskeln. Es ist besonders nützlich bei gichtischer Entzündung des Kniegelenkes.

Ammonium phosphoricum. Dieses ist ein nützliches Mittel bei der gichtischen Veranlagung mit Knötchen an den Gelenken. Es paßt nicht so sehr für die akuten Symptome, aber dafür bei chronischen Fällen, wenn Ablagerungen von Uraten vorhanden sind, Verformungen der Gelenke, und wenn die Hände aus ihrer Form geraten. *Antimonium crudum* hat ebenfalls Gichtknoten in den Gelenken, aber es ist leicht zu unterscheiden durch seine gastrischen Symptome. Harnsymptome mit strengem Geruch desselben läßt an *Benzoic acidum* denken; wenn viel roter Sand im Urin ist,*Lycopodium.* Beide sind durchaus nützlich bei Gicht. *Staphisagria* kommt in Frage, wenn die Gicht als Systemerkrankung auftritt, ebenso wie *Ammonium phosphoricum,*.

Rhododendron hat eine Schwellung der Gelenke, die allerdings nicht durch Gichtablagerungen entsteht; Verschlimmerung durch Ruhe und vor einem Gewitter.

Urtica urens. Von ihr wird gesagt, daß sie mehr Fälle von Gicht heilen kann, als irgendein anderes Medikament. Bei ihrem Gebrauch verschwinden Schmerzen und Schwellungen und große Mengen von Sand werden augeschieden.

Acidum picrinicum. Halbert meint, daß dieses Medikament gut bei der Arthrosis deformans sei.

(Anmerkung des Übersetzers: Bei diesem Kapitel kann es sich selbstverständlich nur um eine sehr eingeschränkte Auswahl aller für Gicht und rheumatische Beschwerden indizierten Medikamente handeln. Da es sich häufig um chronische Erkrankungen handelt, wird man nicht darum herumkommen, nach den miasmatischen Gesichtspunkten ein entsprechendes antipsorisches, antisykotisches oder antisyphilitisches Mittel herauszufinden. Die Behandlung des Gelenkrheumas ist ohne exakte Anamnese und homöopathische Befunderhebung nach den Regeln der Kunst und der Repertorisation in den meisten Fällen erfolglos.)

Arteriosklerose

Barium muriaticum. Diese Medikament verursacht Arteriosklerose der großen Blutgefäße und der Aorta, vor allen Dingen im Alter. Es dürfte bei solchen Zuständen das ähnlichste Mittel sein. Es hat einen mehr oder weniger schweren Kopfschmerz, der aber eigentlich mehr ein Schweregefühl ist, besonders nachts und beim Niederlegen. Schwindel alter Leute, Schlaganfall oder drohender Schlaganfall mit Summen in den Ohren. Es paßt auch gut bei Lungenarteriosklerose. Es muß über längere Zeit gegeben werden, und die besten Dosierungen werden in der dritten, sechsten und dreißigsten Potenz genannt. *Barium carbonicum* wird auch manchmal benutzt, aber wir haben bessere Ergebnisse mit *Barium muriaticum* gesehen. Man sollte es auch bei Aortitis und besonders bei Aortenaneurysmen in Erwägung ziehen. Hier ist es das hauptsächliche Mittel.

Arnica. Es bewährt sich bei cerebraler Arteriosklerose und Schwindel der Alten, Schweregefühl und Hirnstörungen bei Leuten, die eine Neigung zu Blutungen haben.

Plumbum. Bluthochdruck und Arteriosklerose. Es scheint eher für den praesklerotischen Status nützlich zu sein, als für die akute Sklerose, welch letztere natürlich praktisch nicht behandelbar ist. Es hat eine krampfartige Verengung der peripheren Arterien, einen drahtigen Puls und besonders, wenn die Symptome von einer chronischen Nephritis begleitet sind, ist es sehr gut angezeigt. Der Patient fühlt den Puls in den Fingern. Leichte Bewegung verursacht Ohnmacht. Dr. Donner aus Stuttgart sagt: » Ich gebe *Plumbum* bei Arteriosklerose häufig in höheren Potenzen. Ich bin kein Freund von hohen Potenzen, aber bei diesem Medikament habe ich wunderbare Ergebnisse gesehen, vor allen Dingen bei Fällen, die mit Nierenerkrankungen verbunden waren.« Er verwendet die 30. Potenz. Es bewährt sich bei anämischen, blassen, abgemagerten Patienten mit außerordentlicher Schwäche, die sich im Arzneimittelbild des Bleis wiederfinden.

Aconit. Bluthochdruck wurde durch dieses Medikament gebessert.

Aurum muriaticum. Dr. Gisevius aus Berlin sagt, daß es eines der besten Medikamente bei Bluthochdruck sei. Er benützt es in der vierten Potenz. Es ist angezeigt bei Hypertrophie des Herzens, Beklemmungen der Brust und des Kopfes und starken Pulsationen. Es finden sich über dem Herzen Gefühlsstörungen, Stiche und Schweregefühl. Es paßt gut bei alten Leuten, und wenn die typischen geistigen Symptome von *Aurum* vorhanden sind, wird es rasch helfen. Es scheint eine besondere Beziehung zu den Arterien des Kopfes zu haben. Es ist wahrscheinlich nützlicher als *Aurum jodatum.* Beides sind jedoch mächtige, tief wirkende Medikamente.

Ergotin. Bei der Ergotaminvergiftung sind die Arterienwände degeneriert und versteift, es findet sich eine spastische Verkrampfung der Blutgefäße, die Herzaktion ist beschleunigt und die Wände der Blutgefäße sind verhärtet. Am Beginn der Arteriosklerose, wenn lediglich die Unruhe des Herzens und die harten Herzschläge vorhanden sind, hilft *Ergotin* in der dritten und sechsten Potenz ausgezeichnet. In fortgeschrittenen Fällen, wenn die Endarteriitis fortschreitet, bis in das Herz und die Arterien des Kopfes, so ist die zweite und die erste Potenz vorzuziehen. In diesen Fällen wird es häufig helfen. Es entspricht den frühen Stadien und sollte auch nur in diesen verwendet werden.

Natrium jodatum. Es ist bei hohem arteriellem Blutdruck nützlich, am Anfang in der ersten Potenz und später in der dritten und vierten, wenn der Puls weicher ist. Arteriosklerose mit Angina pectoris, Schwindel und Atemnot. Alle Jodverbindungen sind nützlich.

Barium jodat., Kalium jodat. und *Strontium jodat.* verursachen arteriosklerotische Veränderungen.

Arsenicum jodatum ist vor allen Dingen bei Altersherzen mit Aortitis, Myocarditis und fetter Degeneration nützlich.

Amyl nitrit und *Glonoin* sind lediglich palliative Medikamente bei pectanginösen Beschwerden auf Grund von Arteriosklerose.

Strophanthus. Altersarteriosklerose, fettige Degeneration, schlechte Kompensation, Neigung zu Ödemen.

Adrenalin. Dieses hat sich auch bei hohem Blutdruck und Arteriosklerose bewährt. Dr. Jousset gab die 3., 6 und 12. Potenz Es wurden sehr gute Ergebnisse erzielt. Länger Gebrauch von Adrenalin kann zu arteriellen und Aortenschäden führen, was jedoch nicht bei den oben angeführten Dilutionen vorkommt. Ohrgeräusche bei hohem Blutdruck werden oft durch dieses Medikament gebessert.

Crateaegus. Von diesem Medikament wird behauptet, daß es eine wundervolle lösende Kraft gegen die Verkrustungen und Kalkablagerungen im Volumen der Arterien hat. Es soll allen Arteriosklerotikern das Leben verlängern. Herzbeschwerden nach akutem Rheumatismus.

Asthma

Ipecac. Dieses Mittel ist ein homöopathisches Mittel für das Asthma, besonders bei der spastischen Form. Es zeigt sich große Schwere und Angst auf der Brust, plötzliches Schnaufen, Atemnot, drohendes Ersticken, welches durch Bewegung verschlimmert wird. Der Husten verursacht Würgen und Erbrechen. Der Husten ist anhaltend, die Brust scheint voll von Schleim zu sein, obwohl nichts herausgebracht wird, die Extremitäten sind mit kaltem Schweiß bedeckt.

Lobelia ähnelt *Ipecacuanha* sehr. Es hat große Beklemmung der Brust und ein Schwächegefühl in derselben, welche vom Bauchraum aufzusteigen scheint, wo sich ein Klumpengefühl findet, ebenso Nausea und starker Speichelfluß.Dem Anfall geht ein prickelndes Gefühl durch den ganzen Körper voraus. Es ist bei bronchitischen und septischen Asthmafällen geeignet. Die Atmung ist außerordentlich schwierig und wird durch Bewegung verbessert. Es findet sich ein Schmerz im Vorderkopf von einer Schläfe zur anderen und Schmerz im Rücken am letzten Wirbel.*Arsenicum* ähnelt *Ipecac* beim Asthma, wobei die Anfälle nach Mitternacht auftreten. Es zeigt die gleiche schwierige Ausatmung wie *Ipecacuanha*. Erbrechen erleichtert den Asthmaanfall.

Arsenicum. Wie schon gesagt, ist *Arsenicum* dem *Ipecacuanha* ähnlich, jedoch treten die Anfälle genau nach Mitternacht auf. Der Patient ist außerordentlich ängstlich und unruhig. Er kann sich nicht hinlegen, weil er Angst hat zu erstikken. Es findet sich Angst und überall Schweiß, und wenn der Patient einschläft, so wird er durch einen brennenden Schmerz und Wundheitsgefühl in der Brust geweckt. Es ist vor allen Dingen das Mittel,wenn sich die Krankheit bereits im chronischen Stadium befindet, die Atemnot trocken und andauernd ist und der Patient in fortgeschrittenem Alter. *Apis* hat ein Erstickungsgefühl, der Patient weiß nicht, wie er noch mehr Atem bekommen soll. Der *Bromum*- Patient at-

met sehr tief, sodaß es scheint, er bekomme nicht genug Luft
in die Lunge. Der *Grindelia*-Patient hört beim Einschlafen zu
Atmen auf. Nach dem Erwachen beginnt das Einsetzen der
Atmung wieder. Im klinischen Gebrauch hat sich *Grindelia*
bei feuchtem Asthma und beim Asthma des akuten Schnupfens bewährt. Halbert findet, das 5 oder 10 Tropfen der Tinktur, alle Stunde gegeben, ein gutes Palliativum ist. Wahrscheinlich wird es in höheren Potenzen durchaus auch curativ
wirken, da seine Symptomatologie den typischen Anfällen
dieser Erkrankung entspricht. Ein besonderes Symptom ist
die Angst, daß man nach dem Einschlafen aufhören würde zu
atmen. Dies weckt den Patienten. *Viscum album* hat sich
ebenfalls klinisch bewährt. Es hat Schwäche der Atemmuskulatur und röchelnde Atmung. Das Asthma von *Arsenicum* ist
von großer Schwäche und Brennen in der Brust begleitet und
es folgt gut auf *Ipecacuanha* und hilft besonders bei anämischen Patienten.

Nux vomica. Es hilft besonders, wenn die asthmatischen
Beschwerden durch Magenstörungen hervorgerufen werden.
Einfaches, spastisches Aufstoßen bringt etwas Erleichterung,
ebenso ein Lockern der Kleidung. Man muß daran denken,
wenn Leute viel Kaffee und Likör trinken. Reizbare, gallige
Temperamente entsprechen ebenfalls diesem Mittel. *Zingiber*
ist ebenfalls ein Mittel für Asthma aufgrund von Magenbeschwerden. Der Anfall kommt gegen Morgen. Der Patient
muß sich aufsetzen, er hat jedoch dabei keine Angst. Ein gutes Symptom von *Nux vomica* ist ein Engegefühl an den unteren Teilen der Brust. Wenn sich viele Bauchbeschwerden mit
Meteorismus finden, so muß man an *Lycopodium* und
Carbo vegetabilis denken. An *Carbo vegetabilis* muß man
auch bei alten, geschwächten Patienten denken. Es findet sich
dabei ein starker Druck auf der Brust, welcher nur durch
Rülpsen erleichtert wird.

Kalium bichromicum. Die Pottasche verursacht asthmatische Beschwerden und unter *Kalium bichromicum* erscheinen

die Anfälle ungefähr um 3 oder 4 Uhr morgens. Der Patient muß sich dann aufsetzen um zu atmen. Dabei erleichtert das Vorwärtsbeugen etwas, ebenso der Auswurf von zähem, gelbem Schleim, der diesem Mittel entspricht. Es ähnelt *Arsenicum,* außer diesem Zug von fadenziehendem Schleim. *Kalium carbonicum* hat Asthma mit Verschlimmerung gegen Morgen, und mit dem Gefühl von Atemnot im Brustraum. *Kalium phosphoricum* hat sich ebenfalls als nützlich bei Asthma erwiesen, vor allem bei der mehr nervlich bedingten Art.

Natrium sulfuricum. Dieses Medikament hat einen Rekord bei der Behandlung von Asthma aufgestellt. Sein hauptsächliches Sympptom: »Verschlimmerung bei feuchtem Wetter.« Es gehört zu Grauvogels hydrogenoiden Medikamenten. Es findet sich feuchtes Asthma mit viel Rasseln auf der Brust. Ein loses Gefühl in den Därmen nach jeder Attacke ist häufig beobachtet worden. In einem Fall wurde der Patient verschlimmert durch kohlensäurehaltiges Wasser und Alkohol. Wenn sich noch sonst Symptome eines sykotischen Miasmas zeigen, so wird seine Indikation noch deutlicher sein. Meistens treten die Anfälle zwischen 4 und 5 Uhr morgens auf, mit Husten und einem eiweißartigem Schleim. Der Auswurf ist grünlich und reichlich. Ebenso hilft *Natrium sulfuricum* bei Heuasthma, wobei auch *Sabadilla* hilft, besonders wenn viel Niesen vorhanden ist. Bei *Natrium sulfuricum* hält der Patient während des Hustens seinen Brustkorb.

Hypericum. T. F. Allen berichtet von einem Fall von Asthma, der das Symptom hatte: »Trockenheit im Rachen immer bei nebligen Wetter«, welcher durch Hypericum geheilt wurde.

Antimonium tartaricum. Das Schlüsselsymptom dieses Mittels findet sich in einem fein-blasigem Geräusch über der ganzen Brust, feinere und kleinere Rasselgeräusche, als sie bei *Ipecacuanha* vorhanden sind. Die ganze Brust scheint voll von Schleim zu sein, und es ist unmöglich ihn herauszubefördern. Es findest sich große Atemnot, der Patient muß sich aufsetzen und es finden sich Erstickungsanfälle ähnlich wie bei der Pottasche um 3 Uhr morgens (Antimonium tartaricum enthält Pottasche). Es besteht wie bei *Ipecacuanha* eine große Schwierigkeit den Schleim heraufzubringen. *Antimonium tartaricum* hat besondere Beziehungen zum Anfang und Ende des Lebens, indem es die asthmatischen Anfälle der Alten und die Atemnot der kleinen Kinder bei Lungenentzündung behandelt. Das Gefühl, nicht genügend Luft zu bekommen, ist charakteristisch für das Mittel.

Blatta orientalis hat einen guten Ruf bei akutem und chronischem Asthma, und man kann es ruhig bei sehr hartnäckigen Fällen einfach probieren. Genauere Indikationen fehlen bisher.

Moschus. Starke Angst und Furcht mit Erstickungsgefühl. Es paßt bei sehr empfindlichen, stark differenzierten und nervösen Temperamenten. Bei neurotischen Typen, wenn die Angst sehr hervorsticht und Nervosität.

Ambra grisea. Furcht vor Leuten, großes Verlangen allein zu sein.

Silphium Lancinatum. Dr. A.F. Schulz, der ein sehr sorgfältiger Verschreiber ist, benutzt das Mittel sehr erfolgreich bei feuchtem Asthma, bei dem sich ein Auswurf von großen Mengen fadenziehenden Schleims findet mit rascher Erschöpfung. Der Schleim ist leicht gefärbt oder gelb. Hales stellt fest, daß Pferde durch das Fressen der Silphium-Blätter vom Asthma geheilt wurden.

(Anm.d.Übers.: Möglicherweise handelt es sich dabei um eine Behandlung der sehr therapieresistenten Dämpfigkeit der Pferde. *Silphium lanciatum* ist eine Komposite, die in USA wächst.)

Ataxie

Argentum nitricum zeigt vielleicht mehr Symptome einer typischen locomotorischen Ataxie als irgendein anderes Mittel, obwohl es nach Hughes kaum im homöopathischen Sinne paßt, da es eher eine Lähmung verursacht. An erster Stelle verursacht es eine schlechte Koordination der Muskeln, und wir haben ungefähr folgende Symptome: Unfähig im Dunkeln oder mit geschlossenen Augen aufrecht zu stehen, Schwäche der Beine und Quetschungsgefühl der Waden, Fehlen der Pupillenreflexe und manchmal Harninkontinenz. Es ist das große Mittel für Inkoordination. Die Beine fühlen sich an, als ob sie von Holz oder aus Watte wären. Das sexuelle Verlangen ist verschwunden, die Gefühle sind durcheinander gebracht. Für blitzartig auftretende Schmerzen, ohne irgendein Gefühl von Inkoordination oder Erschöpfung ist *Ammonium muriaticum* unser Hauptmittel, da es reißende, ziehende, schmerzhafte Zuckungen in den Oberschenkeln hat, sowie in den unteren Gliedmaßen und den Knöcheln, verbunden mit einem Wundheitsgefühl. *Argentum nitricum* hat Wundheitsgefühl im Kreuz, das sich beim Aufstehen verschlimmert. Zittern der Hände, der Patient ist nervös. Das Mittel wurde von der alten Schule in massiver Dosierung bei solchen Erkrankungen benutzt, aber es verschlimmert eher, als daß es bessert, wenn man es unkritisch verwendet, was sowohl die Indikation als auch die Dosierung betrifft. Atrophie des Nervus opticus ist ein Symptom. Es finden sich blitzartige Schmerzen, aber die Inkoordination ist das Hauptsymptom, wobei das Mittel nicht so sehr am Beginn, als bei der fortgeschrittenen Erkrankung in Frage kommt.

Alumina hat eine Anzahl von wichtigen Symptomen bei dieser Erkrankung und es steht neben *Argentum nitricum* und *Secale* an vorderster Stelle. Es hat geschwächte Koordination und folgende Symptome: Schwellung der Fußsohlen, die zu weich sind, Taubheit der Fersen. Schwere Gliedmaßen, kann sie kaum heben. Unfähigkeit zu gehen, außer wenn die Augen geöffnet sind und bei Tageslicht. Rückenschmerzen, als ob ein heißes Eisen durch die Wirbelsäule gestoßen würde. Blitzartige Schmerzen, die vom Rücken zum Bauch vor und zurück schießen. Gefühl, als ob Ameisen auf den Beinen laufen würden, die Extremitäten schlafen ein. Daran sieht man, daß *Alumina* ein sehr wichtiges Mittel ist. Es hat Ataxie sowie blitzartige Schmerzen, Schwäche und Ameisenlaufen. Bönninghausen hat es erstmals empfohlen und es wurde seitdem wiederholt bestätigt. Ein Fall des Autors wurde bemerkenswert dadurch gebessert. Ein hervorragendes Symptom ist das Gefühl, als ob das Gesicht mit einer Spinnwebe bedeckt sei oder als ob Eiweiß darauf getrocknet sei. Lähmungssymptome sind hervorragend und erstrecken sich sogar bis zum Genitalbereich und zum Rectum. So findet sich Ptosis und Diplopie und die typische *Alumina*-Verstopfung.

Secale cornutum verursacht Veränderungen, die der locomotorischen Ataxie sehr ähnlich sind. An erster Stelle hat es drei Symptome dieser Erkrankung, nämlich:

1. Verlust des Patellarreflexes
2. Blitzartige Schmerzen
3. Ataxie

Vergiftungsfälle durch Mutterkorn haben erwiesen, daß Veränderungen am Rückenmark, die von diesem Mittel hervorgerufen werden, eigentümlich ähnlich denen sind, die man bei locomotorischer Ataxie gefunden hat. Hinzu kommt, daß die Symptome der beiden Zustände eine starke Ähnlichkeit zeigen. Die hauptsächlichen Symptome sind folgende: Schwieriger, schwankender Gang, u. U. sogar vollständige Unfähigkeit zu gehen, nicht durch Kraftlosigkeit, sondern durch die besondere Unfähigkeit, leichte Bewegungen mit den Händen und Gliedmaßen zu vollbringen. Kontraktionen der unteren Gliedmaßen, derenwegen der Patient schwankt. Unmöglichkeit, die Bewegungen zu beherrschen. Zittern der Gliedmaßen, manchmal mit Schmerzen, Ameisenlaufen in

Händen und Füßen, Taubheit der Extremitäten, starkes Hitzegefühl mit Abneigung bedeckt zu werden. Dieses sind alles Symptome, die man bei Tabes findet, und *Secale* ist das Mittel, wenn sie vorhanden sind und wird die sklerotische Entwicklung bremsen.

Silicea hat eine Neigung zu Überernährung, zu einem starken Wachstum der Neuroglia, was zu Kontraktion und Sklerosis führt. Man muß es für folgende Symptome verschreiben: Blitzartige Schmerzen, Inkoordination, Schwäche der unteren Gliedmaßen mit einer Neigung zu Gewebszerstörung, insbesondere Ulceration der Füße und in der Umgebung der Zehennägel. Es hat große nervöse Reizbarkeit und Schwäche. Man sollte es für längere Zeit geben - für Monate - höchstens von einem Zwischenmittel unterbrochen. Es ist besonders nützlich gegen hartnäckige Verstopfung bei Rückenmarkserkrankungen.

Plumbum hat ebenfalls eine große Ähnlichkeit zur locomotorischen Ataxie. Es ruft Lähmungen mit einem atrophischen Verlust der Koordination hervor, mit Anästhesie und Impotenz. Die blitzartigen Schmerzen des Mittels sind nachts schlimmer und manchmal so heftig, daß sie den Patienten aufschreien lassen. Dr. Lilienthal empfiehlt den Gebrauch von *Plumbum phosphoricum* bei dieser Erkrankung und berichtet von ausgezeichneten Ergebnissen.

Belladonna. In den Anfangsstadien ist *Belladonna* oftmals indiziert. Es findet sich Inkoordination der oberen und unteren Gliedmaßen. Der Patient hebt den Fuß langsam und tritt mit großer Kraft nieder. Wenn er geht, hebt er die Beine hoch, als ob er über ein Hindernis wegschreiten müßte. Blitzartige Schmerzen. Es findet sich Diplopie, Amaurose, Zittern der Gliedmaßen und schwankender Gang bei seiner reichen Symptomatik. Für blitzartige Schmerzen haben wir neben den bereits erwähnten doch eine Reihe anderer Mittel.

Pilocarpin C 2 wurde für nützlich befunden, ebenso *Angustura*, und wenn die Störung auf die Füße beschränkt ist, *Sabadilla*.

Zincum ist am Beginn nützlich. Die blitzartigen Schmerzen sind sehr deutlich und intensiv. Es finden sich Zuckungen, der gesamte Körper zuckt während des Schlafes.

Physostigma hilft ebenso bei diesen schweren Schmerzen.

Belladonna ist ebenso ein gebräuchliches Mittel in den letzten Stadien der Erkrankung, wenn Magenkrämpfe vorhanden sind. Es erleichtert manchmal die blitzartigen Schmerzen, die dadurch charakterisiert sind, daß sie plötzlich erscheinen und ebenso plötzlich aufhören.

Digitalis. Dr. Dudgeon fand dieses Mittel hilfreich bei blitzartigen Schmerzen, wobei darauf hingewiesen werden muß, wie wichtig es ist, die Mittel nach der Totalität der Symptome zu wählen.

Kalmia. Cartier empfiehlt dieses Mittel besonders für die schmerzvollen Formen als ein Palliativum. Es benutzt die *C 6* bei Schmerzen in der Taille, im Rücken, sowie in den Nieren, die auch einen blitzartigen Charakter haben und die durch seinen Gebrauch rasch gebessert werden.

Acidum picrinicum. In den frühen Stadien der Erkrankung findet sich oftmals eine schmerzhafte sexuelle Erregung. Dabei wird *Acidum picrinicum* helfen. Es verursacht große Schwäche der Beine mit Taubheit, Krabbeln und Prickeln wie von Nadeln. Erschöpfung durch die leichteste Anstrengung. Große sexuelle Erregung. Der Patient ist leicht erschöpft, welches ein Schlüsselsymptom von *Acidum picrinicum* ist. Leichte Erschöpfung von der geringsten Anstrengung. Die Gliedmaßen sind sehr schwer, sie fühlen sich an, als ob sie in elastische Strümpfe eingezwängt wären.

Phosphorus hat Atrophie des Nervus opticus mit Lichtblitzen, Zittern der Hände beim Schreiben, große nervöse Hinfälligkeit, blitzartige Schmerzen in verschiedenen Körperteilen, erregt durch die leichteste Kälte, große sexuelle Erregung. Erethische Fälle mit einem Brennen entlang dem Rückgrat und Ameisenlaufen der Extremitäten.

Nux vomica ist u. U. das Mittel, wenn die Krankheit durch sexuelle Exzesse hervorgerufen wurde.

Acidum nitricum verursacht sklerotische Kontraktionen der Nervenzellen und entspricht der syphilitischen Degeneration. Daher ist es ein wertvolles Mittel der locomotorischen Ataxie in höheren Potenzen, wenn Syphilis die Ursache ist. Die Wirkung auf das Gehirn entspricht bei *Acidum nitricum* deutlich der Tabes. Unter den besonderen Symptomen, die nach ihr verlangen, befindet sich schwerer Kopfschmerz mit Spannungsgefühl, schlechte Sehkraft, seelische Depression und Reizbarkeit, Gedächtnisschwäche, scharfe Schmerzen in den unteren Extremitäten, die an blitzartige Schmerzen erinnern, da sie plötzlich erscheinen und ebenso plötzlich wieder verschwinden.

Kalium jodatum ist ein weiteres Mittel, welches besonders zur syphilitischen Form der Tabes paßt. Es sollte in homöopathischer, und nicht in massiver Dosierung verwendet werden.

Erkrankungen der Augen

Belladonna ist möglicherweise am häufigsten bei Augenerkrankungen indiziert. Es paßt, wenn sich große Entzündung
findet, trockene, infizierte Augen, vollständiges Fehlen von
Tränenfluß. Die Intensität und Heftigkeit der Symptome sind
die führenden Indikationen. Im Beginn der akuten Conjunctivitis, Iritis oder Retinitis mit plötzlichen, heftigen Krämpfen
und starker Unverträglichkeit von Licht. Ophthalmie mit Unverträglichkeit des Lichtes und Iritis verlangen nach *Bella-*
donna. Die große Abneigung gegen Licht läßt es von *Aconit*
unterscheiden. Es ist ebenso bei Augenerkrankungen nützlich, die durch zu starke Lichteinwirkung oder durch Gebrauch von zu schwachem Licht entstehen. Es paßt zur traumatischen Iritis, zur Retinitis, die frisch und akut ist, mit
leuchtenden Funken vor den Augen. Es ist wie *Lachesis* und
Crotalus ein Mittel bei Retina-Blutungen.

Aconit wird am Beginn der Conjunctivitis bevorzugt, sowie
bei irgendeiner anderen akuten Entzündung des Auges, wenn
sie traumatischen Ursprungs ist oder durch einen Fremdkörper verursacht wurde. Die Augen fühlen sich wie voll von fei-
nem Sand. Es hat Lichtscheu und schmerzhafte Entzündung
der Augen durch Kälteeinwirkung oder durch die Wirkung
von ätzenden Substanzen auf das Auge, sowie bei Wunden
und Verbrennungen. Es ist ebenso das erste Mittel bei anderen Formen der Conjunctivitis. Glaukom. Hier sollte man
ebenso an *Opium* denken, das ein dem Glaukom sehr ähnliches Bild macht, ebenso wie *Cocain muriaticum*.

Spigelia hat heftige, scharf schneidene Augenschmerzen,
aber es fehlt die Kongestion von *Belladonna*. Es hat ein gefühl der Augäpfel, als wenn sie zu groß wären, was man
ebenso bei *Paris quadrifolia* findet, welches ein sehr wertvolles Mittel bei bestimmten Formen der Sehschwäche ist, wobei
die Augen nichts fest fixieren können. Es hat das besondere
Symptom des Gefühls, als ob ein Faden das Auge in den Kopf

hineinziehen würde, als ob der Nervus opticus zu kurz sei. Es ist mehr als irgend ein anderes Mittel nützlich bei den scharf schießenden und stechenden Schmerzen, die das Glaukom begleiten. Sie sind schlimmer nachts und bei Bewegung.

Glonoin hat vorstehende Augen und Beschwerden nach Einwirkung von hellem Licht, Hitze, Verblitzen, usw., indem eine Retinakongestion hervorgerufen wird. Die leitenden Symptome von *Belladonna* sind:

1.   Plötzlichkeit und Heftigkeit der Symptome.

2.   Große Unverträglichkeit von Licht.

Rhus toxicodendron ist eines der wichtigsten Augenmittel. Oedematöse Schwellung, Röte und beißende Absonderungen zeichnen das Mittel aus. Es hat Chemosis und eine starke Neigung zu Eiterbildung. Besonders bei skrofulösen Ophthalmien und Phlegmonen der Orbita, die sehr heftig sind, mit großer Lichtempfindlichkeit, ist es indiziert, die Augen können nicht einmal nachts geöffnet werden. Die Tränen sind heiß, brennen und verursachen Pickel auf den Teilen, die von ihnen benetzt werden. Wenn man die Lider öffnet, so ergießt sich ein Schwall von Tränen, welches ein sehr wichtiges Symptom ist. Die Sekretion ist eher spärlich, es sind heftige Schmerzen in den Augen und oft ein verkrampftes Schließen der Lider. Es paßt zu einer Conjunctivitis, die durch Naßwerden hervorgerufen worden ist, zur rheumatischen Iritis, mit schießenden Schmerzen von den Augen in den Kopf. Sie sind schlimmer bei Nacht und bei feuchtem Wetter. Eine rheumatische Ptosis verlangt nach *Rhus*.

Causticum, Gelsemium und *Kalmia* haben Steifheit der Lider. *Rhus* hilft bei der eitrigen Iritis, und es ist oftmals nach der Staroperation nützlich, wenn eine Iritis oder Eiterbildung droht.

Apis hat Oedem der Conjunctiva und ist unter Umständen ein nützliches Mittel bei der Asthenopie, bei Staphylom und bei strumöser Ophthalmie.

Nux und *Sepia* haben schlaffe, herunterhängende Lider und *Terebinthina* und *Thuja* sind bei Iritis nützlich.

Mercurius. Die verschiedenen Verbindungen von *Mercur* sind besonders bei Augenerkrankungen von hohem Wert. *Mercur* ist besonders angezeigt, wenn die allgemein katarrhalischen Symptome im Vordergrund stehen. Blepharitis und Conjunctivitis durch Kälte oder durch Arbeiten in der Nähe von Feuer, wie z. B. bei Schmieden. Die Schmerzen sind nachts schlimmer, die Lider sind verdickt, die Augen sondern einen dünnen, schleimigen Eiter ab, der die Backen wund und pickelig macht. Oberflächliche Ulcerationen erscheinen auf der Cornea mit einer Neigung sich auszubreiten. Es ist eines der wichtigsten Mittel bei der Ophtalmie der Neugeborenen, besonders der syphilitischen. Bei Quecksilberarbeitern hat sich keinerlei Form von Iritis gefunden, und obwohl das Mittel erfolgreich bei der syphilitischen Iritis verordnet wurde, ist doch eine andere Verbindung von *Mercur, nämlich Mercurius corrosivus*, beinahe spezifisch bei dieser Indikation. Man soll deshalb bei Iritis *Mercurius* nicht geben. Denn es ist hier eine allopathische Verordnung.

Mercurius ist ebenfalls bei Gerstenkörnern, Drüsenaffektionen und rheumatischen Beschwerden der Augen nützlich. Bei besonders starken Schwellungen der Drüsen ist *Mercurius bijodatus* das Mittel der Wahl. *Mercurius jodatus flavus* ist bei Hornhautgeschwüren spezifisch. Deady betrachtet dieses Mittel als eines der besten bei dieser Indikation. Die ulcerierte Oberfläche sieht aus, als ob man Stücke mit dem Fingernagel herausgegraben hätte, gleichzeitig findet sich eine gelb belegte Zunge und die Neigung zu rascher Vergrößerung der Ulceration. *Mercurius dulcis* ist ein Mittel für die Augenbeschwerden bei skrofulösen Kindern. *Mercurius corrosivus* ist durch heftige Symptome, Brennen, unerträgliche Schmerzen, starken, wundmachenden Tränenfluß, der die Haut von den Backen frißt, rasende Schmerzen in den Knochen der Orbita, Hornhautgeschwüre mit einer Neigung zur Perforation charakterisiert.

Wenn es überhaupt ein »bestes Mittel« für die Iritis gibt, so ist es *Mercurius corrosivus*. Es ist beinahe spezifisch für die einfache und syphilitische Iritis, die begleitet wird von Augenschmerzen, die sich zum Scheitel hin ausdehnen. Die Ausschwitzung ist eher serös als plastisch.

Retinitis albuminurica findet ebenso in *Mercurius corrosivus* ein Mittel. *Jaborandi* ist ein ausgezeichnetes inneres Mittel für die Iritis. Es mildert die Entzündung, verhindert den Muskelspasmus und resorbiert die Verwachsungen.

Cinnabaris hat Entzündungen und Schmerzen der Augen, und sein Leitsymptom ist ein Schmerz, der von einem Augenwinkel rund um die Augenbraue zum anderen Augenwinkel geht.

Kalium bichromicum ist ein hervorragendes Mittel für Hornhautgeschwüre, bei denen eine Neigung zur Perforation besteht, besonders bei umschriebenen Geschwüren mit ausgestanzten Rändern. Es ist bei schmerzloser Entzündung angezeigt, mit geschwollenen und zusammengeklebten Lidern am Morgen, wenig Lichtscheu, die Indolenz ist sehr ausgeprägt, die Augen sind nicht sehr rot. Bei diesem Mittel fehlt tatsächlich die Röte der Entzündung und die entsprechende Lichtempfindlichkeit. Es ist bei der katharrhalischen und strumösen Ophthalmie von Nutzen, wenn sich eine Neigung zu Granulationen zeigt.

Clematis folgt *Mercurius corrosivus* bei Iritis, und Hughes lobt es sehr bei der syphilitischen Iritis.Große Empfindlichkeit gegenüber Kälte ist ein Leitsymptom. Man sollte deshalb bei Iritis, die nach Kälteeinwirkung aufgetreten ist, daran denken, wobei es einen drückenden Schmerz, große Lichtempfindlichkeit, Tränenfluß und Hitze der Augen aufweist, mit einer Empfindlichkeit gegen kalte Luft. Die Augen sind so empfindlich gegen die Luft, daß der Patient sie bedeckt. In dieser Hinsicht ist es dem *Rhus* sehr ähnlich. Buffum sieht *Gelsemium* als sehr nützlich bei der serösen Form der Iritis an.

Ferrum phosphoricum. Die Gewebemittel haben einen bedeutenden Platz bei der Therapie der Augenerkrankungen eingenommen. Zwei oder drei von ihnen haben sich als unersetzlich erwiesen und so ist *Ferrum phosphoricum* besonders beim akuten Katarrh nützlich, wenn im Anfangsstadium eine brennende Empfindung besteht, die durch Bewegung verschlimmert wird und ein rotes, kongestioniertes und entzündetes Aussehen vorhanden ist. Es besteht noch keinerlei Absonderung von Schleim oder Eiter. Es paßt besonders bei Conjunctivitis mit starker Auflockerung der Schleimhaut, und es übertrifft *Aconit* in der Häufigkeit der akuten, oberflächlichen Entzündungen des Auges.

Kalium muriaticum ist ein anderes Gewebemittel, das sich bei Augenentzündungen bewährt hat. Es paßt besonders bei den Hornhautkrankheiten, sowohl der Entzündung als auch der Ulceration, und besonders bei den Geschwüren schwächlicher Individuen, langwierige Fälle mit keiner besonderen Rötung der Conjunctiva, Tränenfluß, Schmerzen oder Lichtscheu. Es paßt zu der nicht vasculären Art der Schleimhautentzündungen der Hornhaut.

Kalium sulfuricum ist manchmal bei der Ophthalmie der Neugeborenen nützlich, bei der Tripperentzündung und beim Cornealabszeß, ebenso wie *Calcium sulfuricum*. *Calcium fluoricum* hat einen bemerkenswerten Einfluß auf die Linsentrübungen, oder auf die teilweise Blindheit durch Katarakte. Man sollte es unbedingt häufiger beim Katarakt versuchen. Es ist ebenso bei Cysten der Augenlider von Nutzen.

Gelsemium ist ein wertvolles Mittel bei Augenbeschwerden. Es hat eine Menge von Lähmungserscheinungen, Diplopie, Doppelbilder und Ptosis. Diese Symptome sind begleitet von Empfindlichkeit der Augäpfel, dunkelrotem Gesicht und den allgemeinen Symptomen dieses Mittels. Doppelbilder sind sehr charakteristisch, Schwindel und Schmerzen in den Augäpfeln sind eine sichere Indikation. Entzündungen des inneren Auges, bei denen seröse Exsudation erscheint, dumpfe Schmerzen, Doppelbilder und Schwindel. Bei seröser Iritis und bei Chorioiditis, die eine fortschreitende Sehschwäche und schwere Lider hat, ist es das Mittel. Es verursacht auch eine Unfähigkeit, rasch zu akkommodieren. Es hat sich bei Retinaablösung und bestimmten Formen der Sehschwäche, ebenso bei Astigmatismus durch bemerkenswerte Erfolge bewährt. Schielen durch Muskelschwäche ist ebenso charakteristisch, und es hat sich therapeutisch beim Strabismus und der Ptosis nach Diphtherie bewährt.

Gelsemium ist eines der wichtigsten Mittel bei Glaukom, indem es oftmals die schweren Schmerzen bessert und die nervlichen Beschwerden dieser Krankheit mildert. Gelsemium weitet die Pupille trotz seines paralytischen Effektes auf den dritten Nerven (Nervus oculomotorius).

Bryonia sollte bei rheumatischen Beschwerden der Augen berücksichtigt werden, wenn heftige Schmerzen durch den Augapfel bis in das Hinterhaupt schießen oder zum Scheitel. Sie sind schlimmer durch Bewegungen der Augen. Bei der rheumatischen Iritis ist es das erste Mittel, an das man denken muß, und es ist ebenso nützlich bei der syphilitischen, wie überhaupt bei jeder Form der Iritis. Die Schmerzen haben einen scharfen, schießenden Charakter, und erstrecken sich bis zum Kopf oder bis in das Gesicht, wobei Bewegungen und Erregungen des Auges verschlimmern. Das Gefühl, als ob die Augen aus den Höhlen herausgedrückt würden, findet sich ebenfalls. Es paßt nach *Aconit* oder *Ferrum phosphoricum*, die die Mittel für die ersten Stadien sind, besonders wenn der Beginn sehr plötzlich ist, mit Brennen und Trockenheit. *Terebinthina* hat rheumatische Iritis mit heftigen Schmerzen in Augen und Kopf, wobei sich manchmal gleichzeitig Harnsymptome finden. *Arnika* ist bei der rheumatischen Iritis nützlich, aber es paßt eher zu der traumatischen Form. Hier sollte man auch an *Hamamelis* denken, besonders wenn sich Blutungen in der Iris oder in der vorderen Kammer finden.

Bryonia ist unter Umständen auch bei Glaukom nützlich. Es findet sich ein Vergrößerungsgefühl der Augäpfel, Tränenfluß und Lichtscheu. Die Augäpfel fühlen sich wund an.

Es ist nicht so nützlich, wenn die äußeren Schichten des Auges beteiligt sind.

Phosphor hat Hyperämie der Chorioidea und der Retina, so daß er bei der Retinitis pigmentosa und albuminurica nützlich ist. Das Symptom, daß die Gegenstände rot aussehen, weist auf ihn hin. Ebenso sind Amblyopie und Asthenopie Indikationen für *Phosphor*. Katarakt, bei dem ebenso *Silicea, Conium, Natrium muriaticum, Magnesium carbonicum, Causticum* verwendet werden. Es ist bei Glaukom nützlich, wenn es mit wiederholten neuralgischen Anfällen beginnt. Es mindert die Schmerzen und verhindert die Degeneration.

Conium ist für die skrofulöse Ophthalmie mit einer erheblichen Lichtscheu nützlich, besonders wenn sie in gar keinem Verhältnis zur Entzündung selbst steht und nur geringfügige oder gar keine Rötung vorhanden ist. Der Grund liegt in der besonderen Empfindlichkeit der Augennerven in diesem Fall. Tränen spritzen heraus, wenn man die Augen öffnet. Dr. Talbot aus Boston berichtet über eine erfolgreiche Behandlung bei Katarakt. Es hat eine Menge Symptome, die dem akuten Katarakt entsprechen. Dr. Dudgeon betrachtet es bei der jugendlichen Weitsichtigkeit als nützlich, aber von geringem Wert bei der Weitsichtigkeit der Erwachsenen.

Zincum hat sich beim Pterygium als nützlich erwiesen mit heftigem Stechen am inneren Canthus und bei Trübungen der Cornea nach immer wieder auftretenden Entzündungen.

Ratanhia hat ebenso Pterygium geheilt, sowohl beim Menschen, als auch beim Tier. Bei den Prüfungen entwickelte sich ein Gefühl, als ob eine Haut über das Auge wächst. Es ist einen sorgfältigen Versuch wert.

Causticum hat einen guten Ruf beim akuten Katarakt. Dr. Norton fand es am nützlichsten von allen Mitteln.

Pulsatilla. Die allgemeinen Symptome von *Pulsatilla* werden es ebenso wie die lokalen indizieren. Bei Gerstenkörnern ist es unübertroffen. Es bringt sie zum Verschwinden, bevor sich Eiter gebildet hat. *Pulsatilla* hat eine besondere Beziehung zu den Lidern, durch die Zunahme der Sekretion der Meibombschen Drüsen verkleben sie. Lidzucken mit geblendetem Sehen. Conjunktivitis nach Erkältung oder bei Masern. Katarrhalische Ophthalmie besonders der Lider, mit Verklebung morgens, erheblicher Tränenfluß und Schleimabsonderungen, schlimmer abends, verlangen nach diesem Mittel. Der Schleim ist dick, milde, reichlich, gelb oder gelblich, grün und stärker an der frischen Luft. Ophthalmie der Neugeborenen, obwohl es hier nicht besonders zuverlässig wirkt. Es ähnelt in seiner Wirkung auf das Auge dem *Argentum nitricum*. Es verstärkt die Wirkung dieses Mittels, regt sie an und bringt sie weiter. *Pulsatilla* ist besonders dienlich bei einem milden, passiven, lymphatischen Temperament, und wenn lokal reichlicher, dicker, milder Ausfluß ohne große Schmerzen und Lichtscheu besteht.

Argentum nitricum hat ebenfalls reichlichen, eitrigen Ausfluß mit geschwollenen Lidern, wobei die Schwellung durch die Ausdehnung der Eiteransammlung im Auge hervorgerufen wird. Es paßt gut bei sehr alten Fällen von Blepharitis mit dicken Krusten, die durch Hitze oder Feuer verschlimmert werden. Ebenso nach Masern. Granuläre Conjunktivitis mit reichlicher, schleimig-eitriger Absonderung. Schwachsichtigkeit durch schlechte Akkommodation. Eitrige Ophthalmie.

Aurum metallicum. Vilas warnt vor zu niedrigen Potenzen dieses Mittels. Trübungen und Geschwüre der Hornhaut mit heftiger Entzündung. Es ist bei der trachomatösen Form der Conjunktivitis nützlicher als *Pulsatilla*. Glaukom. Skrofulöse Ophthalmie. Starke Vaskularisation ist typisch, ebenso reichlicher Tränenfluß und Empfindlichkeit der Augen. Iritis syphilitica mit Schmerzen der Knochen. Dieses hat ebenso *Asa fötida*, welches brennende Schmerzen oberhalb der Augenbrauen hat. Es ist ein ausgezeichnetes Mittel bei Iritis. Es finden sich starke Retinaentzündung, Besserung durch Hitze und halbseitiger Ausfall des Gesichtsfeldes, bei dem die obere

Hälfte der Gegenstände sichtbar bleibt. *Acidum muriaticum* hat den Verlust einer Seitenhälfte wie *Lithium carbonicum* und *Lycopodium*. Die Schmerzen von *Asa fötida* werden durch Druck auf die Augen gemildert. Sie sind klopfend und brennend.

Lycopodium hat Ulcerationen, Röte und Gerstenkörner, nächtliche Verklebung und Tränenfluß am Tage. Blindheit der rechten Gesichtshälfte ist ebenso ein Symptom dieses Mittels.

Staphisagria hat Gerstenkörner und Tumore der Augenlieder. Sie eitern nicht, aber sie werden hart und zeigen starkes Jucken der Lidränder.

Sulphur ist besonders nützlich bei Conjunktivitis nach Fremdkörpern und folgt *Aconit* oder *Ferrum phosphoricum*. Bei skrofulöser Entzündung der Augen mit einer Neigung zu Kongestion. Die Augen sind rot injiziert, die Schmerzen sind wie von Splittern und werden durch heißes Wetter verschlimmert. Es paßt gut bei chronischen, alten Fällen. Keratitis, subakute Conjunktivitis, besonders bei skrofulösen Fällen mit ätzenden Absonderungen, heiße Tränen fließen heraus, wenn man die Augen öffnet, wie bei *Rhus tox*.

Calcarea carbonica ist unser bestes Mittel bei der skrofulösen Ophthalmie, selbst bei den schlimmsten Fällen. Kein Mittel übertrifft es bei Trübungen und Ulcerationen der Hornhaut. Die Allgemeinsymptome werden es indizieren. Die Absonderungen sind milde, die Hornhaut ist trüb und die Lider sind verdickt. Conjunktivitis nach Durchnässung, womit es *Rhus tox*. ähnelt. Die Augen sind so empfindlich gegen das Licht, daß der Patient darauf besteht, sie dick zuzudecken, und es findet sich ständiger Tränenfluß. Es finden sich Phlyctänen und Pusteln auf der Hornhaut und die Lider sind verklebt. Tränengangsfistel. Es wirkt rasch und anhaltend bei charateristischen *Calcium*-Kindern.

Hepar sulfuris hat rote, dicke Lidränder mit kleinen Eiterpunkten, die an den Wurzeln der Wimpern auftreten. Erheb-

liche Schmerzhaftigkeit und Empfindlichkeit der Lider sind
eine Indikation. Vilas findet, daß es mehr als alle anderen
Mittel bei Keratitis heilsam ist. Es ist unübertroffen bei der
eitrigen Form. Es resorbiert rasch das Hypopyon, und Abszesse der Cornea benötigen kein anderes Mittel. Es wurde
auch »das königliche Mittel für die Hornhautgeschwüre« genannt. Akute Symptome, heftige Schmerzen, schlimmer
durch kalte Berührung und helles Licht, Hypopyon. Die Geschwüre von *Silicea* sind träge. Boyle bevorzugt *Ipecac* gegenüber *Conium* bei der phlyktänischen Keratitis von Kindern,
mit Röte, Lichtscheu und Tränenfluß.

Euphrasia ist eines unserer besten Mittel bei Augenerkrankungen. Es hat Entzündung der Lider, die rot und injiziert erscheinen, die möglicherweise ulceriert sind mit einer heftigen,
wundmachenden Absonderung, Lichtscheu, kann künstliches
Licht nicht vertragen. Schlimme Pusteln am Rand der Hornhaut. Lesen und Schreiben verursacht Augenschmerzen.
Conjunktivitis, Bläschen und Phlyctänen auf der Conjunktiva, verschwommenes Sehen, scharfe, eitrige Absonderung,
traumatische Conjunktivitis. Rheumatische Iritis, brennend,
stechend, schießende Schmerzen, schlimmer nachts. Phlyktä-
nische Ophthalmie mit wundmachenden Absonderungen. Es
ist besonders nützlich bei akuten Verschlimmerungen der granulären Ophthalmie. *Euphrasia* und *Ruta* sind sehr bewährte
Medikamente bei Augenerkrankungen.

»Reinige mit *Euphrasia* und *Ruta* den Sehnerven, damit er
viel sehen kann« (Milton). Verwischtes Sehen, das durch Au-
genschließen erleichtert wird, indem dadurch die Augen gerei-
nigt werden, ist charakteristisch für *Euphrasia*. Die 12. Potenz ist sehr zu empfehlen.

Kreosot hat eine Blepharitis mit Absonderung von heißen
Tränen.

Arsenicum hat das charakteristische Brennen wie von Feuer, brennende Absonderungen, durch Wärme gebessert, un-
terbrochene Schmerzen, Hornhautgeschwüre, die sich rasch

mit einem hohen Grad von Entzündung verschlimmern. Es ist
ebenso bei hartnäckigen Fällen der strumösen Ophthalmien
nützlich, wenn andere Mittel nicht ansprechen. Bei Glaukom
mit periodischen Verschlimmerungen der Schmerzen, die
stark und brennend sind. *Acidum nitricum* ist oftmals unent-
behrlich bei der Ophthalmie der Neugeborenen, aber seine
hauptsächliche Indikation sind die oberflächlichen Geschwüre der Hornhaut, mit Splitterschmerzen. Es wird als eines unserer besten Mittel bei der Hornhauttrübung betrachtet. Auch
Canabis sativa darf nicht vergessen werden. Nach Copeland
darf *Digitalis* bei der Blepharitis nicht vergessen werden, und
Hahnemann beschreibt es bei der Entzündung der Meibom-
schen Drüsen.

Sepia. Bei der Sehschwäche haben wir eine Reihe von Mitteln, unter denen auch *Sepia* zu finden ist, welches besonders
bei der Sehschwäche bei Uteruserkrankungen und trägen,
skrofulösen, subakuten Fällen hilfreich ist. Es findet sich
Trockenheit der Augen am Abend, die Lider sind schuppig,
und es findet sich ein Herabhängen der Augenlider, schlimmer am Morgen, am Abend und bei heißem Wetter, Besserung durch kaltes Baden. Es findet sich verschwommenes Sehen und Sehschwäche nach Samenverlusten, plötzlich ver-
schwindende Sehfähigkeit. Es wurde ebenso bei Glaukom
und Katarakt verordnet. Es ist vielleicht das Hauptmittel bei
der Frühlingsconjunktivitis. Die Morgen- und Abendver-
schlimmerung ist typisch.

Natrium muriaticum ist ein gutes Mittel bei Sehschwäche.
Es findet sich Schwäche der recti interni. Die Augen fühlen
sich bei Bewegen derselben steif an, die Buchstaben laufen zusammen. Es ist ein nützliches Mittel bei der skrofulösen Ophthalmie mit scharfen Tränen und spastischem Verschluß der
Lider, bei Geschwüren mit entzündeten Augen, die morgens
verklebt sind, und bei der Tränengangsfistel. Es paßt zu skrofulösen Kindern, die Ausschläge am Haarrand haben.

Artemisia. Sehschwäche infolge von Muskeldefekten und Akkommodationsstörungen. Farbiges Licht verursacht Schwindel. Sehschwäche beim Versuch zu lesen, die Buchstaben verschwimmen und eine Wolke legt sich über die Augen.

Ruta ist ein wertvolles Mittel bei Störungen der Augen durch Überarbeitung, wobei jede Faser des Auges gereizt ist. Die Augen brennen, sie fühlen sich wie Feuerbälle an. *Onosmodium* ist ein nützliches Mittel bei Augenüberanstrengung, mit dumpfen, schweren, wunden, schmerzenden Augen. Keine Entzündungsbeschwerden, aber der Patient leidet an Kopfschmerz und Schwäche. Dr. Norton findet, daß das Mittel bei vielen lästigen Beschwerden hilft.

Santonin. Hyperämische Beschwerden von ständigen feinen Arbeiten, z. B. der Näherinnen. Man sollte auch bei Katarakt daran denken. Die Gegenstände erscheinen gelb.

Ammoniacum dorema steht bei der Sehschwäche zwischen *Belladonna* und *Ruta*. Die Augen schmerzen und brennen, besonders, wenn man sie nachts bei Licht benutzt.

Agaricus. Sehschwäche durch lange Anstrengung mit heftigem Zucken der Lid- und Augenmuskeln. *Agaricus* in der 12. Potenz hat nach Allen viele Fälle von Katarakt in Ordnung gebracht.

Asarum. Die Augen fühlen sich steif an und brennen oder fühlen sich kalt an. Besser an der frischen Luft, oder durch Baden mit kaltem Wasser, schlimmer im Sonnenlicht.

Graphit. Phlyctänische Ophthalmie. Es ist eines unserer besten Mittel bei Bläschen auf der Cornea und bei Ulcerationen skrofulöser Kinder. Es findet sich heftiges Brennen, Tränenfluß. Die Canthi sind rissig und bluten. Skrofulöse Ophthalmie mit der Tendenz zum Einwachsen der Wimpern. Nach Norton scheint es bei der Blepharitis so spezifisch zu sein, wie kein anderes Mittel. Ebenso *Borax* mit Wundheit der Lider. *Graphit* ist das große Mittel bei den verklebten, lichtscheuen Augen, und es ist sehr nützlich bei Blepharitis, besonders bei ekzematösen Individuen oder nach Masern.

Petroleum ist ein Mittel für die Blepharitis, wenn die Lider rot, rauh und feucht sind.

Hepar sulfuris hat Klopfen in und um das Auge, Eiterbildung, Hypopyon, Gerstenkörner, kann das Berühren der Augen nicht ertragen, Pickel, große Lichtscheu und mehr Schmerzen durch Wärme. *Hepar* ist eines unserer wichtigsten Mittel bei der Conjunktivitis, besonders in Fällen, wo sie *Aconit* oder *Belladonna* nicht weichen, indem es diesen Mitteln gut folgt.

Alumina. Sehschwäche von gereizter Conjunktiva, granuläre Lider, Schwäche des Rectus internus, wie *Conium, Ruta* und *Natrium muriaticum.* Trockenheit der Augen wie *Crocus, Berberis, Natrium carbonium* und *Natrium sulfurium.* *Alumina* ist ein Mittel der senilen Ophthalmie. Es macht Trockenheit der Schleimhäute wie auch wo anders.

Nach Operation der Augen

Aconit: Hauptmittel.

Ignatia: Heftige Schläfenschmerzen.

Rhus tox: Schmerzen, die sich zum Kopf erstrecken.

Bryonia: Kopfschmerzen mit Erbrechen.

Asarum: Zuckende Schmerzen mit Erbrechen und Diarrhoe.

Crocus: Hämmern und Zucken im Auge.

Thuja: Stechende Schmerzen in den Schläfen.

Senega: fördert die Absorption der Linsentrümmer.

Strontium: Gegenstände erscheinen wie mit Blut gefärbt.

Blutungen

Secale paßt bei passiven, schmerzlosen, dunklen und stinkenden Blutungen von dünnen, ausgezehrten Frauen, die Ameisenlaufen und Prickeln der Gliedmaßen haben. Die Oberfläche des Körpers ist kalt und es besteht das Verlangen, sich abzudecken. Das Blut sickert lansam heraus, ist dunkel, dünn, die Blutung ist anhaltend und schlimmer durch Bewegung.

Carbo vegetabilis hat anhaltende passive Blutungen. Die Haut ist kalt und blau, der Puls rasch und schwach. Der Patient möchte gefächert werden, es bestehen brennende Schmerzen über dem Kreuzbein und der unteren Wirbelsäule. Anhaltendes Nasenbluten mit eingesunkenem Gesicht. Der Tod scheint kurz bevorzustehen und seine baldige Nähe zeigt *Carbo* an.

Arsenicum. Anhaltende Blutungen heruntergekommener Patienten, brennende Schmerzen und Reizbarkeit, ein sehr nützliches Medikament bei habituellem Nasenbluten, ebenso *China*.

Lachesis. Nasenbluten in der Menopause.

Trillium ist eines der besten Mittel bei aktiven und passiven Blutungen. Die Drs. Hale und Burt glauben, daß es *Sabina, Secale* und *Hamamelis* übertrifft. Cartier empfielt seinen Gebrauch bei Nasenbluten. Es paßt besonders für hellrote oder dunkle Blutungen mit klumpigem Fluß bei Frauen, die nach jeder Anstrengung bluten. Es hat ein Schwächegefühl im Epigastrium, Kälte der Gliedmaßen und schwachen Puls. Akute Blutungen, Gewebeblutungen und solche nach schweren Anstrengungen. Um Blutungen der Zähne oder Nasenbluten, besonders das Nasenbluten der heranwachsenden Kinder, zu stillen, wird die Tinktur auf ein Läppchen gegeben und lokal angewandt. Charakteristisch für die Uterusblutungen ist das Gefühl, als ob die Hüften auseinanderbrechen würden, welches durch ein enges Bandagieren um dieselben erleichtert wird.

Cinnamonum. Blutungen aus geringfügigen Anlässen, wie durch eine Verstauchung. Sie kommen plötzlich, sind heftig und haben hellrote Farbe.

Sabina hat hellrote, klumpige Blutungen, schlimmer durch Bewegung. Es hat Schmerzen, die vom Schambein zum Kreuzbein und die Oberschenkel hinuter ausstrahlen. Es ist besonders nützlich bei anhaltenden Uterusblutungen, auch nach Abortus oder Geburten. Es hat wehenartige, ziehende Schmerzen im Abdomen.

Erigeron ist ähnlich, wird jedoch von Blasen- und Rectumreizung begleitet. Der Blutfluß kommt anfallsweise dann und wann, ein plötzlicher Guß und dann wieder ein Stopp. Ein klumpiger, dunkler Fluß. Einige Ärzte betrachten *Erigeron* beinah spezifisch bei allen möglichen Blutungen. Erschöpfende Blutungen in der Menopause werden oft durch *Erigeron* zum Stehen gebracht. Nach einer Fehlgeburt ist es ebenfalls nützlich, hier ist die Blutung hellrot.

Crocus entspricht einer passiven Kongestion und paßt besonders bei hysterischen Frauen. Die Blutungen haben ein dunkles, zähes, schwarzes, teerartiges Blut, schlimmer durch jede Bewegung und ziemlich reichlich.

Ipecac ist eines der besten Mittel bei den Blutungen einer beginnenden Tuberculose. Bayes empfielt es in der 1. bis 3. Potenz. Das Blut ist hellrot, wo es auch auftritt, und wird von Übelkeit begleitet. Bluterbrechen. Die Oberfläche des Körpers ist möglicherweise kalt und mit kaltem Schweiß bedeckt.

Acalypha indica. Nach Dr. Clifton aus England hilft kein Mittel beim Bluthusten besser. Die Blutung kommt in einem Guß, nach einem Anfall trockenen Hustens. Die Atmung ist beschleunigt und das Blut ist hellrot.

Sanguinaria. Metrorrhagie in der Klimax, hellrot, klumpig, unangenehm riechend.

Vinca minor ist ein nützliches Mittel der postklimakterischen Blutungen.

Hamamelis. Dr. Brown betrachtet *Hamamelis* als eines der besten Mittel bei Uterusblutungen und die klinische Erfahrung hat seinen Gebrauch ausreichend bestätigt, und zwar nicht nur bei den Uterusblutungen, sondern bei Blutungen an jedem Teil des Körpers, besonders aus den Lungen, wo es von großem Wert ist. Es entspricht bestens einer passiven, venösen Blutung, die befallenen Teile fühlen sich schmerzhaft und zerschlagen an und der Patient wird durch die Blutung außerordentlich geschwächt. Ferner entspricht es Purpura, sowie der Hämaturie, bei der es eines der wirksamsten Mittel ist. Bei Nasenbluten hilft es, wenn Spannung und Druck in der Stirn bestehen. Das Blut ist meistens dunkel.

Pulsatilla. Massives Nasenbluten und Nasenbluten anstelle der Menses.

Mercurius. Nasenbluten, das Blut ist geronnen, dunkel, klumpig und reichlich.

Arnica. Neben seinem Gebrauch bei Verletzungensblutungen ist es nützlich beim Nasenbluten der wachsenden Kinder.

China. Farrington sagt, daß man bei Blutungen ohne *China* kaum auskommt. Das Blut ist dunkel und klumpig und kommt aus jeder Körperöffnung. Der Fluß ist reichlich, so reichlich, wie bei einem Ausbluten und verursacht Schwäche und Klingen in den Ohren. Charakteristisch ist, daß der Patient das Bedürfnis hat, gefächert zu werden. Es ist besonders nützlich vor und nach der Geburt.

Ferrum metallicum paßt auf anämische, geschwächte Patienten, aber die Blutung ist hellrot mit Gerinnseln gemischt und gußweise. Es steht zwischen *China* und *Ipecac.* Bei *Ferrum* bestehen Hitzewellen ins Gesicht.

Aconit paßt für akute Blutungen, wenn Angst und Fieber vorhanden ist und ein reichlicher, hellroter Fluß.

Millefolium hat denselben hellroten Fluß, aber keine Angst oder Fieber, sodaß dieses Mittel sich bei aktiven Blutungen aus der Nase, den Lungen, den Därmen oder von mechanischen Verletzungen bewährt. Nasenbluten. Es hat eine aktivere Blutung, als das schon besprochene *Hamamelis*. Es paßt auch bei Blutungen des Typhusfiebers mit Aufgetriebensein.

Cactus. Blutungen mit starkem Herzklopfen.

Ledum und *Opium* bei Blutungen der Trinker. Rotes schaumiges Blut. Ivins meint, daß *Bryonia* beinahe spezifisch bei passivem Nasenbluten junger Personen ist.

Bovista verursacht eine Schwächung des gesamten Kapillarsystems, welches Blutungen begünstigt. Deshalb ist es nützlich bei Nasenbluten und bei Uterusblutungen, wenn derselbe überfüllt ist. Es treten Zwischenblutungen von der kleinsten Überanstrengung auf. Farrington gibt als charakteristisch an, daß der Fluß hauptsächlich oder nur nachts auftritt, oder früh am Morgen. Die Oberfläche des Körpers ist geschwollen.

Ustilago ist ein weiteres Blutungsmittel. Der Blutfluß ist hellrot, teilweise flüssig und teilseise klumpig. Harmlose Manipulationen, z. B. eine digitale Untersuchung, verursachen Blutungen. Die 6. Potenz wird empfohlen.

Capsella bursae pastoris wurde erfolgreich bei Uterusblutungen verwendet.

Michella. Uterusblutungen von hellrotem Blut, die von Dysurie begleitet wird.

Platinum hat dunkle, schmerzlose Blutungen, die Klumpen sind hart und dunkel, sind mit flüssigem Blut vermischt, die in einer dicken, teerartigen Masse herauskommen. Möglicherweise wird es von dem Gefühl begleitet, als ob der Körper vergrößert sei. Schmerzhafte Empfindlichkeit und ständiges Druckgefühl an Schamhügel und Genitalorganen.

(Anmerkung des Übersetzers zu diesem Kapitel: Man vermißt in diesem Kapitel einige sonst durchaus bei Blutungen angezeigte Mittel, z. B. *Calcium carbonicum, Phosphor, Sepia* usw.. Dem Verfasser ist es wohl hauptsächlich darum gegangen, mehr die akuten Mittel bei auftretenden Blutungen aufzuzeigen, was natürlich nicht ausschließt, daß tieferwirkende, antipsorische Mittel letztlich für die endgültige Heilung notwendig sind. Man darf also nicht glauben, daß man mit den hier angeführten Mitteln für Blutungen auskommt.)

Bronchitis

Aconit. Bei Bronchitis hilft es nur in den Anfangsstadien. Hier muß es sorgfälrig unterschieden werden von anderen Medikamenten, die ebenfalls nur in diesem Stadium infrage kommen. Wenn in der Folge eines unterdrückten Schweißes, einer Einwirkung von Kälte, von feuchten oder trockenen, kalten Winden, eine Erkältung mit Schnupfen beginnt, mit häufigem Niesen, Frösteln, unruhigem Schlaf, vollem, harten Puls und den charakteristischen geistigen Symptomen, *Aconit* indiciert ist, muß man daran denken, daß das Stadium nur ein kurzes ist und meistens schon vorübergegangen ist, wenn der Arzt den Patienten zu sehen bekommt. Es ist deshalb eigentlich nur nützlich, wenn die Entzündung sich noch nicht lokalisiert hat. Dr. Pope sagt, daß *Aconit* oftmals die Entwicklung einer tiefergehenden Bronchitis verhindert. Wenn der Fall mit Schlappheit, physische Kraftlosigkeit, Unpäßlichkeit, einem vollen, fließenden Puls und einer gewissen Stauung einhergeht, dann wird *Aconit* durch *Gelsemium* ersetzt. Oftmals ist es schwierig festzustellen, welches der beiden Medikamente indiziert ist, auch wenn *Ferrrum phosphoricum* noch in Betracht gezogen werden muß, wo letzteres besonders bei der Bronchitis der Kinder oftmals die Beschwerden rasch in Ordnung bringt. Letzteres steht zwischen *Aconit* und *Gelsemium*, mit weniger Ruhelosigkeit und einem weniger springenden Puls als *Aconit* und einem weniger fließenden Puls und weniger Müdigkeit als *Gelsemium*. Es kommt besonders dann infrage, wenn jede kleine Erkältung zu solchen Beschwerden führt, wenn der Husten kurz und trocken ist.

Veratrum viride entspricht Fällen, die von Anfang an sehr heftig verlaufen mit hoher Temperatur, vollem, hartem und schnellem Puls und großer Hitze des Körpers. Es unterscheidet sich von *Aconit* durch das Fehlen der Ängstlichkeit und Ruhelosigkeit. Wenn das arterielle Stadium vorüber ist, ist seine Wirkungsdauer ebenfalls zu Ende.

Belladonna entspricht Fällen von Bronchitis mit heftigem Fieber, kurzem, trockenem, andauerndem und anstrengendem Husten, der sich nachts und beim Niederlegen verschlimmert, wenn die Atmung unregelmäßig und rasch ist, entweder ohne Auswurf oder wenn, dann mit Blutstreifen versehen, mit einem Völlegefühl in der Brust ohne Angst, obwohl die Kinder während des Hustens weinen, die Haut heiß und feucht ist, nicht so trocken wie bei *Aconit* oder *Veratrum viride*. Es besteht eine gewisse Neigung zu Schläfrigkeit, aber der Patient kann nicht schlafen, er döst in einem halbbewußten Zustand und schreckt oft hoch. Man soll es nicht so eilig haben, auf ein anderes Medikament überzuwechseln, wenn der Husten krampfartig ist und das Kind nach jedem Hustenanfall weint. *Belladonna* ist dann noch immer angezeigt.

Bryonia. Dieses Medikament ist wahrscheinlich selten bei reiner Bronchitis angezeigt, obwohl es dort sehr häufig gegeben wird. Es ist besonders erfolgreich, wenn der Husten sehr schwer ist, wenn der Kopf und weiter entfernte Teile des Körpers davon mitgenommen werden. Der Patient drückt während des Hustens die Hände gegen die Brust, um die Schmerzen zu lindern. Es findet sich ein Druck über dem Brustbein, Atemnot, und ein trockener Husten, der aus dem Magen zu kommen scheint. Es wird immer schlimmer nach dem Essen und er hat nur geringen Auswurf. Der Husten ist mehr eine Folge der Entzündung der größeren Bronchien und nicht so sehr der Bronchiolen, und der hackende Husten verursacht wunde Stellen in der Trachea und der Brust. Stechende Schmerzen in den Seiten sind natürlich eine Indikation für *Bryonia*. Der Husten verschlimmert sich, wenn man aus der kalten Luft in einen warmen Raum eintritt. Hughes sagt, daß es das beste Medikament nach *Aconit* ist, wenn es die Folge einer Erkältung der Brust ist. Wenn der Auswurf reichlich, locker, dick und eitrig wird, mag *Pulsatilla* angezeigt sein. Wenn besonders Übelkeit und Erbrechen von Schleim vorhanden ist, muß man *Ipecacuanha* geben, besonders bei Kindern. Wenn noch Lebersymptome vorhanden sind, besonders bei Kapillarbronchitis nach Masern und Keuchhusten, ist *Chelidonium* ein ausgezeichnetes Medikament.

Phosphorus. Besonders in subakuten und anhaltenden Fällen bei empfindlichen, großen, schlanken, emporgeschossenen oder tuberkulösen Personen. Ebenso hilft es bei resistenzlosen Individuen. Es findet sich ein anfallsweiser Husten mit einem Schmerz unter dem Brustbein, mit einem erstickenden Zusammendrücken der oberen Teile der Brust und einer Verengung des Rachens, Wundheitsgefühl, Schleim, Rasseln, schleimig-blutiger oder eitriger Auswurf, der einen salzigen oder süßen Geschmack hat. Der Patient wird durch Schlaf gebessert. Die Atmung ist eingeengt und es besteht eine Neigung zu Lungenentzündung. *Rumex* hat ein Kitzeln in der Suprasternalgrube. Jeder Atemzug verursacht Husten, er muß warme Luft atmen, um den Husten zu vermeiden. So haben die Patienten oftmals die Bettdecke über den Kopf gezogen, um das Einatmen der kalten Luft zu vermeiden. Es findet sich wie bei *Phosphor* eine Verschlimmerung nach dem Essen, ein führendes Symptom ist das Wundheitsgefühl und Rohheitsgefühl in der Brust. Der Husten wird schlimmer, wenn man in die frische Luft geht, ganz entgegengesetzt zu *Bryonia*. Sprechen oder überhaupt jeder Gebrauch der Stimme verschlechtert den Husten.

Hepar sulfuris, wenn der Husten sich zu lösen beginnt und rasselt, ermüdend und erstickend mit feuchten Geräuschen. Husten bis zum Ersticken ist ein wertvolles Symptom dieses Medikaments. Es paßt mehr zu subakuten Fällen. Es paßt zu einer bestimmten Dyscrasie, mehr als z. B. *Pulsatilla*.

Kalium carbonicum ist ein wertvolles Mittel bei Kapillarbronchitis mit Atemnot, mit erstickendem Husten und scharfen Stichen in der Brust. Die 12. Potenz ist vielleicht das Beste.

Mercuris. Es ist das beste Medikament bei der entzündlichen Bronchitis. Es findet sich Rohheit und Wundheitsgefühl vom Rachen bis hinunter zur Mitte der Brust, ein trockener, rauher, erschütternder Husten, mit großer Erschöpfung. Der Auswurf ist wässrig, speichelähnlich, oder gelb und schleimig-eitrig. Es findet sich Fieber mit Wechsel von Frösteln und Hitze, Verlangen nach kalten Getränken, die den Husten verschlimmern, klebriger Schweiß, der nicht erleichtert.

Kalium bichromicum hat den zähen, fadenziehenden, klebrigen Charakter des Auswurfs. Man kann ihn in langen Fäden herausziehen. Hughes findet es angezeigt, wenn die Bronchitis lange in einem subakuten Stadium verharrt. Der Auswurf mag ebenso in bläulichen Klumpen kommen und der Husten ist besonders gegen Morgen beschwerlich. Es scheint sich ein Schwächegefühl im Magen zu finden.

Antimonium tartaricum. Dieses Medikament entspricht zwei Stadien der Bronchitis: einem am Beginn und einem späteren. Im Beginn einer Kapillarbronchitis bei kleinen Kindern oder alten Leuten bewährt sich dieses Medikament ganz besonders. Es finden sich überall klein-blasige Geräusche über der ganzen Brust, keuchender Atem, der Husten erscheint lose, aber es wird kein Auswurf hervorgebracht. Bei Kindern ist der Husten nicht sehr häufig, das Kind wirkt schläfrig, die Atmung ist oberflächlich, es sind anstrengende Bewegungen der Atemmuskulatur erforderlich, und es findet sich Erbrechen von Nahrung und Schleim. In diesen Fällen droht eine Vergiftung mit Kohlensäure und der Patient erstickt an seinen eigenen Absonderungen. In solchen Fällen ist dieses eine klare Indikation für *Antimonium tartaricum*.

Ipecacuanha scheint am ähnlichsten. Die Rasselgeräusche sind lauter und grober. Es findet sich viel Husten, aber der Patient bringt nur wenig Auswurf heraus. Es ist eines der besten Medikamente bei der Kapillarbronchitis der Kinder, wobei die Schwäche nicht so stark ausgeprägt ist wie bei *Antimonium tartaricum*. Es findet sich eine starke Schleimansammlung, spastischer Husten, Übelkeit und Erbrechen, und erhebliche Atemschwierigkeit. Nach seiner Anwendung wird der Auswurf weniger zäh, so daß er leichter abgehustet werden kann. *Barium carbonicum* hat lautes Rasseln in der Brust, aber der Patient kann den Schleim nicht hochbringen. *Ammonium causticum* hat ebenfalls große Ansammlung von Schleim in den Lungen mit andauerndem Husten. Eine andere Verbindung von *Antimon*, nämlich *Antimonium jodatum*, wird von Goodno als ein Medikament gepriesen, welches bei schwerem, gelbem und schleimig-eitrigem Auswurf hilft. Es erleichtert häufig sehr rasch, wenn andere Medikamente nicht mehr helfen. *Antimonium arsenicosum* ist ebenso ein nützliches Mittel und entspricht gefährlichen Fällen von Kapillarbronchitis.

(Anmerkung des Übersetzers: Es ist gut, sich die angeführten Medikamente gut einzuprägen, da die wirklich gefährlichen Kapillarbronchitiden bei Säuglingen und Kleinkindern mit denselben auf oft wunderbare Weise in Ordnung gebracht werden können. Man vermeidet damit meistens die Klinikeinweisung oder die Anwendung von Antibiotika.)

Sulfur entspricht gut sehr hartnäckigen Fällen einer chronischen Bronchitis und man hat oftmals ausgezeichnete Ergebnisse. Seine Entzündung der Bronchialschleimhäute ist mit lauten Rasselgeräuschen verbunden, mit einer anhaltenden, starken, dicken, schleimig-eitrigen Expectoration, die begleitet ist von Erstickungsanfällen.

Perubalsam. Bronchialkatarrh mit lauten Rasselgeräuschen und reichlichem Auswurf. Dieses Medikament und *Pix liquida* haben einen Auswurf von eitriger Beschaffenheit.

Bacillinum wird von einigen kompetenten Beobachtern hoch gelobt. Es scheint besonders bei Individuen zu helfen, die sich ständig erkälten. Kaum ist eine überstanden, folgt schon die nächste. Die Infektion lokalisiert sich auf den Bronchialschleimhäuten und bewirkt einen beschwerlichen Husten.

Carbo vegetabilis. Bronchitis alter Leute mit reichlichem, gelbem, stinkendem Auswurf, Atemnot, viel Rasseln auf der

Brust und brennenden Empfindungen verlangen dieses Mittel. Unter anderen Mitteln für die Bronchitis alter Leute findet sich *Senega*, wenn ein Reizhusten besteht und der Schleim besonders haftend ist. Der Patient klagt über einen pressenden Schmerz auf der Brust beim Atmen, Bewegen und Husten.

Lachesis beginnt zu husten, wenn der Patient gerade einschlafen will. *Arsenicum* hat einen erschöpfenden, erstickenden Husten mit erheblicher Atemnot. *Scilla* hat einen hartnäckigen, chronischen Husten mit Stichen in der Brust und einem Auswurf von durchsichtiger oder schleimig-eitriger Beschaffenheit, der einmal leicht und einmal schwierig hochzubringen ist. *Dulcamara* ist ein wertvolles Medikament für den Bronchialkatarrh alter Leute, wenn sich leichte, grünliche Expectoration findet und wenn das Auftreten von kaltem und feuchtem Wetter verschlimmert wird. Es ist auch noch an *Nux vomica*, *Rhus toxicodenron* und *Veratrum album* zu denken. *Dulcamara* ist ein wertvolles Mittel für den Bronchialkatarrh alter Leute mit einem sehr lockeren, grünlichen Auswurf, alles verschlimmert sich durch kaltes und nasses Wetter.

Cholera
(Cholera nostras, Cholera infantum)

Veratrum album. Dieses Mittel sollte sofort bei der echten Cholera gegeben werden. Es hat reichliche, wässerige Stühle mit einem kalten, blauen Gesicht und kaltem Schweiß auf der Stirn mit großer Schwäche. Folgende Charakteristika bestehen:

    1.) Bauchschmerzen vor dem Stuhl
    2.) Große Stuhlmenge und heftige Entleerung
    3.) Große Schwäche nach dem Stuhlgang
    4.) Das Gefühl inneren Brennens
    5.) Der kalte Schweiß
    6.) Kalte Oberfläche des Körpers

Es finden sich scharfe, schneidende Schmerzen im Bauch und große Schwäche, beginnende Ohnmacht während des Stuhls, gleichzeitig Erbrechen und Stuhlgang, Krämpfe und Entleerungen wie Reiswasser. Es müssen jedenfalls Schmerzen vorhanden sein, wenn *Veratrum* angezeigt sein soll. Die Stühle verschlimmern sich nachts und der Patient magert rasch ab. Es ist unser erstes Medikament bei der kindlichen Durchfallserkrankung mit grünen Stühlen, die manchmal aussehen wie Spinat.

Jatropha. Cholera, Erbrechen von zähem, eiweißartigem Zeug, große Schwäche, Erbrechen und Entleerungen von reiswasserähnlichen Stühlen. Krämpfe und Kälte. Es entspricht völlig dem Bild der Cholera.

Camphora. Bei diesem Mittel scheint der Organismus von der Gewalt der Vergiftung überwältigt zu sein, bevor überhaupt Erbrechen und Durchfall erscheint. Beginnt plötzlich mit einer großen Schwäche, bläulichem, eiskaltem Gesicht, kaltem Körper, schwacher, quikender Stimme, Steifheit der Muskeln, Kälte und Kollaps, Brennen im Magen und Oesophagus. **Kälte, Trockenheit** und **Blauverfärbung** sind die Charakteristika. Die Ausflüsse sind spärlich, falls überhaupt vorhanden, die Zunge ist regelrecht kalt. Es ist ein beinah unfehlbares Mittel am Beginn der Cholera, wie es auch Hahnemann sah. Es entspricht der trockenen Cholera, wenn der Patient nur kalt ist und nicht die Kraft hat, zu erbrechen und zu entleeren. Aus diesem Grund ist es besonders am Anfang angezeigt. Die Erleichterung durch Wärme ist charakteristisch.

Acidum hydrocyanicum ist gekennzeichnet durch Kollaps mit plötzlichem Aufhören aller Ausflüsse. Letztes Stadium der Cholera mit Anfällen von Schwäche und tetanischen Krämpfen.

Sulfur. Es finden sich viele Symptome bei diesem Mittel, die der Cholera im Anfangstadium ähneln und es wurde empfohlen, Schwefelblume als Prophylaxe in die Strümpfe zu streuen.

Cuprum. Heftige Spasmen und Krämpfe bezeichnen dieses Mittel. Es findet sich Kälte der Oberfläche des Körpers, Trokkenheit des Mundes, Durst, Blaufärbung der Haut, Muskelkrämpfe der Waden, heftige Schmerzen im Epigastrium und vergebliche Bemühungen zu erbrechen. Es hat Erbrechen und Durchfall, fast so schlimm wie *Veratrum,* aber nicht den kalten Schweiß. Krämpfe finden sich bei Kupfer mehr als bei irgendeinem anderen Mittel. Es hat auch krampfartige Zukkungen und man verwendet es auch zur Prophylaxe. Möglicherweise ist *Cuprum aceticum* die noch bessere Zubereitung für den Gebrauch. Hale empfielt *Cuprum arsenicosum.* Die Entleerungen von Kupfer sind choleraartig, sie reizen mehr, als sie entzünden, und insofern stehen sie der Cholera näher als *Arsenicum.* Alles ist verkrampft, und es ist jedenfalls erst dann angezeigt, wenn Erbrechen und Durchfall begonnen hat. In der Brust verursachen die Krämpfe Atemnot. Es finden sich auch Krämpfe an den Extremitäten, sogar in den Fingern und Zehen.

Arsenicum. Arsenvergiftung wurde mit Cholera verwechselt. Es findet sich starkes Erbrechen und Durchfall, braungelbe, reichliche, stinkende, gelbe und grüne Stühle mit Durst, kaltem Körper und innerem Brennen. Es zeigt sich mehr Ruhelosigkeit und weniger Schweiß als bei *Veratrum*. Bei der Cholera infantum hilft es bei unverdauten Stühlen, Ruhelosigkeit und rascher Abmagerung. Durchfall, sobald das Kind zu essen oder zu trinken beginnt. Fleischvergiftung ist eine Indikation. Es ist von *Veratrum* durch die Kärglichkeit seiner Ausscheidungen unterschieden.

Lachesis. Erbrechen jedesmal bei der kleinsten Anstrengung.

Carbo vegetabilis. Das Mittel, wenn die Reaktionen vollständig erloschen erscheinen. Die Schwäche ist so groß, daß der Patient ganz ruhig liegt, zu schwach, sich überhaupt zu bewegen, kalter Körper, rascher und fadenförmiger Puls und kalter Atem. Erbrechen erst wenn Durchfall, Krämpfe oder Schmerzen vorüber sind. Schwäche durch Austrocknung des Systems, blaue Lippen, schwacher Atem ist die Gruppe von Symptomen, die *Carbo vegetabilis* anzeigen.

Secale. Es paßt im Stadium des Kollapses, wenn ein Verlangen nach Kälte besteht. Cholera infantum mit reichlichen, unverdauten Stühlen, wässrig und stinkend, von Schwäche gefolgt. Die Entleerungen sind häufig und spritzen heraus. Die Haut ist runzelig, trocken und kalt, der Patient ist beinahe ohne Puls, kalt, aber möchte trotzdem nicht zugedeckt werden. Muskelzuckungen, Spreizen der Finger, eingesunkene Augen, zusammengekniffene Gesichtszüge sind wichtige Symptome von *Secale*.

Podophyllum. Es finden sich wässerige Stühle, die sich in einem Guß entleeren, Abneigung gegen Essen, unverdauter Durchfall, schlimmer morgens.

Iris versicolor. Wässerige, gelb-grüne Stühle, schlimmer morgens oder zwischen 14 und 15 Uhr. Erbrechen von Nahrung, von sauren und galligen Dingen.

Elaterium. Cholera infantum, olivgrün-wässerige Stühle, die im Guß entleert werden.

Croton tiglium hat einen reichlichen, gelben oder wässerigen Stuhl, der durch Essen oder Trinken hervorgerufen wird.

Ipecacuanha. Erbrechen ist das hervorragende Symptom bei diesem Mittel und es wechselt mit wässerigen, gelben Durchfällen, die von Koliken begleitet sind, ab.

Calcarea carbonica. Cholera infantum, Verlangen nach Eiern, Erbrechen von geronnener Milch, Durchfall, Verschlimmerung abends, Grünliche, unverdaute, wässerige und saure Stühle sind typisch für dieses Mittel.

Aconit. Dieses Mittel hat grünlichen oder spinatartigen Durchfall mit gleichzeitigen fiebrigen Symptomen. Hempfel empfielt *Aconit*-Tinktur bei Cholera, wenn sich rascher Kollaps entwickelt, ohne daß erhebliche Entleerungen stattgefunden haben. Ein ruhiger, gedämpfter, passiver Zustand ist eine Gegenindikation von *Aconit*. *Aconit* ist eines der wichtigsten Mittel bei Beginn der Cholera infantum.

Argentum nitricum. Cholera infantum von dünnen, ausgetrockneten, mumifizierten Kindern. Schleimige, geräuschvolle Stühle, Stühle wie feingehackter Spinat, besonders bei Kindern, die zuviel Zucker gegessen haben.

Aconit. Der Stuhl sieht aus wie grob gehacktes Gras und entleert sich mit viel Wind und Wasser.

Calcarea phosphorica. Große Auszehrung, blasses Gesicht, Verlangen nach Schinken und Speck sind typisch.

Ferrum phosphoricum hat sich als sehr nützlich bei Sommerdiarrhoe mit unverdauten Stühlen erwiesen, bei regelrechter Cholera infantum.

Psorinum. Der Patient ist nervös und unruhig. Starke wässerige Stühle, Verschlimmerung nachts, mit einem ekelhaften, eitrigen Geruch, an der Kleidung haftend, sind Schlüsselsymptome für dieses Mittel.

Chorea

Agaricus. Für die wirkliche cerebrale Chorea ist *Agaricus* das erste Mittel. Aber da es häufig in einer routinemäßigen Weise verschrieben wird, kommt es zu Mißerfolgen, statt zur Heilung. Es hat in seinem Mittelbild eine lange Liste von Symptomen, von Muskelzuckungen, unter denen sich auch Zucken und Krämpfe der Augäpfel und der Augenlider findet. Es hat eckige, choreatische Bewegungen und spastische Bewegungen der Beine, die nicht mehr auf einer Seite des Körpers auftreten, aber die die obere Hälfte der einen Seite des Körpers und die untere Hälte der anderen Seite des Körpers befallen (Überkreuztes Symptom). *Tarentula* hat Chorea, welche den rechten Arm und das rechte Bein befällt. Bei *Agaricus* ist die Wirbelsäule empfindlich gegen Druck, besonders in der Lumbalregion; es findet sich Schwäche und Kälte der Gliemaßen und unsichere Haltung, und wenn die Erkrankung fortschreitet, zeigt sich Auszehrung und ein idiotischer Gesichtsausdruck. *Cimicifuga* paßt zu Chorea, wenn die linke Seite befallen ist und wenn es von Rheumatismus oder Muskelschmerzen begleitet wird oder wenn es im Zusammenhang mit Uteruserkrankungen auftritt. Die Zuckungen bei *Agaricus* finden sich sogar während des Schlafes, aber sie sind heftiger während des Wachens. Es findet sich eine erhebliche Stauung im Kopf, vergrößerte Pupillen, gerötetes Gesicht, und die Zuckungen sollen sich während eines Gewitters verschlimmern. Bei Zuckungen der Augen und der Lider wird *Agaricus* recht häufig ein gutes Mittel sein. Wenn sich juckende Stellen auf der Haut bilden, die Frostbeulen ähneln und das Kind einen idiotischen Ausdruck hat, wird *Agaricus* gut helfen. *Agaricus* ist besonders nützlich bei leichteren und bei epidemischen Fällen.

Tarentula. Wenn die choreatischen Bewegungen die rechte Seite, den rechten Arm und das rechte Bein befallen und die Bewegungen sogar nachts anhalten, und wenn sie durch

Schreck, Kummer und ähnliche Dinge hervorgerufen wurden, ist *Tarentula hispanica* das Mittel. Der Patient ist ruhelos und gezwungen, sich ununterbrochen zu bewegen, die Wirbelsäule ist empfindlich und er zittert. Der Patient kann eher rennen als gehen, und bei Chorea major mit Starrheit ist es das Mittel, wenn Ablenkung des Bewußtseins durch Musik Erleichterung verschafft. *Ignatia* ist das Mittel für Chorea bei jungen Mädchen, wenn emotionale Ursachen und besondere Empfindlichkeit des Nervensystems vorhanden sind, besonders in Fällen, wo Schreck oder Kummer der Grund ist. In sehr hartnäckigen Fällen ist *Arsenicum* nützlich. Es hat viel Unruhe in den Beinen, muß ständig die Lage ändern, und muß, um sich zu erleichtern, umherlaufen. Es entspricht der Chorea von debilen Kindern. *Zizia* hat ruhelose choreatische Bewegungen während des Schlafes. *Sepia* hat ebenfalls choreaähnliche Symptome gebessert. *Laurocerasus* ist hilfreich bei einer emotionalen Chorea nach Schreck. Es finden sich angstvolle Verrenkungen nach dem Erwachen. Ruheloser Schlaf, kann weder sitzen noch liegen durch unaufhörliche Bewegungen. Die Sprache ist undeutlich.

Crocus ist ebenfalls ein Medikament bei Chorea mit hysterischen Symptomen und Zuckungen von einzelnen Muskeln. Es entspricht durchaus den Symptomen von Hysterie.

Zincum. Ununterbrochene Bewegung der Füße, die sogar während des Schlafes anhält, und es ist besonders dann das Mittel, wenn die Chorea durch unterdrückte Hautausschläge oder Schreck hervorgerufen wurde, und wenn dadurch die gesamte Gesundheit beeinträchtigt wurde. Die rechte Seite ist mehr befallen, es findet sich erhebliche Depression und Reizbarkeit, wobei das Weintrinken verschlimmert. *Zincum valerianicum* war ebenfalls erfolgreich bei Chorea. *Opium* hat emotionelle Chorea mit Zittern und spastischen Zuckungen der Beugemuskeln. Die Arme werden im rechten Winkel vom Körper abgehalten.

Cimicifuga. Wenn die Bewegungen links auftreten und mit rheumatischen und Muskelschmerzen einhergehen, oder wenn es eine Folge von Uteruserkrankungen ist, so wird *Cimifuga* helfen. Es findet sich Empfindlichkeit des Rückgrats und des gesamten muskulären Systems, flüchtige Schmerzen, besonders in den kleinen Gelenken. Endocarditis findet sich häufig bei solchen rheumatischen Fällen, hinzu kommt oftmals Depression. *Cimifuga* ist besonders indiziert bei der Chorea der jungen Mädchen im Alter der Pubertät mit menstruellen Beschwerden, besonders bei Unterdrückung der Menses. Chorea nach Schreck und Chorea mit dem Verlust der Fähigkeit zu schlucken. Schlaflosigkeit ist ein wichtiges Symptom.

Calcarea carbonica. Chorea findet sich höchstens an einzelnen Stellen in der einfachsten Form. Es findet sich immer eine konstitutionelle Dyscrasie, die diesen Fällen zugrunde liegt, und deshalb muß immer eine Verbindung zu den konstitutionellen Medikamenten hergestellt werden. *Calcium carbonicum* ist ein Mittel, welches die Fehlentwicklung kurieren wird und es ist eines der besten Grundmittel. Es hilft oftmals ausgezeichnet, die Gesundheit wieder herzustellen. Wenn Chorea bei *Calcuim carbonium* - Kindern auftritt und wenn sie durch Schreck oder Onanie hervorgerufen wurde, wird es bestens helfen. Schwieriges Sprechenlernen, der Patient beißt sich auf die Zunge, wenn er spricht, ist eine gute Indikation. *Sulfur* und *Psorinum* sind ebenso Grundmittel bei Chorea. *Phosphorus* ist das Mittel der Chorea bei Kindern, wenn sie zu schnell wachsen, ebenso, wenn eine tuberkulöse Veranlagung vorhanden ist. *China* entspricht solchen, die durch Masturbation oder anderen Säfteverlust geschwächt sind.

Cuprum. Baehr meint, daß Kupfer die meisten Fälle von Chorea heilen kann, und daß die Krankheit kaum mehr als drei oder vier Wochen bei dieser Behandlung dauern wird. Es ist angezeigt, wenn die choreatischen Bewegungen in den Muskeln der Finger und Zehen beginnen und sich bis zu den

Gliedmaßen erstrecken. Der Patient bessert sich oder ist ruhiger während des Schlafes, aber sobald er erwacht, beginnen die schrecklichen Verkrampfungen, und die unbeholfenen Bewegungen sind erheblich. Es kommen auch Springkrämpfe vor. Wenn bei choreatischen Kindern Spasmen auftreten, so empfielt Allen *Cicuta* in der 6. Potenz, ebenso bei akuter Chorea mit Fieber. *Nux vomica* ist das Medikament für die spinale Chorea. Es findet sich unsicherer Gang und Nachziehen der Füße. Es finden sich krabbelnde Empfindungen in den befallenen Teilen und Verstopfung. *Cocculus* folgt gut, wenn Lähmung zurückbleibt.

Natrium muriaticum. Chronische Fälle von Chorea in der Folge von Schreck oder bei chronischen Ausschlägen im Gesicht wird manchmal *Natrium muriaticum* nötig machen. Es finden sich Anfälle von plötzlichem Aufspringen oder von Zuckungen der rechten Seite des Gesichtes, welche während des Vollmondes verschlimmert werden

Pulsatilla kommt bei Chorea in Frage, wenn Amenorrhoe oder Dysmenorrhoe vorangeht. Es findet sich allgemeine Überempfindlichkeit, Anämie ist charakteristisch. Cobb denkt sogar, daß es häufiger als jedes andere Mittel indiziert ist. Die Pubertät mit ihren Problemen bei empfindlichen Jungen und Mädchen verlangt *Pulsatilla*. Verdauungssymptome können dabei vorhanden sein, ebenso funktionelle Herzbeschwerden. *Sticta* ist ein Medikament, wenn die Chorea mit Hysterie kompliziert ist und die Bewegungen besonders in den unteren Extremitäten auftreten. Die Füße und Beine springen und tanzen trotz aller Anstrengungen, dieses zu verhindern.

Belladonna ist bei Erkrankungen angezeigt, die die Franzosen ‹La Grande Choreé› nennen, dabei finden sich Verkrampfungen, Überempfindlichkeit und große körperliche Unruhe. Der Patient kann auch nicht einen kleinen Moment in einer Lage verweilen. Die ruckartigen Bewegungen gehen besonders rückwärts, der Kopf ist in das Kissen gebohrt. Es unterscheidet sich von allen anderen Mitteln durch die Intensität seiner Symptome. Oftmals muß man den Patienten davon abhalten, sich selbst zu verletzen. *Veratrum viride* ist gut bei einer Chorea, wenn bei Zuckungen noch eine heftige Kongestion der nervlichen Zentren vorhanden ist, sowie ein rascher Puls. *Belladonna* paßt ebenso zu choreatischen Symptomen bei Zahnung oder Schwangerschaft.

Stramonium kommt besonders in Frage, wenn das Gehirn angegriffen ist. Die Bewegungen sind wie bei *Belladonna* durch große Gewalt, die den ganzen Körper ergreift, gekennzeichnet. Der Patient macht groteske Sprünge, springende Krämpfe, rotiert mit den Armen und klatscht die Hände über dem Kopf zusammen. Hughes sagt, daß es tatsächlich Fälle ohne irgendwelche Hilfe von Mineralien heilt, als da sind *Kupfer, Zink* und *Arsenicum*. Sicherlich ist *Arsenicum* eines unserer ersten Mittel bei Chorea und es heilt oftmals scheinbar aussichtslose Fälle. Ein anderes Symptom von *Stramonium* ist der ständige Wechsel der Gesichtszüge, eben lacht er, dann scheint er erstaunt zu sein, dann streckt er die Zunge rasch hervor, der Kopf wird abwechselnd vorwärts und rückwärts geworfen und die Beine sind in ständiger Bewegung. Stottern kann vorhanden sein und der Patient ist leicht zu erschrecken. *Hyoscyamus* hat Springen und eckige Bewegungen, die Patienten sind schwach, sie können Entfernungen schlecht abschätzen. Barlett meint, daß *Hyoscyamus* bessere Ergebnisse beim Zucken der Augenlider hat als *Agaricus*.

Mygale. Es ist ziemlich charakteristisch, daß das Spinnengift spastische Erkrankungen hervorruft. Nach Farrington ist *Mygale* eines unserer besten Medikamente bei unkomplizierten Fällen von Chorea. Der Patient ist niedergeschlagen und depressiv, die Muskeln des Gesichtes zucken ständig, der Mund und die Augen öffnen und schließen sich in rascher Folge, der Kopf wird auf eine Seite geworfen, meistens nach rechts, die Kontrolle über die Muskeln scheint verloren gegangen zu sein. Wenn der Patient seine Hand zu seinem Kopf erheben will, so wird sie gewaltsam nach rückwärts gerissen und die Worte werden beim Sprechen hinausgeschleudert. Die Beine sind während des Sitzens in Bewegung und werden beim Gehen nachgezogen. Bartlett bevorzugt dieses Mittel ganz besonders. Ich selbst habe es oft in den schlimmsten Fällen bestätigt gefunden.

Causticum. Jahr lobt *Causticum* bei Chorea in seinem Buch »Vierzig Jahre Praxis«. Folgende Symptome verlangen seinen Gebrauch: Die rechte Seite ist mehr befallen als die linke, die Muskeln des Gesichts, der Zunge, der Arme und der Beine sind alle beteiligt. Die Worte werden beim Sprechen hinausgeschleudert, der Patient wechselt ständig seine Stellung, er wirft sich umher, bis er endlich einschläft. Während des Schlafes bewegen sich die Arme und Beine weiter. Das Kind ist vor lauter Nervosität nicht in der Lage sich auszudrücken. Unmöglichkeit zu sprechen wegen der Schwäche des Kehlkopfes und der Zungenmuskulatur. Es paßt besonders bei rheumatischen Fällen, die von Kälte oder Witterungseinflüssen hervorgerufen werden.

Cina. Chorea, die in Folge eines schlechten Magens oder durch Würmer hervorgerufen wird, verlangt nach *Cina*. Die Krämpfe beginnen meist mit einem Schrei. *Asa foetida* hat Chorea nach einer Reizung der Bauchnerven durch Magenbeschwerden, Würmer, usw.. *Chamomilla* ist nützlich bei Kindern, die die typische *Chamomilla*-Verdrießlichkeit besitzen. *Magnesium phosphoricum* hat ebenfalls viele Fälle geheilt.

Delirium, akute Psychose

Belladonna kommt beim Delirium als erstes in Frage. Es hat ein heftiges Delirium mit lautem Lachen, Loskreischen und Zähneknirschen, und wie bei allen psychotischen Mitteln, ein Verlangen, sich zu verstecken oder zu entfliehen. Der Patient ist voller Furcht und Einbildungen, und das Delirium zeigt sich durch heftige Ausbrüche von Wut und Zorn. Der allgemeine Charakter zeigt große Aktivität und Aufgeregtheit, ein heißes Gesicht und einen heißen Kopf. Manchmal findet sich ein Gefühl, als ob man fallen würde, der Patient greift in die Luft. Manchmal ist auch Stupor vorhanden, und wenn man den Patienten weckt, so schlägt er um sich, bellt und beißt wie ein Hund und ist sehr gewalttätig.

Hyoscyamus. Dieses Medikament hat keinen so hohen Grad von Tobsucht, wie wir es bei *Stramonium* finden, noch hat es die cerebrale Kongestion, die *Belladonna* charakterisiert. Bei *Hyoscyamus* findet sich eine Abneigung gegen Licht, und der Patient fürchtet, vergiftet zu werden. Er sitzt in seinem Bett auf, redet und murmelt die ganze Zeit und blickt wild um sich. Es findet sich eine große Nervosität, Wimmern, Weinen, Zucken. Er versucht vor eingebildeten Feinden zu entfliehen. Er zupft ständig an der Bettdecke und greift nach Gegenständen in der Luft. Es ist das Mittel für die eigentümliche Verfassung eines Deliriums, welches man auch ‹Coma vigil› nennt (»das Coma der Nachtwachen«).

Stramonium. Bei diesem Mittel ist das Delirium wilder, die Manie ist akuter und das Gemüt ist stärker verändert und aufgeregt als unter *Belladonna* und *Hyoscyamus*. Der Patient verlangt nach Licht und Gesellschaft, ist sehr schwatzhaft, er lacht, singt, schwört, betet, flucht und macht Reime. Er sieht Geister, redet mit Gespenstern und hört Stimmen. Der Kopf wird oftmals vom Kissen aufgehoben, das Gesicht ist hellrot und hat einen erschrockenen Ausdruck. Er scheint wirklich aus jeder Ecke des Zimmers Gestalten auf sich zukommen zu sehen, die ihn erschrecken. Manchmal findet sich auch ein leises Delirium.

Lachesis. ist durch große Schwatzhaftigkeit während des Deliriums gekennzeichnet. Der Patient hat auch Angst, vergiftet zu werden. Aber das *Lachesis*-Delirium ist weniger heftig und ist begleitet von einem Herunterhängen des Unterkiefers, und charakteristisch ist es, daß er glaubt, unter der Kontrolle eines Übermenschen zu stehen.

Cimifuga. Dieses Medikament hat Schwatzhaftigkeit, mit einem ständigen Wechsel des Gegenstandes während des Gespräches, Einbildung von Ratten, Mäusen usw.. Es hängt meistens mit einer Erkrankung des Uterus zusammen.

Veratrum album hat Ruhelosigkeit und ein Verlangen, die Kleider zu zerschneiden oder zu zerreißen wie auch *Belladonna.* Aber bei diesem Mittel findet sich Kälte der Haut und kalter Schweiß. Der Patient ist schwatzhaft, redet sehr laut und wird von eingebildeten Dingen erschreckt. Es kommen ebenfalls Stadien von Raserei und Verrücktheit vor, während derer er in Schreie ausbricht, in Schreckensrufe und in heftige Flüche gegen seine Umgebung.

Phosphorus. Das Delirium von *Phosphor* hat einen leicht tyhpoiden Charakter mit einer Neigung zu Blutungen und zu einer apathischen, langsamen und stumpfsinnigen Verfassung, während der der Patient nicht sprechen will und auf Fragen nur langsam antwortet. Es hat auch einen aufgeregten Zustand, bei dem er alle möglichen Gesichter sieht, die ihn angrinsen. Er hat ebenso eingebildete Dinge, z. B. der Körper sei in Stücke zerfallen.

Baptisia. Der Patient glaubt, daß sein Körper in Stücke zerfallen oder doppelt oder umhergestreut sei, und er müsse sich ständig umherbewegen, um die Teile wieder zusammenzufinden.

Thuja. Hier glaubt der Patient, daß er aus Glas sei, und er bewegt sich ganz langsam aus Angst, er könne zerbrechen.

Absinthium hat ein Delirium mit dem ständigen Verlangen sich umherzubewegen.

Agaricus. Dr. Bayes empfielt dieses Medikament beim Delirium des Typhus-Fiebers, wo ein ständiges Verlangen vorhanden ist, aus dem Bett zu springen und ein Zittern des gesamten Körpers besteht.

Diabetes

Uranium nitricum. Dieses Mittel wird von Hughes und anderen bei Diabetes empfohlen, wenn dieser von einer Dyspepsie herrührt. Es hat Polydypsie, Trockenheit des Mundes und der Haut. Es verursacht Zucker im Urin. Dr. Laning sagt, daß kein anderes Mittel so gute Resultate ergibt. Es bringt den Zucker herunter und ebenso die Menge des Urins. Er verwendet die 3. Potenz. *Uranium* ist dann das Mittel, wenn die Krankheit eine Folge von Störungen in der Assimilitation ist, und Symptome, wie unvollständige Verdauung, enormer Appett und Durst auftreten, und der Patient trotzdem weiterhin abmagert.

Syzygium jambolanum ist ein Mittel, welches den Zucker im Urin vermindert, besonders wenn es in Tinktur und niedrigen Triturationen verwendet wird. Es wird berichtet, daß sogar einige Fälle geheilt worden seien. Man kann es trotzdem nicht als eine Droge ansehen, die den Zucker vollständig heilt, aber es scheint durchaus palliativ zu wirken.

Acidum phosphoricum hat Diabetes nervösen Ursprungs. Die Urinmenge ist vermehrt, manchmal milchig von Farbe und enthält viel Zucker. Es paßt gut bei Kummer, Gram und Ängstlichkeit, bei indifferenten und apathischen Leuten von schwachen geistigen und körperlichen Kräften. Es ist fraglos heilend bei Diabetes in den frühen Stadien, bei großer Schwäche und einem gequetschten Gefühl in den Muskeln. Es findet sich verminderter Appetit, manchmal ungeheurer Durst, möglicherweise ist der Patient von Furunkeln befallen. Wenn der Patient große Mengen von blassem., farblosem Urin entleert, oder wenn sich viel Phosphatablagerungen in demselben befinden, so ist es das Mittel. So könnte es ein Mittel bei Diabetes insipidus sein. Hering sieht *Plumbum* als eines der wichtigsten Mittel bei Diabetes mellitus an.

Causticum, Scilla und *Strophantus* mögen bei Diabetes insipidus nützlich sein. *Lycopodium* heilte einen Patienten in einem schwachen, elenden Zustand, abgemagert, mit vermehrtem Appetit und großem Durst. Blaß, viel Urin.

Phosphor. Nützlich bei Diabetes und Pankreaserkrankungen, besonders bei tuberkulöser oder gichtischer Diathese. Die Pankreasbeteiligung weist immer auf *Phosphorus* hin. *Natrium sulfuricum* entspricht der hydrogenoiden Konstitution mit Trockenheit von Mund und Kehle, und *Arsenicum* sollte bei diabetischer Gangrän, Durst und Abmagerung studiert werden. Letzteres hat auch plötzliche und extreme Trockenheit des Mundes und deutliche, physische Unruhe als führende Symptome des Mittels, besonders, wenn ein dunkler, wässeriger Stuhl vorhanden ist.

Acidum lacticum. Ein ausgezeichnetes Mittel bei gastro-hepatischen Komplikationen des Diabetes, bei denen es gute Resultate bringt. Es hat einen ausgezeichneten klinischen Ruf. Die Symptome sind: Häufiges und reichliches Urinieren, Urin ist hellgelb und zuckerhaltig, Durst, Übelkeit, Schwäche, gieriger Appetit und verstopfte Därme. Trockene Haut, trockene Zunge, Magenschmerzen.

Acidum aceticum ist ebenso ein gutes Mittel bei Diabetes, es hat Entleerung von großen Mengen blassen Urins, starken Durst, heiße, trockene Haut und deutliche Schwäche.

Acidum carbolicum kann ebenso nützlich befunden werden.

Bryonia sollte bei dieser Krankheit nicht vergessen werden. Kein Mittel hat die Trockenheit der Lippen als ein Symptom der Leberstörungen so stark, wie *Bryonia,* und es ist oftmals eines der ersten Mittel bei Diabetes. Es findet sich ein anhaltender, bitterer Geschmack, der Patient ist matt, müde und mutlos, Der Durst ist nicht so extrem und der Appetit nicht so stark. Der Patient verliert an Kraft, weil er unfähig ist, zu essen.

Podophyllum hat einen bitteren Geschmack, obwohl die Zunge schlaff ist. Man kann es unter Umständen versuchen.

Chionanthus mag durch die Indikationen von Durst, häufigem und reichlichem Urin gebraucht werden. Verstopfung mit hellem Stuhl, Mangel an Galle. Funktionelle Leberbeschwerden.

Argentum metallicum. Hahnemann empfielt den Gebrauch dieses Mittels bei Diurese, es ist von entscheidendem Nutzen bei Diabetes insipidus. Der Urin ist reichlich, trüb und von süßem Geruch. Die Entleerung ist häufig.

Natrium sulfuricum. Hinsdale berichtet gute Ergebnisse mit diesem Mittel. Es hat Polyurie, starkes Jucken der Haut, besonders an der Oberseite der Schenkel. Es ist das Gewebemittel bei Diabetes (Schuessler).

Insulin. Lange vor der Entdeckung des Insulins bereitete Dr. Pierre Jousset von Paris einen Pankreassaft auf Glycerinbasis, welchen er Diabetikern in einer Dosierung von 10 - 20 Tropfen täglich in Wasser gab. Die Resultate waren so gut, daß man den Pankreassaft bei oraler Anwendung als ein Medikament von großem Wert bei Diabetes ansehen kann. Dr. Cartier, sein praktischer Nachfolger, empfahl ihn ebenfalls, aber er bestand auf kleineren, oral gegebenen Dosen, im Gegensatz zu großen Dosen. Subcutane Einspritzungen hatten keinen Effekt auf gewöhnlichen Diabetes. Baker weist auf die homöopathische Kraft des *Insulins* in der 3. bis 30igsten Potenz hin und auf seine guten Resultate. Es muß allerdings große Vorsicht im Himblick auf eine Überdosierung beachtet werden. Boericke sagt, daß es den Blutzucker auf einem normalen Spiegel hält und den Urin frei von Zucker. Epileptische Anfälle und Geistesstörungen wurden bei subcutanen Injektionen dieses Hormons bemerkt.

(Anm. d Übers.: Es wäre durchaus wert, daß man in geeigneten Fällen eine homöopathische Behandlung von Diabetes mit potenziertem *Insulin* versucht. Die Diabetiker wären sicher bei einem erfolgreichen Ausgang solcher Versuche die glücklichsten Menschen).

Diarrhoe

Arsenicum. Das ausgezeichnete und wirklich homöopathische Werk über Diarrhoe von Dr. J. B. Bell enthält die Indikationen für ungefähr 140 Mittel. Die Folgenden sind dabei wohl die am häufigsten angezeigten. Bei Diarrhoe denkt man zunächst immer an *Arsenicum*. Bei jedem Fall von Diarrhoe kommen einem zwei Medikamente in den Sinn, nämlich *Arsenicum* und *Veratrum*, und sofort hat man die unterschiedlichen Züge der beiden Mittel vor sich:

Arsenicum	*Veratrum album*
Stuhl in kleinen Mengen	Reichlicher Stuhl
Ruhelosigkeit, Ängstlichkeit und Unerträglichkeit von Schmerzen.	Keine Ruhelosigkeit Ängstlichkeit oder Unerträglichkeit von Schmerzen
Großer Durst, häufig, und nach kleinen Mengen	Großer Durst nach großen Mengen von kaltem Wasser.
Die Hinfälligkeit und Schwäche stehen ganz und gar im Gegensatz zur Menge des Stuhls.	Große Schwäche nach dem Stuhl, und auch wenn diese nicht vorhanden, rechtfertigt es doch die Menge des Stuhls.

Die beiden Mittel sind leicht zu unterscheiden, und es wäre schon erheblicher Schwachsinn, sie abwechselnd zu geben. Die besonderen Charakteristika von *Arsenicum* bei Diarrhoe sind folgende:

1. Die geringe Menge, 2. die dunkle Farbe, 3. der starke Geruch, 4. die folgende starke Hinfälligkeit.

Ein anderer besonderer Zug ist das Brennen im Rectum, welches bei jedem Tenesmus schlimmer wird. Die Stühle von *Arsenicum* sind dunkelgelb, unverdaut, schleimig und blutig. Sie sind oftmals dunkelgrün und stinken sehr. Sie sind schlimmer bei Nacht und nach dem Essen oder Trinken. *China, Fer-*

rum und *Arsenicum* haben unverdauten Stuhl nach dem Essen. Die hauptsächlichen Ursachen der nach *Arsenicum* verlangenden Diarrhoe sind: Folge von Erkältung des Magens durch kalte Nahrung, Eiswasser oder Speiseeis. Es ist ebenso das Medikament für Durchfall nach verdorbener Nahrung und der sogenannten Fleischvergiftung. Mit diesen Charakteristika ist *Arsenicum* sicherlich gut beschrieben.

Veratrum album. Die Charakteristika von *Veratrum album* sind ebenso gut bekannt wie die von *Arsenicum*. Sie sind die folgenden: 1. Ein reichlicher, wässriger Stuhl, der mit großer Kraft entleert wird. 2. Bauchschmerzen im Anschluß an den Stuhl, 3. große Schwäche nach dem Stuhl, 4. kalter Schweiß, Kälte und Blauverfärbung des gesamten Körpers. Die Stühle von *Veratrum* sind wässrig, enthalten Flocken und werden allgemein als Reiswasserstühle beschrieben. Dem Stuhl gehen schwere, stechende Koliken im Abdomen voraus, und meistens hält dieser Schmerz während des Stuhls an. Oftmals ist auch Übelkeit vorhanden. Ebenso finden sich Krämpfe der Füße und der Beine. *Jatropha* hat reichlich wässrigen Stuhl, der mit großer Kraft entleert wird, und der Patient ist oftmals ebenso kalt wie bei *Veratrum*. Aber bei *Jatropha* gehen große Mengen von Wind ab. *Cuprum* ähnelt in mancher Beziehung dem *Veratrum*. Jedoch sind hier die Krämpfe sehr schwer und erstrecken sich bis zur Brust. Es hat Brechen und Abführen wie *Veratrum*, aber nicht den kalten Schweiß. Unter den hervorragendsten Allgemeinsymptomen von *Veratrum* findet sich der große Durst auf sehr kaltes Wasser, in großen Mengen auf einmal. Aus eigener Erfahrung muß ich sagen, daß *Veratrum* besser in höheren Potenzen bei Diarrhoe wirkt. Denn zu niedrige Potenzen können zu ungünstigen Ergebnissen durch einen zu plötzlichen Stop der Entleerungen führen, während es in der höheren Potenz, der 12. oder 30igsten »tuto, cito et jucunde« wirkt.

China. Wenn man *Arsenicum* und *Vertatrum* in gewissen Fällen ausschließen mußte, so wird wahrscheinlich als nächstes Mittel *China* in Frage kommen. Bestimmt fällt es einem ein, wenn die Diarrhoe schmerzlos ist. *China, Podophpyllum* und *Acidum phosphoricum* haben schmerzlose Stühle. Wenn dabei die Stühle unverdaut sind, so fällt einem *Podophyllum* und *Ferrum* ein, welches ein sehr wirksames Mittel bei schmerzloser Diarrhoe ist. Die charakteristische Diarrhoe von *China* ist schmerzlos mit einem leichenähnlichen Geruch. Sie ist schleimig, gallig, schwärzlich und vermischt mit unverdauter Nahrung. Sie ist schlimmer nachts und nach dem Essen mit rascher Entkräftung und Abmagerung, und diese Entkräftung, Abmagerung und allgemeine Schwäche zusammen unterscheiden dieses Mittel von *Acidum phosphoricum*, das sonst sehr ähnlich ist, dem jedoch die allgemeine Schwäche fehlt, welches aber folgende Symptome hat:

1. Rumpeln im Abdomen
2. Schweiß am ganzen Körper
3. dünne, wässrige, schmerzlose Stühle und
4. viel Durst.

Die *China*-Diarrhoe ist schlimmer nach dem Essen und ähnelt hierin *Ferrum* und *Arsenicum*. Wenn sie durch Obst verursacht oder verschlimmert wird, so ist dieses eine zusätzliche, charakteristische Indikation. Es hilft ausgezeichnet bei der Sommerdiarrhoe ebenso wie *Iris versicolor*, bei der noch saures Erbrechen besteht. *China* hat einen ähnlichen Durst wie *Arsenicum*, der Patient trinkt wenig und oft, aber es fehlt das Brennen von *Arsenicum*. Diarrhoe, die nach akuten Krankheiten entsteht, erfordert oftmals *China*. Es paßt auch gut bei chronischen Diarrhoen alter Menschen.

Sulfur. Die Diarrhoe von *Sulfur* ist sehr charakteristisch. Sie besteht aus wechselnden Stühlen, gelb, wässrig, schleimig, und bei skrofulösen Kindern enthalten sie möglicherweise unverdaute Nahrung. Sie verschlimmert sich morgens zwischen 4 und 5 Uhr, weckt den Patienten und treibt ihn mit großer Hast aus dem Bett. Für diese frühen Morgendiarrhoen haben wir einige Mittel. *Bryonia* ist eines, aber der Stuhl von *Bryonia* kommt dann, wenn der Patient eine kleine Zeitlang auf

war und sich bewegt hat, wodurch sich das Symptom
»schlimmer durch Bewegung« bei *Bryonia* wiederum zeigt.
Natrium sulfurium ist ein anderes; es hat Morgenstuhl, begleitet von großen Mengen Flatus, und er tritt gewöhnlich
auf, sobald der Patient sich morgens auf seine Füße stellt
oder manchmal während des Vormittags. *Rumex crispus* gehört ebenfalls dazu und hat genau die gleichen Symptome wie
Sulfur, aber sie ist gewöhnlich von Husten begleitet. *Podo-*
phyllum zählt auch dazu und ist wahrscheinlich dem *Sulfur*
am ähnlichsten. Sie treibt den Patienten aus dem Bett und hat
wechselnde Stühle, aber sie neigt dazu, während des ganzen
Tages anzuhalten und ist von Schmerzhaftigkeit der Leber begleitet. Ebenso wie bei *Sulfur* besteht eine Neigung zu
Schmerzen im Rectum, es findet sich Jucken und Schmerzhaftigkeit am After, weil der Stuhl scharf und wundmachend
ist. *Phosphorus* hat einen schmerzlosen Morgenstuhl ebenso
wie *Dioscorea*, aber die kolikartigen Schmerzen dieses Mittels, die vom Nabel nach allen Seite des Körpers ausstrahlen,
lassen es leicht erkennen. *Petroleum* hat früh morgens Stuhl,
begleitet von Abmagerung. Die Diarrhoe unterscheidet sich
von *Sulfur* dadurch, daß sie auch während des ganzen Tages
auftritt. *Kalium bichromicum* hat ebenso gussweisen, wässrigen Stuhl, der morgens auftritt und der von Tenesmus gefolgt
wird. Die Stühle von *Sulfur* stinken sehr und der Stuhlgeruch
folgt dem Patienten, als wenn er sich damit beschmutzt hätte.
Die Stühle wechseln oftmals zwischen Verstopfung und
Diarrhoe, und wenn Hämorrhoiden vorhanden sind, so ist
das eine zusätzliche Indikation für *Sulfur*. Auch findet sich
oftmals eine Diarrhoe mit blutbedecktem Schleim, der eine
Kolik vorausgeht.

Aloe hat seine hauptsächliche Wirkung auf das Rectum. Es
verursacht einen ständigen Stuhldrang, und die Entleerung ist
von großen Mengen von Winden begleitet. Charakteristisch
für das Mittel ist das Gefühl von Unwohlsein, Schwäche und
Unsicherheit im Rectum. Es findet sich ein ständiges Gefühl,

als ob Stuhl entweichen würde, und der Patient wagt nicht, Winde abgehen zu lassen, weil er Angst hat, daß gleichzeitig Stuhl mit abgehen könnte. Dieses Symptom findet man manchmal bei Kindern, daß ihnen Stuhl abgeht, wenn sie einen Wind lassen. *Aloe* ähnelt *Sulfur, Thuja* und *Bryonia* durch seinen Frühmorgens-Stuhl. Wie *Sulfur* weckt es den Patienten und treibt ihn aus dem Bett zur Toilette. Er ist schlimmer nach dem Essen, aber selten hält er den ganzen Tag an. Die Schwäche des Sphincter ani findet sich ebenso bei *Acidum phosphoricum*, wo wir ebenfalls Stuhlentleerungen beim Abgang von Winden haben. Der *Aloe*-Patient läßt auch Stuhl während des Urinierens. Charakteristisch geschwollene und schmerzhafte Hämorrhoiden begleiten den *Aloe*-Stuhl. Der Stuhl selbst ist gelb und pastenartig oder klumpig und wässrig, und vor dem Stuhlgang finden sich kneifende Schmerzen durch den unteren Teil des Abdomens und um den Nabel herum. Diese Schmerzen halten auch während des Stuhlganges an, und nach dem Stuhlgang werden sie meistens besser. Die wichtigsten Symptome sind:

1. der klumpige wässrige Stuhl
2. die intensiven kneifenden Schmerzen über dem unteren Teil des Abdomens vor und während des Stuhls und
3. Erleichterung durch den Stuhl
4. die extreme Schwäche und der Schweißausbruch, der dem Stuhl folgt.

Croton tiglium ist eines der großen homöopathischen Medikamente für Diarrhoe, was man sich gut vorstellen kann, wenn man die prompte Wirkung der Droge in den kleinsten Dosierungen der rohen Substanz auf den Verdauungstrakt kennt. Charakteristisch sind die gelben, wässrigen Stühle, die wie aus einem Hydranten herausschießen, und die mit Übelkeit und Erbrechen einhergehen und durch Essen und Trinken verschlimmert werden. Es gibt eine Reihe von Mitteln, die *Croton tiglium* sehr ähnlich sind, und sie sollen hier genannt werden: *Elaterium*, es ist ein Mittel für schaumige, reichliche, heftige Diarrhoen, denen schneidende Schmerzen im Abdomen, Frost, Schwäche und Koliken vorausgehen. Sie entleeren sich in Güssen und können von olivgrüner Farbe sein. *Gratiola* hat eine gußartige, wässrige Diarrhoe, die wie Wasser aus einem Hydranten schießt. Der Stuhl ist gelblich-grün, schaumig, und es findet sich ein kaltes Gefühl im Abdomen. *Jatropha* hat reichliche, gußartige wässrige Stühle. Aber hier findet sich viel Wind, Auftreibung und große Schwäche. Bei *Gambioga* wird der Stuhl »alles auf einmal« entleert, und es folgt große Erleichterung. Die Stühle sind dünn und wässrig. Die deutlichen Charakteristika des Stuhls von *Croton tiglium* sind:

1. der gelbe wässrige Stuhl
2. die plötzliche Entleerung
3. die Verschlimmerung durch Trinken und Essen.

Meistens werden sie von Brechreiz begleitet und es geht ein mäßiger Schmerz im Abdomen voraus.

Rheum. Ein Symptom läßt einen immer an dieses Mittel denken: Sowohl die Stühle, als auch der ganze Körper riechen sauer, obwohl *Rheum* nicht das einzige Mittel für saure Stühle ist, noch sind saure Stühle die einzige Indikation für *Rheum*. Es kann sogar der saure Geruch fehlen, und trotzdem ist *Rheum* das Mittel. Neben *Rheum* haben wir bei sauren Stühlen *Calcium carbonicum, Magnesium carbonicum* und *Hepar sulfuris*. Man sagt, daß *Magnesium carbonicum* dem *Rheum* gut folgt, und außer der Säure hat es schaumigen, grünen, froschlaichähnlichen Stuhl, und es paßt besonders gut bei Kindern, wenn die Entleerung von Winden und viel Geschrei begleitet ist. Schwäche ist charakteristisch für dieses Mittel, ebenso neben Säure eine kneifende Kolik, die oftmals von Tenesmus gefolgt wird. Die Stühle sind von brauner Farbe, schaumig und gewöhnlich sauer, sie sind schlimmer durch Bewegung nach dem Essen. Frieren während des Stuhls ist charakteristisch. Die anhaltende Kolik nach der Stuhlentleerung läßt ebenfalls an das Mittel denken.

Podophyllum haben wir schon bei der frühen Morgenent-
leerung angetroffen. Die Stühle sind wässrig, gelb, reichlich,
heftig, sie erscheinen ohne irgendwelche Schmerzen in der
Zeit von 3 Uhr früh bis 9 Uhr morgens, und ein normaler
Stuhl folgt gewöhnlich während des Tages. Er erfolgt manchmal auch nach dem Essen, insofern *China* und *Colocynthis*
gleichend, und hat eine Ähnlichkeit mit *Colocynthis* im Hinblick auf seine Koliken, die durch Wärme und Rückwärtsbeugen gebessert werden. Bei *Podophyllum* folgt der Diarrhoe
ein Gefühl großer Schwäche in Bauch und Rectum, wobei
diese Schwäche im Rectum ein besonders charakteristisches
Symptom des Mittels ist. Das Rectum fällt vor, bevor der
Stuhlgang entleert ist. Hierin unterscheidet es sich von dem
Prolaps, der nach *Ignatia, Carbo vegetabilis* oder *Hamamelis*
verlangt.

Podophyllum hat sich bei der Zahnungsdiarrhoe bewährt,
wenn gleichzeitig Gehirnsymptome vorhanden sind. Manchmal wechselt Kopfschmerz mit der Diarrhoe. Dieses findet
sich auch bei *Aloe*. Die Stühle von *Podophyllum* sind oftmals
unverdaut. Hierin ähnelt es *China* und *Ferrum*, die große
Mittel für unverdaute Stühle sind. Ablagerung eines mehligen
Sedimentes ist eine zusätzliche Indikation bei der Diarrhoe
der Kinder.

Podophyllum und *Mercurius* haben einige gemeinsame
Symptome: Beide greifen die Leber an, beide haben Zahneindrücke an der Zunge, aber die Stühle von *Mercurius* werden
mit Anstrengung entleert. Die besonderen Charakteristika
von *Podophyllum* sind:

1. Früher Morgenstuhl
2. wässrige, teigige, gelbe oder unverdaute Stühle mit heftiger Entleerung,
3. Schmerzlosigkeit
4. Schwächegefühl im Rectum nach dem Stuhlgang.

Podophyllum ähnelt *Calcium carbonicum* und *Acidum
phosphoricum* in mancher Beziehung. Die rasche Schwäche

und Entkräftung unterscheiden es von *Acidum phosphoricum* und die Abwesenheit von allgemeinen *Calcium carbonicum*-Symptomen von *Calcarea*. Es ist besonders nützlich in der 3. Potenz bei hartnäckigen Diarrhoen von gesunden Kindern.

Mercurius. Schwergehender Stuhl ist das besondere Charakteristikum von *Mercurius* und es findet sich besonders bei *Mercurius corrosivus* mehr als bei *Mercurius solubilis*. Das Erstere ist das große homöopathische Mittel für die Ruhr. Es ist nebenbei bemerkt interessant, daß die Allopathen kürzlich die Anwendung dieses Mittels entdeckt haben. Die Stühle von *Mercur* sind schleimig und blutig, verbunden mit Anstrengung und Tenesmus, die nicht aufzuhören scheinen. Wir haben also typischerweise das Gefühl des »niemals fertig sein«. Es wird begleitet von erheblichen Leberschmerzen, schlaffe Zunge mit Zahneindrücken, und vor dem Stuhl findet sich ein heftiger Drang und möglicherweise Schüttelfrost. Bayes empfiehlt *Mercurius* bei einer Diarrhoe mit gelbem oder lehmartig gefärbtem Stuhl. Ein schlechter Mundgeruch ist charakteristisch, und wenn sich die für *Mercurius* so charakteristischen Schweiße zeigen, so dürfte die Wahl nicht schwer fallen. Prolaps des Rectums folgt möglicherweise dem Stuhlgang.

Calcium carbonicum sollte niemals bei irgendwelchen Bauchbeschwerden übersehen werden. Wir haben schon gesehen, daß es eines der großen Mittel bei sauren Stühlen und bei unverdauten Stühlen ist, eines unserer besten Mittel bei chronischer Diarrhoe. Die von Prüfern erzeugten Symptome sind nur wenige, aber wenn man es auf Grund seiner Allgemeinsymptome verschreibt, so hat es sich als sehr nützlich erwiesen, denn ausgerechnet bei richtigen *Calcarea*-Patienten findet man gewöhnlich Durchfall. Diarrhoe bei zahnenden Kindern mit offenen Fontanellen verlangt nach *Calcium carbonicum*. *Calcium phosphoricum* ist ebenfalls ein nützliches Mittel bei diesen Diarrhoen, aber letzteres hat eine spritzende Diarrhoe, die sehr kräftig entleert wird, aber wässrig, grünlich oder unverdaut, und in Verbindung mit einer großen Menge stinkender Blähungen. *Calcium carbonicum* paßt besser zu dicken Kindern, *Calcium phosphoricum* bei solchen, die alt und faltig aussehen. Beide Mittel, ebenso wie *Silicea* und *Sulfur*, sind sehr häufig bei den Diarrhoen der skrofulösen und rachitischen Kinder angezeigt. Bei *Calcium carbonicum* findet sich meist ein gieriger Appetit, und die Diarrhoen scheinen wie bei *Acidum phosphoricum* nicht zu schwächen. Dieses findet sich ebenso bei *Calcium acetium*. Man soll bei der Verordnung homöopathischer Mittel immer den Patienten ansehen und nicht die Diarrhoe an erster Stelle, und das gilt besonders, wenn man *Calcium carbonicum* geben will.

Phosphorus ist besonders ein Mittel bei chronischen Formen von Diarrhoe. Es hat grüne, schleimige Stühle, die morgens schlimmer sind, oftmals unverdaut und schmerzlos. Die Stühle entleeren sich, sobald sie das Rectum erreicht haben und enthalten weiße Stückchen wie aus Reis oder Talk. *Apis* hat das Gefühl, als ob der After offen stünde, und der unwillkürliche Abgang von Stuhl bei *Phosphor* erinnert an *Aloe*. Chronische, schmerzlose Diarrhoe von unverdautem Stuhl verlangt manchmal *Phosphor*. Sie ist reichlich und heftig, wird durch warme Nahrung verschlimmert und der Patient erbricht öfter. Eines der charakteristischen Symptome von *Phosphor* ist das Erbrechen nach Getränken, sobald dieselben im Magen warm geworden sind. Die Diarrhoe wird von einem Schwächegefühl im Magen begleitet und manchmal findet sich auch ein Brennen zwischen den Schultern. Der froschlaich- oder sagoähnliche oder mit Talkkörnern durchsetzte Stuhl ist besonders charakteristisch.

Argentum nitricum ist dem *Arsenicum* in vieler Beziehung ähnlich. Die Stühle sind grün, schleimig und blutig, wie Flocken von gehacktem Spinat. *Aconit* hat einen grünen Stuhl wie Spinat. Beim Stuhlabgang gehen Blähungen mit ab, und er spritzt wie bei *Calcium phosphoricum*. Die Stühle werden durch Süßigkeiten, Zucker oder durch Trinken verschlimmert. Die plötzlichen Anfälle von Cholera infantum bei Kindern, die zuviel Süßigkeiten gegessen haben, werden oftmals durch *Argentum nitricum* behoben. Die Kinder sind dünn, sehen vertrocknet aus, und man hat den Eindruck, das Kind habe nur einen Darm, der vom Mund bis zum Anus reicht. Ein anderes Charakteristikum für *Argentum nitricum* ist Durchfall nach seelischer Erregung, emotionalen Störungen, usw..

Gelsemium ist eines der häufigsten Mittel bei Diarrhoe, die durch Schreck oder Angst hervorgerufen wurde. Der Stuhl ist plötzlich und sieht gelb und durchscheinend aus.

Opium hat Diarrhoe von Schreck ebenso wie *Veratrum album*.

Pulsatilla kann ebenso bei Diarrhoe nach Schreck indiziert sein. Die Stühle sind grün-gelblich und wechselnd.

Dulcamara hat Diarrhoe, wenn das Wetter wechselt oder kalt wird, oder bei Personen, die durch ihre Arbeit oftmals von heißen in kalte Räume wechseln müssen, oder Durchfall in den Bergen, wo es mittags heiß ist, und nachts sehr kalt wird. (Dieses dürfte auch im Wüstenklima von Nutzen sein, d. Übers.)

Es gibt noch eine Reihe von kleinen Mitteln für die Diarrhoe, aber diese sehr kleinen Mittel sind unter Umständen von großem Nutzen, wenn sie genau indiziert sind.

Diptherie

Mercurius cyanatus. Die Mercurverbindungen haben im allgemeinen, wenn überhaupt, nur eine geringe Beziehung zum diptherischen Prozeß und ihre Wirksamkeit bei dieser Krankheit ist zweifelhaft. Sie mögen immerhin bei galligen, drüsigen oder anderen Symptomen angezeigt sein. *Mercurius* macht nicht die plötzliche und starke Hinfälligkeit der Diphtherie. *Mercurius vivus* und *Mercurius solubilis* sind niemals bei dieser Krankheit angezeigt. Die Jodverbindungen von *Mercur* sind manchmal von Nutzen, wobei *Mercurius bijodatus* die linke Seite bevorzugt, durch Entzündung, fieberhafte Unruhe, Kopfschmerzen usw.. ausgezeichnet ist, und *Mercurius biodatus flavus* die rechte Seite indiziert mit einer gelben Zunge und Drüsenschwellungen usw.. Aber es gibt eine Verbindung von *Mercurius*, die eines der besten Mittel bei der Diptherie ist, und das ist *Mercurius cyanatus*. Es scheint, daß es die meisten Symptome von der Blausäure in seiner Zusammensetzung gewinnt. So haben wir als Indikation große und plötzliche Hinfälligkeit und sehr hohen Puls. Die Schwäche ist außerordentlich, und es finden sich Kollapssymptome bereits am Anfang der Erkrankung. Es findet sich eine Ausschwitzung in der Kehle, die zuerst weiß ist, die dann immer dunkler wird und gangränös zu werden droht. Die Zunge ist braun und schwärzlich, der Atem stinkend, Nasenbluten, Appetitverlust, starker Speichelfluß usw.. Es ist besonders ein Mittel bei der bösartigen Form der Diphtherie und wenn die Erkrankung die Nase angreift. Durch die große Hinfälligkeit läßt es sich von *Kalium bichromicum* unterscheiden, welches eine dicke, fadenziehende Absonderung hat, die sich aber auch bei *Mercurius cyanatus* findet. Die klinische Erfahrung zeigt, daß Potenzen unter D6 weniger wirksam sind, als die höheren und nicht so sicher, da sie eine Neigung haben, einen Herzfehler zu verursachen. Die 30. Potenz scheint die beste zu sein. Dr. Villiers aus St. Petersburg behandelte 200 Fälle

von verschiedenstem Schweregrad ohne einen einzigen Todes-
fall, indem er die 6. bis 30. Potenz verwandte. Dr. Neushafer
behandelte 25 Fälle mit 3 tödlichen Ausgängen, indem er die
5. bis zur 15. Potenz subcutan anwandte. Dr. Sellden beschreibt 1879-82 aus einem Bezirk von Schweden 564 Dipthe-
riefälle, von denen 523 starben, also eine Mortalität von
92,77%. Kein einziger wurde mit *Mercurius cyanatus* behandelt. 1883-86 wurde von über 160 Fällen berichtet, von denen
nur 29 starben. Bei 132 dieser Fälle wurde *Mercurius cyanatus* angewandt und nur ein einziger starb. Gehr und seine Kollegen haben 1400 Fälle mit einer Mortalität von 4,9% behandelt. Es wurde eine Potenz ähnlich der 2. benutzt. (London
Lancet, 24. April 1888).

Diphtherinum. Die Nosode von Diphtherie und die Idee ihrer Anwendung stammt weder von Boerhing noch von Roux.
Lange vor Pasteur hat ein deutscher homöopathischer Arzt
(Lux) die idiopathische Idee gehabt und behandelte damit erfolgreich. Cartier, dessen lange Erfahrung in der Diphtherie-
abteilung des Kinderkrankenhauses in Paris *Mercurius cyanatus* und *Diphtherinum* als die erfolgreichen Medikamente bei
dieser Erkrankung bestätigte, die letztere auch kürzlich bei
den postdiphterischen Lähmungen. Es werden die höheren
Potenzen benutzt.

Kalium bichromicum. Dieses Mittel ist wahrscheinlich nützlicher bei der kruppösen Form dieser Erkrankung und hat besondere Symptome. Es finden sich meistens tiefe Geschwüre
und dicker, fadenziehender Auswurf, der oft mit Blut durchsetzt ist. Die Membran sieht gelb aus, der Husten ist kruppös
und wird von Schmerzen in der Brust begleitet. Es findet sich
ebenso eine Drüsenschwellung. Die Indikation für *Kalium bi-
cromicum* kann folgendermaßen zusammengefaßt werden:
1.   Gelb belegte oder trockene, rote Zunge,
2.   der zähe, fadenziehende Schleim,
3.   Schmerzen, die zum Nacken und zu den Schultern ausstrahlen.

Diese und die Tatsache, daß es nützlicher im späteren Stadium der Erkrankung ist, wenn sich eine Demarkation angebahnt hat und der Belag sich abzulösen beginnt, lassen das Mittel angezeigt sein.

Kalium muriaticum. Die Anwendung dieses Mittels beruht auf klinischen Beobachtungen und es ist eines der Geschenke von Schüssler für die Homöopathie. Es ist ein ausgezeichnetes Mittel und nimmt einen ersten Platz in der Behandlung der Diphtherie ein, der von allen bestätigt wird, die es jemals benutzt haben. Die einzigen Indikationen, die wir haben, ist der Schluckschmerz, sowie ein weißer Belag im Rachen. Aber zahlreiche gut beschriebene Fälle dieser Erkrankung sind mit diesem Mittel behandelt worden und Symptome wie Hinfälligkeit, dicke Absonderung oberhalb der Tonsillen und über dem gesamten Gaumen, stinkender Atem usw., verschwanden vollständig. Wahrscheinlich wird es, wie *Kalium bichromicum,* besser bei den kruppösen Formen angezeigt sein.

Kalium chloratum oder die Chlorverbindung der Pottasche ist nützlich bei der Diphtherie, wenn gangränöse Stellen erscheinen. Geschwüre mit fauliger Sekretion und stinkende Absonderungen. Es ist eines der besten Mittel, um eine Ausbreitung zu den Nasenschleimhäuten zu verhindern.

Kalium permanganicum ist eine andere Verbindung der Pottasche, welche einen guten Ruf bei der Behandlung der Diphtherie gewonnen hat, wenn sich Geschwürsbildungen, gangränöse Absonderungen und stinkender Atem finden. Es wurde ebenfalls zur lokalen Behandlung benutzt, aber wie alle lokalen Behandlungen bei tiefer sitzenden Krankheiten hat es nur wenig, wenn überhaupt, etwas genützt. Die Indikationen für seinen Gebrauch sind Schwellung des Halses innen sowie außen. Der Hals ist ödematös geschwollen und die Membran stinkt furchtbar. Es findet sich ein dünner Ausfluß aus der Nase und eine *Lachesis*ähnliche Störung beim Schlucken und Aufstoßen. In mancher Beziehung ähnelt es dem *Apis,* aber der extreme Gestank wird es davon unterscheiden.

Apis mellifica. Ödem steht an erster Stelle der Indikationen für dieses Mittel. Stechende Schmerzen, eine wunde, mit Blasen bedeckte Zunge sind ebenso charakteristisch. Der Rachen hat ein glänzend rotes Aussehen, wie lackiert. Die Membranen bilden sich auf beiden Tonsillen und sind grau, schmutzig aussehend und zäh. Durch das Ödem ist das Schlucken sehr erschwert. Der Hals ist auch äußerlich geschwollen und es findet sich erhebliche Hinfälligkeit, trockene, heiße Haut und Ruhelosigkeit. Anurie ist eine der Komplikationen, die nach *Apis* verlangt.

Lac canium hat auch einen guten Ruf bei Diphtherie. Der Hals ist außen und innen geschwollen, wie bei *Apis*, und die Ruhelosigkeit ist ähnlich, wie bei *Arsenicum* und *Rhus toxicodendron,* aber es findet sich nicht die nervöse Launenhaftigkeit, wie bei *Apis*. Spärlicher Urin bei Diphtherie ist ein Symptom, welches sich sowohl bei *Apis,* als bei *Cantharis* und *Lac caninum* findet.

Lachesis. Dr. J.E. Gilman sagt, daß kein Mittel so oft bei Diphtherie angezeigt sei, wie *Lachesis* und es ist ja durchaus bekannt, daß tierische Gifte allgemein zu niederträchtigen Formen von Erkrankungen passen, und so ist *Lachesis* ein wunderbares Mittel bei Diphtherie. Große Empfindlichkeit des Rachens läßt auf alle Fälle daran denken. Weitere Indikationen sind Beginn der Erkrankung auf der linken Seite, die sich dann nach rechts ausbreitet. Außerordentlich schmerzhaftes und schwieriges Schlucken, erhebliche Hinfälligkeit und starker Geruch, der Patient schläft sich in die Verschlimmerung seiner gesamten Symptome. Die Atemnot ist ebenfalls bemerkenswert, so daß der Patient sich aufsetzen muß, um atmen zu können. Neigung zu Gangrän und Sepsis. Es finden sich ein purpurroter Rachen und erhebliche Schwellungen und Infiltrationen, äußerlich ähnlich wie bei *Apis*. Sehr ähnliche Symptome finden sich bei zwei anderen Schlangengiften, nämlich *Crotalus* und *Naja*. Ein charakteristisches

Symptom von *Lachesis* findet sich durch die Verschlimmerung des Schluckschmerzes beim Leerschlucken.

Acidum carbolicum. Niedriges Fieber, keine Schmerzen, erhebliches Exsudat, stinkender Geruch, Hinfälligkeit, heftiges Fieber, Kopfschmerzen, unregelmäßiger Puls, Erbrechen und Schwäche. Die Blutvergiftung dieser Erkrankung wird durch dieses Mittel getroffen. Der Erfolg der Antitoxinbehandlung dürfte wohl auf dieses Mittel zurückzuführen sein. Die meisten Diphtherieantitoxine sind mit *Phenol* oder *Trikreosol* konserviert, in einer Menge, die der 3. Potenz entspricht.

Baptisia ist ein mächtiges Mittel gegen septische Vergiftung. Stinkender, fiebernder Atem, dunkelroter Rachen, Drüsenschwellungen, Rückenschmerzen, Körper und Gliedmaßen voller Schwere, dunkles Gesicht, gerötet wie durch Vergiftung, die Zunge trocken und rot, typhusartiges Befinden.

Rhus tox. Eitrig wie *Baptisia*, geschwollene Drüsen, Zunge trocken oder rissig.

Lycopodium hat die gleiche Beziehung zur rechten Seite des Halses wie *Lachesis* zur linken. Es findet sich eine Verstopfung der Nase mit der Unmöglichkeit, durch sie hindurch zu atmen. Die Krankheit beginnt auf der rechten Seite oder ist dort schlimmer. Wie bei *Lachesis* befindet sich der Patient nach dem Schlaf schlechter, ferner durch Schlucken von Flüssigkeiten, besonders durch kalte. Hervorzuheben ist die Verschlimmerung von *Lycopodium* zwischen 16 und 20 Uhr. Nasenflügelatmen ist eine Indikation. Obwohl die Symptome von *Lycopodium* ziemlich klar erscheinen, ist es doch als Mittel relativ selten gegenüber den anderen indiziert.

Bromum verursacht Pseudomembranen, aber es hilft wenig bei Gangrän. Es ist besonders ein Mittel bei der Kehlkopfform, und es findet sich rasselnder Schleim im Kehlkopf als charakteristisches Symptom. Es findet sich ein erschöpfender, heißer, pfeiffender Husten mit einem kruppösem Ton. *Brom* ist besonders ein Mittel bei der kruppösen Form der

Diphtherrie. Bei der Kehlkopfdiphtherie helfen ebenso *Hepar sulfuris* und *Kalium bichromicum*.

Acidum muriaticum hat als hervorragendstes Symptom eine außerordentliche Schwäche. Nasenbluten mit dunklem und gestocktem Blut ist ebenso ein hervorragendes Symptom. Es findet sich ein übler Mundgeruch und ein geschwollenes Zäpfchen, gelblich-graue Beläge an der Rachenhinterwand, an den Tonsillen und der Uvula. Wundmachender, dünner Ausfluß aus der Nase. Ein schwacher Patient mit intermittierendem Puls, trockener Zunge und trockenen und aufgesprungenen Lippen. Es ist ein Mittel, welches besonders bei schlechtem, vergifteten Zustand des Blutes angezeigt ist, so wie man es bei der Diphtherie findet. Albuminurie.

Acidum nitricum. Wundmachende Ausflüsse sind für dieses Mittel charakteristisch. Bei Diphtherie findet sich aber ein besonderes Symptom: Elends- und Krankheitsgefühl im Magen und Erbrechen jeder Nahrung. Dazu findet sich Hinfälligkeit und Membranen in Nase und Schlund. *Acidum nitricum* ist besonders bei Nasendiphtherie angezeigt mit weißen Belägen in der Nase und Ulcerationen, die empfindlich sind und sich insofern von der *Pottasche* unterscheiden. Übler Mundgeruch und stechende Schmerzen im Hals. Puls intermittierend. Schlucken ist schwierig und schmerzhaft.

Phytolacca. Schmerzen in Rücken und Gliedmaßen, überall Schmerzen mit großer Schwäche sind allgemeine Symptome des Mittels, und wenn sich gleichzeitig ein hochentzündlicher Rachen findet, der stark geschwollen ist, und der so wund und empfindlich ist, daß Schlucken fast unmöglich ist, schießende Schmerzen zu den Ohren, dick belegte Zunge, übler Mundgeruch, geschwollene Drüsen, hoher schneller und schwacher Puls und graue Membranen, so haben wir das Bild von Diphtherie, welches auf *Phytolacca* paßt. Brennen im Hals ist ebenso eine Indikation, sowie Frostigkeit am Beginn der Erkrankung. Drs. Burd und Bayes empfehlen die Tinktur ebenso zum Gurgeln.

Arsenicum. Als letztes, aber nicht als schlechtestes, haben wir *Arsenicum*, und es hilft manchmal, wenn andere Mittel versagen. Es ist ein Medikament, welches hauptsächlich nach Allgemeinsymptomen verordent wird, z.B. niedriges Fieber, Hinfälligkeit, Ruhelosigkeit, Durst, stinkender Atem usw., und deshalb ist es kein ausgesprochenes Diphteriemittel. Es ist am ehesten in den späteren Stadien der Erkrankung erforderlich, wenn es von den oben genannten Symptomen angezeigt ist, möglicherweise, wenn der Patient trotz aller anderer Mittel immer weiter heruntergekommen ist und die allgemeine Adynamie, die so typisch für Arsenicum ist, erreicht worden ist. Der Hals ist innerlich und äußerlich stark geschwollen, die Membranen sind dunkel und es findet sich stinkender Atem und erhebliche Ödeme. Es entspricht u. U. ebenso dem Vorstadium mit allgemeiner Müdigkeit, Durst und hektischem Fieber.

Arsenicum jodatum ist manchmal nützlich, um die Heiserkeit und die allgemeine Vergiftung nach Beendigung der Diphterie zu beheben.

Drüsenerkrankungen

Belladonna ist das Mittel bei allen Drüsenschwellungen von entzündlichem Charakter mit rascher Anschwellung und drohender Eiterung. Geschwollene Drüsen in der Axilla, besonders in der Klimax, oder Schwellung der Brüste, die von den Drüsen ausgehen mit großer Hitze und stechenden Schmerzen. Schwellung, Eiterung und Verhärtung der Inguinal- oder Cervicaldrüsen passen gut zu dem Mittel, wenn die Krankheit akut und schmerzhaft ist. Die Drüsen sind, obwohl sie geschwollen sind, niemals purpurn oder gangränös. Die Entzündung ergreift das Gewebe der Drüsen, *Apis* ist mehr oberflächlich.

Jodum entspricht den schmerzlosen Schwellungen, die torpide und träge sind, sie sind groß, hart und meistens schmerzlos, besonders im Nacken, oder wo sie auch sonst sein mögen. Es ist manchmal erfolgreich beim bindegewebigen Kropf mit eingeengter Atmung, aber Bayes meint, daß es wohl selten alleine hilft. Vergrößerte Bronchial- und Mesenterialdrüsen. Skrofulöse oder arthritische Vergrößerung der Drüsen. Die zahlreichen Verbindungen von *Jod* sind hervorragende und zuverlässige Mittel bei Drüsenerkrankungen. *Barium jodatum* für Vergrößerung der Tonsillen. *Arsenicum jodatum*, wenn Anämie vorhanden ist, ebenso *Ferrum jodatum* und *Cacium jodatum* haben häufig Drüsenvergrößerungen, Anschwellungen und Hypertrophien beseitigt.

Spongia. Kropf hart und groß mit Erstickungsanfällen, Schwellung in der Cervialregion, Spannung und Berührungsempfindlichkeit.

Graphites. Vergrößerung der Nacken- und Axilladrüsen sowie der Mesenterialdrüsen. Der Patient ist schwach. Die Schwellung ist schmerzhaft und empfindlich und meistens von einer Hautkrankheit begleitet. Die Patienten haben eine große Erkältungsneigung.

Silicea. Eiternde Drüsen. Entzündung der Brust. Entzündung der Talgdrüsen. Fistelöffnungen, die auf eine Drüse zurückgehen, sind eine besonders gute Indikation.

Calcium floricum. Langdauernde und schmerzlose Drüsenvergrößerungen der Halslymphdrüsen, wo besonders die Härte im Vordergrund steht. Ebenso Vergrößerung der Bronchial- und Mesenterialdrüsen, schlimmer bei feuchtem Wetter, besser durch heiße Umschläge und durch Reiben. Die 6 . Potenz hilft gut. Solide Verhärtungen.

Cistus. Drüsenvergrößerung, besonders der submaxillären Drüsen, mit Karies des Kiefers. Skrofulöse Drüsenschwellungen. Schlechter Mundgeruch ist eine Indikation. Die Drüsen werden hart, entzünden sich und ulcerieren.

Lapis albus. Vergrößerung der Memsenterialdrüsen und chronische Drüsenschwellungen bei skrofulösen Kindern. Die geschwollenen Drüsen haben eher eine gewissen Weichheit als eine steinerne Härte. Kropf, Diarrhoe usw.. Es bildet die vergrößerten Drüsen zurück und fördert eine rasche Eiterung. Vergrößerte, verhärtete Halsdrüsen. Kropf mit anämischen Symptomen und vermehrter Appetit sind durch dieses Mittel in Ordnung gebracht worden.

Bromum. Vergrößerung der Drüsen von skrofulöser Natur, Parotis geschwollen. Es paßt zu hellen Typen, blauäugigen Kindern, die an großen Tonsillen leiden. Kropf. Harte Schwellung der äußeren Halsdrüsen. Es bessert Verhärtungen der submaxillären Drüsen und der Parotis nach Scharlach. Die Schwellungen sind hart und elastisch.

Carbo animalis. Verhärtete Bubonen, verhärtete Axilladrüsen. Sie sind hart wie Stein in der Leistengegend, und das umgebende Gewebe ist ebenso verhärtet. Verhärtung ist das Schlüsselsymptom.

Carbo vegetabilis. Verhärtung der Brüste, brennende Schmerzen und eine Neigung zu Vereiterung.

Badiaga. Vergrößerung der Drüsen mit Verhärtungen, verhärtete Bubonen wie *Alumina*.

Conium. In der 30. Potenz hat dieses Mittel eine deutlich positive und wunderbare Kraft bei gewissen Drüsenvergrößerungen. Möglicherweise bringt die 200. das gleiche, aber ich weiß, daß es die 30. schafft. Es absorbiert harte Drüsentumoren, die gut abgegrenzt werden können und deutlich fühlbar sind. Vergrößerung der Drüsen mit geringen oder gar keinen Schmerzen. Es ist nützlich am Beginn des Scirrhus, besonders ist es indiziert nach Verletzungen der Drüsen, wenn steinharte Veränderungen vorliegen. Adenome. Geschwächte Patienten mit deutlicher Tendenz zu Verhärtungen, die vom Zellgewebe ausgehen, geschwollene Drüsen nach Verbrennungen, schmerzlos oder scharfe, messerschnittartige Schmerzen, besonders der Brustdrüsen, aber auch in allen anderen Gegenden.

Sulfur ist das große Mittel der skrofulösen Drüsenvergrößerungen. Die Leisten-, Achsel-, Unterkiefer- und subkutanen Drüsen sind befallen und der Patient hat das typische *Sulfur*-Temperament.

Barium muriaticum und *jodatum* haben eine spezielle Resorptionskraft. Das *muriaticum* ist besonders für steinharte Schwellungen.

Calcium carbonicum. Skrofulöse Vergrößerung der Lymphdrüsen im Nacken und in der Axilla, die fest und hart sind. Helmuth hat Adenome nach diesem Mittel verschwinden sehen, und es ist besonders nach *Sulfur* angezeigt. Das Mittel war ebenso bei Kropf erfolgreich.

Silicea und *Apis* haben bei cystischen Kröpfen geholfen.

Mercurius folgt gut auf *Belladonna*, und es ist das erste Spezifikum bei skrofulösen Patienten, wenn die Schwellung der Parotis und der submaxillären Drüsen sich rasch mit großen Schmerzen entwickelt. Verhärtung der Drüsen des Halses und des Nackens. Bei diesen Störungen sollte man es in höheren Potenzen anwenden.

Hepar paßt zur Eiterung, zu Bubonen und zu vergrößerten Drüsen, wenn *Mercurius* mißbraucht wurde. Die Drüsenschwellungen von *Mercurius* sind nicht besonders empfindlich und erscheinen immer dann, wenn der Patient sich erkältet hat.

Dysmenorrhoe

Cimicifuga hat das charakteristische Symptom, daß die Schmerzen während der Regel von einer Seite zur anderen hin- und herschießen. Es hilft besonders bei rheumatischen und neuralgischen Fällen. Bei kongestiven Fällen muß man an dasselbe ebenso wie an *Belladonna* oder *Veratrum viride* denken. Kopfschmerz vor den Menses. Während der Menses scharfe Schmerzen quer durch das Abdomen, muß sich zusammenkrümmen, wehenartige Schmerzen, Schwäche zwischen den Perioden und möglicherweise schwache Blutung. Das Harz *Macrotin* wird von vielen Praktikern vorgezogen. Die Schmerzen von *Cimicifuga* sind nicht so schwer und werden nicht so heftig gefühlt, wie die von *Chamomilla*.

Caulophyllum. Die Dysmenorrhoe von *Caulophyllum* ist besonders spastisch in ihrem Charakter. Die Schmerzen ziehen nach unten. Es verursacht einen ständigen Spasmus des Uterus, wie am Beginn der Wehentätigkeit. Die Blutung ist beinah normal im Bezug auf die Menge. Die spastischen, intermittierenden Schmerzen, die *Caulophyllum* anzeigen, finden sich in der Schamgegend, an den großen Bändern oder sogar in Brust und Gliedmaßen. Es hilft sehr gut bei diesen spastischen Fällen, wenn man es zwischen den Perioden gibt. Hysterische Krämpfe während der Dysmenorrhoe, die Schmerzen schießen zu den entlegendsten Teilen des Körpers.

Magnesium muriaticum sollte ebenfalls bei Uteruskrämpfen überlegt werden.

Gelsemium ist in vieler Hinsicht dem *Caulophyllum* ähnlich. Es hilft sehr gut bei neuralgischen und kongestiven Dysmenorrhoen, wenn sich ein Abwärtsziehen findet. Die Schmerzen sind spastisch und wehenartig und es findet sich Entleerung von großen Mengen hellen Urins. Es ist eines der besten Mittel bei der spastischen Dysmenorrhoe, und man gibt es am besten in niedrigen Potenzen in heißem Wasser. Es erleichtert den Schmerz mit Sicherheit gleich zu Beginn.

Belladonna. Die kongestiven Formen der Dysmenorrhoe verlangen *Belladonna*. Der Schmerz geht dem Blutfluß voraus und ein Gefühl der Schwere, als ob alles unten herausfallen würde, wird durch Aufrechtsitzen gebessert. Der Schmerz kommt sehr plötzlich und hört auch plötzlich wieder auf. Die Blutung ist heftig und klumpig. Die Dysmenorrhoe ist außerordentlich schmerzhaft, die Vagina ist heiß und trocken, und die Schmerzen schneiden in einer horizontalen Richtung durch das Becken, nicht um den Körper herum, wie bei *Platina* und *Sepia*. *Veratrum viride* ist ebenfalls nützlich bei der kongestiven Dysmenorrhoe plethorischer Frauen, die von Strangurie begleitet ist, der eine starke Cerebralkongestion vorausgeht, ebenso spastische Dysmenorrhoe in der Nähe der Wechseljahre.

Dieses sind die Möglichkeiten, bei denen die alte Schule nur Opium (oder heute Spasmolytika) kennt, obwohl doch diese Mittel wesentlich besser helfen, indem sie oftmals auf Dauer die Sache in Ordnung bringen, währenddessen die Schmerzmittel nur vorübergehend helfen.

Viburnum opulus macht einen plötzlichen Schmerz in der Uterusregion vor der Menstruation und viel Rückenschmerzen während derselben. Bei neuralgischer und spastischer Dysmenorrhoe genießt es einen guten Ruf. Der spastische Charakter der Schmerzen scheint besonders typisch zu sein. Spastische Dysurie bei hysterischen Personen verlangt ebenfalls *Viburnum*. Die Schlüsselsymptome sind deshalb Herabdrängen, Schmerzen in der Sacral- und Schamregion, marternde, krampfende, kolikartige Schmerzen im Magenbereich, große Nervosität und gelegentlich schießende Schmerzen in den Ovarien. Wie *Sepia* hat auch *Viburnum* Schmerzen, die um das Becken herumgehen und ebenso das Leere-und Schwächegefühl im Magen. Aber das Herabdrängen ist stärker und endet in einem heftigen Uteruskrampf. Es wird mehr auf Grund klinischer Erfahrungen als durch die Prüfungen indiziert.

Xanthoxylum wird in der homöopathischen Medizin nur bei Dysmenorrhoe und Uterusschmerzen angewandt. Es ist bei quälenden, brennenden und in die Oberschenkel hinabstrahlenden Schmerzen nützlich, wobei ein Gefühl in den Gliedmaßen besteht, als wenn sie gelähmt wären. Die Menstruation ist gewöhnlich sehr stark und hat quälende, herabdrängende Schmerzen. Besonders linksseitig wirken sich die Schmerzen von *Xanthoxylum* aus. Hale sagt, daß das neuralgische Element bei diesem Mittel hervortreten sollte. Einige weitere Symptome sind Kopfschmerz über dem linken Auge am Tag vor den Menses, und es scheint bei Frauen von magerem Habitus zu passen, die ein empfindliches, nervöses Temperament haben.

Magnesium phosphoricum. Kaum ein anderes Mittel hat einen so guten Ruf bei Dysmenorrhoe erworben wie *Magnesium phosphoricum*. Die Schmerzen sind von neuralgischer und krampfartiger Natur, gehen dem Blutfluß voraus, und werden durch Wärme gebessert.

Bei Uterusneuralgie konkurriert *Magnesium* mit *Cimicifuga*. Es hilft bei der Dysmenorrhoea membranacea, bei der nur wenige Mittel helfen. *Borax* gehört dazu, aber es hilft häufig nicht. Und es hat auch sonst keine besonderen Charakteristika außer der, daß es Furcht bei Abwärtsbewegungen hervorruft. Hale empfiehlt *Viburnum, Guaiacum* und *Ustilago* neben *Borax* bei Dysmenorrhoea membranacca. Die Indikationen sind hauptsächlich aus Erfahrungen gewonnen. *Colocynthis* als ebenfalls erfolgreiches Medikament bei der Dysmenorrhoe sollte mit *Magnesium posphoricum* verglichen werden. Bei *Colocynthis* finden sich schwere, linksseitige, ovarielle Schmerzen, die den Patienten zwingen sich zusammenzukrümmen. Die Schmerzen erstrecken sich vom Nabel zu den Genitalien.

Pulsatilla. Dysmenorrhoe mit dunkler Blutung und verspätetem Auftreten verlangen *Pulsatilla*. Der Fluß ist wechselhaft, und je schlimmer die Schmerzen werden, um so mehr friert die Patientin. Die Schmerzen kneifen und zwingen die Patientin, sich zusammenzukrümmen. Wahrscheinlich hilft es besser, wenn man es zwischen den Perioden gibt. Bei der kongestiven Dysmenrrhoe, die durch naße Füße hervorgerufen wurde, sollte man es mit *Aconit* vergleichen, wobei *Aconit* eine helle Blutung an Stelle der dunklen hat. *Chamomilla* und *Cocculus* sollten mit *Pulsatilla* bei Dysmenorrhoe verglichen werden. Man muß sie sorgfältig voneinander unterscheiden. *Chamomilla* hat ebenso einen dunklen Fluß, aber es hat so charakteristische geistige Symptome, wie Unhöflichkeit und Gereiztheit, so daß sie kaum falsch angewandt wird. Es wird in vielen Fällen helfen. *Cocculus* hat ebenfalls dunklen Fluß. Es hat einen Schmerz, als ob scharfe Steine im Bauch gegeneinander reiben, sowie eine Auftreibung des Bauches durch eine Anhäufung von Blähungen. Schmerzen sind schlimmer nachts, wecken die Patientin auf und machen sie gereizt. Die Menses kommen zu früh, manchmal besteht auch Brechreiz. Es soll ebenfalls besser zwischen den Perioden gegeben werden. Die geistigen Symptome von *Pulsatilla* werden die Entscheidung für das Mittel bringen, wenn sie vorhanden sind. Auch bei wechselhaften Schmerzen ist *Pulsatilla* angezeigt.

Cocculus ist ein gutes Mittel bei Dysmenorrhoe und spärlichen, unregelmäßigen Menstruationen. Uteruskrämpfe. Starke Blutungen mit Klumpen und starker Kopfschmerz, der mit Übelkeit verbunden ist. Ein Heben und Senken des Magens wie bei Seekrankheit. Es hilft in Fällen zwischen neuralgischen und kongestiven Typen der Dysmenorrhoe. Uteruskrämpfe mit unterdrückter, regelmäßiger Menstruation und einem serös-eitrigen, blutigen Ausfluß sind die bevorzugten Indikationen von Dr. Konrad Wesselhöft. *Gelsemium* hat sich ebenso bei der spastischen Form bewährt. *Ignatia* hat Dysmenorrhoe mit Menstrualkoliken, mit einem Herabdrängen in der Magengegend, hysterische, wehenartige Schemrzen, die sich auf Druck bessern.

Epilepsie

Calcium carbonium. Die Behandlung der Epilepsie sollte sich nach der zugrunde liegenden Dyskrasie richten, da sie die Ursache in den meisten, wenn nicht sogar in allen Fällen darstellt. *Calcium carbonicum* mit seiner rachitischen, tuberculösen, skrofulösen und schlaffen Veranlagung, mit seiner charakteristischen Unfähigkeit, Kalk zu assimilieren, wie es sich bei Kindern mit offenen Fontanellen und später Zahnung zeigt, ist oftmals das Mittel, mit dem man die Behandlung beginnt. Die typische Erschlaffung beim Einschlafen und der Kopf- und Nackenschweiß sind seine Indikationen. Es hat einen ausgezeichneten klinischen Ruf. Ein Epileptiker, der ständig darunter leidet, daß er einen Anfall bekommen wird, wird sich so gut wie möglich von der Welt abschließen, über seinem Leiden brüten und depressiv werden. Und genau dieser Situation entspricht *Calcium carbonicum*. Seine Ängstlichkeit, Herzklopfen, besorgte Stimmung, Verzagtheit, sein Mürrischsein und seine Empfindlichkeit, seine Gedächtnisschwäche, seine Bewußtlosigkeit, sein Schwindel und die Krampfanfälle sind hervorragende und charakteristische Indikationen für seinen Gebrauch bei Epilepsie. Bei Epilepsie nach Schrecken, Unterdrückung eines lange bestehenden Ausschlags, Onanie oder geschlechtlichen Exzessen wird es sicher unter den Medikamenten sein, die im Verlaufe der Behandlung angezeigt sein werden, und hier wird es besonders dem *Sulphur* gut folgen. Die Aura beginnt gewöhnlich im Solarplexus und steigt in Wellen aufwärts, oder sie geht von der epigastrischen Region hinab zum Uterus und zu den Gliedmaßen. Wie *Sulphur* hat es vor dem Anfall das Gefühl, als ob eine Maus den Arm hinaufläuft. *Causticum* ist ebenfalls dem *Calcium* sehr verwandt und paßt zur Epilepsie, die mit Mensesunregelmäßigkeiten einhergeht und bei Epilepsie, die während der Pubertät auftritt.

Bufo rana. Epilepsie nach Schrecken, nach Onanie oder sexuellen Exzessen findet sein Mittel oftmals in *Bufo rana*. Die Aura vor den Attacken beginnt bei den Genitalorganen. Sogar während des Coitus wird der Patient von heftigen Konvulsionen erschüttert. Die Aura kann auch vom Solarplexus ausgehen. Vor den Attacken ist der Patient sehr reizbar, er spricht oftmals unzusammenhängend und ist leicht verärgert. Besonders bei der sexuellen Form, die durch Masturbation hervorgerufen wird, ist *Bufo* ausgezeichnet wirksam. Es hat sich ebenfalls bei schweren Fällen bewährt, wo den Kindern der Kopf während des Anfalls nach rückwärts gezogen wird.

Indigo hat epileptische Anfälle bei Wurmbefall, aber der Patient muß niedergeschlagen und traurig sein, »blau wie Indigo«. Es ist das »blaueste« Medikament in unserer Materia medica. Dr. Colby schätzt es höher, als die *Brom*-Verbindungen. Hitzewallungen scheinen vom Solarplexus zum Kopf aufzusteigen, und es findet sich ein wogendes Gefühl im Gehirn, ähnlich wie bei *Cimicifuga*. *Bufo* ist ebenso wie *Nux vomica* gewalttätig und reizbar. Diese beiden Mittel haben wie *Silicea* und *Calcarea* eine Aura, die vom Solarplexus ausgeht. *Stannum* ist ebenfalls ein Mittel für Epilepsie, die von Reflexreizung kommt, z. B. von Würmern und von sexuellen Komplikationen.

Cuprum metallicum ist ein sehr tiefgreifendes Mittel und es ist für seine Fähigkeit bekannt, Konvulsionen und Krämpfe hervorzurufen. Es hat einen ausgezeichneten klinischen Ruf für die Behandlung von Epilepsie. Wir wissen genau, daß giftige Dosen von Kupfer epileptische Symptome hervorrufen können, und es hilft besonders bei der kindlichen Epilepsie. Die Krämpfe gehen vom Gehirn aus, obwohl die Aura wie immer sehr lange dauert und vom Zentrum des Epigastriums auszugehen scheint. Dank dieser langen Dauer der Aura tritt oftmals die Bewußtlosigkeit nicht sofort auf, und der Patient bemerkt oftmals bereits die Verkrampfung der Finger und der Zehen, bevor er bewußtlos wird. Das Gesicht und die Lippen sind sehr blau, die Augäpfel rollen hin und her, es findet sich Schaum vor dem Mund und heftige Kontraktionen der Beugemuskeln. Der Anfall wird normalerweise durch einen schrillen Schrei eingeleitet, und die Anfälle sind meistens sehr heftig und anhaltend. Es ist ebenfalls ein Mittel der Nachtepilepsie, wenn die Anfälle in regelmäßigen Intervallen kommen, z. B. während der Menses. Epileptiforme Krämpfe während der Zahnung und durch Nichtherauskommen eines Exanthems indizieren *Cuprum*. Dr. Halbert stellt fest, daß *Cuprum* die Häufigkeit der Anfälle besser als irgend ein anderes Mittel herabsetzt, und es ist sein Notanker in alten und hartnäckigen Fällen. Butler hat auch seine besten Ergebnisse mit diesem Mittel.

Argentum nitricum ist ebenfalls ein Epilepsiemittel. Die hervorragende Indikation besteht in der Erweiterung der Pupillen, 4 oder 5 Tage, bevor der Anfall auftritt, mit Ruhelosigkeit und dem Zittern der Hände nach dem Anfall. Menstruelle und Schreckepilepsie verlangen dieses Mittel ebenfalls, wobei die Aura Stunden vor dem Anfall andauert. Moralische Gründe können zum Anfall führen. Der Patient ist niedergeschlagen, beleidigt, entmutigt und erschreckt.

Oenanthe crocata entspricht wahrscheinlich wie kein anderes Mittel der Materia medica genau dem Bild einer Epilepsie. Sein Gebrauch ist besonders von klinischen Beobachtungen hergeleitet. Aber durch das Studium der Vergiftungsfälle hat man doch eine weitgehende Prüfung, daß es in vielen Fällen von Epilepsie das homöopathische Mittel ist. Die besonderen und praktischen Symptome, die seinen Gebrauch verlangen, können folgendermaßen zusammengefaßt werden:

Plötzliche und vollständige Bewußtlosigkeit, geschwollenes, livides Gesicht, Schaum vor dem Mund, vergrößerte oder unregelmäßige Pupillen, Krämpfe mit geschlossenen Kiefern und kalte Extremitäten. Dr. Talcott hat seine Erfahrungen mit diesem Mittel folgendernaßen zusammengefaßt:

– die Anfälle hören zu 40 bis 50 % auf,

– die Anfälle sind weniger schwer als vorher,

– es gibt weniger Erregungszustände vor den Anfällen,

– weniger Schlaflosigkeit, Stupor und Apathie nach den Anfällen, und die schwächenden Effekte der Anfälle werden rascher überstanden.

– Die Patienten, die mit *Oenanthe* behandelt wurden, waren weniger reizbar, weniger argwöhnisch und weniger übelnehmerisch.

– Die Patienten sind leichter zu pflegen.

Der Autor kann diesen Effekt von *Oenanthe* bei epileptischen Anfällen bestätigen. Es scheint besser in der 3. oder 6. Potenz als in der Tinktur zu helfen. Fälle von Heilungen der Krankheit werden immer häufiger.

Artemisia vulgaris ist ein weiteres Mittel, das erfolgreich bei Epilepsie nach Schreck oder sonstiger seelischer Erregung hilft, wenn die Anfälle in rascher Folge auftreten, ebenso beim Petit mal, wenn der Patient nur für einige Momente bewußtlos ist und dann sein Bewußtsein wiedererlangt, als ob nichts gewesen wäre.

Artemisia absinthium ist bei Anfällen angezeigt, denen ein Schwindel vorausgeht und ein warmes Gefühl, welches vom Magen aufsteigt, sowie durch eine leichte Sprachstörung.

Solanum carolinense, welches in einigen Fällen Heilung gebracht hat, vermindert nach Dr. Paine merklich die Häufigkeit der Anfälle. Melancholie scheint eine Indikation zu sein, ebenso Anfälle, die während der Periode erscheinen. *Verbena hastata* wird ebenfalls empfohlen, hat aber keine speziellen Indikationen bei der Epilepsie.

Kalium bromatum sollte keinen Platz neben der homöopathischen Behandlung der Epilepsie haben. Es wird nur deshalb besprochen, da es die hauptsächliche Droge ist, die von der allopathischen Schule zur Behandlung dieser Erkrankung benutzt wird, und da beinahe alle Fälle, die aus der Hand der

Schulmediziner in unsere Behandlung kommen, gewöhnlich durch die vorangegangene Behandlung mit Bromiden, besonders *Kalium bromatum*, kompliziert sind. Es ist kein kuratives, aber ein palliatives Mittel. Es trifft den Anfall, aber nicht die Krankheit. Oftmals wird es die Anfälle verändern, aber sein anhaltender Gebrauch verursacht bestimmt Schaden. Es schwächt die geistigen Kräfte und beschleunigt den Schwachsinn. *Camphora* ist nützlich, um Anfällen vorzubeugen, es verkürzt die Dauer und vermindert die Stärke. Es ist durch alle Charakteristika der Epilepsie angezeigt und daher ist es ein sichereres Prophylaktikum als *Kalium bromatum*. *Camphora, Nux vomica* und *Zincum* werden als Antidote gegen den Mißbrauch von *Kalium bromatum* verwendet. Bromakne findet sich oftmals bei den Fällen, die zu uns aus der schulmedizinischen Behandlung kommen.

Silicea ist ein sehr wertvolles Mittel bei Epilepsie. Es hilft besonders bei skrofulösen und rachitischen Patienten. Die Aura steigt vom Solarplexus auf, wie bei *Bufo* und *Nux vomica*. Bestimmte Mondphasen sollen die Anfälle hervorrufen, die auch durch geistige Überanstrengung oder Emotionen hervorgerufen werden. Nächtliche Epilepsie, Gefühl von Kälte vor dem Anfall sind ebenso charakteristisch. Der Anfall wird von einem warmen Schweißausbruch gefolgt. *Cuprum* ist ebenfalls ein Mittel für die nächtliche Epilepsie und man muß daran denken, wenn die Anfälle nur nachts kommen. An *Silicea* muß man denken, wenn sich eine außerordentliche Empfindlichkeit der oberen Wirbelsäule findet, sowie in der Gegend der Medulla und wenn eine allgemeine Erschöpfung der Nerven vorhanden ist. Die Anfälle treten während des Neumondes auf. Es kommt bei eingewurzelten, chronischen Fällen nach *Calcium carbonicum* in Frage, und Kälte der linken Seite des Körpers vor dem Anfall sind sehr charakteristisch.

Nux vomica. Das charakteristische Bild der Epilepsie ist Verlust des Bewußtseins, und deshalb ist *Nux vomica* nicht so oft ein Mittel der eigentlichen Epilepsie. Es paßt bei Fällen, die durch eine außerordentliche reflektorische Tätigkeit verursacht werden, z. B. durch eine Verdauungsstörung. Die Aura bei *Nux vomica* beginnt im Solarplexus, und unter den besonders charakteristischen Symptomen findet sich das Gefühl, als ob Ameisen über das Gesicht krabbeln würden. Die mittleren und höheren Potenzen sind bei der spinalen Form der Epilepsie wirksam, wobei dann *Nux vomica* besonders gut paßt. *Plumbum* hat Epilepsie verursacht und wir können es bei folgenden Symptomen anwenden: Dem Anfall geht ein Schweregefühl in den Beinen voraus und es wird immer von Lähmung gefolgt. Epileptische Anfälle bei Sklerose oder von Hirntumoren, das Bewußtsein kehrt nach dem Anfall nur langsam zurück, und es paßt besser bei der chronischen Form dieser Erkrankung. Ferner bestehen oftmals Obstipation und Bauchschmerzen. *Secale* wird bei plötzlichen und sich rasch wiederholenden Anfällen empfohlen, mit raschem Sinken der Kräfte und Lähmung der spinalen Nerven.

Cicuta virosa wird durch plötzliche Verhärtung, die von Muskelzuckungen und heftigen Verrenkungen gefolgt wird, charakterisiert, worauf dann völlige Entkräftung folgt. Dieser Schwächezustand ist so charakteristisch, daß er höchstens mit dem von *Chininum arsenicosum* verglichen werden kann. Es findet sich ein tonischer Krampf, der durch Berührung verschlimmert wird, ähnlich wie bei *Strychnin*. Aber bei *Cicuta* findet sich Bewußtlosigkeit und insofern sieht es mehr nach Epilepsie aus. Es besteht schwere Atemnot, Zusammenpressen der Kiefer, dunkelrotes Gesicht, Schaum vor dem Mund und Opisthotonus. Die Reflexerregbarkeit ist unter *Cicuta* wesentlich geringer, als unter *Strychnin*. Ein anderes Charakteristikum von *Cicuta* sind die starrenden Augen. Andere zittern vor und nach dem Spasmus, und ein eigentümliches Gefühl im Kopf geht dem Anfall voraus. Bayes sieht muskuläre Verkrampfungen als ein besonderes Symptom für *Cuprum* an.

Sulfur. Wie *Calcarea* ist *Sulfur* ein konstitutionelles oder Basismittel, und es wird gut helfen, wenn ein skrofulöser Zug vorherrscht. Es ist in der gleichen Klasse von Fällen wie *Cal-carea* nützlich, besonders bei denen, die durch sexuelle Exzesse oder Unterdrückung eines Ausschlages hervorgerufen werden. Die Anfälle werden von großer Erschöpfung begleitet, und es paßt gut bei chronischen Formen der Epilepsie und bei Kindern, die typische *Sulfur*-Patienten sind. Es besteht möglicherweise eine Tendenz, nach links zu fallen. *Sulfur* ist manchmal auch ein gutes Zwischenmittel im Verlaufe einer Behandlung der Epilepsie. Ebenso kann *Psorinum* ein Zwischenmittel sein.

Hyoscyamus ist ein wertvolles Mittel bei epileptischen Anfällen. Es finden sich viel Zucken und Rucken und Hunger, der dem Anfall vorausgeht, Schaum vor dem Mund und Zungenbiß. Ein heftiger Schreck ruft einen Anfall hervor. Die Anfälle haben mehr einen hysterischen Charakter, und es finden sich Wahnvorstellungen von Sehen und Hören.

Stramonium hat Epilepsie nach Schreck, einen plötzlichen Verlust des Bewußtseins und Werfen des Kopfes nach der rechten Seite, mit gleichzeitiger kreisender Bewegung des linken Arms. *Stramonium* ist der Gegensatz von *Belladonna*, denn der *Belladonna*-Patient meidet das Licht, hat Angst vor Geräuschen und ist im höchsten Grade empfindlich, währenddessen der *Stramonium*-Patient Dunkelheit fürchtet und nicht allein sein möchte. Er benimmt sich wie ein Feigling und zittert und schüttelt sich. C 30 heilte bei Dr. Winterburn einen Fall von Epilepsie eines 20-jährigen. Er wurde durch das eigentümliche Symptom »großer Ideenfluß und Beredsamkeit nach dem Anfall« zum Gebrauch dieses Mittels veranlaßt.

Belladonna ist besonders ein Mittel bei der akuten Epilepsie, wenn cerebrale Symptome vorherrschen, das Gesicht gerötet ist und der ganze Anfall ein Bild von Gehirnreizung ist, besonders wenn der Patient jung ist. Bei der Aura besteht das Gefühl, als ob eine Maus über die Gliedmaßen läuft, oder eine Hitze, die vom Magen aufsteigt. Es finden sich Seh- und Hörhalluzinationen, und gewöhnlich beginnen die Anfälle an den oberen

Extremitäten und breiten sich zu Mund, Gesicht und Augen aus. Die große Reizbarkeit des nervösen Systems, der leicht gestörte Schlaf, das Aufschrecken, das Zittern und Zucken und die allgemeinen *Belladonna*-Symptome werden die Wahl leicht fallen lassen.

Atropin als Alkaloid von *Belladonna* wurde ebenfalls erfolgreich bei der Behandlung der Epilepsie verwendet.

Acidum hydrocyanicum wird von Hughes als sehr hilfreich bei Epilepsie befunden. In bestimmten Fällen ist es sicher unser bestes Mittel. Es ist typisch für Fälle mit Bewußtseinsverlust, geballten Fäußten, starrem Kiefer, Schaum vor dem Mund, Unfähigkeit zu schlucken, und der Anfall wird von großer Schläfrigkeit und Hinfälligkeit gefolgt. Kinder haben kein Interesse zu spielen und haben nur wenig Interesse für irgendetwas. Es ist eine unserer Hauptstützen bei der Epilepsie und die klinischen Erfahrungen lassen es hoch einordnen.

Causticum ist nützlich beim petit mal und ebenso, wenn der Patient beim Spazierengehen an der frischen Luft stürzt, aber sich rasch erholt. Angeblich ist es hilfreich bei Anfällen während des Neumondes. Bei menstrueller Epilepsie und einer solchen, die während der Pubertät erscheint, ist *Caucticum* das Mittel. Kafka empfielt *Hepar sulfuris* bei nächtlicher Epilepsie. *Caucticum* paßt vielleicht besser zu frischen und leichten Fällen. Eine andere Verbindung der Pottasche, *Kalium muriaticum,* ist sehr hilfreich bei Epilepsie. Es hat eine Affinität zu den Nervenzentren und ist ein langsam wirkendes Mittel.

Erbrechen

Ipecac. Die Tatsache, daß geringe Dosen von *Ipecac* Erbrechen beseitigen, ist ein homöopathisches Erbe der Allopathie. *Ipecac* hat Erbrechen, welches von viel Übelkeit begleitet wird, eine reine Zunge, und es tritt besonders nach dem Essen auf. Es ist allerdings von zweifelhaftem Wert bei Erbrechen, welches durch Gehirnstörungen hervorgerufen wird. Ringer sagt: „Es gibt kaum Mittel, die so wirksam bei der Verhinderung bestimmter Arten von Erbrechen sind." Anhaltende Übelkeit und Erbrechen ist seine Hauptindikation.

Antimonium crudum. Erbrechen mit weißbelegter Zunge ist charakteristisch. Der Patient erbricht, sobald er gegessen oder getrunken hat. Es ist indiziert bei Erbrechen, wenn der Magen überfüllt ist, oder wenn man unverdauliche Substanzen gegessen hat, z.B. fette Nahrungsmittel, oder bei der Sommerhitze.

Kreosotum hat Erbrechen von unverdauter Nahrung, die bereits lange Zeit im Magen gelegen hat. Es ist ein Sympathikotonuserbrechen, wobei der Reiz von irgendeinem anderen Organ, als dem Magen selbst, ausgeht. Es paßt beim Erbrechen der Tuberkulose, bei Krebsgeschwüren, bei Gehirnerkrankungen und ist ebenso nützlich beim Erbrechen der Hysterischen.

Aethusa ist ein wunderbares Mittel beim Erbrechen der Kinder, wenn große, grüne Gerinnsel von Milch erbrochen werden, und wenn es von einer großen Schwäche gefolgt wird. Es findet sich ein Zug um den Mund, der die Übelkeit anzeigt. Das Kind ist hungrig, aber bald nach dem Essen oder dem Stillen wird die Nahrung in hohem Bogen herausgespuckt und das Kind fällt erschöpft zurück, wovon es sich immer nur erhebt, um nochmals zu erbrechen.

Phosphorus ist ein nützliches Mittel beim chronischen Erbrechen der Dyspepsie. Es hat großen Durst auf kaltes Wasser, aber sobald sich dasselbe im Magen erwärmt, wird es erbrochen. *Phosphor* ist ebenso beim Erbrechen von Blut bei Magengeschwüren und beim Karzinom nützlich.

Bismutum. Erbrechen unmittelbar nach der Nahrungsaufnahme, mit einem brennenden Schmerz.

Calcium carbonicum. Der Patient erbricht Milch, sobald er sie getrunken hat, in sauren Stücken und Gerinnseln.

Belladonna paßt besonders beim Erbrechen, welches cerebralen Ursprungs ist, und hier muß man ebenso an *Glonoin* denken.

Camphora monobromid ist beim anhaltenden Erbrechen von Kindern mit Gehirnerkrankungen ein nützliches Mittel.

Apomorphin. Erbrechen cerebralen Ursprungs. Reichliches und plötzliches Erbrechen mit geringer oder gar keiner Übelkeit.

Iris versicolor. Periodisches Erbrechen, besonders das Erbrechen sauren Zeugs, welches so sauer ist, daß die Zähne davon angegriffen werden.

Erkältungen und Schnupfen

Aconit. Wenn die Erkältung plötzlich nach Einwirkung von Kälte und trockenem Wind mit Frösteln einsetzt und von Fieber gefolgt wird, so ist *Aconit* das Mittel. Es sollte angewandt werden, sobald der Patient merkt, daß er sich erkältet hat. Meistens ist noch kein Schnupfen vorhanden, aber die Nase ist bereits geschwollen, heiß, trocken und verstopft, und diese Verstopfung wechselt zunächst von einer Seite auf die andere. Es findet sich ein Kitzeln und Brennen in der Nase und ein klopfender Stirnkopfschmerz, ebenso Niesen. Die Symptome bessern sich an der frischen Luft.

Bei *Nux vomica* finden sich Erkältungen, die durch kaltes Wasser hervorgerufen wurden, mit einer trockenen, verstopften Nase und einem roten, kratzenden Rachen.

Bei *Belladonna* finden sich mehr cerebrale Unruhe und ein Schwellen innen im Hals als hervorstechende Symptome.

China hat Kopfschmerzen schlimmer in der frischen Luft und nicht besser wie bei *Aconit*.

Ferrum phosphoricum ähnelt dem *Aconit* sehr und sollte dann gebraucht werden, wenn der Beginn nicht so plötzlich und heftig ist und wenn sich keine Angst oder Ruhelosigkeit findet. Es ist ebenso wie *Nux vomica* und *Calc. carb.* als Vorbeugungsmittel gegen Erkältungen anzuwenden.

(Anm. d. Übers.: Es ist immer etwas fragwürdig, wenn die Homöopathie Vorbeugungsmittel angibt. Sie können eigentlich nur in dem Sinne gemeint sein, daß eine gewisse Disposition zu Erkältungen neigt, und daß diese Disposition selbstverständlich genauso nach dem Ähnlichkeitsgesetz behandelt werden muß, wie jede akut ausgebrochene Erkrankung. So neigen Menschen vom *Nux vomica*- oder *Calcium carbonicum*-Typ oder vom *Ferrum phosphoricum*-Typ eben zu Erkältungen. Gibt man ihnen dieses Medikament aufgrund ihrer Symptomatik, so werden sie in Zukunft weniger Erkältungen aufweisen.)

Arsenicum ist besonders bei winterlichen Erkältungen geeignet, wenn sich ein dünner, wässeriger Schnupfen aus den Nasenlöchern bildet, welcher die Oberlippe wund macht und bei denen die Nase trotz des fließenden Schnupfens verstopft ist. Es findet sich ein dumpfer, klopfender Stirnkopfschmerz, ferner Niesen, Lichtempfindlichkeit, und es paßt, wenn sich wider Erwarten das Niesen nicht im geringsten erleichternd auswirkt und Schnupfen und Verstopfung weiter bestehen und alles schlechter an der frischen Luft ist. Es paßt gut bei Patienten, die fast nie ohne Schnupfen sind. Die Symptome der wässerigen Absonderung und des Niesens platzieren *Arsenicum* an erster Stelle bei der Behandlung des Heuschnupfens. Katarrh, der sich auf Grund einer Malariaansteckung bei schlecht ernährten Subjekten einstellt, verlangt dieses Mittel.

Arsenicum jodatum ist gut, wenn sich besonders Brennen in Nase und Schlund zeigt.

Allium cepa hat ebenso diesen wundmachenden Schnupfen, aber es hat mehr Tränenfluß, welcher eigentümlicherweise nicht wundmachend ist.

Sinapis nigra ähnelt dem *Arsenicum* durch Hitze in der Nase, aber bei *Sinapis* findet sich Trockenheit und kein Ausfluß. Der Schnupfen von *Mercurius* ist, obwohl wundmachend und scharf, dabei deutlich dicker. Die Erkältung von *Arsenicum* sitzt immer in der Nase und die von *Phosphor* in der Brust. Der *Arsenicum*-Patient ist frostig und möchte dauernd neben dem Ofen sitzen. Die Nase brennt sowohl äußerlich als innerlich.

Allium cepa ist eines unserer besten Mittel bei Erkältungen des Kopfes, manche sagen sogar, das beste, und dieses ist es sicherlich, wenn es indiziert ist. Die Absonderung ist reichlich, dünn und scharf mit scharfem Beißen in der Nase und in den Augen, und der entscheidende Unterschied zwischen diesem Mittel und *Euphrasia* ist der reichliche Tränenfluß, der hier nicht wundmachend ist. Bei *Euphrasia* sind die Tränen wundmachend, während der Schnupfen milde ist. Bei *Allium* brennen die Winkel der Augenlider und die Augen sind rot und empfindlich gegen Licht. Der Nasenausfluß ist dünn, fließt ununterbrochen, macht die Oberlippe wund und es findet sich ein anhaltendes Niesen. Das besondere ist, daß der Schnupfen aufhört, sobald der Patient in die frische Lust geht und wiederkommt, wenn der Patient ins warme Zimmer zurückkehrt. Es ist ein Mittel, welches früh gegeben werden sollte und bei einem berstenden Kehlkopfhusten, der den Patienten zwingt, sich vor Schmerz zu winden, ist es um so mehr angezeigt. Farrington meint, daß *Allium* die Neigung hat, die Erkrankung in die Brust zu bringen und er fügt hinzu, daß wenn sie die Brust erreicht hat, *Phosphor* das Mittel sei. *Arsenicum* ist ebenfalls sehr ähnlich, aber *Arsenicum* hat Niesen in der kalten Luft, nachdem es den warmen Raum verlassen hat, und es hat nicht die Tränensymptomatik, die normalerweise bei *Allium* auftritt. Der *Mercurius*-Schnupfen ist scharf, aber nicht so dünn, wie der von *Allium*.

Euphrasia. Hier ist nur der obere Anteil der Atmungsschleimhäute befallen. Ebenso wie *Allium cepa* hat es reichlichen, flüssigen Schnupfen aus der Nase und reichlichen Tränenfluß, welch letzterer sehr scharf ist, die Backen wund macht und so reichlich ist, daß er dieselben dauernd naß hält. Es unterscheidet sich von *Allium*, wie wir schon gesehen haben, durch den Charakter des Ausflusses, indem die Augen wund werden und die Nase davon frei bleibt. *Euphrasia* ist oftmals bei Schnupfen angezeigt, welcher den Masern vorausgeht. Es finden sich Entzündungen an den Nasenflügeln.

Arum triphyllum. Unter *Arum* sind alle Ausflüsse scharf und es fließt ein wundmachender Schnupfen aus der Nase. Die Nasenlöcher und die Lippen sind wund. Manchmal findet sich ein Ausfluß aus Nase und Augen, der gelb und scharf ist. Der Patient ist durstig, aber das Trinken macht Schmerzen. Die Nasenlöcher sind wund, und er hat ein ständiges Verlangen, mit den Fingern in der Nase zu bohren. Unter Umstän-

den ist die Nase vollkommen verstopft und gleichzeitig findet
sich ein reichlicher, wundmachender Schnupfen. Das wird
begleitet von Müdigkeit und einer Neigung zum Niesen.

Lycopodium hat Tag und Nacht eine vollständig verstopfte
Nase mit etwas Ausfluß, der auch wundmachend sein kann.
Trockenheit in der hinteren Nasenpartie und Ausfluß aus der
vorderen ist ebenso für *Lycopodium* charakteristisch.

Gelsemium. Dieses Mittel wird zu selten in den frühen Stadien des Schnupfens benutzt. Es bringt eine beginnende Erkältung schneller als irgend ein anderes Medikament in Ordnung, wenn folgende Indikationen erfüllt sind: Fülle des Kopfes, Fieberhitze und gleichzeitiges Frösteln, so als wenn eine
Erkältung beginnen wollte. Der Patient ist matt und schwach,
Frostschauer laufen ihm den Rücken hinauf und hinunter,
gleichzeitig besteht ein wässeriger, wundmachender oder
auch milder Schnupfen aus der Nase und Niesen. Der Patient
hat die ausgesprochene Neigung, die Wärme aufzusuchen.
Erkältungen, die bei warmem, dämpfigem Wetter entstehen,
sind besonders gut für *Gelsemium.* Deshalb ist es öfter im
Frühjahr und im Sommer angezeigt und es paßt sehr gut bei
mancher Grippeepidemie. Es findet sich auch eine Neigung,
sich bei jedem Wetterwechsel zu erkälten. Es hat sich deshalb
sehr häufig bei der fieberhaften Grippe bewährt. Es muß
ebenfalls möglichst am Beginn der Erkältung angewandt werden. Oftmals genügen niedrige Potenzen.

Lachesis ist oftmals bei Frühjahrsgrippen und Schnupfen
nützlich, wenn eine Empfindlichkeit des Halses besteht.

Quillaya wird als sehr wirkungsvoll am Anfang eines
Schnupfens, bei dem Niesen und Halsschmerz gleichzeitig
vorhanden sind, bezeichnet. Es hemmt häufig die Weiterent-
wicklung eines solchen Infektes.

Sepia. Erkältungen immer am Beginn der Menstruation.

Nux vomica. Das erste Stadium einer gewöhnlichen Erkältung des Kopfes wird oft durch *Nux vomica* behandelt, wenn

sie durch feuchtes, kaltes Wetter oder durch Sitzen auf feuchten, kalten Stufen hervorgerufen worden ist. Sie ist von Niesen begleitet und von einem Verstopfungsgefühl in der Nase. Die Nase ist trocken, es ist nur wenig Ausfluß vorhanden, die Augen sind wässerig und es findet sich ein Kratzen im Rachen, ebenso ein dumpfes Gefühl und ein Druck über den Stirnhöhlen. Man sollte es geben, sobald Trockenheit und Kitzeln in der Nase beginnt. Die Nase ist abwechselnd verstopft und wiederum frei. Diese Symptome verschlimmern sich im warmen Zimmer und sind besser an der frischen Luft. Das Mittel ist weniger nützlich, sobald die Erkältung weiter fortgeschritten ist.

Mercurius ist ähnlich, indem es Rohheits- und Wundgefühl in der Nase hat und durch feuchtes Wetter verschlimmert wird.

Pulsatilla ist mehr für einen reifen Schnupfen. *Arsenicum* hat ebenfalls Hitze und Brennen in der Nase, aber der Schnupfen ist durch Wärme gebessert und durch Kälte verschlimmert, im Gegensatz zu *Nux vomica*. Ein anderes Symptom, welches *Nux* erfordert, ist der fließende Schnupfen während des Tages und ein verstopftes Gefühl während der Nacht.

Mercurius. Es findet sich ein starker Schnupfen, der sich zu den Stirnhöhlen ausbreitet, Brennen in den Augen und in der Nase hervorruft, mit einem scharfen Ausfluß, heftigem Niesen und einer Neigung zu schwitzen, welches wiederum verschlimmert. Wenn eine Erkältung mit Schnupfen beginnt, so ist *Mercurius* oftmals ein gutes Medikament.

Kalium jodatum hat große Beschwerden im Stirnbereich, die sich um drei Uhr früh verschlimmern.

Mercurius wird durch feuchtes Wetter verschlimmert, und der Schnupfen wird schlimmer durch Ofenhitze. Die Nase ist wund, das Naseschneuzen ist schmerzhaft. Dünner, wässeriger Ausfluß benötigt *Allium cepa, Euphrasia, Arum triphyllum* und *Arsenicum*. Der *Mercurius*-Ausfluß ist dünn und

schleimig und nicht so dick wie der von *Pulsatilla, Hydrastis*
und einigen anderen Mitteln, und er ist möglicherweise gelblich-grün.

Pulsatilla ist mehr bei einem schon fortgeschrittenen Stadium des Schnupfens angezeigt, bei einem sogenannten «reifen» Schnupfen. Aus diesem Grunde sollte es nicht am Beginn einer Erkältung gegeben werden, da es da niemals angezeigt ist. Es findet sich keinerlei Niesen und kein Wundsein
durch den Ausfluß bei *Pulsatilla*. Der Ausfluß ist dick, gelb,
schleimig-eitrig und nicht wundmachend.

Penthorum sedoides. Schnupfen mit einer rohen Nase und
Kehle. Später hat es dann einen dicken, gelben Ausfluß wie
Pulsatilla, aber das Schlüsselsymptom dieses Mittels ist das
Gefühl, als ob die Nase naß sei, welches durch Naseputzen
nicht begessert wird. Es ist mehr ein Mittel für chronischen
Schnupfen.

Hydrastis ist ebenfalls dem *Pulsatilla* ähnlich, aber es hat
mehr Brennen, Rohheit und Zähigkeit des Ausflusses.
Gefühl eines Haares in der Nase. Ständiges Verlangen, die
Nase zu schneuzen, welches ein rohes und wundes Gefühl
macht. Die Erkältung hat sich mehr in den hinteren Partien
der Nase und des Rachens angesiedelt. Dieses Medikament allein wird mehr Sinusitis-Fälle in Ordnung bringen, als irgend
ein anderes, da es am häufigsten dafür indiziert ist. Dicker,
gelber, zäher Schleim in den hinteren Nasenpartien, deutlich
gelber, als der von *Kalium bichromicum* und reichlicher.
Wenn man einen *Pulsatilla*-Schnupfen vorfindet, bei dem
sich ein Niesen findet, so soll man *Cyclamen* geben, ebenso
für Niesattacken ohne Schnupfen.

Kali-sulf-chromicum ist bei chronischen Schnupfenanfäl-
len bestens empfohlen. Es erzeugt in den Nasengängen sehr
feine Fäden vom Septum zur äußeren Wand. Es finden sich
Niesen und rote, wässerige Augen.

Beim *Pulsatilla*-Schnupfen findet sich gewöhnlich Geschmacks- und Geruchsverlust und eine Besserung an der frischen Luft, obwohl der Patient selbst frostig ist.

Magnesium muriaticum. Geruchs- und Geschmacksverlust nach einem Schnupfen.

Drosera folgt den letzten Stadien des Schnupfens, wenn ein anfallsweiser Husten auftritt.

Camphora. Erstes Stadium des Schnupfens, wenn die Nase verstopft und trocken ist, und die eingeatmete Luft sich kälter als normalerweise anfühlt. Es wird oftmals einen beginnenden Schnupfen verhindern, wenn sich als erstes ein Frösteln einstellt, und es ist ein nützliches Mittel bei chronischen oder anfallsweise auftretenden Schnupfen, die bei jedem Wetterwechsel auftreten. Man kann es durch einfaches Riechen anwenden. Der Patient fühlt sich frostig, die Stirnhöhlen sind befallen und voll Kopfschmerz. Beginnende Sekretion von wäßrigem Schleim aus der Nase mit oder ohne Niesen. Oftmals ist es noch vor *Aconit* angezeigt, aber es hat nicht den weiten Wirkungskreis dieses Medikamentes.

Kalium jodatum. Dünner, wundmachender und reichlicher Schnupfen, Bildung von Schorfen in der Nase und ein Schnupfen, der die Stirnhöhlen und Kieferhöhlen bei skrofulösen und durch Merkursalze vergifteten Individuen befällt, mit reichlichen, wässerigen Ausflüssen. Die Augen sind wund, tränen und schwellen an. Der Rachen ist befallen und die Nase hat eine Neigung rot zu werden.

Kalium bichromicum. Ausfluß zäh und fadenziehend, manchmal bis zum Rachen hinabreichend, Erstickungsanfälle hervorrufend. Es folgt oftmals gut nach *Aconit*, wenn der Katarrh den gesamten Atmungstrakt befällt. Es ist ein häufig notwendiges Mittel bei chronischem Nasenkatarrh, hypertrophischer Rhinitis, bei anfangs fließendem, scharfem Schnupfen, der durch Wärme gebessert wird, anschließend zäher, fadenziehender, klebriger Ausfluß, möchte dauernd die Nase schneuzen, dabei kein Ausfluß. Trockenheitsgefühl in der Nase.

Lemna minor. Eitriger Geruch, eitriger Geschmack. Nasenpolypen, atrophische Rhinitis, eiweißartiger Schleim, Retronasal-Katarrh, Geruchsverlust, Krusten in der Nase, Schmerzen wie von einem Band von den Nasenflügeln bis hin zum Ohr.

Natrium muriaticum. Schnupfen mit wässeriger, durchsichtiger Flüssigkeit, die bläschenartige Ausschläge um Mund und Nase hervorrufen, die aufbrechen und dünne Krusten und Schorfe bilden. Fließender Schnupfen mit wäßrig-klaren, schaumigen Ausflüssen, die schlimmer in der kalten Luft und durch Anstrengung sind. Große Trockenheit in der hinteren Nase, vollständiger Geschmacksverlust. Es ist Schüsslers Mittel für Schnupfen, die wässerigen Absonderungen sind die biochemische Indikation für seinen Gebrauch. Herabtropfen von Schleim im Nasen-Rachenraum morgens. Es bessert die Empfänglichkeit für Erkältungen.

Sticta. Ständiges Verlangen, die Nase zu schneuzen, obwohl nichts herauskommt. Völlegefühl an der Nasenwurzel. Das führende und am meisten belästigende Symptom ist die Trockenheit der Schleimhaut der Nase *(Senega)*. Die Sekretion trocknet rasch und verursacht Krusten, die schwer zu entfernen sind. Clarke hält *Natrium muriaticum* für eines der wichtigsten Mittel gegen Schnupfen. Der Gebrauch von Salzbädern der alten Schule und der volkstümliche Gebrauch von gesalzener Nahrung scheint diese Beobachtung zu bestätigen.

Dulcamara. Stockschnupfen, der durch die leichteste Exposition hervorgerufen wird, verschlimmert durch Durchnässen, an der offenen Luft und nachts. Es entspricht besonders langsamen, phlegmatischen Konstitutionen, welche sich erkälten, wenn das Wetter kalt wird, und so ist es häufig nützlich bei Schnupfen und Grippe im Herbst. Der Stockschnupfen von *Nux vomica* ist schlimmer im Haus und besser an der frischen Luft, wodurch er gut unterschieden werden kann.

Erkältungen, die durch Wetterwechsel hervorgerufen werden und nach und nach den gesamten Atmungstrakt ergreifen, erfordern *Dulcamara*. Grippeschmerzen begleiten möglicherweise die Erkältung. Plötzlich auftretende Erkältungen mit einem Ausfluß, der manchmal wie klares Wasser aus der Nase tropft, verlangt nach *Calcarea*, was man dabei sehr nützlich finden wird.

Sanguinaria nitrica. Akute Erkältungen mit Niesen, starkem Ausfluß, Brennen und Wundheitsgefühl in den hinteren Nasengängen. Chronischer Katarrh, dick-gelber Ausfluß mit starkem Brennen und Reizbarkeit, heiserer Stimme, muß sich räuspern, bevor er sprechen kann.

Erysipel

Belladonna ist wahrscheinlich eines der am häufigsten indizierten Mittel beim beginnenden Erysipel und manchmal ist es das spezifische Mittel. Sicherlich ist manchmal *Aconit* das eigentliche Mittel, aber das *Aconit*-Stadium ist meistens schon vorbei, wenn der Arzt gerufen wird, denn dieses Mittel paßt nur zu den speziellen Fiebersymptomen bei sthenischen Fällen. Ferner paßt *Belladonna* zum Erysipel, wenn die Haut glatt ist. Sie ist glänzend, gespannt und dunkel- oder hellrot, die Schwellung kommt rasch und es finden sich scharfe, stechende Schmerzen oder Pulsieren der Teile. Als Begleitsymptom findet sich klopfender Kopfschmerz, Fieber, möglicherweise Delirium, geschwollene Drüsen und Gespanntheit der Teile. Es tritt auf der Kopfhaut auf, im Gesicht oder auch sonst irgendwo. Die befallenen Teile sind sehr heiß.

Atropin wird von Kafka empfohlen, wenn bei solchen Fällen *Belladonna* nicht hilft.

Stramonium. Adynamisches Fieber mit Hirnsymptomen.

Rhus tox. paßt zu den bläschenartigen Erysipelen. Die Haut ist dunkel und mit Blasen übersät. Besonders beim Erysipel der Kopfhaut, der Gesichtshaut oder der Genitalorgane. Es hat Frostschauer, die von hohem Fieber gefolgt werden, ebenfalls intensiven Kopfschmerz. Möglicherweise ist das Übel durch die Einwirkung von Kälte oder durch Naßwerden hervorgerufen. Es ist ebenso ein Mittel für die schwereren Formen, die typhoide Symptome zeigen und die in Eiterung übergehen, wobei der Eiter dünn, schlecht zusammengesetzt und stinkend ist. Ferner finden sich bei *Rhus toxicodendron* Schmerzen der Gliedmaßen und ein intensives Jucken und Brennen.

Arnica hat phlegmonöse Erysipele mit Empfindlichkeit, Druckschmerz und Lahmheit. Manchmal wird ein solcher Zustand durch *Arnica*tinktur hervorgerufen, wogegen dann *Campher* ein Antidot ist.

Calendula ist gut zur äußeren Anwendung bei phlegmonösen Erysipelen.

Apis mellifica hat ein Erysipel mit rosa-hellrotem Farbton am Anfang. Später wird es dann livide und purpurrot, und es erscheint das für dieses Mittel typische Oedem. Das Oedem erscheint rasch, und die Teile fühlen sich wund und gequetscht an. Es ist besonders dann angezeigt, wenn die Krankheit sich von einem harten Zentrum ausbreitet. Es steht zwischen *Belladonna* und *Rhus*, aber es hat weder die intensive Entzündung von *Belladonna*, noch die Tendenz zu Blasenbildungen wie *Rhus*. Bojanus empfiehlt es bei traumatischem Erysipel. Erysipele, die vom Nabel der Kinder ausgehen, mit stechenden Schmerzen, unterdrückter Urinausscheidung und ohne Durst. Bei *Apis* besteht eine Tendenz des Erysipels, sich in die tieferen Gewebe auszubreiten. Es sollte unbedingt das Oedem vorhanden sein, wenn es gut indiziert erscheinen soll. Es hat eine stärkere Schwellung als *Rhus*.

Cantharis hat Erysipel mit Bildung von großen Blasen, diese brechen auf und sondern eine wundmachende Flüssigkeit ab. Erysipele, die auf dem Rücken der Nase beginnen und sich von dort aus verbreiten. Es finden sich fein stechende, brennende Schmerzen und Durst. Ebenso können sich die Blasensymptome des Mittels zeigen.

Euphorbium bildet große, gelbe Blasen und hat heftiges Fieber. Es ist ausgezeichnet bei Erysipel des Kopfes und des Gesichtes, mit bohrenden und grabenden Schmerzen und diesen großen Blasen.

Lachesis hat Erysipel, welches auf der linken Seite beginnt und sich auf die rechte hin ausbreitet, zuerst hellrot und dann dunkelblau oder purpurfarben ist. Das Zellgewebe ist mitbeteiligt und infiltriert. Der Patient ist schläfrig, hat ein Delirium mit einer gewissen Redesucht, und die befallenen Teile drohen gangränös zu werden.

Stramonium ist nützlich bei Hirnkomplikationen mit heftigem Delirium.

Arsenicum ist nützlich bei plötzlichen Attacken, raschem Verlauf und tiefsitzenden, konstitutionellen Symptomen. Oedem, Ruhelosigkeit, Erbrechen und Diarrhoe. Wanderndes Erysipel.

Sulfur hat sich hinziehendes, wanderndes Erysipel. »Sieht aus wie ein gekochter Hummer.« Es ist ein sehr nützliches Mittel, um es bei vielen Fällen als Zwischengabe anzuwenden.

Veratrum viride ist ein ausgezeichnetes Mittel im ersten Stadium der phlegmonösen Erysipele mit heftiger Entzündung.

Graphites wird von Goodno als das beste Mittel bei Erysipel gelobt. Wie auch immer scheint es mehr für die sich immer wiederholenden und chronischen Formen zu passen, die sich über Nase und Gesicht verbreiten. Nach der äußeren Anwendung von *Jod*, das sich immer ungünstig auf einen solchen Fall auswirkt, ist es ebenfalls indiziert. Eine andere Indikation für *Graphit* ist, wenn Erysipel bei jeder Gelegenheit auftritt. Die kleinste Verletzung der Haut bringt ein Erysipel hervor. Ständige Rückfälle. Bei Erysipel ist niemals eine äußere Behandlung notwendig, denn häufig treten dann Komplikationen und Gefahren auf.

Fieber
(siehe auch Wechselfieber und Typhusfieber)

Aconit ist ein Mittel für synochal-stenisches Fieber mit Blutfülle und Frost vor dem Fieberstadium. Mehrfache Schüttelfröste sind typisch für *Aconit*. Es besteht Röte des Gesichts, große Hitze und oftmals ein nach außen drückender Kopfschmerz. Ein leichter Grad von Delirium ist keine Kontraindikation für *Aconit*. Die geistigen Symptome sind alle wichtig. Es findet sich Angst, Ruhelosigkeit durch heftigen Aufruhr des Kreislaufsystems. Trockene Haut, heftiger Durst, voller, springender und rascher Puls, Schweiß erleichtert. Es paßt gut, wenn es durch trockene, kalte Winde oder Frieren nach Überhitzung des Körpers hervorgerufen wurde, besonders wenn man warm und verschwitzt war. Es paßt gut für junge, kräftige Individuen und hat wenig Beziehung zu schwachen und kränklichen. Das charakteristische Symptom der Ängstlichkeit sollte nicht fehlen. Das Fieber endet oftmals mit einem kritischen Schweiß.

Veratrum viride paßt auf Fälle, die dem *Aconit* ähnlich sind, aber es hat mehr arterielle Erregung und keine Angst.

Gesemium paßt gut für dumpfe, müde und apathische Zustände. Der Patient ist schwindelig und schläfrig, der Frost besteht stellenweise. Der Puls ist voll und fließend mit einer gewissen Schwäche. Es paßt besonders zu remittiernden Fiebern und zu solchen, die durch warmes, mildes Wetter hervorgerufen wurden. Das Fieber ist von Mattigkeit, muskulärer Schwäche und dem Wunsch nach absoluter Ruhe begleitet und hat meistens Durstlosigkeit.

Ferrum phosphoricum steht bei Fieber in der Mitte zwischen *Aconit* und *Gelsemium*. Man kann es von seinen Nachbarn durch den Puls unterscheiden, der bei *Aconit* voll und springend und bei *Gelsemium* weich und fließend ist, sowie durch die geistigen Symptome: bei *Aconit* die Ängstlichkeit und bei *Gelsemium* die Müdigkeit und Dumpfheit.

Baptisia. Hughes empfielt dieses Mittel bei einfachen, anhaltenden Fiebern, für die er es als spezifisch ansieht. Er meint, daß gastrisches Fieber niemals zu einem Typhus wird, wenn man es mit diesem Mittel behandelt.

Pulsatilla hat ein durstloses Fieber, heißen Kopf, trockene Lippen und Frostigkeit überall, besonders abends. Frostigkeit steht bei diesem Mittel im Vordergrund, indem es nur wenig Hitze entwickelt.

Sulfur ist ein ausgezeichnetes Fiebermittel. Es kommt nach *Aconit*, wenn die Haut trocken und heiß ist und kein Schweiß auftritt. Das Fieber scheint den Patienten zu verbrennen, die Zunge ist trocken und rot, der Patient ist zuerst schlaflos und ruhelos, bald wird er müde. Das Blut ist nicht verändert. Es ist ein chronisches oder passives *Aconit*, das das gleiche Verhältnis zu den Venen hat, wie *Aconit* zu den Arterien.

Belladonna ist durch seine Unruhe gekennzeichnet. Heftiges Delirium, Kopfschmerzen, pulsierende Karotiden und Hirnsymptome. Die Augen sind rot und glänzend, die Haut heiß und brennend, die Hitze scheint vom Körper abzudampfen. Es mag von einem heftigen Schweiß gefolgt sein, der Erleichterung bringt. Die Charakteristika sind kurz: Allgemeine, trockene Hitze mit Frost, wenig oder gar keinen Durst, der Patient hat möglicherweise sogar eine Abneigung gegen Wasser, kalte Gliedmaßen und klopfende Kopfschmerzen. Das Fieber ist nachts schlimmer.

Das *Nux vomica*-Fieber ist durch große Hitze gekennzeichnet. Der gesamte Körper brennt vor Hitze, das Gesicht ist besonders rot und heiß, und trotzdem friert der Patient, sobald er sich abdeckt.

Bryonia paßt besser zu einer ruhigen Form des Fiebers. Sicher, der Patient kann auch ruhelos sein und sich umherwerfen, aber es wird dadurch immer schlimmer. Er hat starke Kopfschmerzen, dumpf, betäubend, mit einem Gefühl, als ob der Kopf an den Schläfen auseinanderbrechen würde. Scharfe Schmerzen über den Augen, Schwäche beim Aufstehen,

trockener Mund und eine Zunge, die in der Mitte weiß belegt
ist. Kälte und frostige Empfindungen herrschen beim Fieber
von *Bryonia* vor. Er hat starken Durst nach großen Mengen
von Wasser in größeren Abständen. Das *Bryonia*-Fieber hat
nicht die Gewalt, die Plötzlichkeit und den allgemeinen
Sturm, wie *Aconit* oder das Unwohlsein und die große
Schwäche der Säuren. Es ist weder synochal noch so bemerkenswert asthenisch in seinem Charakter, es steht zwischen
den beiden und beruht meistens auf lokalen Affektionen, der
Beschaffenheit des Magens, der Leber, der Brust usw..

Rhus toxicodendron. Eine Form von Erkältungsfieber, das
man häufig antrifft, paßt mehr auf *Rhus* als auf irgendein anderes Mittel.Es beginnt mit Schwäche des ganzen Körpers
und dem Wunsch, sich hinzulegen. Empfindlichkeit oder gequetschtes Gefühl der Gliedmaßen, Schmerzen der Gliedmaßen und der Knochen, viel Rückenschmerzen, Ruhelosigkeit,
schlimmer durch Stilliegen, Magenbeschwerden, Appetitverlust, Widerwillen gegen Essen, großer Durst, Zunge und
Mund trocken. Es hilft besonders bei Grenzfällen, wenn das
Fieber sich in eine typhusartige Richtung entwickelt.

Mercurius hat ein Fieber, welches durch Schwäche, Entkräftung und Zittern gekennzeichnet ist. Es ist ein langsames,
zögerndes Fieber, meistens vom Magen oder von der Galle
ausgehend, remittierendes Fieber. Es ist durch folgende Sym-
ptomkombination gekennzeichnet: heftiger Speichelfluß,
trockener Schlund und viel Durst nach kaltem Wasser.

Frauenerkrankungen
(Siehe auch Amenorrhoe, Dysmenorrhoe, Leukorrhoe etc.)

Pulsatilla ist das erste Mittel, an das man bei den speziellen Frauenerkrankungen denkt. Es hat die besonderen weiblichen Eigenschaften, die Güte, Schüchternheit, Milde, Fügsamkeit – Dinge die man als besonders weiblich lobt. Auch Tränenreichtum als ein weiteres weibliches Attribut weist stark auf *Pulsatilla* hin. Weiterhin findet sich auch noch Wankelmut, Unentschiedenheit und Wechselhaftigkeit, die sicherlich Charakteristika von *Pulsatilla* und einigen Frauen sind. Auf die weiblichen Organe wirkt *Pulsatilla* ganz entschieden. Als erstes seine Wirkung auf die Menstruation. Es hat einen spärlichen Menstrualfluß mit schweren, greifenden Schmerzen, die manchmal außerordentlich heftig sind, so heftig, daß die Patientin den Schmerz kaum ertragen kann und sich nach vorne beugt. So ist *Pulsatilla* ein gutes Mittel bei der Dysmenorrhoe. Dunkle Menses, die verspätet auftreten und von schweren Koliken begleitet sind, geben beim Vorliegen des charakteristischen Temperaments die Indikation ab. *Chamomilla* hat dunkle Haare und Unerträglichkeit der Schmerzen, aber das Temperament läßt sich deutlich von *Pulsatilla* unterscheiden. *Aconit* ist ebenfalls ein nützliches Mittel bei der Dysmenorrhoe, es hat hellrotes Blut, die Patientin ist plethorisch und das gesamte Bild indiziert eine kongestive Form, wobei meistens eine bestimmte Ursache im Hintergrund steht, z.B. nasse Füße. *Pulsatilla* ist dagegen mehr ein lymphatisches Mittel. Die Menses von *Pulsatilla* sind spärlich und kommen gewöhnlich später. Es gibt nur wenige Kombinationen, an die man hier noch denken muß. So haben wir folgende Arten von Menses:

Spät und spärlich: *Pulsatilla, Conium, Dulcamara, Phosphorus* und *Sulfur.*

Spät und reichlich: *Causticum* und *Jodum.*

Früh und spärlich: *Conium, Natrium muriaticum, Phosphorus* und *Silicea.*

Früh und reichlich: *Ammonium carbonicum, Belladonna, Calcium carbonicum* und *Platinum.*

(Anm. d. Übers.: Hier handelt es sich um die Angabe gewisser Erfahrungen. Im Einzelfall ist es jedoch durchaus möglich, daß noch andere Mittel bei den angegebenen Indikationen in Frage kommen, die man selbstverständlich in einem etwas ausführlicheren Repertorium findet.)

Die Spärlichkeit der Menses und ihr spätes Kommen läßt einen bei Amenorrhoe zuerst an *Pulsatilla* denken, wo es ein nützliches Mittel ist, aber es muß deutlich indiziert sein. Wenn der Mensesfluß kommt und geht, und wenn dieses die Folge von naßgewordenen Füßen ist, so ist es indiziert, ebenso bei verspäteter Menarche von anämischen Mädchen. Es muß von *Dulcamara* unterschieden werden, welches ebenfalls eine Unterdrückung der Menses durch naßgewordene Füße hat, aber deren Temperament ist anders, als das von *Pulsatilla.* Im weiteren hat *Dulcamara* charakteristischerweise einen Hautausschlag im Gesicht, der vor der Menstruation auftritt. Der Fluor von *Pulsatilla* ist von anämischer Natur und begleitet gewöhnlich die verspätete und spärliche Menstruation. Er ist gewöhnlich dick, cremig oder milchig, aber er kann ebenso dünn, scharf und von einer Schwellung der Uvula begleitet sein. Ein allgemeiner Unterschied zwischen *Pulsatilla* und *Sepia* ist der, daß *Pulsatilla* während der Periode verschlimmert und *Sepia* vor der Periode.

Sepia ist ein Mittel, welches besonders auf die weiblichen Organe wirkt, und es ist dort von großem Wert. Es verursacht bei den Prüfungen venöse Kongestionen, auf deren Konto viele seiner Symptome gehen. Die Allgemeinsymptome des Falles, auf den *Sepia* passen soll, sind von sehr großer Bedeutung. So haben wir als Charakteristika Schwäche und Tonusverlust im gesamten System, die gelbe Hautfarbe, den gelben

Sattel über der Nase, die eingesunkenen, dunkel umränderten
Augen, die Besserung durch heftige Bewegung, was sicher
darauf zurückzuführen ist, daß das venöse System durch dieselben tonisiert wird, und die Besserung in der Tagesmitte.
Dieses sind die bedeutenden Charakteristika dieses Mittels.
Wenn sie vorhanden sind und noch andere Symptome, die
auf das Mittel passen, so wirkt es wundervoll. Die Menstruation von *Sepia* zeigt jede Kombination, spät und spärlich ist
am häufigsten. Sie kann aber auch früh und spärlich oder
früh und stark sein, Verfärbungen der Haut vor der Menstruation sind charakteristisch. Die Blutung ist meist dunkel,
vor den Menses finden sich Bauchschmerzen und kolikartige
Schmerzen. Amenorrhoe bei *Sepia*typen, die eine außerordentliche Empfindlichkeit gegenüber allen Eindrücken besitzen. Der Fluor von Sepia ist gelblich-grün und manchmal von
üblem Geruch. Er kann aber auch milchig sein. Er ist
meistens vor der Periode schlimmer und ist von einem herab-
ziehenden Gefühl begleitet. Auf den Uterus selbst wirkt *Sepia* in einer besonderen Weise. Der Uterus ist meist vergrößert und die Cervix ist verhärtet. So ist *Sepia* ein nützliches
Mittel bei Lageveränderungen, besonders bei Prolaps oder
Retroversio. Es findet sich eine Reizblase und Fluor. Dunham
empfiehlt es hier besonders. Es findet sich oft das Gefühl, als
ob die Gebärmutter gepackt und plötzlich wieder losgelassen
würde. Herabdrängende Schmerzen sind sehr charakteristisch für *Sepia*. Die Patientin meint, daß alles aus der Vulva
herausfallen würde und dieses Gefühl wird durch Sitzen mit
überkreuzten Beinen gebessert. Meistens findet sich dabei ein
schwerer, lumbosakraler Schmerz. Es findet sich erhebliche
Trockenheit der Vulva und Vagina. Berührungsempfindlichkeit. *Lilium tigrinum* ähnelt *Sepia* in dem Gefühl des Herabdrängens und dem Ziehen in der Uterusregion. Bei *Lilium*
muß die Patientin die Vulva mit der Hand festhalten. Die beiden Mittel sind jedoch leicht zu unterscheiden. Obwohl Dr.
Dunham *Sepia* als das Mittel schlechthin für den Prolaps be-

zeichnet hat, so sollte man es doch nicht routinemäßig verschreiben. Seine Symptome sind klar und man sollte sie ständig im Gedächtnis haben: Die unübersehbare *Sepia*haftigkeit
dieses Mittels, d.h. seine charakteristische Schwäche, Bleich-
heit, das Gefühl von Schwäche im Magen und das Schweregefühl. *Sepia* wirkt auch auf die Ovarien. Es ist bei der chronischen Ovariitis nützlich, wobei sich dumpfe, schwere Schmerzen und die allgemeinen Charakteristika dieses Mittels zeigen.

Lilium tigrinum ist ein Mittel, welches in mancher Beziehung *Sepia* ähnelt, aber es hat auch Ähnlichkeit mit anderen. Es hat z.B. einen ähnlichen Fluor und ist ebenso bei Lageveränderungen brauchbar. Trotzdem unterscheiden sie
sich, wie wir sehen werden, sehr deutlich. Lilium hat keine
großen Auswirkungen auf die Menstruation, was sehr charakteristisch ist. Der Fluor dagegen ist sehr deutlich, er ist
wässrig, gelb oder gelblich-braun und wundmachend. Der
Sepia-Fluor ist selten wundmachend. Man denkt bei einem
scharfen, wundmachenden Fluor zuerst an *Kreosot*. Es findet sich große Nervosität und eine ziellose Hast. Geist und
Körper sind schwach und die Patientin hat kein Selbstvertrauen. Ruhelose Schwäche ist ein Charakteristicum. *Lilium*
ist ein Mittel, welches besonders bei Uterussymptomen nach
Schwangerschaft und Geburt paßt, wenn der Uterus schwer
ist und seine normale Größe und Lage noch nicht wieder erlangt hat. Zusätzlich findet sich ein schweres, ziehendes Gefühl in der hypogastrischen Region. Die Patientin scheint gezwungen zu sein, zu stehen oder hin und her zu gehen, weil
Sitzen und Ruhen dieses Ziehen nicht bessert. Oftmals findet
sich bei *Lilium* ein Harndrang und Stuhldrang, ein Tenesmus des Rectums, des Beckens und der Blase, sowie sexuelle
Übererregbarkeit. Ein Mittel welches sowohl *Lilium* als auch
Sepia in mancher Hinsicht gleicht, ist *Murex*. Bei diesem
Mittel ist sexuelle Übererregbarkeit besonders hervorstechend und es hat wunde Stellen irgendwo im Beckenbereich,
oder wenigstens die Empfindung davon. Die *Lilium*-Symp-

tome sind am Nachmittag schlimmer. Um diese Zeit hat *Sepia* eine Besserung.

Lilium hat einige Ovarialbeschwerden, schlimmer als die von *Sepia,* besonders links, die sich an der Vorder- und Innenseite der Schenkel abwärts erstrecken, ebenso finden sich hysterische Krämpfe. Eine heftige geistige Verfassung ist charakteristisch. Dr. Bailey empfiehlt die 30. Potenz.

Platina. Wenn wir an dieses Mittel denken, so haben wir immer die geistigen Symptome im Kopf, obwohl es gar nicht klar ist, warum ausgerechnet in einem Falle von *Platina* die geistigen Symptome wichtiger als bei einem anderen Mittel sein sollen. Trotzdem sind die geistigen Symptome von *Platina* sehr charakteristisch und lassen sofort an das Mittel denken, wenn sie vorgefunden werden. Der Stolz, der Hochmut, die Selbstachtung und die Herabsetzung von Jedermann finden sich oftmals als Begleitsymptom von weiblichen Beschwerden. Man denke ferner an das eigentümliche Gefühl, wenn gewohnte Dinge einem fremd erscheinen. Ebenso die Melancholie. Die Menstruation von *Platina* ist reichlich und klumpig und erscheint zu früh, mit einer starken Empfindlichkeit der Genitalorgane. Es findet sich eine ständige Gereiztheit der Sexualorgane, sowohl äußerlich wie innerlich. Häufig findet sich Nymphomanie. Bei der Menstruation findet sich immer ein herabdrängendes Gefühl der Uterusregion. Die Menses von *Chamomilla* sind denen von *Platina* ähnlich, aber die geistigen Symptome lassen es unterscheiden. *Platina* ist ebenso ein Mittel für Verhärtung und Prolaps des Uterus, wo sich ein ständiger Druck in der Schamgegend und im Rükken findet, mit starker Empfindlichkeit aller Teile gegen Berührung. Es ist ebenso ein Mittel für schmerzhaften Koitus *(Sepia, Belladonna, Kreosot* und *Apis)* (Anm. d. Übers.: *Natrium muriaticum). Platina* wirkt auch auf die Ovarien. Es hat eine Ovariitis mit brennenden Schmerzen und Taubheit der Gliedmaßen. Wo sich eine chronische Verhärtung der Ovarien findet, muß man an *Platina* als Mittel denken.

Palladium hat ähnliche Symptome und scheint besonders auf das rechte Ovar zu wirken. Bei beiden Mitteln finden sich hysterische Symptome im Vordergrund und entscheiden die Indikation.

Cimicifuga racemosa. An einen Punkt von *Cimicifuga* sollte man immer denken, nämlich die ausgeprägte rheumatische Grundlage, so daß es besonders bei rheumatischen Patienten indiziert ist. Der geistige Zustand von Schwermut und Niedergeschlagenheit sind mit Sicherheit vorhanden. Es findet sich eine reizbare Schwäche bei *Cimicifuga,* und als geistiges Symptom das Gefühl, als ob sie verrückt werden würde, und zusammen mit den uterinen Symptomen findet sich viel Kopfschmerz. Die Menstrartion von *Cimicifuga* ist vorzeitig und wird von wandernden Schmerzen im Rücken begleitet. Es ist wirklich eines unserer großen Mittel bei der Dysmenorrhoe, besonders bei der rheumatischen Dysmenorrhoe mit einem gereizten, empfindlichen Uterus, mit Zerschlagenheitsgefühl und Schmerzen, die im Hypogastrium hin und her schießen. Lageveränderungen des Uterus, bei denen sich schneidende Schmerzen von einer Seite zur anderen hin und her erstrecken verlangen *Cimicifuga.* Auch Weißfluß findet manchmal sein Mittel in *Cimicifuga,* wenn die Allgemeinsymptome des Mittels vorhanden sind, nämlich Nervosität, neuralgische Schmerzen und Überempfindlichkeit. Der Uterus ist überfüllt und die Beckenorgane sind sehr empfindlich und haben das Gefühl eines Gewichtes im Uterus. An den Ovarien verursacht *Cimicifuga* scharfe Schmerzen, die seitlich hochschießen und die von einem herabdrängenden Gefühl begleitet sind. Ovariitis und Ovarialneuralgie als rheumatische Metastase verlangen dieses Mittel. Pickel im Gesicht, Akne, rauhe Haut bei jungen Mädchen zur Zeit der Periode verursachen seelische Unruhe und Nervosität. *Cimicifuga* ist das Mittel für beide Beschwerden.

Caulophyllum ist ein Mittel, welches *Cimicifuga* in vieler Hinsicht ähnelt. Aber es hat keine Kopfschmerzen, und seine rheumatischen Beschwerden treten eher an den kleinen Gelenken auf, während die von *Cimicifuga* mehr an den Muskeln auftreten. *Caulophyllum* hat charakteristischerweise das Gefühl von innerlichem Zittern. Die Menses werden durch Kälte plötzlich unterdrückt, es findet sich ein Herabdrängungsgefühl und ein Ziehen in der hypogastrischen Region mit schmerzhaftem Harndrang und Kopfschmerzen, was sehr charakteristisch für das Mittel ist.

Belladonna. Keine Liste von Mitteln, die die weiblichen Organe betreffen, ist möglich ohne *Belladonna*. Es hat das herabdrängende Gefühl, welches schlimmer ist, wenn man sich hinlegt und gebessert wird durch Stehen, während das Herabziehen bei *Sepia* schlimmer im Stehen ist. Die Menses von *Belladonna* sind reichlich und früh, hellrot, mit Schmerzen in Rücken und Armen. Die Dysmenorrhoe ist außerordentlich schmerzhaft und wird von schneidenden Schmerzen durch das Becken in horizontaler Richtung begleitet. Sie sind nicht umschrieben, wie bei *Sepia* und *Platina*. Die Schmerzen treten anfallsartig auf und der Blutfluß ist manchmal stinkend. Es findet sich bei *Belladonna* auch Amenorrhoe bei akuten Entzündungen der gesamten Beckenorgane. *Belladonna* ist ein wertvolles Mittel, aber es wird, wie alle Mittel, nicht helfen, wenn es nicht deutlich indiziert ist. Bei der Metritis findet man bei der Untersuchung Hitze und große Empfindlichkeit. Der Ausfluß fühlt sich heiß für die Patientin an. Bei all diesen Beschwerden besteht ein starkes Herabdrängungsgefühl, und es müssen natürlich die Allgemeinsymptome des Mittels vorhanden sein. Bei der akuten Endometritis ist es unersetzlich. Die Cervix ist geschwollen und empfindlich und es besteht ein starkes Ziehen in den Beckenorganen. Bei Lageveränderungen, besonders wenn sie jüngeren Datums sind, ist *Belladonna* ein wertvolles Mittel. Prolaps verlangt danach, Rückenschmerzen wie zerbrochen, Tenesmus der Blase und Strangurie, pulsierende Gefühle in den angeschoppten Organen. *Belladonna* ist das Hauptmittel der akuten Entzündungen der Ovarien, Ovariitis, insbesondere wenn das Peritoneum beteiligt ist. Die Schmerzen sind schwer, krampfend und ziehend, Rechtsseitigkeit ist charakteristisch bei *Belladonna*. Es findet sich große Empfindlichkeit, die geringste Erschütterung wird nicht ertragen. *Belladonna* kann mit keinem einzigen anderen Mittel in seiner Wirkung auf die weiblichen Organe verwechselt werden, wenn seine Symptome sorgfältig studiert werden, und es kann durch kein anderes Mittel ersetzt werden.

Kreosotum. Die Menses von *Kreosot* sind gewöhnlich reichlich und werden von einem Summen und Brausen im Kopf begleitet, dem ein Aufgetriebensein des Bauches vorangeht. Die Menses sind u.U. intermittierend und sind von einem Herabziehen im Rücken begleitet. Es unterscheidet sich insofern von *Sepia,* als der Blutfluß früh und reichlich ist, während der von *Sepia* spät und spärlich ist. Gewöhnlich werden die Menses von einem dunkelbraunen, stinkenden Ausfluß gefolgt. Die Leukorrhoe von *Kreosot* ist sehr charakteristisch und auf diesem Feld hat es Lorbeeren erworben. Der Ausfluß ist sehr scharf, stinkend und macht die Teile, die er berührt, wund. Er ist gelb, der Patient ist schwach, es findet sich heftiges Jucken der Vagina und ein Wundheitsgefühl und Brennen zwischen den Oberschenkeln. Die Teile schwellen an, werden heiß, hart und wund. Wenn die Leukorrhoe eine zeitlang angehalten hat, riecht sie nach grünem Getreide. Die Schärfe des Ausflusses unterscheidet *Kreosot* deutlich von *Sepia* und *Murex*. Bei Lageveränderungen ist *Kreosot* recht nützlich, besonders bei Uterusprolaps. Es findet sich ein Ziehen im Rücken und ein herabziehendes Gefühl, welches durch Bewegung gebessert wird, was es insofern von *Sepia* und *Nux vomica* unterscheidet. *Kreosot* ist ein nützliches Mittel bei Ulcerationen an den weiblichen Organen mit einem stinkenden, wundmachenden Ausfluß, mit brennenden Schmerzen, Hitze und Wundheitsgefühl.

Helonias. Es gibt zwei spezielle Indikationen für dieses Mittel bei weiblichen Beschwerden, nämlich: Atonie der Genitalorgane und ein Schmerz, der sich vom Rücken in den Uterus erstreckt. Das Schlüsselsymptom, das zu seiner Wahl führt, war immer „Bewußtsein, einen Uterus zu haben". Möglicherweise findet sich bei Uteruserkrankungen, die andere Mittel erfordern, auch ein gewisses Bewußtsein der Gebärmutter, aber hier besteht dieses Gefühl in einem Wundheitsgefühl und Gewicht in der Gebärmutter, welches ständig vorhanden ist. Es läßt überhaupt nicht nach, und es wird von einem müden, schmerzenden Gefühl im Rücken und in den Gliedmaßen begleitet. In solchen Fällen wirkt *Helonias* als ein Uterustonikum. *Helonias* ist ein nützliches Mittel bei Fluor, der dunkel, stinkend und konstant ist. Er fließt bei jeder Anstrengung. Allgemeine Schwäche ist hervorstechend und Juckreiz ist u.U. ein Begleitsymptom. Danforth betrachtet *Helonias* als am häufigsten bei Vaginitis und Vulvitis angezeigt. Die Schleimhaut ist rot und der Juckreiz ist sehr intensiv. Er benützt die 3. Trituratio. Die Menses sind zu häufig und zu stark, der Fluß ist fast passiv, dunkel, klumpig und stinkend. Abortus bei der leichtesten Überanstrengung, Sterilität infolge großer Schwäche verlangen u.U. *Helonias.* Lageveränderungen des Uterus finden ihr Mittel u.U. in *Helonias,* mit Schweregefühl im Hypogastrium, mit einem müden, ziehenden Gefühl im Rücken, welches sich bei der leichtesten Anstrengung über den ganzen Körper ausdehnt. Burnett empfiehlt hierbei *Helonias.* Die Gebärmutter scheint zu schwer, Schwäche und Anämie sind charakteristisch für dieses Mittel. Es findet sich ein atonischer Allgemeinzustand des gesamten Systems und dieses führt dazu, daß die Patienten hypochondrisch und niedergeschlagen sind. „Es paßt sowohl auf solche Frauen, die durch harte Arbeit ausgewrungen sind und auf solche, die durch Trägheit und Luxus erschöpft sind und bei denen sich in der Folge eine Atonie der Beckenorgane und Gewebe eingestellt hat" (Kinyon).

Bellis perennis ist ein nützliches Mittel für den Zustand, den Burnett als „abgearbeiteten Uterus" bezeichnet. Bei den Überarbeiteten und Abgeschafften, wo eine Stase ihren Beschwerden zugrunde liegt.

Coccus cacti ist ein Mittel bei außerordentlicher Gereiztheit der unteren Teile der Vagina, schlimmer, wenn Urin gelassen wird. Es finden sich auch Herpesbläschen auf der Haut.

Calcium carbonicum ist ein wunderbares Mittel bei Frauenerkrankungen. Wenn man eine Frau mit *Calcium carbonicum*-Konstitution hat, so werden in 9 von 10 Fällen irgendwelche Beschwerden oder Funktionsstörungen der Sexualorgane dabei sein. Reichliche Menstruation ist die Regel. Die Menstruation von *Calcium* ist abnormal, sie ist zu früh, zu stark und dauert zu lange. Die Unregelmäßigkeit der Abstände ist wichtig, denn Hahnemann stellt tatsächlich fest, daß, wenn die Menses regelmäßig sind, *Calcium* im allgemeinen nicht indiziert ist. Kalte und feuchte Füße begleiten diese Menstruation und das Temperament läßt *Calcium* von *Belladonna* und *Nux vomica* unterscheiden, welche beide frühe und reichliche Menstruation haben. Bei Amenorrhoe ist *Calcium* ein unersetzliches Mittel, besonders wenn die Menarche verspätet ist, wobei dann als Folge gewöhnlich eine Kongestion des Kopfes oder der Brust, Blutungen, nächtlicher Husten, allgemeine Anämie oder unnatürlicher Appetit auftritt. Beim Fluor ist *Calcium* von großem Wert. Hierbei muß man öfter an dieses Mittel als an irgendein anderes denken, aber die Allgemeinsymptome sind von noch größerer Wichtigkeit. Es besteht eine strumöse Veranlagung, die Drüsen sind vergrößert, Übersäurerung, kalte Füße, Morgenhunger müssen als erstes in Betracht gezogen werden. Der Fluor selbst ist milchig, manchmal reichlich, mit Jucken und Brennen. Bei der Behandlung des Fluors durch irgendein Mittel müssen selbstverständlich die Allgemeinsymptome den Hintergrund der Verschreibung abgeben, mehr als der Charakter des Ausflusses selbst.

Aletris farinosa. Ein Symptom zeichnet dieses Mittel bei Frauenerkrankungen besonders aus: „Ständig müde". Die Menses sind zu früh und reichlich mit wehenähnlichen Schmerzen. Bei Uterusverlagerungen und Ausfluß ist es ein ausgezeichnetes Mittel, wobei es durch eine außerordentliche Verstopfung indiziert wird, bei der große Anstrengung notwendig ist, um den Kot zu entleeren. Die Verdauung ist schwach. Es ist eines der bitteren Tonica und ähnelt insofern *Helonias* und *Senecio*, welches Dr. Holcombes Mittel für verspätete und verfrühte Menses war, wenn die Patientin nervös, hysterisch und schlaflos ist. Nach Hale „ist *Aletris* das *Cina* der Gebärmutterorgane. Die Patient ist müde, dumpf, schwer, unfähig, sich auf irgendetwas zu konzentrieren, Schwäche von fortgesetzter Erkrankung." Die Charakteristika von *Aletris* sind deshalb folgende: Müdigkeitsgefühl, extreme Verstopfung und Schwäche der Verdauung, begleitet von Uterusverlagerungen und Fluor.

Senecio aureus. Dieses Mittel wird fast nur bei Frauenerkrankungen angewandt und diese Anwendung ist hauptsächlich klinisch. Es hat beachtlichen Wert bei der Amenorrhoe. Dr. Holcombe empfiehlt *Senecio* C1 für eine verspätete und unterdrückte Menstruation, bei der die Patientin hysterisch, nervös und schlaflos ist. Uterusreizungen, die durch Verlagerungen, wie Prolaps und Flexion hervorgerufen wurden, und die von einer spärlichen Menstruation begleitet sind, von Schmerzen im Blasenhals, die sich bessern, wenn der Urinfluß stärker wird, wird *Senecio* gut helfen. Bei Dysmenorrhoe ist es des öfteren bewährt. Bei Prüfungen hat es Symptome hysterischer Art gezeigt, und bei seinem Einfluß auf die Schleimhäute hat es große Ähnlichkeit mit *Pulsatilla*. Es findet sich reichlicher, schleimiger Ausfluß, der öfter anstelle der Menses auftritt, und es ist von Wert bei anämischen und skrofulösen Mädchen, die eine Neigung zu Wassersucht haben.

Secale cornutum. Obwohl die Symptome von *Secale cornutum* im Hinblick auf den weiblichen Organismus nicht von größerer Wichtigkeit, als die eines halben Dutzends anderer Mittel ist, wollen wir es doch hier erwähnen. Es gibt eine Reihe von Mitteln, die bei Uterusblutungen benützt werden und *Secale* ist gewöhnlich eines, woran man denkt. Es hat einen passiven, schmerzlosen, dunklen und flüssigen Blutfluß, der sich bei Bewegung verschlimmert. Wenn dieses bei runzeligen, faltigen Frauen auftritt, die kalt sind und bei denen Ameisenlaufen vorhanden ist, ist *Secale* umso mehr indiziert. Aber bei Uterusblutungen gibt es noch andere:

Sabina hat anfallsweise, hellrote Blutung mit Schmerzen in den Gelenken, im Kreuz, mit einem Gefühl von Zerschlagensein an der Vorderseite der Schenkel (*Ipecac* mit Übelkeit).

Trillium. Aktive oder passive Blutung, gußartig bei jeder Bewegung, ein Gefühl, als ob Hüften und Rücken auseinanderfallen würden, welches durch ein enges Einschnüren gebessert wird.

Ustilago. Hellrote, teilweise klumpige Blutungen bei passiver Kongestion des Uterus, die durch eine so geringfügige Ursache, wie eine digitale Untersuchung, hervorgerufen werden. Schmerzen im linken Ovar.

Bovista. Das Blut fließt bei der geringsten Anstrengung, Menses alle zwei Wochen. Dieses und Mittel wie *Millefolium, Ferrum, Erigeron* und *Carbo vegetabilis* werden die meisten Fälle von Metrorrhagie und Menorrhagie in Ordnung bringen. Schmerzen mitten zwischen zwei Perioden oder intermenstruelle Blutungen verlangen nach *Hamamelis. Secale* hat auch noch einige andere uterine Beschwerden, z.B. Verlagerungen nach der Geburt. Bei Tumoren des Uterus ist es häufig erfolgreich gewesen, wenn die Allgemeinsymptome des Mittels zu seinem Gebrauch geführt haben.

Zincum valerianicum. Dieses ist eine glückliche Kombination von zwei wichtigen Mitteln für Frauen. Es hat Ruhelosig-

keit mit nervöser Überarbeitung durch ovarielle und Uterus-
reizung, lang anhaltende Angst und Mangel an Ruhe durch
Kinderpflege. Der Uterus ist schwer, nicht empfindlich, im
Gegensatz zu den Ovarien. Möglicherweise sind sowohl Uterus als auch Ovarien prolabiert, es findet sich ein müdes Gefühl im Gehirn, der Patient ist verwirrt und er ist ständig unter einem nervösen Streß. Es paßt bei raschen, nervösen und
unruhigen Frauen, die leicht überarbeitet sind, mit Schmerzen und Empfindlichkeit der Ovarien. Die 2. und 3. Potenz
wurden als sehr wirksam befunden.

Ferrum jodatum. Dieses Mittel ruft folgendes hervor:

1. Herabdrückende Schmerzen im Becken mit dem Gefühl,
   als ob der Uterus so weit herabgesunken sei, daß er beim
   Sitzen hochgestoßen wird.
2. Starker eitriger Ausfluß.
3. Druck auf das Rectum.
4. Menses schmerzhafter als üblich.

Das Mittel findet seinen Wirkungsbereich bei blassen, anämischen, skrofulösen Patientinnen und wurde bei vielen Ute-
rusprolapsen von hervorragender Wirkung befunden, und
das erste und dritte der genannten Symptome haben sich als
vorzüglich bei seiner Wahl erwiesen.

Fraxinus americana. Anschoppung der Beckenorgane als
Ursache von Verlagerungen mit keiner besonderen Indikation
für andere Mittel.

Furunkel

Belladonna. Am Beginn des Furunkels, wenn sich eine starke Schwellung und Röte zeigt, ist Belladonna das Mittel. Furunkel, die immer im Frühling auftreten, sind ebenfalls eine Indikation. *Arnica* ruft eine Menge Furunkel über den ganzen Körper sich ausbreitend hervor.Es beginnt mit einem Gefühl von Wundsein. Es erfolgt Eiterung, dann kommen immer wieder neue Gruppen von Furunkeln. Wenn die Furunkel nur teilweise reif werden und dann einschrumpfen, ist *Arnica* das Mittel.

Calcium picrinicum wirkt nach klinischen Erfahrungen gut bei Furunkeln.

Silicea ist ein großes Mittel bei Furunkeln, und in Verbindung mit *Hepar sulfuris* wird es bei allgemeiner Veranlagung zu Abszessen viele Fälle in Ordnung bringen. Es ist ein Mittel, um Furunkel zu verhindern. Es verursacht Entzündung des Bindegewebes und im Anschluß an den Furunkel wird sich eine harte Stelle bilden, die sich oftmals wieder entzündet. Dieses wird durch *Silicea* beseitigt.

Calcium sulfuricum ist ebenfalls ein Mittel, welches die Geschwulstbildung von Furunkeln beseitigt. *Arsenicum* und *Carbo vegetabilis* kommen bei langsam reifenden Furunkeln in Frage.

Sulfur. Dieses Mittel verursacht eine Neigung zu Furunkeln und paßt bei scrofulösen Personen.

Phytolacca soll ebenfalls bei Furunkeln helfen.

Lycopodium. Evans sagt, daß die Dreiheit der Furunkelmittel *Belladonna, Arnica,* und *Lycopodium* sei.

Berberis vulgaris befördert die Eiterung bei Furunkeln und verhindert einen Rückfall.

Anthracinum wird von Clarke bei immer wieder auftretenden Furunkeln, empfohlen, wenn sich sonst keinerlei Symptome zeigen.

Arctium lappa und *Echinacea* sind ausgezeichnete Mittel, die eine furunkulöse Veranlagung in Ordnung bringen. Bei *Echinacea* ist große Schwäche eine Indikation.

Gangrän

Arsenicum. Trockene Gangrän alter Leute, Wundheitsgefühl und Brennen, welches durch Wärme gebessert wird, Ruhelosigkeit. *Arsen* ist oft bei Lungengangrän indiziert.

Secale wird durch Wärme verschlimmert und unterscheidet sich insofern von Arsenicum.

Arsenicum hat stinkende Diarrhoe, große Schwäche, Auszehrung, abwechselnd Hitze und Kälte.

Lachesis. Gangrän nach Verletzungen. Franklin empfiehlt das Mittel sehr bei Gangrän, die infolge von Verwundungen auftritt.

Crotalus hat heiße, bläuliche, feuchte Gangrän, die Gliedmaße ist mir schwarzen Blasen bedeckt, sehr geschwollen und stinkt faulig.

Secale paßt zur Altersgangrän mit Kribbeln und Ameisenlaufen. Trockene Gangrän der Zehen. Eine Menge solcher Fälle sind durch *Secale* geheilt worden. Die Haut ist runzelig und trocken, eingeschrumpft und kalt, gefühllos, schwarz und ohne Geruch. Große Ecchymosen und Blutblasen, die gangränös werden, passen auf das Mittel.

Carbo vegetabilis. Karbunkel und Furunkel, die gangränös werden. Es fehlt die Ruhelosigkeit von *Arsenicum*, aber die befallenen Stellen haben ein purpurnes, livides Aussehen und sind eiskalt. Es paßt auch bei der feuchten Gangrän kachektischer Personen, deren Lebenskraft schwach ist. Die Absonderungen sind faul und es findet sich große Entkräftung.

Arnica ist bei Gangrän nützlich, die nach Quetschung auftritt.

Geburt

Cimicifuga. Bei drohender Fehlgeburt oder während der Geburt, wenn die Schmerzen im Bauch von einer Seite zur anderen hin und her gehen, die die Patientin zwingen, sich zusammenzukrümmen und die so schlimm sind, daß sie Ohnmacht verursachen. Der Muttermund öffnet sich nicht richtig. Bauchdeckenschmerzen während der ersten Monate der Schwangerschaft. Die Cervix ist bei der Untersuchung schmerzhaft und das Mittel erleichtert Muskelschmerzen. Falsche Wehen, »Uterusrheumatismus«. Es erleichtert die Geburt, wenn man es vorbeugend nimmt, ebenso *Caulophyllum*. Es hilft ebenso bei schmerzhaften Nachwehen.

Hamamelis zur lokalen Anwendung ist bei sochen Beschwerden ein Hilfsmittel. Ein Rettungsanker bei der Phlebitis, sei sie nun septisch oder nicht.

Aconit. Unerträgliche Schmerzen, heftig und häufig, verbunden mit Ruhelosigkeit und Angst, die Patientin glaubt, durch die Geburt sterben zu müssen. Es findet sich ein trockener, zarter, nicht dehnungsfähiger Genitaltrakt. Man verwende hier die 30. Potenz.

Caulophyllum. Wechselhaftigkeit der Schmerzen und Verzögerung sind charakteristisch für dieses Mittel. Die Schmerzen sind scharf und krampfhaft und treten in der Blase, den Leisten und den unteren Extremitäten auf. Erhebliche Uterusatonie ohne Austreibungskraft. Es paßt besonders gut bei nervösen Frauen, die unerträgliche Schmerzen haben. Spastische Schmerzen wechseln von einer Stelle zur anderen und erschöpfen die Patientin, sodaß sie kaum noch sprechen kann. Falsche Wehen während der letzten Wochen der Schwangerschaft, wofür es beinah spezifisch ist.

Gelsemium ist ein nützliches Mittel, wenn die Wehen bereits seit Stunden anhalten und der Muttermund sich kaum öffnet, sich hart und derb anfühlt. Es findet sich vollständige muskuläre Atonie, der Uterus zieht sich überhaupt nicht zusammen und daher kommt es zu keinerlei Eröffnung des Muttermundes. Das Mittel kann mit großem Nutzen bei solchen Frauen angewandt werden, die gewöhnlich schmerzhafte Entbindungen haben und hier wirkt es als Prophylaktikum. Es erleichtert die Muttermunderöffnung und den Rhythmus des Uterus. Die Wehen strahlen zum Rücken oder zur Brust aus und haben keinen Erfolg. Dr. George Royal warnt vor dem unkritischen Gebrauch des Mittels, weil es eine langsame Geburt hervorruft, bei der zum Schluß die Zange gebraucht werden muß und es zu Verletzungen kommt.

Belladonna. Kein Mittel hilft bei den gewöhnlichen Verkrampfungen des Muttermundes wie *Belladonna*. Die Wehenschmerzen kommen plötzlich und hören auf. Sie sind heftig, aber erfolglos, weil der Muttermund so spastisch ist. Das Gesicht wird rot und das Herz pocht bei jeder Wehe. Sie quält sich zu Tode wegen der Heftigkeit der Wehen. Deutliche Hitze verlangt nach *Belladonna*. Ebenso findet sich große Überempfindichkeit. Die Patientin ist gegen Geräusche, Licht und das Knarren des Bettes empfindlich.

Chamomilla. Die Schmerzen beginnen im Rücken und erstrecken sich an den inneren Seiten der Schenkel hinunter, und es findet sich erhebliche nervöse Erregung. Die Geburt scheint besonders schmerzhaft zu sein. Sie ist verdrießlich und erklärt, daß sie die Schmerzen nicht mehr aushalten will. Die Nachwehen sind schwer und der Wochenfluß ist dunkel, oftmals spärlich und manchmal unterdrückt.

Coffea muß auch bedacht werden bei nervösen, empfindlichen Patientinnen, die keine Schmerzen ertragen. Die Wehen sind heftig, ohne Erfolg.

Die *Chamomilla*-Patientin ist nervös, angespannt, überempfindlich gegen Befragungen und sehr zufrieden, wenn man solche vermeidet. Sie ist entschieden bissig.

Kalium carbonicum. Einleitende oder verfrühte Wehen, die im Rücken beginnen und dann vom Sakral- und Ischiasplexus in die Oberschenkel hinab ausstrahlen.

Nux vomica hat spastische und Wehenschmerzen, die von einem ständigen Stuhl- und Urindrang begleitet sind, was nicht so sehr vom Pressen herrührt, sondern von einem Reflex. Ohnmacht während der Schmerzen. Man wird das Temperament von *Nux* vorfinden, wenn das Mittel gut angezeigt sein soll. Die Patientin ist übersensibel, kann keine Gerüche vertragen und ist verstopft. Es findet sich auch häufig Brechreiz.

Pulsatilla. Langsame, schwache, ineffektive Wehen, die spastisch und unregelmäßig sind und Ohnmacht hervorrufen. Oftmals wird es nachlassende Wehen wieder zurückbringen, so sicher wie *Ergotamin*. Die Patientin meint, sie müsse ersticken und muß die Fenster geöffnet haben. Spärliche Lochien. Es ist eines unserer nützlichsten Mittel während des Wochenbettes. Zurückgehaltene Placenta verlangt u. U. *Pulsatilla*.

Cuprum. Nachwehen, heftige spastische Schmerzen mit Krämpfen in den unteren Extremitäten.

Secale. Verlängerte und ineffektive Wehen, Sanduhrkontraktionen bei schwachen, kachektischen Frauen. Anfälle von Ohnmacht, kleiner und unterdrückter Puls begleitet u.U. die Schmerzen.

Arnica hat Schmerzen und das Gefühl von Zerschlagenheit. Der Uterus ist sehr ermüdet, die Wehen sind heftig und ohne großen Nutzen.

Gehirnerkrankungen
(Anämie, Stauungen, Entzündungen)

Aconit folgt aktiver Hirnkongestion nach Sonnenhitze oder nach plötzlichen Gefühlserregungen. Es entspricht dem ersten Stadium einer idiopathischen Entzündung des Gehirns und ist begleitet von einem vollen, springenden Puls, großer Ruhelosigkeit, Durst, Delirium und Schwindel. Jegliches Geräusch oder Licht wird den Fall verschlimmern, und die Augen scheinen aus den Augenhöhlen zu fallen.

Belladonna hat Kongestion und cerebrale Irritation mit heißem Kopf, kalten Füßen, klopfenden Karotiden und Kopfschmerz. Es finden sich scharfe, schießende Schmerzen im Kopf, die den Patienten zum Zusammenkrümmen zwingen. Die Schmerzen sind stechend, kommen plötzlich, dauern eine zeitlang, hören plötzlich auf und können mit Erbrechen verbunden sein. Es ist das erste Medikament bei Gehirnanfällen der Kinder. Das Kind bohrt den Kopf in das Kissen, schielt und hat Krampfanfälle. Es findet sich ebenso eine Erstarrung, aus der der Patient kaum erweckt werden kann, und wenn man ihn daraus erweckt, wird er gewalttätig und delirant.

Glonoin ist dem *Belladonna* sehr ähnlich: Es führt zu großer Blutfülle des Kopfes und zu dem Gefühl, als ob der Kopf stark vergrößert sei und mit Blut angefüllt. Es verschlimmert sich durch Rückwärtsbeugen, wird durch Bewegung und durch Abdecken des Kopfes erleichtert, während *Belladonna* durch Rückwärtsbeugen und Bedecken des Kopfes gebessert und durch Bewegung verschlimmert wird.

Hyoscyamus paßt bei Gehirnentzündung mit pulsierenden Wellen durch den Kopf, die durch Schütteln des Kopfes oder durch Aufsitzen mit vorgebeugtem Kopf gebessert werden, also genau das Gegenteil von *Belladonna*.

Kalium bromatum hat ein taubes Gefühl im Kopf, welches durch Überarbeitung hervorgebracht wird.

Stramonium paßt zu Entzündungen des Gehirns mit heftigem Delirium oder epileptiformen Krämpfen. Es hat starken Schwindel und vorübergehende Erblindung. Es ist besonders nützlich bei Gehirnkomplikationen der Epilepsie.

Veratrum viride beugt der aktiven Form der Gehirnblutfülle vor.Es findet sich ein voller, springender Puls und Zeichen von Tobsucht und Krämpfen.

Ferrum. Ein sehr wertvolles Medikament für Blutleere des Gehirns. Es findet sich eine Veranlagung zu schwachen, anämischen Geräuschen in den Gefäßen des Nackens. Es scheint eine Blutfülle vorhanden zu sein, aber die Aufwallung ist schlapp und mild, und die Patienten sind in Wirklichkeit sehr schwach und anämisch.

Arsenicum ist besonders angezeigt bei Anämie des Gehirns nach Malaria oder nach zu starkem Gebrauch von Chinin. Es findet sich eine große Schwäche der Lebenskräfte, Übelkeit, Schwellen der Hände, Füße und des Gesichtes und andere *Arsenicum*-Symptome.

China. Gehirnanämie nach lange dauernden Säfteverlusten indiziert dieses Medikament.

Nux vomica. Blutleere des Gehirns als Folge lang anhaltender Überreizung durch alkoholische Getränke, geistige Überanstrengung und Ausschweifung jeder Art. Es folgt ebenso der Gehirnermüdung in der Folge von sitzender Lebensweise und Unmäßigkeit. Es findet sich der typische Kopfschmerz, die Magensymptome, der unsichere Gang und der Schwindel. Das Gedächtnis ist geschwächt und der Patient ist schlaflos.

Anacardium. Vor allem bei Gedächtnisverlust muß an dieses Mittel gedacht werden.

Opium. Dieses Mittel paßt bei passiver Gehirnblutfülle mit großer Schwere des Kopfes und Schwindel beim Aufstehen. Es verursacht einen anhaltenden Tiefschlaf, sogar Gefühllosigkeit, mit dunkelrotem Gesicht, wobei der übrige Körper kalt und blaß ist.Der Puls ist langsam und der Atem ist schnarchend. Es paßt bei Blutfülle des Gehirns, die von aus-schweifendem Leben herrührt.

Phosphorus. Blutleere des Gehirns als Folge geistiger An-strengung oder bei beginnender Tuberkulose. Es paßt ebenso bei Gehirnerweichung mit anhaltendem Kopfschmerz, Schwindel, Ameisenlaufen und Taubheit in den Gliedmaßen. Die Patienten sind schwach, müde und haben große Schwie-rigkeiten beim Gehen. Jahr empfielt es wärmstens bei derarti-gen Beschwerden.

Barium carbonicum entspricht dem vorzeitigen Verlust des Gedächtnisses und dem Kindischwerden alter Leute, allge-meine Sklerose des Gehirns mit erheblicher Reizbarkeit der Nerven. Ebenso können Gehirntumore Symptome von *Bari-um* erzeugen.

Zincum metallicum. Ein nützliches Mittel bei alten, chroni-schen Fällen von Blutleere des Gehirns, besonders wenn sie nach dem übermäßigen Gebrauch von *Brom* und *Pottasche* aufgetreten ist. Es ist ebenso ein nützliches Mittel bei Gehirn-beschwerden in der Folge von Scharlach oder sommerlichen Wetters. Wenn mehr Lähmungserscheinungen bei Gehirner-weichung vorliegen, braucht man *Zincum*.

Rhus tox. entspricht den senilen Veränderungen des Ge-hirns. Es findet sich das Gefühl von Wackeln des Gehirns, wenn man den Kopf bewegt. Ebenso finden sich lähmungsar-tige Zustände bei Gehirnerkrankungen.

Geisteskrankheiten und -störungen

Belladonna. Die drei großen Mittel aus der Familie der Nachtschattengewächse haben einen wichtigen Einfluß auf den geistigen Zustand und man muß wahrscheinlich bei geistigen Störungen wesentlich öfter an diese als andere Mittel denken. Sie sind sicherlich bei geistigen Störungen häufiger indiziert als andere Mittel. *Belladonna* ist das Mittel für den Zustand des Deliriums, und man muß es geben, wenn sich Wildheit und Ruhelosigkeit finden, sowie das Verlangen, die Kleider zu zerreißen. Der Patient springt aus dem Bett und schlägt um sich. Er erscheint erschreckt und sieht Gegenstände, wenn er die Augen schließt. Sprache und Bewegungen sind hastig. Dadurch ist es ein wertvolles Mittel bei der akuten Manie, sogar bei der höchsten Form der Manie mit starkem Blutandrang zum Kopf, Überempfindlichkeit der Sinne, wilden Augen und vergrößerten Pupillen. Solche Patienten bellen u.U. wie Hunde, sind außerordentlich heftig und kampfeslustig. Kein anderes Mittel ist öfter indiziert, und ein häufiger Fehler ist, daß man es in zu tiefer Potenz gibt. Die höheren Potenzen wirken besser und zuverlässiger. Heftigkeit ist charakteristisch, der Patient ist sehr geräuschvoll, er singt und schreit in den höchsten Tönen und flucht. Sinnestäuschungen in jeder erdenkbaren Form sind vorhanden und es paßt tatsächlich genauso zu einem Verrückten, der alle möglichen Possen reißt und lächerliche Handlungen durchführt. Butler sagt, daß die Melancholie von *Belladonna* außerordentlich tief sei, voller Furcht, die von heftigem, anfallsweisem Weinen begleitet ist.

Opium bietet gleichfalls phantastische Verrücktheiten.

Cocain hat das Gefühl, als ob Fremdkörper unter der Haut seien. In Wirklichkeit sind es jedoch Halluzinationen. Es hat auch Gehörhalluzinationen.

Hyoscyamus ist ebenfalls ein Mittel für die akute Manie mit außerordentlicher Erregung der Sinne und abnormen Antrieben. Talcott sagt, daß *Hyoscyamus* die geistige Landschaft seines Opfers in ein strahlendes und glänzendes Rot taucht, und es veranlaßt dasselbe, Lieder von Venus und Bacchus gleichzeitig in den fröhlichsten und schreiensten Tönen zu singen. Der *Hyoscyamus*-Patient bildet sich u.U. ein, daß er von einem Dämon verfolgt sei und daß irgend jemand versucht, ihm das Leben zu nehmen. Er flieht vor einem eingebildeten Feind davon. Er ist sehr geschwätzig, und wie *Lachesis* wechselt er ständig das Thema. Das Gesicht ist nur ein wenig gerötet und hat keine so heftige Kongestion wie *Belladonna*. Er sieht möglicherweise Geister und Dämonen, aber die Manie von *Hyoscyamus* ist eher eine akute, nicht entzündliche Manie.

Kalium bromatum paßt zu der akuten Manie der Kinder, wenn der Patient denkt, er soll ermordet werden, oder daß ihn irgendjemand schlagen möchte.

Camphora hat tobsüchtige Erregung und Neigung zu Selbstmord. Es ist ein ausgezeichnetes Mittel bei Erschöpfungspsychose mit tobsüchtigen Ausbrüchen, wo die Lebenskräfte auf einem Tiefpunkt angelangt sind.

Der *Hyoscyamus*-Patient handelt dumm und idiotisch. Er ist geil und unzüchtig. Er wirft die Bettdecken zur Seite und macht unzüchtige und lächerliche Gesten. Er besteht darauf, sich auszuziehen und die Genitalien zu entblößen. Nymphomanie. Es ist ein gutes Mittel für die Folgen starker Eifersucht, Furcht, enttäuschter Liebe usw.

Nux moschata hat gelegentliche Anfälle von dummem Lachen und die Wahnvorstellung, zwei Köpfe zu besitzen.

Bei *Hyoscyamus* findet sich noch eine Art von Depression mit Schwäche und Hinfälligkeit, wobei Fragen nur langsam und sinnlos beantwortet werden. Es findet sich rascher Puls, dicke Beläge auf den Zähnen, schnarchende Atmung und Herabfallen des Unterkiefers. Meistens findet sich in diesen Fällen ein sehr charakteristisches Symptom, nämlich ein ständiges Zupfen an den Bettüchern oder ein Haschen nach Gegenständen in der Luft. Ebenso findet sich das charakteristische Symptom der ständigen Angst, daß man von den Anwesenden vergiftet würde, was sich auch bei *Rhus toxicodendron* findet.

Cantharis hat schreckliche Zornausbrüche. Der Patient bellt und beißt die Umstehenden. Er wirkt sehr zerstörerisch. Der Patient ist mit Halluzinationen angefüllt und unterhält sich mit Leuten, die schon lange gestorben sind. Solche Zustände sind durch *Cantharis* heilbar, wenn sie als Folge sexueller oder Blasenerkrankungen auftreten. Es findet sich eine heftige sexuelle Erregung, die Patienten sind verzweifelte und heftige Masturbatoren. Eine Tobsucht zusammen mit diesen Symptomen paßt auf *Cantharis*.

Stramonium hat ebenso wie die vorangegangenen Mittel dieser Familie Tobsucht, die wild und außerordentlich schrecklich ist, voller Halluzinationen: Der Patient sieht Ratten, Mäuse, Schlangen und andere Tiere, die sich ihm nähern und vor denen er sich mit Schrecken zurückzieht. Er ist sehr geschwätzig, wird religiös, betet, lacht, redet irres Zeug und versucht zu entfliehen. Manchmal wird er teuflisch und hat Anfälle von Gewalt mit Verfolgungswahn. Es paßt zu vielen Phasen erotischer Tobsucht, Nymphomanie und der Sucht nach Masturbation. Das Schlüsselsymptom der Symptomatologie ist Schrecken. Es besteht ein starkes Verlangen nach Licht und Gesellschaft. Gehörhalluzinationen, er hört Musik und Menschen in fremder Sprache sprechen. Die Symptome wechseln, sind erst freudvoll und dann voller Wut. Stolz wechselt mit Trübsinn.

Veratrum album muß sorgfältig mit *Stramonium* verglichen werden. Bei ihm ist der Patient ruhelos und wild umherblickend, möglicherweise gewaltsam. Auch bei diesem Mittel findet sich viel körperliche Schwäche, verbunden mit einer kalten Körperoberfläche, kaltem Schweiß, blauen Ringen unter den Augen usw.. *Veratrum* ist ebenso indiziert bei Melancholie. Der Patient brütet vor sich hin und mißtraut einem jeden. Bei der religiösen Melancholie, bei der der Patient die meiste Zeit betet, an der Gesundung zweifelt, ebenso an seinem Seelenheil, hilft *Veratrum*. Lilienthal sagt, daß der *Veratrum*-Patient die wildesten Einfälle religiöser Enthusiasten, amouröse Prahlereien der Nymphomanie mit den schlimmsten Leidenschaften eines wütenden Dämons verbindet, wobei jedes um die Führung kämpft. Dieses zwingt den Patienten, sich zu winden und mit seinen geistigen und physischen Seelenpeinigern zu kämpfen.

Es findet sich folgende praktische Zusammenfassung: *Aconit* Angst, *Stramonium* Schrecken, *Belladonna* Heftigkeit, *Cantharis* Verrücktheit, *Veratrum* Raserei.

Aurum metallicum ist das große Mittel für die Depression mit akutem Lebensüberdruß, Verlangen nach dem Tod und einer Neigung zu Selbstmord. Diese Neigung ist hauptsächlich seelisch, der Patient übt sie selten aus, obwohl es auch vorkommt. Dr. Talcott glaubt, daß *Arsenicum* häufiger Selbstmordabsichten ausführt als *Aurum*.

Arsenicum bessert das Verlangen nach Selbsttötung, welches man bei depressiven Patienten findet. Es besteht das Gefühl der Nichtswürdigkeit und Hoffnungslosigkeit. Sie glaubt, sie habe die Zuneigung ihrer Familie verloren. Sie sei verurteilt zu ewiger Verdammnis. Das Gedächtnis ist schwach. Ärger oder Streit machen den Patienten wütend. Bei den depressiven Verstimmungen findet sich eine Neigung von Wallungen zum Kopf.

Argentum nitricum. Leichte Erregbarkeit, ständig in Eile, Irrtümer im Verständnis, hat Angst, an einer bestimmten Ecke vorbeizugehen und kann die Entfernung nicht richtig einschätzen.

Glonoin. Gut bekannte Straßen erscheinen ihm plötzlich fremd.

Sulfur. Der typische Sulfurpatient ist gereizt. Er ist ein chronischer, konstitutioneller Grübler oder so etwas wie ein „Lumpenphilosoph". Das ganze Leben ist ein Fehlschlag.

Sulfur ist bei Geisteserkrankungen häufig angezeigt. Es paßt gut zu religiöser Manie oder Melancholie. Der Patient verzweifelt an seinem Heil, aber das Heil der anderen ist ihm völlig gleichgültig. Eine egoistische Veranlagung, die wir oft in unseren Asylen finden und manchmal auch außerhalb von ihnen. Die Patienten kleiden sich in Lumpen und bilden sich ein, daß sie in glänzenden Gewändern daherkämen. Sie tragen Papierkronen mit der Majestät eines Königs, eines Prinzen oder eines Herrschers.

Sulfur ist vergeßlich und der Patient muß eine lange Zeit darüber nachdenken, wie Wörter buchstabiert werden.

Aconit, der akute *Sulfur,* ist bei der Manie so nützlich wie bei der Depression, bei der sich eine nervöse Erregung findet. Todesangst, sagt den Tag des Todes voraus, sowie Ruhelosigkeit auf Grund seelischer Angst. Es ist besonders nützlich bei plötzlich auftretenden, heftigen Fällen, besonders wenn sie abends schlimmer sind. Der Patient ist von Ängsten geplagt, er hat Angst vor der Dunkelheit und vor Geistern.

Pulsatilla. Religiöse Melancholie, Verzweiflung am ewigen Heil, ständiges Beten, faltet die Hände und sitzt wie eine Statue. Schlaflos, ruhelos, wechselnde Manie.

Anacardium orientale ist ein wertvolles Mittel bei Geisteskrankheiten. Das Leitsymptom ist das bekannte Gefühl, man habe zwei Willen, wobei der eine ihn dazu treibt etwas zu tun, was der andere verbietet. Ein anderes ist die Reizbarkeit des Patienten mit einem unwiderstehlichen Verlangen, zu schwören und zu fluchen. Dieses rührt nicht von einer niedrigen moralischen oder religiösen Erziehung her, sondern von der Geisteskrankheit, die gewöhnlich eine chronische Manie ist.

Anacardium hat Gedächtnisverlust, wofür die Droge bereits gebraucht wurde, bevor die Homöopathie die wissenschaftliche Grundlage dafür herstellte. Der Patient hat Einbildungen, daß er Stimmen hört, die von weither mit ihm sprechen, oder er hat die fixe Idee, daß er vom Teufel besessen ist, daß er doppelt sei, oder eine Frau behauptet, daß ihr Kind nicht ihr eigenes sei.

Acidum nitricum hat ebenso die Veranlagung zu schwören. Der Patient hat oftmals die Vorstellung, daß ein Teufel in ihm sei, daß Geist und Körper geteilt seien oder daß ihr Kind nicht ihr eigenes sei. Das Mittel hat eine Neigung, Selbstmord durch Erschießen herbeizuführen.

Anacardium ist ein Mittel, welches häufig bei der Melancholie verwendet wird, und sein klinischer Ruf ist ausgezeichnet. Es ist ein ausgezeichnetes Palliativum bei der Altersdemenz. Butler faßt folgendermaßen zusammen:

Antimonium crudum: verdrießlich, *Chamomilla:* mürrisch, ärgerlich, *Belladonna:* aggressiv, *Nux vomica:* ekelhaft, *Anacardium:* schlecht gelaunt. Bei chronischen Manien heilt es häufiger als irgendein anderes Mittel.

Cimicifuga ist bei Depressionen eines unserer besten Mittel. Der Patient ist schwach, depressiv, eingehüllt in eine dunkle, schwere seelische Stimmung. Argwöhnische Leute, denen die Gegenstände fremd und unnatürlich erscheinen, das Gehirn fühlt sich zu groß an. Dieses Gefühl einer Wolke von Dunkelheit, oder schreckliche Traurigkeit, die sie überkommt, ist typisch für das Mittel. Oft wird es als ein Gefühl beschrieben, als ob irgendetwas passieren müßte oder als ob man rot werden müßte. So ist es ein wichtiges Mittel bei der selbstmörderischen Depression, bei der Schwangerschaftsdepression der hysterischen, rheumatischen oder neuralgischen Patientinnen, besonders aber der Wochenbettpsychose. Halluzinationen von Ratten und Mäusen werden manchmal gesehen, und das Mittel wurde mit Erfolg beim Delirium tremens angewandt.

Calcium carbonicum. Der Patient sieht Gegenstände, wenn er die Augen schließt, die wieder verschwinden, sobald er sie aufmacht. Wie *Cimicifuga* ist er von Ängstlichkeit geprägt. Die Patientin glaubt, sie würde verrückt, oder auch, daß Leute sie beobachten würden.

*Alumina.*Depressiv, furchtsam, Angst, verrückt zu werden.

Jodum. Angst, verrückt zu werden, meidet den Arzt, hat Furcht vor Leuten, fürchtet, daß jedes Ereignis schlimm enden würde.

Calcium phosphoricum. Geistesschwäche und Masturbation bei Jungen, sowie Altersschwachensinn, wurden oft durch dieses Mittel gebessert.

Delirium bei Trinkern und von Uterusaffektionen bei rheumatischen Patientinnen erfordert oft *Cimicifuga.*

Natrium muriaticum wird bei Patienten benötigt, die melancholisch, hypochondrisch, traurig und hoffnungslos über ihre Zukunft sind, die leicht verärgert sind, und bei denen Zuspruch verschlimmert. Es findet sich Abmagerung und ein vorzeitiges Altern. Die periodisch auftretenden Beschwerden lassen an eine Malaria als Ursache denken. Überhitzung in der Sonne als auslösendes Moment sind ein hervorstechendes Symptom. Der Patient vergießt Unmengen von Tränen. Es findet sich das Symptom des ständigen Zurückkommens auf unangenehme, frühere Ereignisse und Kümmernisse. Das Gedächtnis ist schwach, die Unterhaltung zusammenhanglos, er hat Hörhalluzinationen und Täuschungen. Es findet sich Ungeschicklichkeit, wie bei *Bovista, Lachesis, Aethusa, Apis, Ignatia* und *Nux vomica.*

Pulsatilla. Mild, freundlich und tränenreich, sucht Trost. Nicht so introvertiert wie *Ignatia.*

Natrium carbonicum. Hypochondrie, verursacht durch Magenbeschwerden. *Natrium muriaticum* paßt für Patienten, die eine unerklärliche Antipathie gegen bestimmte Leute aufweisen.

Sepia ist ein weiteres Depressionsmittel. Die Patientin hat dunkle Ahnungen über ihre Erkrankung, ein schwaches Gedächtnis, das Gefühl der Hilflosigkeit, ist außerordentlich leicht erregbar und sehr schreckhaft. Hoffnungslosigkeit,

Angst, alleine zu sein, möchte Gesellschaft, aber hat eine Abneigung gegen ihre eigenen Freunde und ist gleichgültig gegen ihre Hausarbeit. Es hilft besonders bei Frauen mit Ausfluß und organischen Erkrankungen des Uterus und der Ovarien.

Stannum. Depression bei Lungenerkrankungen − ein ungewöhnlicher Zusammenhang. Veranlagung zu Tränen. Fürchtet, Schwindsucht zu bekommen.

Thuja. Eiliger Patient, Kleinigkeiten machen ihn ärgerlich, fixe Idee, zerbrechlich zu sein, wodurch er niemandem erlaubt, sich ihm zu nähern, oder er sei unter dem Einfluß von Magnetiseuren oder Spiritisten. Seele und Leib sind geteilt. Musik verursacht Weinen und Zittern der Füße.

Ignatia. Die meisten Fälle von Depression verlangen irgendwann während ihres Verlaufs *Ignatia.* Es paßt besser bei Frauen, während *Arsenicum* und *Nux vomica* mehr bei Männern angezeigt ist. Die *Ignatia*-Patientin ist melancholisch, seufzt und hat eine Neigung zum Weinen. Sie versteckt ihren Kummer, ist introvertiert, wechselhaft und still. Das Mittel ist voller Enttäuschungen und Eifersucht, und es paßt gut bei Beschwerden, die durch Furcht, Kummer, Schock oder langes Brüten über tatsächliche oder eingebildete Beschwerden entstehen. Lehnt Zuneigung ab, aber bildet sich ein, sie sei von den Freunden vernachlässigt worden. Die Patientin hat eine Neigung, über ihren Sorgen zu brüten, hat Gewissensbisse über eingebildete Verbrechen, Lärm ist ihr unerträglich und sie neigt zu fixen Ideen. Lüsternheit ist ein Symptom, das nicht übersehen werden sollte.

Acidum phosphoricum paßt in solchen Fällen, wo die Gründe der Erkrankung lange Zeit einwirken konnten. Die chronischen und langanhaltenden Folgen von Kummer eher als die akuten Formen. Typisch ist Gleichgültigkeit und Heimweh. Es findet sich keine Reizbarkeit, er ist langsam von Begriff. Er zeigt keinerlei Interesse für irgendetwas, alles ist ihm gleichgültig. Typisch ist der Verlust des Gedächtnisses.

Acidum picrinicum konkurriert mit *Acidum phosphoricum* bei der Behandlung der Dementia praecox mit völliger Entkräftung, Brennen in der Wirbelsäule, Schwäche der Beine, Schmerzen in Rücken und Hinterhaupt. Verlangen, still zu sitzen, ohne irgendein Interesse für die Umgebung.

Nux vomica paßt bei nervösen, überarbeiteten Geschäftsleuten, die viel sitzen müssen. Sie können Widerspruch nicht ertragen, sind gereizt und jähzornig, sind leicht aus der Fassung zu bringen und handeln rasch. Sie sind von launischem Temperament und haben eine große Abneigung gegen geistige Arbeit. In Fällen von hartnäckiger Melancholie und einer ablehnenden Haltung, wo der Patient alles zurückweist, was man für ihn tut, wo keinerlei Interesse an irgendetwas besteht, schlechter Mundgeruch usw., bringt *Nux vomica* oftmals beste Resultate. Die unangenehmsten Verrückten, mit reiner Widerborstigkeit, die man schlecht führen kann, die sich allem widersetzen, sind *Nux vomica*-Patienten. Hypochondrie von ständig sitzender Tätigkeit wird von diesem Mittel gut gedeckt.

Lycopodium hat Stumpfsinn. Der Patient ist melancholisch und hypochondrisch, was meistens auf Verdauungs- und Leberbeschwerden beruht.

Der *Nux*-Patient ist übersensibel, jedes harmlose Wort beleidigt oder das kleinste Geräusch erschreckt ihn. Er ist ängstlich und „außer sich".

Cannabis indica. Dieses Mittel produziert wunderbare, kaleidoskopartige Visionen und Illusionen in Bezug auf Zeit und Raum. Eine Minute erscheint wie tausend Jahre und ein Ding in der Nähe erscheint kilometerweit entfernt. Er meint, er würde aufschwellen und der Körper würde wachsen, er hört zahllose Glocken läuten, eine Menge Bilder tauchen auf und er glaubt, irgend jemand anderes zu sein. Stimmen kommen aus großer Entfernung und scheinen ihn zu verzaubern.

Lachesis. Die Schlangengifte verursachen alle eine vergiftete Seele. Bei *Lachesis* findet sich große Geschwätzigkeit, der

Patient springt von einem Thema zum anderen, er ist eifersüchtig, fürchtet, vergiftet zu werden und verweigert sowohl Medizin als auch Nahrung. Er muß darüber nachdenken, wie man die Wörter buchstabiert. Murmelndes Delier, herabfallen des Unterkiefers und Wahnvorstellungen, z.B. die Einbildung, er sei unter der Kontrolle eines Übermenschen oder er sei gestorben. Melancholie in der Lebensmitte, Verfolgungswahn, schlimmer nach Schlaf. Neurasthenie.

Agaricus. Bedrohliche Raserei, die den Patienten veranlaßt, sich oder andere anzugreifen. Unzusammenhängendes Reden, Wahnvorstellungen von Macht und persönlicher Wichtigkeit, es findet sich oftmals eine Zittrigkeit, die den Patienten quält. Manie, die mit Chorea vergesellschaftet ist.

Platina. Der stolze, egoistische geistige Zustand dieses Mittels ist gut bekannt. Die Patientin hat Illusionen, alles scheint sowohl körperlich als auch geistig unter ihr zu stehen und sie sieht auf jedermann mit Verachtung herab. Gegenstände erscheinen kleiner oder fremd, es findet sich Gleichgültigkeit, alles erscheint zu eng, es findet sich große Furcht vor dem Tod, der nahe bevor zu stehen scheint. Es ist ein nützliches Mittel bei der hysterischen Manie, wo alles schrecklich zu sein scheint und alle ernsten Gedanken unangenehm sind.

Palladium. Musik erregt, fühlt sich ständig vernachlässigt und schimpft ständig. Frauen mit Neigung zu Nymphomanie und Reizung der Genitalien indizieren *Platina.*

Baptisia wird bei Geisteserkrankungen selten gebraucht. Sein Feld ist der Typhus, wo es durch geistige Verwirrung indiziert ist. Es besteht Ruhelosigkeit und Gestörtsein. Der Patient kann nicht schlafen, er denkt doppelt zu sein oder in Stücken umhergestreut. Er muß sich bewegen, um seine Teile wieder zusammenzusuchen. Dies sind die geistigen Charakteristika von *Baptisia* und zusammen mit der Schwäche und anderen Symptomen von Typhus sind sie bei dieser Erkrankung indiziert. Bei gefährlichen Formen von Melancholie mit Stumpfsinn, in Verbindung mit typhösem Fieber, ist es das beste Mittel.

Chamomilla. Dieses Mittel ist von großem Nutzen bei Gemütserkrankungen, bei denen Überempfindlichkeit und eine bissige Reizbarkeit besteht. Sowohl Kinder als auch Erwachsene sind besonders empfindlich gegen Schmerz, sie sind bissig, kurz und unhöflich infolge von Ärger.

Staphisagria. Beschwerden nach Ärger, Stolz und Neid.

Colocynthis. Kolik und Ärger.

Bryonia. Magen-Darmsymptome nach Ärger. Apathie, Reizbarkeit, Hartnäckigkeit und Jähzorn.

Arsenicum. Nützlich bei depressiven Delirien, Angst vor dem Tod, Angst beim Alleinsein, mit starken Selbstmordtendenzen. Man sieht Geister und Würmer, die im Bett umherkriechen. Es bessert den Hang bei Geisteskranken, sich selbst zu verstümmeln, indem sie an der Haut reißen, bis sie wund ist, Fingernägelkauen usw.. Erschöpfende Geisteskrankheit und akute, deliröse Manie mit typhoiden Symptomen und rapider Erschöpfung. Akute Melancholie und besonders ruhelose Melancholie passen zu *Arsenicum.* Ruhelosigkeit, Durst, physische Erschöpfung und mitternächtliche Verschlimmerung.

Silicea. Bei diesem Mittel findet sich Erethismus verbunden mit Erschöpfung.

Gelbfieber

Aconit. Fast alle Autoritäten empfehlen dieses Mittel in den frühen Stadien des Gelbfiebers, wenn hohes Fieber besteht. Frostigkeit und trockene Haut, springender Puls und die charakteristischen geistigen Symptome sind bei dieser Erkrankung meistens vorhanden. Es wird den Fiebersturm bald beruhigen, wenn er vorhanden ist.

Gelsemium ist ein Mittel am Beginn der Erkrankung, wenn der Patient apathisch und dumpf ist, und *Belladonna* und *Bryonia* können auch im ersten Stadium in Frage kommen. Sehr oft ist auch *Kampfer* mit seiner Kälte und seiner Kollapstendenz das Mittel. Das Erbrechen in den ersten Stadien ist oftmals durch *Ipecac* zu bessern.

Arsenicum kommt meistens beim 2. und 3. Stadium infrage, und es ist eines der wichtigsten Mittel bei dieser Erkrankung. Der Patient hat anhaltende Übelkeit und Erbrechen, und das Erbrochene besteht aus Galle oder Schleim, der mit schwarzen oder blutigen Streifen bedeckt ist. Das Gesicht ist gelb und der Puls klein, schwach und zitternd. Es finden sich Brennen in der Präcordialgegend und intensiver, brennender Durst, natürlich nur nach kleinen Mengen Wasser. Bei diesen Symptomen findet sich kein besseres Mittel als *Arsenicum*. Es wird oftmals für die gesamte Heilung ausreichen.

Lachesis wurde mit sehr befriedigenden Resultaten beim Gelbfieber angewandt, besonders wenn Erbrechen vorhanden ist, Empfindlichkeit des Bauches, braune Zunge, Delirien, langsame Sprache, Übelkeit, stinkende Absonderungen und schwarzer Urin. Es paßt bei Nervenvergiftung und übel aussehenden Fällen.

Acidum sulfuricum ist ein nützliches Mittel bei schwarz aussehenden Blutungen, starkem Schweiß mit Erschöpfung, stinkenden Stühlen und verminderter Urinsekretion.

Argentum nitricum ist eines der besten Mittel bei dieser Erkrankung. Es paßt besonders, wenn der Patient absinkt und das Erbrechen immer schlimmer wird.

Phosphorus. Mit seinen Blutungen, seiner Gelbsucht und anderen Symptomen ist es bestimmten Formen sehr ähnlich. Es wurde bei einer Epidemie in Rio de Janeiro mit Erfolg angewandt.

Crotalus produziert das vollständige Bild des Gelbfiebers, und es paßt im Stadium des schwarzen Erbrechens und der Blutvergiftung. Es findet sich ein schwaches Delier, gelbe Haut und Absonderung von Blut aus jeder Körperöffnung, sogar blutiger Schweiß findet sich manchmal. Die gelbe Haut, die von diesem Mittel hervorgerufen wird, ist charakteristisch und zeigt eher eine Blutvergiftung als eine Gelbsucht an. *Cadmium sulfuricum* hat auch schwarzes Erbrechen, und man sollte es bei dieser Erkrankung durchaus in Erwägung ziehen.

Carbo vegetabilis wurde als ein Präventivmittel für das Gelbfieber angesehen. Hering sagt, daß dieses Mittel mehr als irgendein anderes zur Totalität des Gelbfiebers paßt. Es paßt auf das 3. Stadium, wo es Kollaps, Kälte, außerordentlich stinkende Absonderungen und große Schwäche der Lebenskräfte zeigt.

Gonorrhoe

Aconit entspricht dem akuten Stadium, wenn der Urin heiß, brennend und spärlich ist und mit Schwierigkeit entleert wird, indem es die ersten Symptome der Entzündung und des Ausflusses lindert, als da sind Trockenheit, krabbelndes Gefühl in der Urethra, Meatus rot und geschwollen und die Ängstlichkeit, die sich oftmals bei dieser Krankheit zeigt. Noch hat der Ausfluß keine Farbe. Ebenso ist es ein nützliches Mittel bei Chordea. Der Autor hat *Aconitin* beim entzündlichen Stadium der Urethritis mit Erfolg gebraucht, aber er kann nicht sagen, daß es besser sei als *Aconit*.

Gelsemium ist ein anderes Mittel, welches man am Beginn der entzündlichen Gonorrhoe benutzen kann. Es ist fast entgegengesetzt dem *Aconit*. Man findet erhebliches Wundheitsgefühl der Urethra mit Brennen entlang derselben und leichten Ausfluß. Es hilft ebenso bei der Epididymitis und beim Tripperrheumatismus.

Atropin in der 6. Potenz wird als eines der besten Mittel bei den akuten Symptomen der gonorrhoeischen Urethritis empfohlen. Eine umfassende Erfahrung hat den Verfasser überzeugt, daß homöopathische Medikamente am Beginn der Gonorhoe wesentlich besser helfen, als die Jagd nach den Gonokokken mit den angegebenen keimtötenden Injektionen. (Es ist fragwürdig, ob diese Auskunft in der heutigen antibiotischen Ära noch gültig ist. Vorerst empfehlen die meisten derzeitigen homöopathischen Autoritäten die initiale Behandlung der Gonorrhoe mit einem Antibiotikum, um danach erst eine konstitutionelle Behandlung anzuschließen. D. Übers.).

Cannabis sativa ist das favorisierte Mittel der homöopathischen Schule, obwohl es erhebliche Unterschiede in der Meinung über seinen wirklichen Wert gibt. Es kommt nach *Aconit*, wenn die Krankheit sich lokalisiert hat, was durch den eitrigen Ausfluß, das heftige Brennen und die Empfindlichkeit beim Urinieren angezeigt wird. Die Glans penis ist dunkelrot und geschwollen, Cordee ist meistens vorhanden, und was noch schmerzhafter ist, ist eine krampfhafte Zusammenzeihung des Blasenschließmuskels während des Urinierens. Berjeau betrachtet dieses Mittel als wertlos bei der Gonorrhoe, aber spätere Autoritäten habe es als sehr nützlich befunden und betrachteten es als wichtiges Mittel, wenn es sorgfältig verschrieben wurde. Anfangs war es Sitte, das Mittel als Tinktur zu verschreiben und man wird sehen, daß diejenigen, die das Mittel verdammen und von der homöopathischen Behandlung enttäuscht waren, diejenigen waren, die die Krankheit nicht homöopathisch behandelt haben. Die Dosis hat hier eine große Bedeutung für die Homöopathizität der Behandlung, indem wir keine physiologische Wirkung des Mittels finden, sondern eine homöopathische Wirkung. Deshalb hat das Mittel in der Tinktur Symptome produziert, die der Urethritis ähnelten. Wenn man jedoch einen heilsamen Effekt haben will, so muß man es in homöopathischer Dosierung geben. Frost empfiehlt das Mittel in der 3. und 6. Potenz, und viele andere haben die Richtigkeit dieser Beobachtung bestätigt. Wenn man es in dieser Dosierung sorgfältig verordnet, wird man finden, daß es den Schmerz und die Absonderung bald bessert. Man muß im Bewußtsein haben, daß die Fälle, die dieses Mittel verlangen, weniger heftigen Ausfluß haben, als diejenigen, die *Argentum nitricum* verlangen.

Petroselinum ist nützlich in Fällen, in denen ein plötzlicher Harndrang besteht und der Schmerz zur Peniswurzel hin ausstrahlt. Es findet sich ein intensives Jucken in der Urethra, sodaß sie gerieben werden muß.

Cannabis indica ist ein nützliches Mittel, wo die Chordee deutlich ist, und wo sich schmerzhafte Erektionen und Priapismus zeigen.

Pulsatilla hat reife Gonorrhoe ohne viel Schmerzen, aber dicken, schleimig-eitrigen Ausfluß, der gelb oder gelblichgrünlich ist. Es findet sich ein gewisser Schmerz in den Lenden, der von einer Seite zur anderen geht. Es ist ein wertvolles

Mittel, wenn der Ausfluß unterdrückt worden ist und Orchitis gefolgt ist. Dabei wird es oftmals den Ausfluß wieder herstellen und die Schwellung der Hoden zurückbringen.

Argentum nitricum hat dicken, gelben, eitrigen Ausfluß, Wundheit und Schwellung der Urethra und sexuelle Träume mit Ergüssen. Es ist nützlich bei der Chordee, wenn die Urethra in Knoten aufgereiht zu sein scheint, schlimmer nachts.

Mercurius. Bayes findet, daß im ersten Stadium der unkomplizierten Gonorrhoe kein besseres Simile existiert, auch kein besseres oder wirksameres Mittel als *Mercurius solubiles*. Es ist ein vorzügliches Mittel für die entzündlichen Symptome, wie Chordee, und besonders Paraphimose, Phimose und entzündete Vorhaut. Der Ausfluß ist grünlich. Es ähnelt *Mercurius corrosivus*. Der Ausfluß ist grün und eitrig, schlimmer nachts, der Meatus ist rot und die Blase hat heftige Krämpfe.

Cantharis. Heftige sexuelle Erregung zeichnet dieses Mittel aus. Eine starke Reizung mit anhaltenden Erektionen, die das Urinieren verhindern. Die Schmerzen sind brennend und grabend, der Ausfluß ist eitrig und auch blutig. Es ist das beste Mittel, wenn die Krankheit durch intrauretrale Injektionen bis in die Blase vorgedrungen ist. Heftiger und anhaltender Tenesmus ist ein Schlüsselsymptom.

Capsicum. Gonorrhoe bei fetten Personen, die indolent sind und von schwacher Faser, mit feinen, stechenden Schmerzen am Meatus urinarius.

Copaiva. Brennen an Blasenhals und Urethra, heftige Dysurie, ständiger Harndrang, der Urin riecht nach Veilchen. Hämaturie. Ausfluß gelblich, eitrig, wundmachend und milchig. Wenn die Beschwerden von Nesselausschlag begleitet sind, ist das Mittel gut angezeigt.

Cubeba. Schneiden und Zusammenziehen nach dem Urinieren. Der Patient uriniert alle 10 oder 15 Minuten. Schmerzhafter Tenesmus, klebriger Ausfluß, entzündete Prostata und Uringeruch nach Veilchen sind ebenso Symptome von *Cubeba*.

Thuja ist ein wertvolles Mittel bei hartnäckigen Fällen mit Prostatabeteiligung. In Fällen anhaltender oder oftmals wiederholter Attakten der Gonorrhoe, oder bei einer Gonorrhoe, die durch Injektionen unterdrückt wurde. (Bei den hier immer wieder erwähnten Injektionen handelt es sich um solche, die zu der damaligen Zeit direkt in die Harnröhren als lokale Maßnahme gegeben wurden. Es sind keinesfalls intramuskuläre Injektionen von Antibiotika gemeint. Möglicherweise ist jedoch die Unterdrückung durch Antibiotika ebenso zu bewerten. D. Übers.).

Die Beschwerden werden durch Orchitis und Rheumatismus kompliziert, und gewöhnlich finden sich Feigwarzen oder Condylome, die die sykotische Dyskrasie von *Thuja* besonders hervorheben. Bei diesem Mittel findet sich ein ständiger Harndrang und der Urin brennt. Es findet sich ein dünner, grünlicher Ausfluß.

Digitalis. Brennen in der Urethra, eitriger, hellgelber Ausfluß und Entzündung der Glans penis.

Natrium sulfuricum ist ebenfalls ein sykotisches Mittel mit Condylomen usw.

Sepia. Hughes empfielt dieses Mittel als eines der besten bei der Gonorrhoe der Frauen, wenn die akuten Symptome vorbei sind und Raue findet es häufig indiziert.

Tussilago hat ausgezeichnete klinische Berichte bei Gonorrhoe, aber es gibt keine charakteristischen Inikationen.

Agnus castus ist ebenfalls nützlich, wenn die akuten Symptome vorbei sind. Es ist im Gegensatz zu *Cantharis* durch die Abwesenheit von sexuellem Verlangen gekennzeichnet und hat gelben, eitrigen Ausfluß.

Sulfur wird im allgemeinen in Fällen von skrofulöser und psorischer Veranlagung gegeben. Man muß hier zunächst einmal die Allgemeinsymptome beachten, obwohl das Mittel

einige Lokalsymptome hat, wie Brennen und Wundschmerz
während des Urinierens und Phimose, welche uns dazu führen, es zu benutzen. Kafka empfiehlt es am Anfang und sagt,
daß bei seinem Gebrauch die Krankheit niemals einen hohen
Grad von Heftigkeit erreicht.

Grippe

Gesemium paßt am Beginn der Erkrankung, wenn der Patient schwach, müde und Schmerzen am ganzen Körper hat. Es erleichtert sehr rasch die intensiven Schmerzen und das Wundheitsgefühl der Muskeln. Es besteht ständiges Frieren und der Patient sitzt am Feuer. Das Fieber ist weniger hoch als bie *Aconit*, der Husten ist hart und schmerzhaft. Es finden sich Anfälle von Niesen mit einem wundmachenden Schnupfen, große Starrheit und Müdigkeit. Ein umfangreiches Experient mit diesem Mittel wurde bei der großen Epidemie von 1918 gemacht und bewies seinen Nutzen. Einfache Fälle werden rasch kuriert. Nur die Fälle, die durch die anfängliche Behandlung mit Aspirin kompliziert wurden, hatten schwierigere Verläufe.

Aconit hilft manchmal bei Kindern besser, aber es wird niemals so deutlich bei der echten Grippe helfen. Man muß es natürlich verschreiben, wenn es indiziert ist. Möglicherweise wird es den Fall mildern und mäßigen, aber seine Wirkung ist hier nicht so rasch, als bei einfachen Fiebern, da wir hier eine tiefer sitzende Erkrankung vor uns haben.

Baptisia. Die gastrointestinale Form der Grippe macht unter Umständen dieses Mittel notwendig, besonders wenn faulige, durchfällige Stühle vorhanden sind. Clarke betrachtet dieses Mittel als beinahe spezifisch bei dieser Erkrankung. Er zieht die 30. Potenz vor. Hughes empfiehlt es ebenfalls, aber er benutzt die 1. und 2. Potenz, die anscheinend eine höhere Bestätigung ihrer Wirksamkeit erfahren hat.

Eupatorium perfoliatum hat große Schmerzen und Zerschlagenheit im ganzen Körper. Heiserkeit und Husten mit starkem Wundheitsgefühl im Rachen und in den oberen Atemwegen. Schnupfen mit Durst, das Trinken verursacht Erbrechen. Der Husten ist erschütternd und verursacht Schmerzen in Kopf und Brust, und der Patient hält, wie bei

Drosera, mit beiden Händen den Brustkorb fest. Das Gefühl von zerbrochenen Knochen ist typisch für das Mittel. Wenn man zu diesen Symptomen noch Gallenstörungen hinzufügt, ist es noch besser indiziert. Viele Ärzte verlassen sich auf dieses Mittel lediglich am Beginn der Grippe.

Sabadilla. Niesen ist das besondere Schlüsselsymptom dieses Mittels. Niesen und Tränenfluß an der frischen Luft. Der Hals ist geschwollen und der Schmerz ist schlimmer beim Leerschlucken. Das Niesen ist sehr heftig und schüttelt den ganzen Körper durch. Frostschauer mit Gänsehaut und aufwärtskriechenden Frösten sind hervorstechende Symptome. Stirnkopfschmerz, Trockenheit des Mundes ohne Durst, Husten, der sich beim Niederlegen verschlimmert, sind zusätzliche Symptome. Es paßt gut bei vielen Fällen der katarrhalischen Form von Grippe. Andere Mittel mit Niesen sind *Cyclamen* und *Euphorbia.*

Arsenicum paßt zur typischen Form der Influenza. Es deckt mehr Phasen von Grippe, als irgendein anderes Mittel. Hughes glaubt, daß es einen Anfall rasch kupiert, besonders wenn reichlicher Fluß besteht. Hinfälligkeit und anfallsweiser Schnupfen. Seine Periodizität macht es für Epidemien passend und es entspricht den frühen Symptomen, wenn die Infektion in den oberen Teilen der Atemwege sitzt. Die brennende Trockenheit und der reichliche, wäßrige und wundmachende Schnupfen sowie die Beteiligung der Conjunktiven sind unverwechselbare Indikationen. Mattigkeit und Entkräftung sind hervorstechende Symptome.

Arsenicum jodatum. Frösteln, Hitzewellen und heftig fließender Schnupfen, die Absonderungen sind reizend und wundmachend, Niesen und Hinfälligkeit. Es entspricht der echten Influenza und wird von Hale bestens empfohlen.

Sanguinaria nitrica ist besonders wertvoll, wenn Trachea und Rachen angegriffen sind.

Phytolacca ist spezifisch, wenn der Hals entzündet und fleckig ist, mit sehr harten, empfindlichen Drüsen.

Dulcamara ist eines unserer besten Mittel bei der akuten Form. Die Augen sind befallen, der Hals ist wund und der Husten schmerzt wegen der Empfindlichkeit der Muskeln. Es wird durch feuchtes, kaltwerdendes Wetter hervorgerufen, was eine zusätzliche Indiaktion ist.

Bryonia. Hier sind die Schmerzen hauptsächlich im Bronchialbereich und sitzen tiefer.

Phosphorus ist möglicherweise angezeigt, wenn die Beschwerden in der Brust abwärts steigen. Es ist ein gutes Mittel für die Schwäche, die nach der Grippe bleibt, und es ist gewöhnlich nur für die rein nervösen Patienten angezeigt. Es ist ein großes Nachgrippetonikum.

Rhus toxicodendron hat Influenza mit starken Schmerzen in allen Knochen, Niesen und Husten. Der Husten ist am Abend schlimmer und wird durch ein Kitzeln hinter dem oberen Teil des Sternums hervorgerufen. Es ist besonders nützlich in Fällen, die nach Durchnässung entstanden sind. Es findet sich erhebliche Schwäche und Depression, der Patient hat möglicherweise Symptome, die in Richtung eines Typhusfiebers verdächtig sind, z. B. eine brennende Zunge, Starrheit und Delirium. Erhebliche Schmerzen, nächtliche Ruhelosigkeit sind die Schlüsselsymptome.

Causticum hat wie *Rhus* und *Eupatorium* Müdigkeit, Wundheitsgefühl, Zerschlagenheit über dem ganzen Körper und Wundheitsgefühl in der Brust bei Husten, aber es hat zusätzlich unwillkürlichen Urinabgang beim Husten.

Allium cepa. Reichlicher katarrhalischer Schnupfen, die Nase ist nicht verstopft und es findet sich Niesen, Reizhusten, das Gesicht ist geschwollen und sieht entzündet aus.

Camphora ist oftmals ausreichend, um am Beginn die Erkrankung zu kupieren, oder zumindest die Schwere derselben zu mindern.

Sticta hat Nasenkatarrh, Kopfschmerzen, Durst, nächtlichen Auswurf, reichlich wäßrige Augen, laufende Nase,

Heiserkeit der Stimme, Stirnkopfschmerz und Depression
des gesamten Organismus. Skrofulöse Patienten, die von
Grippe befallen werden. Dr. Fornias sagt, daß es kein besseres Mittel für den unaufhörlichen, zermürbenden, quälenden Husten dieser Sorte von Patienten gibt.

Tuberculinum ist ein ausgezeichnetes Vorbeugunsmittel
gegen die ständig wiederkehrenden Rückfälle von Grippe
bei solchen, die jährlich davon befallen werden.

Bemerkung: Diejenigen, die während der großen Epidemien durch die Indikationen der vorangegangenen Ausgaben des Buches geleitet worden sind, haben dieselben weit-
gehend bestätigt, sodaß nur geringfügige Änderungen notwendig waren.

Haarausfall (Alopecie)

Natrium muriaticum hat leichtes Ausfallen der Haare. Es fällt aus, wenn man es berührt oder es kämmt. Dieses kann man oft bei stillenden Frauen bemerken. *Carbo vegetabilis* hat Haarausfall nach Entbindung oder schwerer Erkrankung.

Sepia hat Haarausfall nach chronischen Kopfschmerzen.

Phosphorus. Kahle Stellen auf dem Haupt, trocken und schuppig, sind charakteristisch für *Phosphor*. Kopfschuppen, Haarwurzeln werden grau und das Haar fällt in Büscheln aus. *Graphites* heilt kahle Stellen an der Seite des Kopfes. Der Kopf schwitzt leicht. Es ist das wichtigste Mittel bei der Alopecia areata.

Acidum phosphoricum. Haarausfall von allgemeiner Schwäche.

Acidum fluoricum. Haarausfall durch Syphilis, es ist hier das spezifische Mittel.

Arsenicum. Kahle Stellen am vorderen Kopf, der Kopf ist mit trockenen Schuppen bedeckt.

Vinca minor. Haarausfall mit viel Jucken der Kopfhaut.

Hämorrhoiden

Aesculus paßt besonders bei Hämorrhoiden, die durch eine Pfortaderstauung entstehen und durch Blutüberfülle des Abdomens. Sie bluten oder auch nicht, aber es besteht ein Gefühl, als ob im Rectum Splitter oder Stöcke seien. Das Mittel verursacht viele Lebersymptome und Hämorrhoiden bei den Prüfern. Ein anderes Symptom ist Schmerz im Lumbalbereich, hervortretende purpurrote Hämorrhoiden mit schweren Schmerzen in Sacrum und Kreuz, sowie Völlegefühl in der Lebergegend. Trokkenheit, Brennen und Jucken sind gute Indikationen. Hughes zieht *Nux vomica und Sulfur* bei Hämorrhoiden vor, die auf einer Stauung des Pfortadersystems beruhen.

Pulsatilla ist nach *Aesculus* eines unserer besten Mittel bei Hämorrhoiden. Passive Stauung und Verdauungsbeschwerden sind Schlüsselsymptome. Blinde Hämmorrhoiden, Hämorrhoiden, die leicht bluten. Es hilft am besten in höheren Potenzen. Hämorrhoiden von chronischer Obstipation werden durch *Aesculus* geheilt.

Collinsonia. Burt sagt, daß bei hartnäckigen Fällen von Hämorrhoiden kein Mittel dem *Collinsonia* gleicht, wenn sie beinah andauernd bluten und er empfielt die Tinctur. Es ist von besonderem Nutzen bei Frauen mit Untätigkeit des Rectums und mit einer Tendenz zu Stauungen in den Beckenorganen. Es paßt für Schwangere, die an Hämorrhoiden leiden, und Juckreiz ist ein hervorstechendes Symptom. Ein Gefühl von Stöcken im Rectum ist ein Hauptsymptom mit Verstopfung durch Trägheit des Enddarms. Besonders nützlich ist es bei Herzbeschwerden, die von einer Unterdrückung der gewöhnlichen Hämorrhoidalblutungen herrühren. Es ist dem *Nux* etwas ähnlich, aber es ist wesenlich wirksamer.

Ignatia hat Hämorrhoiden, die durch scharfe, stechende Schmerzen charakterisiert sind, die das Rectum hinauf ausstrahlen.

Hamamelis wird von Hughes als eines der besten Mittel bei Hämorrhoiden betrachtet, und die klinische Erfahrung bestätigt dieses durchaus. Es finden sich blutende Hämorrhoiden, die Blutmenge ist ziemlich reichlich und das haptsächliche Charakteristikum ist starkes Wundheitsgefühl. Hughes empfiehlt die 2. Potenz und die Erfahrung zeigt, daß die äußere Anwendung von *Hamamelis*-Extrakt, sowohl heiß als auch kalt, rasch die Entzündung und das Wundgefühl bessert.

Sulfur hat Verstopfung und Jucken am Anus, schlimmer nachts, was als Schlüsselsymptom für seinen Gebrauch angesehen werden kann.

Aloe ist ein sehr nützliches Hämorrhoidenmittel. Es paßt dann, wenn die Hämorrhoiden wie Weintrauben hervortreten. Sie bluten oftmals und reichlich und werden durch Anwendung von kaltem Wasser sehr gebessert. Es findet sich ein starkes Brennen am After, die Därme fühlen sich wie zerkratzt an. Es besteht eine Neigung zu Durchfall mit dem wohlbekannten Gefühl des »nicht fertig sein« im Enddarm. Diese Neigung zu Diarrhoe wird es von *Collinsonia* unterscheiden, welches eine Neigung zu Verstopfung hat.

Rathania hat Brennen am After und Hervortreten von Hämorrhoiden nach einem harten Stuhl. Charakteristisch ist Brennen, Risse am After, starke Schmerzhaftigkeit und Empfindlichkeit des Rectums.

Capsium hat blutende Hämorrhoiden mit brennenden Schmerzen, Jucken, Brennen und Stechen während des Stuhls, sind charakteristisch.

Nux vomica hilft, wenn die Hämorrhoiden groß und blind sind, brennen, stechen und ein Zusammenschnürungsgefühl im Rectum hervorrufen, zusätzlich mit einem Schmerz im Kreuz, wie abgebrochen. Besonders, wenn sie durch sitzende Lebensweise und Mißbrauch von Stimulantien hervorgerufen wurden, ist *Nux vomica* ein sicheres Mittel. Juckende Hämorrhoiden, die den Leidenden nachts wach halten, und die durch kaltes Wasser gebessert werden, oder blutende Hämorrhoiden mit einem ständigen Stuhldrang und dem Gefühl, als ob der Darm nicht leer sei, sind weitere Symptome.

Arsenicum. Bläuliche Hämorrhoiden mit brennenden Schmerzen, Schwäche und Hinfälligkeit.

Acidum muriaticum. Große Empfindlichkeit des Anus, erträgt nicht das weichste Toilettenpapier. Die Hämorrhoiden sind so wund und empfindlich, daß die geringste Berührung unerträglich ist. Hämorrhoiden der alten Leute.

Graphites. Hämorrhoiden mit Brennen und Stechen, der After ist wund, Verschlimmerung durch Sitzen. Das Rectum scheint seine Kontraktionsfähigkeit verloren zu haben und die Varizen treten hervor.

Lycopodium ist ein nützliches Mittel bei Hämorrhoiden, die nicht reifen, die als harte bläuliche Klumpen bestehen bleiben, ebenso bei blutenden Hämorrhoiden, die große Mengen von Blut enthalten.

Sepia. Hämorrhoiden durch verlangsamte Phortaderzirkulation. Blutende Hämorrhoiden mit einem Völlegefühl im Rectum, Heraussickern von Feuchtigkeit mit großer Wundheit.

Sulfur paßt auf Beschwerden, die Hämorrhoiden hervorrufen und auf Erkrankungen, die durch Unterdrückung der Hämorrhoidalblutung entstehen, welches ein Völlegefühl im Kopf und ein Unwohlsein der Leber hervorruft. Es besteht Verstopfung, Stuhldrang und Jucken am Anus. Jousset versichert, daß *Nux* und *Sulfur* die hervorragendsten Medikamente bei Hämorrhoiden sind.

Acidum sulfurium. Die Hämorrhoiden brennen und füllen das Rectum.

Verbascum thapsus. Dr. Jons empfielt die folgenden Symptome als vertrauenswürdig: Entzündete und sehr schmerzhafte Hämorrhoiden, spärliche Entleerung des Stuhls in kleinen, harten Bällchen wie Schafkot, mit starkem Pressen. Häufige oder reichliche Urinentleerung.

Petroselineum wird von Gilchrist als wertvolles Mittel angegeben, wenn starkes Jucken vorhanden ist.

Halsschmerzen

(siehe auch Tonsillitis)

Belladonna ist das Mittel, das vielfach bei Halsschmerzen hilft und das oft verschrieben wird. Aber seine Symptome müssen sorgfältig beachtet werden, um gute Resultate zu erzielen. Es ist durch große Trockenheit und leuchtende Röte des Halses gekennzeichnet. Der Hals erscheint glänzend, der Rachen ist entzündet, die Mandeln sind geschwollen und vergrößert, schlimmer auf der rechten Seite. Ständiges Verlangen zu schlucken. Es findet sich ein Zusammenziehungsgefühl im Hals, das schlimmer wird, wenn man Getränke schluckt, und sogar feste Speisen werden durch die Nase entleert. Schlucken ist sehr schmerzhaft und es besteht eine Überempfindlichkeit des Rachens. Halsschmerzen katarrhalischen Ursprungs, rasch fortschreitend, mit Trockenheit als dem Hauptsymptom, werden durch *Belladonna* gebessert. Es besteht bei diesen Halsschmerzen eine große Abneigung gegen das Trinken.

Cistus canadensis hat große Trockenheit des Halses. Er ist so trocken, daß das Gefühl von Sand im Hals entsteht, und der Patient häufig trinken muß, um die Teile zu befeuchten.

Wytehia hat große Trockenheit in Pharynx und in den hinteren Nasenbereichen, eine verlängerte Uvula und Brennen der Epiglottis.

Mercurius. Alle Verbindungen von *Mercur* sind große Halsschmerzenmittel.

Mercurius solubilis hat Trockenheit und großes Wundheitsgefühl im Hals, der Patient muß ständig schlucken und es besteht Schmerzhaftigkeit und Schwellung der äußeren Lymphdrüsen. Das ist für dieses Mittel charakteristisch. Der Hals ist rauh, brennend, rot und geschwollen. Es ist nützlich bei subakuten, torpiden Anginen und bei Halsentzündungen, die bei jedem Wetterwechsel auftreten. Der stinkende Atem ist ein Führungssymptom.

Mercurius corrosivus hat eine geschwollene Uvula und intensives Brennen, schlimmer durch Druck. Zusammenschnürungsgefühl des Halses, der sich trocken und steif anfühlt, das Schlucken verursacht Spasmen. Der äußere Hals und die Drüsen sind enorm geschwollen.

Mercurius jodatus flavus. Starkes Schwellen der Drüsen und eine Ansammlung von dickem, zähem Schleim im Hals kennzeichnen dieses Mittel. Die Zunge ist gelb, an der Basis belegt, währenddessen die Zungenspitze und die Seiten rot sind. Es ist wertvoller bei chronischen Beschwerden mit weniger Schwellung als Absonderung. Diphtherische Beläge beginnen auf der rechten Seite.

Mercurius bijodatus ist dem *Jodatus flavus* ähnlich, außer das es mehr akut und mehr linksseitig ist. Es findet sich eine größere Schwellung der Drüsen und mehr Fieber als beim *Jodatus flavus,* indem es auf diese Weise stärker die Züge von *Jodum* annimmt. Es ist besonders nützlich bei der chronischen, follikulären Tonsillitis.

Phytolacca. Dunkelgefärbter Hals, dunkelrote Tonsillen, Schmerzhaftigkeit der befallenen Partien, Schmerzen am Zungenrand, beim Schlucken, verbunden mit allgemeinen Schmerzen im Rücken und in den Gliedmaßen. Es paßt bei chronischer, follikulärer Pharyngitis, wobei das ständige Bedürfnis besteht, den Rachen von Schleim zu befreien, oder wo das Gefühl einer heißen Kugel im Hals entsteht, das schlimmer wird, wenn man etwas heißes trinkt. Meistens ist die rechte Seite Sitz der Beschwerden.

Graphites. Chronischer Halsschmerz mit dem Gefühl eines Klumpens im Hals.

Baptisia ist nützlich bei ulcerierender Halsentzündung, die einen außerordentlich stinkenden Atem aus den befallenen Teilen entläßt. Starke Eiterung ist bezeichnend für das Mittel.

Natrium arsenicosum. Sektionssaalhalsweh (Anm. d.
Übers.: Was mit diesem Ausspruch gemeint ist, hat sich an
Hand der Arzneimittellehre leider nicht klären lassen.)

Kalium muriaticum ist eines unserer besten Mittel bei der
follikulären Pharyngitis, bei der sich graue oder weiße Exsudation zeigt. Die Tonsillen sind geschwollen und entzündet,
und es finden sich gräuliche Flecken oder Ulcerationen auf
denselben. Es ist beinah spezifisch für bestimmte Formen der
ulcerierenden Pharyngitis, die bei Magenbeschwerden auftritt. Die Drüsen am Hals sind geschwollen.

Kalium bichromicum. Halsschmerzen mit Schwellung der
Tonsillen und Geschwüren, die eine eitrige Absonderung haben. Es finden sich erkrankte Follikel, die eine käseartige
Masse absondern. Der Zungenbelag ist am Zungengrund
gelb. Es findet sich eine Anhäufung von stickigem, zähem
Schleim im Hals und Schmerzen in der Tuba Eustachii. Es
findet sich ein Gefühl von Trockenheit, Brennen und Rauhigkeit oder ein kratzendes Gefühl, als ob etwas im Hals stecken
würde.

Ammonium muriaticum hat Halsschmerzen mit einem vis-
cösen Schleim, der so zäh ist, daß man ihn nicht herausbringt.
Der Nasopharyngealraum ist rauh und es besteht Heiserkeit.

Calcium phosphoricum ist nach Cooper ein beinahe spezi-
fisches Mittel bei adenoiden Vegetationen im Nasopharynge-
albereich.

Sanguinaria nitrica ist bei der chronischen, follikolären
Pharyngitis nach Ivins der Rettungsanker, bei der sich Brennen, Wundheitsgefühl und Rauhigkeit im Pharynx findet.

Gujacum wird als beinah spezifisch bei der gewöhnlichen
Pharyngitis angesehen, wenn sie schlimmer auf der rechten
Seite ist, die Tonsillen geschwollen und der Hals so trocken
ist, daß der Patient etwas trinken muß, um schlucken zu kön-
nen. Aber der Hals ist weniger rot, als bei *Belladonna* und die
Follikel sind beteiligt. Es finden sich stechende Schmerzen im

Hals und ein Brennen wie Pfeffer, welches schlimmer wird in warm-feuchter Luft. Schmerzen im Hals und Nacken, muß den Nacken halten, wenn er spricht.

Pulsatilla. Der Rachen ist dunkelrot oder purpurfarben und macht den Eindruck einer varikösen Veränderung der Blutgefäße. Kratzen, Rauhigkeit und Trockenheit im Rachen ohne Durst.

Lachesis. Gefühl eines Klumpens im Hals, der den Anschein macht, als ob er beim Schlucken hinunter geht aber dann wieder nach oben kommt. Zusammenschnürungsgefühl des Halses mit erschwertem Atmen, schlimmer nach dem Erwachen oder nach Schlaf. Das Leerschlucken ist schmerzhaft und die Flüssigkeit kommt zur Nase heraus. Der Hals ist äußerlich sehr empfindlich, und obwohl der Hals bläulich-rot verfärbt ist, sind die Beschwerden wesentlich größer, als der Eindruck der befallenen Partien vermuten lassen würde. *Lachesis* umfaßt ebenso gereizte und nervöse Halsschmerzen. Shuldham bemerkt, daß *Lachesis* nicht so tief sitzende chronische Entzündungen der Drüsen des Rachens hat, wie sie bei *Kalium bichromicum*, *Mercurius* und *Hepar* vorkommen.

Cantharis ist ein sehr nützliches Halsmittel. Es hat einen sehr entzündeten Hals, der mit einer Art plastischer Lymphe bedeckt ist, und es finden sich Krämpfe im Hals mit dem Gefühl einer starken Einengung. Der Hals fühlt sich an, als ob er verbrannt wäre, die Schmerzen scheinen an der Hinterseite des Halses zu sitzen. Man hat es am nützlichsten in dem Stadium gefunden, wo die Entzündung am größten ist, wonach die katarrhalischen Halsentzündungen beginnen.

Apis. Stechende Schmerzen im Hals mit Ödem, der Hals fühlt sich zusammengeschnürt an und der Pharynx hat ein durchscheinendes Aussehen. Blasen im Hals und große Schwellung, sowohl innen wie außen.

Capsicum ist nützlich bei den Halsschmerzen der Raucher und Trinker mit einer brennenden und herunterhängenden

Uvula, Halsschmerzen mit dem Gefühl des Zusammenschnürens, auch wenn man nicht schluckt. Der Rachen ist dunkelrot. Es besteht starke Empfindlichkeit und Brennen. Kälte verschlimmert.

Hepar sulfuris. Scharfe, splitterähnliche Schmerzen im Hals indizieren dieses Mittel, oder das Gefühl, als ob ein Klumpen im Hals sei. Eitrige Halsbeschwerden, Tonsillitis und Retropharyngialabszeß verlangen *Hepar*. Das Gefühl einer Fischgräte im Hals ist ziemlich charakteristisch. Die C3 ist zweifellos die wirksamste Potenz bei solchen Erkrankungen.

Acidum nitricum hat splitterähnliche Empfindungen im Hals, die von ulcerierenden Prozessen herrühren.

Argentum nitricum. Gefühl eines Splitters im Hals beim Schlucken. Absonderung eines klaren, zähen Schleimes, Rauheit im Hals und im Kehlkopf mit Veränderung der Stimmlage.

Natrium muriaticum. Empfindung eines Haares im Hals, die Uvula ist verlängert, das Gefühl eines Pflockes im Hals, Halsschmerzen der Tabakkauer.

Ignatia. Empfindung eines Pflocks im Hals, schlimmer beim Schlucken. Nervöse Symptome, deutliche Schwäche und langsame Erholung.

Valeriana. Gefühl als ob eine Schnur in den Hals hängen würde.

Kalium carbonicum. Gefühl einer Fischgräte im Hals, mit Räuspern. Kein anderes Mittel hat dieses Räuspern, verbunden mit dieser Empfindung.

Nux vomica wird bei Halsschmerzen häufig übersehen, aber es kommt häufiger vor, als viele andere. Es paßt bei den gereizten Halsschmerzen der Raucher, Trinker und Prediger. Es findet sich eine follikoläre Rauhigkeit und ein Kratzen im Hals, welches meistens durch die Reizung von Tabakrauch hervorgerufen wurde, von Likör oder von Überbeanspruchung der Stimme. Es ist eine chronische Pharyngitis und es finden sich atrophische weiße Stellen im Hals. Es findet sich eine Empfindlichkeit im Suprasternalbereich und ein trockener Husten.

Alumina bei erschlafften Schleimhäuten des Halses z.B. beim Pfarrershalsschmerz. Der Hals ist dunkelrot und die Uvula ist verlängert. Trockenheit ist ebenso ein hervorstechendes Symptom. Es findet sich ein gläsernes Aussehen.

Ferrum phosphoricum. Trockener, roter, entzündeter und schmerzhafter Hals, Halsschmerzen der Sänger und Redner.

Gelsemium. Der Rachen ist trocken, gereizt und brennend. Die Tonsillen sind entzündet.

Senega ist ein sehr nützliches Mittel beim einfachen Halsschmerz oder wenn sich gleichzeitig rheumatische Komplikationen finden. Die 3. Potenz ist zu bevorzugen.

Sanguinaria nitrica. Chronische Form der granulären Pharyngitis mit dem Gefühl von Hitze im Hals und einem dicken, gelben oder schleimig-blutigen Auswurf.

Harnwegserkrankungen

Cantharis. Nach den Symptomen dieses Mittels wird gewöhnlich als erstes gefragt, wenn ein Fall von Harnwegsbeschwerden vorkommt. Seine Symptome sind ziemlich eindeutig und man kann sie eigentlich mit keinem anderen Medikament verwechseln. Es findet sich ein heftiger und ständiger Harndrang, mit großem Tenesmus. Der Urin kann nur in Tropfen abgehen, und man hat eine Empfindung, wie von flüssigem Blei, welches durch die Urethra fließt, so intensiv ist das Brennen. Dabei findet sich gewöhnlich ein Kreuzschmerz. Es ist oftmals bei der akuten Cystitis angezeigt, bei Harngries und Urethritis, wobei das Hauptsymptom das Brennen und der Tenesmus der Blase ist. Hämaturie verlangt ebenso *Cantharis* unter bestimmten Bedingungen. Baehr zweifelt, daß *Cantharis* überhaupt für einen chronischen Fall von Cystitis geeignet sei.

Mercurius corrosivus hat Blasenkrampf mit intensivem Brennen. Das Brennen ist nicht so stark wie bei *Cantharis*, aber der Tenesmus umso größer. Wenn der Urin nur tropfenweise abgeht, so muß man an *Aconit* denken, welches dieses Symptom hat. *Aconit* paßt besonders zur plötzlichen Harnretention, aber sobald die Erkrankung sich lokalisiert hat, und als Entzündung erscheint, so ist *Aconit* nicht mehr das Mittel. *Cantharis* und *Nux vomica* haben auch eine gewisse Ähnlichkeit durch die häufigen, vergeblichen Versuche, Wasser zu lassen. In der Region der Nieren findet sich ein schneidender Schmerz, der bis in den Bauch ausstrahlt und bis zur Blase und Urethra. Das unangenehmste Symptom ist der ständige Urindrang, ein paar wenige Teelöffel Urin in der Blase rufen den Harndrang hervor, der von einem schrecklichen Schmerz im Blasenhals begleitet wird. Der Schmerz wird sofort verschlimmert, sobald die Blasenentleerung beginnt, was zeigt, daß bei diesem Mittel die Erkrankung mehr im Bereich der Urethra sitzt. Der Urin selbst hat bei *Cantharis* eine tiefrote Farbe, setzt ein Sediment von Schleim ab und enthält oftmals fibrinöse Ausfällungen.

Belladonna ist ebenfalls ein Mittel bei schmerzhaftem Urinieren. Hughes sagt, daß es selten versagt, wenn es sich um eine nervöse Dysurie handelt.

Apis mellifica. Auch wenn das Symptom des spärlichen Urins einen immer darauf lenkt, an *Apis* zu denken, ist es doch so, daß, obwohl *Apis* wenig Urin produziert, es noch eine ganze Reihe von anderen Mitteln gibt, die das gleiche Symptom haben. Das Schlüsselsymptom für *Apis* bei Harnwegsinfektionen ist der spärliche oder vollständig unterdrückte Urin, Wassersucht und Ödeme an verschiedensten Stellen, Durstlosigkeit und Erstickungsgefühl beim Hinlegen. Der Urin ist dunkel, enthält viel Eiweiß und Sedimente, und man sieht rasch, daß *Apis* zu jeder Form der Glomerulonephritis paßt. Beim schwierigen Urinieren der Kinder ist *Apis* oftmals ein nützliches Mittel. Es hat häufigen Harndrang und es kommen nur einige wenige Tropfen auf einmal. Unter anderen Symptomen findet sich starke Reizung des Blasenhalses und Harninkontinenz. Es ist ebenfalls ein Mittel, an das man bei Urinverhaltung denken muß, oder bei entzündeter Blase nach Mißbrauch von *Cantharis*.

Apocynum cannabium scheint etwas auf die Nieren zu wirken, gibt Anlaß zu Wassersucht. Es produziert einen spärlichen Urin von heller Farbe oder einer Farbe wie Sherry. Als erste Wirkung produziert es einen reichlichen Urin. Danach folgt Mangel von Urin mit Wassersucht. Es verursacht ebenso Inkontinenz und ist nützlich bei der Enuresis. Ein sinkendes, zerschlagenes Gefühl im Magen ist eine Indikation für seinen Gebrauch. Es unterscheidet sich von *Arsenicum* und *Apis* durch die Tatsache, daß es einen unstillbaren Durst hat. *Arsenicum* verlangt wenig und oft zu trinken und *Apis* ist durstlos.

Berberis vulgaris. Außerhalb seiner Wirkung auf das Genital- und Harnsystem denkt man selten an *Berberis*, und es ist eines unserer wichtigsten Mittel bei Beschwerden dieser Systeme. Es paßt bei vielen Symptomen, die bei Harnleitersteinen auftreten. Es hat schwere, ziehende Schmerzen in den Nieren, keinen eigentlichen Rückenschmerz, sondern einen Schmerz tief in den Nieren selbst. Diese Schmerzen erstrecken sich den Rücken hinunter entlang des Urethers bis in die Blase. Doch halten sie dort nicht an, sondern wir finden schneidende Schmerzen in der Blase, die bis in die Urethra ausstrahlen. Die Schmerzen im Rücken und entlang des Urethers sind sehr heftig. Sie verschlimmern sich beim Bücken, Liegen oder Sitzen und werden nur durch Stehen gebessert. In der Blase verursachen sie einen Harndrang, und der Patient ist ständig dabei, zu urinieren, da die Blase nur unvollkommen entleert erscheint. Die Blase schmerzt. Der Urin selbst ist rötlich und hat ein rötliches Sediment, welches Schleim, Epithelien und Steine enthält. Er unterscheidet sich vom Urin von *Pareira prava,* indem er schleimiger ist. Ein weiteres charakteristisches Symptom von *Berberis* ist der Schmerz in den Hüften während des Urinierens. *Coccus cacti* hat einige ähnliche Symptome wie *Berberis,* besonders die ziehenden Schmerzen, die von der Gegend der Nieren ausstrahlen, den häufigen Harndrang, ein Sediment von Harnsäure, und der Urin von *Coccus cacti* ist dunkel. Diese Mittel müssen sorgfältig unterschieden werden, da sie viele Symptome gemeinsam haben. *Berberis* hat mehr Rückenschmerzen, die vor allen Dingen tiefer zu liegen scheinen. Es ist besonders bei genitourinären Beschwerden angezeigt, die bei gewissen Schwächezuständen oder Atonie auftreten.

Pareira prava ist ein weiteres Mittel, welches *Berberis* sehr ähnlich ist. Im Hinblick auf die Rückenschmerzen ist es recht ähnlich. Aber diese Schmerzen enden nicht in den Hüften, wie bei *Berberis,* sondern sie erstrecken sich bis in die Oberschenkel. Die Symptome entsprechen meistens dem klinischen Befund. Es war nützlich bei Cystitis mit heftigen Schmerzen während des Urinierens, wo der Patient sich hin-

knien muß, um urinieren zu können, wo der Urin schrecklich
brennt und wo heftige Schmerzen in den Oberschenkeln auftreten. Der Urin hat einen strengen Ammoniakgeruch. Er
enthält dicken, klebrigen, weißen Schleim, oder ein Sediment
von rotem Sand. Die drei Beine dieses Mittels scheinen folgende zu sein: Schmerzen bis in die Oberschenkel, läßt sich
zum Urinieren auf alle Viere nieder, und der Ammoniakgeruch des Urins. Es ist ebenfalls ein nützliches Mittel für die
Reizblase, die dumpf schmerzende Blase mit dem Gefühl, als
ob die Blase gedehnt sei, mit Schmerzen.

Equisetum hiemale ist dem *Cantharis* ähnlich, aber es hat
weniger Tenesmus und Hämaturie, und der Urin ist weniger
schleierbildend. Es findet sich ein Schmerz in der Blase, als ob
sie zu voll sei, und wird durch Urinieren nicht gebessert. Der
ständige Urindrang wird nicht einmal durch eine reichliche
Entleerung gebessert. Der Urin ist spärlich, stark gefärbt und
enthält viel Schleim. Viel Schleim im Urin ist eher eine Indikation für *Equisetum* als für *Cantharis. Chimaphila* hat ebenfalls viel Schleim und ist besonders bei Prostatabeschwerden
nützlich, und es hat einige Heilungen vollbracht, wenn sich
große Mengen von fädigem Schleim im Urin fanden, der
ziemlich übel gerochen hat. Es ist ein wundervolles Mittel bei
Blasenbeschwerden alter Männer, charakterisiert durch den
ständigen, ziehenden Drang zu urinieren, was sich durch die
Entleerung nur wenig oder kaum bessert, und was den Patienten zwingt, nachts des öfteren aufzustehen. Der Zustand ist
eher eine Reizung als eine Entzündung. Dr. Hughes betrachtet es als ein ausgezeichnetes Mittel bei der chronischen Cystitis. Die allgemeine Verschlimmerung von *Equisetum* scheint
nach dem Urinieren zu sein. Schwierigkeiten am Beginn des
Urinierens, muß stark pressen und nur wenig Urin. Es hat
sich bei der Enuresis mit deutlicher Blasenreizung als nützlich
erwiesen und ist hier dem *Eupatorium purpureum* ähnlich,
welches ein nützliches Mittel bei der Blasenreizung von Frau-
en ist, mit heftigem Brennen in der Urethra während des Uri-

nierens. Mit den hier aufgezeigten Symptomen ist *Equisetum* ein wichtiges Mittel bei derBehandlung der Cystitis. Man hat es auch für die kindliche Dysurie vorgeschlagen. Der Schmerz, der nach dem Urinieren stärker wird, unterscheidet es von *Petroselineum,* welches das Symptom hat, daß das Kind im Zimmer vor Schmerzen hin und her tanzt, wenn der Urindrang beginnt.

Digitalis purpurea. Die Urinsymptome von *Digitalis* bestehen in einem Ziehen und Pressen in der Blase, welches durch Harnlassen nicht gebessert wird. Es wurde bei einer Entzündung des Blasenhalses als heilsam gefunden, mit intensivem Urindrang, der zunimmt, wenn man einige wenige Tropfen Harn gelassen hat. Der Patient geht mit großer Qual herum. Manchmal findet sich auch ein Tenesmus im Rectum. Die Beschwerden werden durch Liegen auf dem Rücken etwas gebessert. Der Schmerz am Blasenhals ist klopfend. Der Urin ist spärlich, dick und trüb und enthält ein Sediment von Ziegelmehl wie *Lycopodium.* Manchmal wird der Harndrang von *Digitalis*patienten durch eine Vergrößerung der Prostata hervorgerufen, wofür es dann das Mittel ist.

Terebinthina. Der Urin von *Terebinthina* zeigt charakteristische Züge. Er ist wolkig, trübe und hat ein Sediment wie Kaffeesatz, welches die Anwesenheit von ausgeschiedenen Blutkörperchen zeigt. Hämaturie infolge venöser Kongestion der Nieren verlangt nach *Terebinthina.* Es findet sich Brennen während des Harnlassens und eine sehr schmerzhafte Strangurie. Der Urin enthält u.U. Eiweiß und hat einen Geruch nach Veilchen. Spezieller Geruch des Urins findet sich bei *Viola tricolor,* wo er wie Katzenurin riecht, und bei *Acidum bencoicum,* wo er streng nach Ammoniak riecht, wie von Pferden. *Terebinthina* ist ein nützliches Mittel bei Cystitis mit viel Tenesmus der Blase und mit spärlichem, blutigem Urin. Es findet sich ebenso ein Druck in der Blase, der sich bis zu den Nieren erstreckt. Es ist sowohl bei der akuten, als auch bei der chronischen Nephritis häufig angezeigt. Der Urin, Ödeme und Bronchialkatarrh zeigen alle dieses Mittel an.

Nux vomica wirkt mächtig auf die Harnorgane, obwohl selten daran gedacht wird, daß es besonders spezielle Charakteristika bei diesen Organen hat. Es betrifft die unteren Partien der Wirbelsäule und wir haben folglich an erster Stelle Urininkontinenz. Es findet sich eine Reizbarkeit des Blasenhalses, das gleiche Symptom, wie wir es im Rectum finden. Es finden sich häufige, ineffektive Anstrengungen zu Urinieren, und diese sind von brennenden und ziehenden Schmerzen begleitet. Der Urin geht in Tropfen ab. Ferner ist es bei einem Torpor oder einer Paralyse der Blase angezeigt. Hierbei findet sich Urinträufeln oder Verhaltung. Hämaturie nach Mißbrauch von Arzneimitteln verlangt *Nux vomica*. Cystitis mit schmerzhaftem Harndrang und spärlichem Urin indizieren das Mittel. Manchmal ist das Pressen recht heftig und der Urin ist dunkel mit einem roten Ziegelmehlsediment, oder er ist blutig, oder mit einem zähen Schleim vermischt.

Opium ist dem *Nux* durch teilweise Paralyse der Blase ähnlich, mit einem spastischen Zustand der Sphincteren, aber bei *Opium* merkt der Patient nicht, daß die Blase gefüllt ist, und es besteht kein Drang, Wasser zu lassen. Der *Stramonium*-Patient läßt kein Wasser, weil der Urin unterdrückt ist. Er wird überhaupt nicht ausgeschieden.

Camphora gibt eine rasche Erleichterung bei spastischer Retention des Urins.

Nux ist bei der Reizblase, der Gicht, oder beim Alkoholismus nützlich. Es mindert die Schmerzen und Spasmen beim Abgang von Harnsteinen.

Causticum. Bei paralytischen Zuständen der Blase nimmt *Causticum* den ersten Platz ein. Es ist eines unserer großen Mittel bei Enuresis, und charakteristisch ist der unwillkürliche Harnabgang während des Schlafes in der Nacht, auch beim Husten, Niesen, Nase schneuzen, wodurch sich die

Schwäche des Sphincters deutlich zeigt. Eine weitere Indikation ist die Schwierigkeit, die der Patient hat, die letzten Tropfen Urin zu lassen. Die Tatsache, daß er lange warten muß, bevor er Wasser lassen kann und daß die Entleerung sehr langsam geht, zeigt nicht nur die Schwäche der Sphincteren, sondern die Schwäche des gesamten Muskelsystems der Blase. Nächtliches Bettnässen der Kinder während des ersten Schlafes verlangt nach *Causticum*. Paralyse der Blase nach der Geburt verlangt ebenfalls dieses Mittel. *Zincum* ist ein anderes ausgezeichnetes Mittel für derartige Blasenbeschwerden, und es hat einige Symptome mit *Causticum* gemeinsam, z.B. unwillkürliches Harnlassen beim Husten oder Niesen. Bei *Zincum*-Fällen finden sich meistens mehr Schmerzen. *Scilla* und *Natrium muriaticum* hat ebenso unwillkürliches Wasserlassen beim Husten. Ein anderes Symptom von *Causticum* ist die starke Bildung von Uraten im Urin. Ein weiteres Mittel, welches sich klinisch bei der Enuresis durch geschwächte muskuläre Aktion bewährt hat, ist *Ferrum phosphoricum*.

Rhus aromatica hat Enuresis nervösen Ursprungs und es wurde bei senilen Fällen mit Erfolg verwendet.

Sepia ist eines der hervorragendsten Mittel bei der lithämischen Konstitution, und die Beschaffenheit des Urins indiziert seine Anwendung. Er hat ein rötlich-schmutzig gefärbtes Sediment, das an der Gefäßwand haften bleibt, ein Sediment von sogenanntem rotem Sand. Der *Sepia*urin unterscheidet sich von anderen dadurch, daß er übel riecht. *Sepia* ist ebenso ein Mittel für Bettnässen während des ersten Schlafes. *Lycopodium* ist auch ein hervorragendes Mittel bei rotem Sand im Urin. Es ist eine Art Harngrieß und wird in solchen Mengen ausgeschieden, daß das Kind oftmals vor Schmerzen schreit, wenn es Wasser läßt. *Lycopodium* kann ihm helfen. *Sarsaparilla* und *Acidum bencoicum* haben ähnliche Symptome, wobei der Urin von letzterem streng nach Pferdeurin riecht. *Natrium muriaticum* hat auch diesen roten Sand, oder Ziegel mehlsediment. Ein weiteres Mittel, welches dieses Symptom hat, ist *Ocimum canum*. Es ist ein sehr nützliches Mittel bei der Harnleiterkolik und bei Harngrieß. Der Patient muß alle paar Minuten Wasser lassen und ringt währenddessen die Hände und stöhnt vor Schmerzen. Oftmals findet sich auch Übelkeit. Die Menge von Sand, die sich absetzt, ist sehr groß. Bei Cystitis mit dem ständigen Verlangen zu urinieren und einem Ziehen in der Blase ist manchmal auch *Sepia* nützlich. Es wird durch seine Allgemeinsymptome indiziert.

Vesicaria wird empfohlen, um die Ausscheidung von Harngrieß und Sand im Urin zu begünstigen, ebenso *Thlaspi bursa pastoris*.

Mercurius corrosivus befällt den Urogenitaltrakt sehr tiefgreifend. Es hat den stärksten Tenesmus der Blase von allen Mitteln und erinnert stark an *Cantharis*. Es hat ebenfalls außerordentliches Brennen und ist deshalb bei diesen Symptomen bei Cystitis indiziert, oder bei Nierenerkrankungen, die mit einem Schmerz am Blasenhals auftreten. Der Patient hat häufigen Harndrang, läßt nur wenig Urin, und der Urin ist blutig und eiweißhaltig. Es ist eines der verhältnismäßig wenigen Mittel, die Eiweiß im Urin haben. *Phosphorus* ist ein weiteres und *Plumbum* ebenfalls, und alle drei haben sich als hilfreich bei der Glomerulonephritis erwiesen. Der starke Tenesmus der Blase, das Brennen, der blutige Urin wird dieses Mittel sofort indizieren, entweder bei Cystitis, bei Albuminurie nach Diphtherie oder bei Nierenerkrankungen.

Harngriess. Uricämie

Berberis vulgaris. Der Urin dieses Mittels entspricht vielen Fällen von Harngriess, aber es ist sicher nicht angezeigt, wenn nicht die charakteristischen, ziehenden, schneidenden Schmerzen vorhanden sind. Diese Schmerzen finden sich in der Nierengegend und erstrecken sich die Ureter hinunter zur Blase, in das Becken und in die Oberschenkel. Der Urin ist heiß, dunkel, hellgelb oder blutig-rot, mit weißem, grauem oder hellrotem, mehligem Sediment, mit rotem Grieß oder gelblich-rötlichen Kristallen.

Lycopodium. Wenn roter Sand im Urin auftritt, muß man zuerst an *Lycopodium* denken, denn dieses bringt viele Fälle von Harngriess in Ordnung. Die allgemeinen Verdauungsbeschwerden, die Blähungen, finden sich oftmals bei Harngriess. Besonders ist es bei spärlichem, stark gefärbtem Urin, der ein rotes oder gelbliches, gelb-rotes, sandartiges Sediment bildet, indiziert. Es finden sich starke Rückenschmerzen, die nach Harnabgang gebessert werden. Brennen zwischen den Schulterblättern und die Verschlimmerung zwischen 16 und 20 Uhr sind nützliche Charakteristika, um die Wahl des Mittels zu treffen.

Coccus cacti ist dem *Lycopodium* in vieler Beziehung ähnlich. Man muß bei gichtischer Veranlagung daran denken.

Sepia sollte bei der Harngriess nicht vergessen werden. Im Sediment des Urins finden sich Urate und Harnsäurekristalle. Unter den Allgemeinsymptomen finden sich natürlich die venöse Stagnation, die Leberbeschwerden, die sich durch solche Symptome, wie die gelben Flecken im Gesicht, manifestieren, die sich ebenfalls am Nasenrücken finden.

Cantharis. Dr. W. P. Laird sagt, daß *Cantharis* das große Mittel für Harngriess sei, da es sehr genau der Totalität der Krankheitsphänomene entspricht, und daß wir es vertrauensvoll mindestens bei zwei von drei Fällen verschreiben können.

Die besonderen Symptome sind Wundheitsgefühl in der Region der Nieren, schneidende, zusammenziehende Schmerzen des Ureters, die zur Blase und zur Urethra hin ausstrahlen und weiterhin bis zum Samenstrang mit gleichzeitiger Retraktion der Hoden. Das Urinieren ist schmerzhaft, schwierig und erfolgt in Tropfen. Schneidender Schmerz vor und nach dem Urinieren. Der Urin ist spärlich, dunkel gefärbt und hat oftmals ein Sediment, das wie alter Mörtel oder wie rotes Ziegelmehl aussieht.

Hauterkrankungen

Bemerkung: Hautaffektionen sind lediglich *lokale Manifestationen* irgendeiner *konstitutionellen* Erkrankung. Sie machen auf die Anstrengung der Natur aufmerksam, irgendein Gift im System loswerden zu wollen, angeboren oder erworben, welche Anstrengung nicht unterdrückt werden sollte, sondern gestärkt. Indikationen für unsere Mittel helfen nicht nur bei der Reinigung dieser Veranlagung, sondern sie vermeiden auch die Gefahren der Unterdrückung durch äußere Anwendungen.

Graphites ist unser großes Mittel bei allen möglichen Hauterkrankungen, wenn es auch ohne Zweifel häufig falsch verschrieben wird und deshalb auch oftmals enttäuscht. Die Symptome von ihm sind ziemlich klar: Feuchte, schorfige Ausschläge auf der Kopfhaut, im Gesicht, in den Gelenkbeugen, zwischen den Fingern und hinter den Ohren. Die Mundwinkel und Augenwinkel sind eingerissen, sie bluten und schwitzen eine klebrige, honigartige, dicke, zähe Absonderung aus, Ekzeme mit Fissuren sind typisch. Der Ausschlag wird meistens von einem starken Jucken begleitet. Die Haut ist unter Umständen trocken und hornig. Das Haar ist trocken und fällt aus.

Lycopodium. Trockene, schuppige Ausschläge.

Calcium carbonicum. Ekzem der Kopfhaut, das sich bis zum Gesicht erstreckt. Die Krusten sind weiß, und beim Erwachen, besonders morgens, kratzt sich das Kind wie wild.

Arsenicum ist ein gutes Mittel in allen Fällen von Hauterkrankungen, bei denen die Haut verdickt ist, z.B. beim chronischen Ekzem, bei der Psoriasis und bei der chronischen Urticaria. Die Empfindungen sind juckend, brennend und schwellend, es hat Papeln, Nesselsucht und Pickel. Brennende, empfindliche Geschwüre mit stinkenden Absonderungen.

Es ist sicherlich unser bestes Allgemeinmittel für die chronischen Formen des Ekzems mit starkem Brennen und Jucken. Es ist spezifisch bei der Nesselsucht nach Schellfisch, die juckt und brennt, und bei unterdrückter Nesselsucht. Die Pusteln verwandeln sich in Schorf. Pellagra findet sein Simillimum u.U. in *Arsenicum.*

Bovista. Jucken der Bäcker und der Gewürzkrämer, Ausschlag auf dem Handrücken. Es wird ebenso bei Pellagra empfohlen, wie *Phosphor* und *Argentum nitricum.*

Sepia. Trockene Abschuppungen, circinäres Ekzem.

Rhus tox. Bläschen auf der Basis eines Erysipels.

Clematis. Rauhigkeit, schlimmer durch Waschen, feuchte Ausschläge.

Sulfur. Das Hauptsymptom dieses Mittels ist die Verschlimmerung durch Waschen. Dieses verursacht, zusammen mit dem Kratzen, ein starkes Brennen der befallenen Teile. Die Haut ist rauh, grob und fleckig, die Hautfalten sind häufig wund und es besteht eine Neigung zu Bläschenausschlägen. Trockenheit und Hitze der Kopfhaut mit heftigem Jukken, besonders nachts, das Kratzen verursacht. Wundsein. Waschen verursacht Brennen. Ekzema erythematosum, Ausschläge mit gelben Krusten, Ausschläge am Haarrand. Dearborn sagt, daß *Sulfur* D 6 mehr Juckreiz heilt als irgendein sonstiges Mittel. Es ist unser großes Antisepticum.

Selenium. Jucken in den Hautfalten und über den Knöcheln. Das Haar fällt durch ekzematöse Ausschläge aus.

Antimonium crudum. Dicke Schwielen auf der Haut, mangelhaftes Nagelwachstum. Honigfarbene Krusten auf dem Kopf der Kinder, Risse an den Nasenflügeln und den Mundwinkeln.

Antimonium tartaricum. Windpocken. Inpetigo des Skrotum.

Thuja. Warzen und Ekzem nach Impfung. Ein ausgezeichnetes Mittel in höheren Potenzen bei Akne.

Natrium muriaticum. Trockene, schuppige oder herpetische Ausschläge mit kleinen Wasserbläschen in den Gelenkbeugen, Herpes labialis, Fieberbläschen. Feuchtes Ekzem ohne Jucken. Der *Natrium muriaticum*-Patient leidet ständig unter Niednägeln *(Hepar, Rhus, Arsenicum)*. Wunde Stellen, Herpes circinatus, Ekzem mit dicken Schorfen und Eiterabsonderungen. Urticaria mit Jucken über den Gelenken, und wenn sie auftritt, mit intermittierendem Fieber und Verschlimmerung an der See.

Kreosotum. Ausschläge an den Streckseiten der Gelenke.

Berberis aquifolia. Schuppige, pustulöse Ausschläge im Gesicht. Es ist eines der zuverlässigsten Mittel bei der Behandlung der Psoriasis.

Hydrocotyle. Erhebliche Trockenheit und Abschuppung der Epidermis. Akne rosacea. Ihr Spezialgebiet ist die Psoriasis, und Dearborn empfiehlt sie bei der Lepra. Der Autor heilte einen Fall von hartnäckiger Psoriasis mit diesem Mittel.

Dr. Halbert sieht *Thyreoidin* in der 3. oder 30. Potenz als ein wertvolles Mittel bei der Behandlung der Psoriasis an. Er berichtet ausgezeichnete Erfolge von ihm. Indikationen sind eine trockene und ausgelaugte Haut, kalte Hände und Füße. Psoriasis ist ein präkanzeröses Symptom. Die Beschaffenheit der Haut sollte immer beachtet werden, da sie das wichtigste Organ zur Elimination von Giften darstellt.

Borax wurde von Dr. McClatchea in vielen Fällen von Psoriasis als wirksam befunden, und es entspricht tatsächlich bei vielen Symptomen dieser Erkrankung.

Petroleum zeigt reines Ekzem mit dickem Schorf, Eiterabsonderungen und Rhagaden. Die Haut ist rauh und trocken, die Fingerspitzen sind rissig und die Hände zeigen Risse. Es paßt besonders zu Ekzemen hinter den Ohren. Man gebrauche die 12. Potenz.

Mezereum. Baehr betrachtet dieses Mittel als eines der besten für Milchschorf. Es hat starkes Jucken, welches schlimmer wird, wenn der Patient warm wird oder eingeölt wird. Es finden sich kleine Bläschen mit schrecklichem Jucken, und das Hauptsymptom ist, daß die Sekretion rasch antrocknet, einen Schorf bildet, unter dem sich ein scharfer, dicker Eiter absondert. Krusten und Jucken sind die Hauptzüge. Herpes zoster mit neuralgischen Schmerzen entlang der Nerven.

Nux juglans (Juglans regia). Tinea favosa auf der Kopfhaut, hinter den Ohren, schlimmer nachts, juckend, den Schlaf behindernd.

Rhus toxicodendron. Bläschenförmige Ausschläge charakteristischen *Rhus* und es ist ein Mittel für Herpes, Ekzem, Pemphigus und Prurigo. Es ist nützlich bei rechtsseitigem Zoster mit starker Bläschenbildung, und ist möglicherweise von rheumatischen Schmerzen begleitet. Die Haut ist mit zahlreichen Bläschen bedeckt, es findet sich starkes Jucken und Kribbeln, die Haut ist oft verschwollen und ödematös, und die Bläschen haben einen roten Hof. Die Symptome sind nachts schlimmer, bei feuchtem Wetter und im Winter. Rasche Bläschenbildung und schlimm aussehende Haut sind charakteristisch.

Apis. Stärkeres Brennen und Stechen und mehr Ödem.

Cantharis. Große Blasen, die schmerzen und brennen.

Croton tiglium. Kleine Bläschen mit heftigem Jucken. Hughes sagt, daß Croton das Jucken des Ekzems rasch bessert und auf Dauer.

Anacardium. Kleine Bläschen mit nabelartigem Zentrum. Die Ausschläge jucken heftig und brennen. Das Mittel wurde mit Erfolg bei *Rhus*-Vergiftungen angewandt.

Dolichos. Jucken ohne Ausschlag. Der Autor hat zahlreiche Fälle mit diesem Symptom bestätigt gefunden. Es hilft manchmal beim Jucken der Diabetiker und ist besonders nützlich beim senilen Pruritus. Schlimmer nachts. Schlimmer an den Schultern.

Fagopyron. Jucken schlimmer durch Kratzen. Hier und dort rote Flecken, die wund sind. Die behaarten Körperstellen jucken mehr.

Psorinum. Herpetische Ausschläge mit viel Jucken, die schlimmer in der Bettwärme werden. Die Haut ist schmutzig, fettig, und sieht aus, als wenn sie nicht gewaschen wäre. Tinea capitis, eine stinkende Flüssigkeit wird abgesondert. Die Talgdrüsen sondern sehr stark ab. Ekzem an den Seiten des Kopfes und im Gesicht, an den Wangen und an den Ohren. Ausschläge in den Gelenkbeugen. Pusteln und Furunkel treten nach dem Jucken auf. Ein sehr wichtiges Mittel bei allen Hauterkrankungen, und wir sollten ebenfalls weder *Tuberculinum* noch *Syphilinum* vergessen, da beide spezielle Gebiete und Symptome haben.

Clarke empfiehlt die Nosoden besonders bei der Lepra.

Oleander. Hautausschläge mit Magen-Darmbeschwerden. Die Haut ist sehr empfindlich, eine leichte Reibung verursacht Wundsein und Schmerzhaftigkeit, besonders im Nakken, am Skrotum und an den Oberschenkeln. Milchschorf der Kopfhaut und hinter den Ohren. Starkes Jucken. Kratzen erleichtert zunächst, aber die Teile werden sehr wund. Es ist umso eher indiziert, wenn sich gastroenteritische Symptome zeigen.

Vinca minor. Ekzem der Kopfhaut und des Gesichtes, verfilztes Haar und heftiger Gestank. Es bilden sich Krusten, die Absonderung wird unter ihnen zurückgehalten und das bewirkt, daß die Haare ausfallen oder sich verfilzen, wobei sie eine Plica polonica bilden.

Viola tricolor. Hughes empfiehlt dieses Mittel und er braucht kaum ein anderes beim Milchschorf und Impetigo der Kinder. Es hat Krusten mit einer starken Absonderung und wird von einem stinkenden Urin begleitet.

Staphisagria hat Ausschläge, schlimmer am Hinterkopf, mit ekzematösen Ausschlägen an den Ohren und gelbem

Schorf. Kratzen läßt den Ort des Juckens wechseln. Eruptionen, die dann Warzen bilden oder Kondylome. Besonders nützlich bei kränklichen Kindern nach Mißbrauch von *Mercurius*.

Ranunculus bulbosus. Bläschenartige Eruptionen entlang dem Verlauf von Nerven. Die Bläschen füllen sich mit Serum und brennen heftig. Große Blasen bilden eine graue Oberfläche. Herpes zoster. Pemphigus bei Neugeborenen. Hautverdickungen mit gelbem, hartem, hornigem Schorf.

Ranunculus sceleratus. Bläschenartiger Ausschlag mit dünnen, scharfen Absonderungen und großen Blasen.

Acidum nitricum. Ein wichtiges Mittel bei Geschwüren, wenn folgende Symptome vorhanden sind:
1. Zickzackartige Einrisse mit meistens erhabenen Rändern.
2. Starke Granulationen, wildes Fleisch.
3. Vascularisation, leichtes Bluten bei Berührung.
4. Splitterartige Schmerzen, sykotische Auswüchse.

Pulsatilla ist beim Nesselausschlag dann angezeigt, wenn sich Magen- oder Uterusursachen zeigen, mit Diarrhoe und Frostigkeit. Urticaria nach Schweinefleisch, Früchten oder Buchweizenkuchen. Spärliche Menses. Nesselausschlag mit starken Menses verlangt nach *Belladonna*. Hempel empfiehlt *Aconit* und *Ipecac* beim Nesselausschlag.

Antimonium crudum. Urticaria bei Magenbeschwerden.

Urtica urens. Heftiges, unerträgliches, feuriges Jucken der Haut vom geringsten Wechsel der Temperatur. Juckende Anschwellungen der Finger indizieren ebenfalls *Urtica*. Das Gesicht ist voller Pusteln, man achte auf die Urinsymptome, die oftmals begleitend auftreten.

Dulcamara. Unterdrückung von Urticaria mit katarrhalischen Symptomen in der Folge. Nesselsucht, chronische Fälle, die immer am Beginn eines Winters schlimmer werden, die immer jucken, sobald sie an die frische Luft kommen oder wenn man sich auszieht.

Rhus tox. Nesselsucht mit Fieberanfall oder Rheumatismus, schlimmer in der kalten Luft.

Bovista. Nesselsucht mit Diarrhoe.

Calcium carbonicum. Chronische Urticaria, schlimmer nach Genuß von Milch.

Terebinthina. Nesselsucht nach Schellfisch.

Kalium bromatum. Nesselsucht oder Akne mit nervösen Symptomen.

Chloralum (Trichloraldehyd) ist ein ausgezeichnetes Mittel für Nesselsucht, und es hilft oftmals in der Form, daß man ein Körnchen *Chloral* in einem Glas Wasser auflöst und ihn dann teelöffelweise gibt. Es erscheinen plötzlich große Pusteln mit einem Frostschauer.

Apis mellifica. Urticaria bei akuten oder intermittierenden Fiebern. Es treten plötzlich striemenartige Eruptionen auf mit schrecklichem Jucken. Lichen und Erythema nodosum.

Sulfur. Juckende Urticaria am gesamten Körper, schlimmer im warmen Bett, chronische Fälle.

Radium. Jucken am ganzen Körper, Brennen der Haut wie ein Feuer. Das Symptom eines allgemeinen Juckens ist oftmals der Vorläufer von schweren Erkrankungen. Es kann durchaus ein präkanzeröses Symptom sein.

Sepia. Bräunliche Flecken auf der Haut. Herpesartige Ausschläge an den Knien und Knöcheln, in den Gelenkbeugen und hinter den Ohren, zuerst trocken, dann feucht und mit starker Absonderung. Gelbe Flecken, Leberflecken. Urticaria, die schlimmer in der Bettwärme wird. Ringförmige Ausschläge, Herpes circinatus. Chronische Nesselsucht nach Milch oder Schweinefleisch.

Tellurium. Ringflechte bei Kindern. Psoriasis vom annulären Typ. Die Ausschläge zeigen Blutungen, wenn man die Krusten abgemacht hat.

Barium carbonicum. Ekzem am Handrücken, die Haut ist rauh, trocken und rissig. Herpetische Ausschläge.

Sepia ist ebenso ein Mittel bei der Psoriasis.

Hepar sulfuris. Feuchte Ausschläge in den Hautfalten und Jucken in den Gelenkbeugen. Die Haut ist außerordentlich empfindlich und eitert leicht, es bilden sich Pickel in der Umgebung von Ulcera. Feuchtes Ekzem der Kopfhaut, schmerzhaft und empfindlich gegen Berührung. Ekzem am Skrotum und an den Genitalorganen, Furunkel. Es hilft besonders gut nach Mißbrauch von Salben oder Balsam, die Zink oder Quecksilber enthalten.

Graphit unterscheidet sich dadurch, daß es nicht so empfindlich ist.

Silicea. Die Haut eitert leicht, Pilz an den Nagelwurzeln.

Acidum fluoricum. Ein mächtiges Antipsoricum, es verursacht juckende und rote Bläschen mit Schuppungstendenz, sehr nützlich beim Ekzem.

Kalium muriaticum ist eines der befriedigensten Medikamente bei der Behandlung des Kopfekzems und feuchten Ekzemen, besonders wenn sie chronisch und von hartnäckigem Charakter sind. Die Beobachtungen sind häufig bestätigt worden. Cartier und unsere brasilianischen Kollegen empfehlen es. Es ist ebenso ein nützliches Mittel bei der Akne und den sykotischen Hautmanifestationen.

Herzerkrankungen

Digitalis ist hauptsächlich durch seine Wirkung auf das Herz bekannt und es gibt kaum einen Herzkranken, der nicht *Digitalis* in irgendeiner Form bekommt. Es besteht kein Zweifel, daß dieses Mittel eines derjenigen ist, welches am häufigsten mißbraucht wird, und wenn man es in massiver Dosierung gibt, hat es eine kumulative und gefährliche Wirkung. Trotzdem sind seine Symptome kurz zusammengefaßt folgende: Der Puls ist langsam, aber anfänglich stark, es besteht große Schwäche des Herzmuskels und später wird der Puls schwach. Besondere Anstrengung läßt den Puls rascher schlagen, aber vermindert seine Stärke, sodaß der rasche Puls unregelmäßig und intermittierend wird. Diese unregelmäßigen Unterbrechungen sind ein hervorstechendes Symptom. Das Herz fühlt sich an, als ob das Blut still stehen würde. Es besteht Schwäche und Taubheit des linken Arms und oftmals Blauverfärbung der Körperoberfläche oder Cyanose. Der Patient fürchtet, daß das Herz aufhören würde zu schlagen, wenn er auch nur die geringste Bewegung macht. Dieses unangenehme Gefühl über der Brust verstärkt sich selten zu einem richtigen Schmerz.

Gelsemium hat das entgegensetzte Symptom: Der Patient wird durch das Gefühl aus dem Schlaf gerissen, als ob das Herz aufhören wolle zu schlagen und er muß sich erheben, um sich zu bewegen, damit es weiter schlage. Eine Reihe von Mitteln haben Taubheit im linken Arm bei Herzerkrankungen, insbesondere *Aconit, Calmia, Rhus* und *Pulsatilla*. Dieses sind aber trotzdem keine Schlüsselsymptome, wie wir später sehen werden. Die Haut des *Digitalis*-Patienten macht einen teigigen Eindruck. Oftmals findet sich ein Elendsgefühl nach dem Essen. *Apis* hat ein eigentümliches Gefühl bei Herzerkrankungen: »Er weiß nicht, wie er den nächsten Atemzug schaffen soll.« Bei Pericarditis mit Erguß ist es eines unserer besten Mittel, wobei es nur mit *Cantharis* zu vergleichen ist,

welch letzteres aber Brennen und Spasmen hat. Cartier empfiehlt die 30. oder 200. Potenz. Wie bei *Arsenicum* und *Lachesis* ist die Tendenz von *Digitalis* abwärtsgehend und es
muß sehr vorsichtig und nur bei deutlicher homöopathischer
Indikation gebraucht werden. Es gibt noch eine Reihe anderer
Symptome, die *Digitalis* indizieren: Gestörter Schlaf, Besorgnis, tiefes Seufzen, langsame Atmung, trockener Husten, Erstickungsanfälle. Tatsächlich können diese Symptome durch
eine unregelmäßige Verteilung des Blutes hervorgerufen werden. *Digitalis* ist auch bei wassersüchtigen Erscheinungen, die
von Herzerkrankung herrühren, indiziert, z. B. geschwollene
Füße und Knöchel, Anasarca, Herzwassersucht, verbunden
mit langsamen Puls, unterdrückte Urinausscheidung oder
Verminderung. *Apocynum* ist in dieser Hinsicht ähnlich. Seine besondere Wirksamkeit entwickelt *Digitalis* bei einer sich
schleichend entwickelnden Myocarditis, sowie bei plötzlich
auftretenden Fällen von Myo- oder Endodarditis mit den
Symptomen, die oben beschrieben wurden. Die als erstes fest-
stellbare gute Wirkung ist eine regelmäßigere Herzaktion und
ein zunehmender Urinfluß. Der Gebrauch von starken Dosierungen über eine lange Zeit wird aber den Patienten unheilbar
machen. (Inzwischen ist der Mißbrauch von *Digitalis* in hoher
Dosierung auch im deutschsprachigen Raum in die Diskus-
sion geraten. Es ist bekannt, daß in Deutschland zehnmal
mehr digitalisiert wird, als in den angelsächsischen Ländern,
die in dieser Hinsicht wesentlich zurückhaltender sind. Man
sollte deshalb als homöopathischer Arzt immer versuchen,
bei einer frisch in Behandlung kommenden Herzinsuffizienz
durch die lege artis durchgeführte homöopathische Behandlung eine Heilung zu erzielen. Sind die Patienten erst einmal
über einige Zeit digitalisiert, so dürfte es schwer fallen, noch
durch eine homöopathische Behandlung etwas zu erreichen,
d. Übers.).

Cactus grandiflorus ist wahrscheinlich das nächste wichtige
Mittel bei Herzerkrankungen vom homöopathischen Stand-

punkt aus. Sein wohlbekanntes charakteristisches Symptom »Gefühl, als ob das Herz von einer Eisenhand gepackt sei«, die abwechselnd greift und wieder losläßt, hat man im Gedächtnis. Man sollte aber im Bewußtsein haben, daß sich nicht alle Patienten gleichförmig ausdrücken. Ein quetschendes Gefühl kann das gleiche Symptom meinen. Trotzdem gibt es noch andere Symptome. Es ist dem *Arnica* ähnlich durch das Gefühl des Wundseins in der Brust und das der Zusammenschnürung. Es hat Schmerzen, die in den linken Arm ausstrahlen, Ödeme und einen raschen, klopfenden, gespannten, harten Puls, der möglicherweise aussetzt, oder auch nicht. Carditis und Pericarditis benötigen unter Umständen *Cactus*. Es bietet, wie kein anderes Mittel, das Bild der rheumatischen Carditis. Es scheint zwischen *Aconit* und *Digitalis* zu liegen. Es deckt das entzündliche Stadium und stärkt die Herzkontraktionen und es vergiftet das Herz nicht, so wie *Digitalis* oder *Strophantus*. Es hat große Empfindlichkeit der Herznerven, so daß *Cactus* auch bei der Angina pectoris als Mittel gefunden wird. Es paßt bei der Hypertrophie junger Leute. Ebenso hilft es bei starkem Herzklopfen und dem Gefühl des Flatterns des Herzens. Es paßt bei solchen Symptomen von jungen Mädchen im Alter der Pubertät oder während der Menstruation. Schwieriges Atmen, Neigung zu Erstickungsanfällen, Ohnmachten, heftiges Herzklopfen und Unfähigkeit, sich hinzulegen sind Symptome, die ein Asthma cardiale oder Dyspnoe auszeichnen.

Kalmia latifolia ist ein Mittel für Herzhypertrophie, insbesonders nach Rheumatismus, und hat das so häufige Symptom bei Herzerkrankungen, nämlich Taubheit des linken Armes. Bei *Kalmia* findet sich viel Schmerz und Angstgefühl am Herzen, etwas Atemnot, Herzklopfen und ein Druckgefühl vom Epigastrium in Richtung des Herzens. Das Herz schlägt unregelmäßig und setzt jeden dritten oder vierten Schlag aus. Es findet sich ein schießender Schmerz durch die Brust zu den Schulterblättern. *Kalmia* ist ein ausgezeichnetes

Mittel bei Herzbeschwerden, die durch eine Unterdrückung
des Rheunatismus durch äußere Anwendung hervorgerufen
wurden. Der Puls von *Kalmia,* ist langsam, aber nicht so
langsam wie der von *Digitalis.*

Phytolacca hat Prickeln und Taubheit des rechten Armes,
während die drei Hauptmittel, die dieses Symptom im linken
Arm haben, *Kalmia, Rhus* und *Aconit* sind. Diese Schmerzen
sind nach Prof. Hinsdale Schlüsselsymptome. Ihr symptoma-
tischer Wert besteht darin, daß sie auf eine Gruppe von Mitteln hinweisen und nicht auf ein bestimmtes Mittel. Die genaue Art der Schmerzen sollte beobachtet werden. Akute Pericarditis nach Rheumatismus verlangt *Kalmia.* Ein scharfer
Schmerz, der einem den Atem raubt, weist auf *Kalmia.* Hering sagt, daß *Kalmia* ein sehr hilfreiches Mittel ist, um die
rasche Herzaktion zu verlangsamen.

Spigelia ist ein anderes Mittel für Schmerzen im Bereich des
Herzens. Es steht mit an oberster Stelle der Mittel für akute
Carditis und Peridarditis. Es hat die scharfen Schmerzen, die
vom Herzen zum Rücken hin ausstrahlen, und ferner vom
Herzen zur linken Hand, zum linken Schulterblatt und zum
Sternum hin ausstrahlen. (Nach Kent Repertorium: Herz-
klopfen verschlimmert sich durch die geringste Bewegung des
Armes und des Körpers.) Es findet sich ein schnurrendes Ge-
fühl über der Herzgegend, wenn man die Hand darauf legt,
(schnurrendes Geräusch am Herzen: *Glonoin).* Der Puls ist
intermittierend, nicht synchron mit dem Herzschlag, und die
geringste Bewegung der Arme und der Hände verschlimmert.
Herzsymptome die von Neuralgie begleitet sind, verlangen
Spigelia, ebenso unregelmäßige und heftige Herzaktion.
Manchmal kann man sogar den Herzschlag hören. Dieses
Symptom finden wir manchmal bei *Arsenicum*, welches für
die Hypertrophie des Herzens nützlich ist, die durch Ersteigen
hochgelegener Orte, Berge usw. entstanden ist. Aber *Spigelia*
kommt bei Herzbeschwerden eher in Frage als *Arsenicum.*
Rheumatische Endocarditis wird oftmals durch *Spigelia* ge-

heilt werden, welches auch bei der Angina pectoris einen heilsamen Effekt ausübt. Bei der Herzentzündung kommt es nach *Aconitum*. Es paßt gut bei chronischen Erkrankungen des Herzens, besonders bei Herzklappenfehlern und Hypertrophie.

Cimicifuga ist oftmals bei Herzbeschwerden angezeigt, die bei Chorea oder Muskelrheumatismus auftreten. Kopfschmerz, der auf den Vorderkopf beschränkt ist oder das Gefühl, als ob das Schädeldach wegfliegen wollte, sind Züge des Mittels. Schmerzen unterhalb der linken Brustwarze und bis zur linken Hand ausstrahlend, sind ebenfalls vorhanden. Die Schmerzen kommen anfallsweise. Die Schlaflosigkeit ist anhaltend.

Aconit ist ein Mittel, welches einen deutlichen Einfluß auf das Herz hat. Wie wir schon gesehen haben, hat es Taubheit des linken Arms. Es hat ebenfalls Prickeln in den Fingern bei Herzerkrankung. *Aconit* verursacht eine Herzkongestion mit Angst, Druckgefühl und Herzklopfen, schlimmer beim Gehen. Stechende Schmerzen treten auf, ebenfalls Anfälle von heftigem Schmerz. Es ist das Mittel der unkomplizierten Herzhypertrophie. Bei Pericarditis und Endocarditis ist es indiziert, wenn die Entzündung mit Fieber und starker Angst beginnt. Die 30. Potenz wirkt hierbei wunderbar.

Glonoin hat das Gefühl der Völle in der Herzgegend mit etwas scharfen Schmerzen, Herzflattern mit starkem Herzschlag, als ob die Brust bersten würde. Mühevolle Atmung und Schmerzen, die in alle Richtungen, sogar bis in die Arme ausstrahlen. Der Kopf muß hochgehalten werden (Hochlagerung), und ein pulsierender Kopfschmerz paßt ebenfalls zu dem Mittel.

Amylum nitricum hat bedrückte Atmung und Zusammenziehen über dem Herzen. Alle beiden Mittel sind bei Angina pectoris nützlich.

Veratrum viride hat einfache Störungen einer heftigen, arteriellen Erregung und wird als Mittel bei der dauerhaften Behandlung der Hypertrophie mit Herzerweiterung empfohlen. Die Stärke und Frequenz des Pulses sind abnormal, meistens langsam, manchmal rasch. Es ist ein wichtiges Mittel bei allen entzündlichen Erkrankungen des Herzens und seiner Häute, besonders wenn sie bei Infektionen auftreten.

Rhus tox. Rheumatische Hypertrophie verlangt das Mittel. Herzklopfen nach Überanstrengung mit Taubheit und Lahmheit von linkem Arm und Schulter. Pericarditis und Endocarditis nach Einwirkung von Regen, nach Naßwerden usw.. Die Symptome werden bei jedem Wetterwechsel schlimmer. Unkomplizierte Hypertrophie des Herzens, wie sie bei Athleten, Maschinisten usw. vorkommen. Hierbei sollte man auch an *Arnica* und *Bromum* denken. Peridarditis bei septischen Erkrankungen. bei Herzbeschwerden, wie auch bei allen anderen Erkrankungen, folgt es gut auf *Bryonia*. Denn *Bryonia* kann ein Mittel im Anfangsstadium der Pericarditis sein. Die rheumatische Basis umfaßt alle Herzsymptome, und die Allgemeinsymptome werden die Mittelwahl entscheiden.

Bryonia ist bei allen Erkrankungen der Herzhäute das Hauptmittel. Es entspricht dem ersten und zweiten Stadium der Pericarditis rheumatischen Ursprungs, besonders wenn gleichzeitig pleuritische Symptome vorhanden sind. Es hat heftiges Fieber, Stirn- oder Hinterhaupts-Kopfschmerzen, akut auftretende, stechende Schmerzen, die sich durch Bewegung verschlimmern, und das reibende Geräusch ist immer vorhanden. Gewöhnlich entspricht es nicht der Pericarditis bei Glomerulonephritis oder Pyaemie.

Asclepias tuberosa ist *Bryonia* ähnlich, aber die Symptome sind nicht so akut, das Fieber nicht so heftig, der Schmerz ist prickelnd und erstreckt sich in die linke Schulter. Es findet sich ein trockener, spastischer Husten und die Schmerzen werden durch Vorwärtsbeugen gebessert. Die folgende Gruppe von Symptomen ist wertvoll für die Wahl von *Bryonia*: Krampf der Herzregion, der durch Gehen verschlimmert wird, ebenso durch Aufstehen und durch leichteste Anstrengung, sogar wenn man nur den Arm erhebt. Das Herz schlägt heftig und rasch.

Convallaria. Es gibt eine große Gruppe von Mitteln, die das Herz betreffen, die man als die neuen Mittel bezeichnen könnte. Zu ihnen gehört *Convallaria*. Es ist nützlich bei Herzklappenfehlern mit spärlichem Urin, Wassersucht und großer Atemnot. Es hat bei einer Reihe von Fällen die Ödeme so weit gebessert, daß die Patienten sich niederlegen konnten. Dyspnoe, Herzklopfen und Ödem bei Mitralerkrankungen wurden gebessert. Die Prüfungen des Mittels zeigen einen schwachen Herzton, anämische Geräusche über der Jugularisvene, Herzschmerzen und unangenehmes Flattern. Bei Anstrengung das Gefühl, als ob das Herz mit Schlagen aufhören würde und dann wieder erneut beginnen würde zu schlagen, was ein Ohnmachts- und Schwächegefühl hervorruft. Diese Herzsymptome empfehlen es bei Beschwerden, die man auch Zigaretten- oder Tabakherz nennt.

Agaricin sollte bei Patienten erwogen werden, die sich dem starken Gebrauch von Tee, Kaffee oder Tabak ergeben haben. Zucken sollte vorhanden sein, um das Mittel gut zu wählen. Dilatation von Emphysen begleitet. (Agaricin habe ich nicht im Böricke gefunden. Wahrscheinlich handelt es sich um ein isoliertes Gift von *Agaricus*, d. Übers.). Ein anderes neues Mittel ist *Adonis vernalis*. Es erhöht den arteriellen Blutdruck. Es reguliert den Herzschlag, indem es die Frequenz vermindert und die Kraft der Herzkontraktion vermehrt. Blackwood sieht Hautwassersucht als ein hervorstechendes Symptom an, mit wenig Urin, schwachem Harnstrahl, Asthma oder Atemnot. Dr. Gisevius aus Deutschland glaubt, daß eine führende Indikation für *Adonis* eine vorangehende rheumatische Erkrankung ist. Möglicherweise ist es nützlich bei stärkerer Erweiterung oder sogar bei fettiger Degeneration. Das Mittel wird gut vertragen, vermehrt die Diurese und hilft rasch. Andererseits ist es dem *Digitalis* ähnlich.

Cowperthwaite empfiehlt es bei schwacher Herztätigkeit und sagt, daß es wesentlich besser und sicherer als *Digitalis* wirkt. Weil die andauernde Behandlung mit letzterem doch sehr gefährlich ist, sei dem Autor herzlich zugestimmt.

Lycopus virginicus ist ein anderes Mittel dieser Gruppe. Es ist nützlich bei Herzerregung mit Kraftlosigkeit, nach dem Mißbrauch von Herzberuhigungsmitteln und Herzanregungsmitteln, erheblicher Hypertrophie, muskulärer Schwäche usw.. Seine Wirkung ist begrenzt und wird hauptsächlich für Herzasthma angewandt, bei dem es gut hilft. Der rasche, regelmäßige Puls, heftige und verstärkte Herzaktion indizieren es beim Basedow. Ein anderes nützliches Mittel beim gereizten Herzen ist *Collinsonia*, und wie *Digitalis* und *Lycopus* ist es nur in zweiter Linie homöopathisch. Es paßt bei Herzhypertrophie mit Herzklopfen und Schmerzen. Herzerkrankungen, die nach Unterdrückung von Hämorrhoidalblutungen auftreten, indizieren *Collinsonia* insbesondere.

Strophantus ist eine unserer jüngsten Erwerbungen unter den Herzmitteln. Dr. Royal denkt, daß es besser in den niedrigen Potenzen wirkt, ferner als Tinktur. Viele Beobachter haben dies bestätigt. Es wurde bei schwachen, hypertrophierten, gereizten Herzen nützlich gefunden, mit gespannten Arterien und ohne Einschränkung der Urinabscheidung. Es bessert die Atemnot und die präcordialen Schmerzen, verbessert die Diurese und bringt Ödeme zurück. Es ist nützlich bei den Herzerkankungen der Alten und den Herzerkrankungen der Kinder. Es reduziert den Puls und verbessert die Herzkraft. Möglicherweise hilft es besser bei Herzbeschwerden, die durch eine Nierenerkrankung hervorgerufen werden, oder wenn Kaffee, Tee, Tabak oder Alkohol das Herz bereits vergiftet haben. (*Strophanthus* ist eine bewährte Indikation beim Herzklopfen der Examenskandidaten).

Crataegus oxyacantha ist ebenfalls ein neues Medikament, und es ist nützlich, wenn die Herztätigkeit schwach und unregelmäßig ist und der Puls klein und intermittierend. Das Gefühl, als ob das Herz anhalten würde. Es paßt in Fällen von mangelnder Kompensation mit Vergrößerung des Herzens und ebenso bei fettigem Herzen. Es paßt gut bei funktionellen Beschwerden des Herzens, Herzklopfen und Tachycardie bei Anämie. Bei drohendem Herzversagen während einer akuten Erkrankung wird es häufig gut helfen. Erschöpfende Überarbeitung. Nervöse Schocks und Neurasthenie sind ebenfalls verursachende Symptome. Dr. Wells gibt folgendes Symptom an: Schmerzhaftes Druckgefühl an der linken Seite der Brust unterhalb des Schlüsselbeins. Als ein Palliativum bei Herzerkrankungen ist es ein wesentlich sicheres Mittel als *Digitalis* und kann für lange Zeit als Tonicum eines geschwächten Herzens gegeben werden.

Sparteinum sulfuricum wurde ebenso bei schwachen Herzen wie bei nervösen und hysterischen Personen angewandt, sowie bei den Klimakterischen. Aber wie die meisten dieser Mittel wurde es auf Grund des physiologischen Effektes benutzt und deshalb sollte es eigentlich keinen Platz bei homöopathischen Mitteln eingeräumt bekommen. *Sparteinum* wird ferner eingesetzt, wenn die Kompensation nachläßt und die Herztätigkeit schwach wird. Der Puls ist unregelmäßig, schwach und es besteht Wassersucht. Es bestehen dyseptische Symptome mit großer Gasansammlung im Magen-Darmkanal, und der Patient wird von nervösen und hysterischen Anfällen heimgesucht. Plötzliche Schmerzanfälle können *Sparteinum* ebenfalls indizieren. In diesen Fällen wird sein Gebrauch palliativ sein. (Es handelt sich hier um die gleichen Symptome wie die von *Sarothamnus* bzw. *Spartium scoparium*).

Lachesis. Das Schlangengift übt einen deutlichen Effekt auf Herz und Kreislauf aus, ebenso auf das Blut selber. *Lachesis* verursacht Herzklopfen und ein Gefühl des Zusammenschnürens in der Herzgegend, welches den Patienten aus dem Schlaf weckt. Er kann keinerlei Druck auf der Brust ertragen. Kleiner und schwacher Puls. Es hat mehr septische Züge als die anderen Schlangengifte.

Kalium jodatum hat das gleiche erstickende Gefühl von Kälte über dem Herzen, wie es sich auch bei *Petroleum* und *Natrium muriaticum* findet.

Naja tripudians, ein anderes Schlangengift, wurde mit gutem Erfolg bei Herzklappenfehlern des Herzens verwendet, wenn ein trockener rauher Husten besteht. Die Herzaktion ist zitternd. Der Puls ist langsam, der Patient ist melancholisch, alle Symptome sind schlimmer durch Stimulantien und besser durch Gehen oder Reiten in der frischen Luft. Dieses Mittel sollte man nicht übersehen. Hypotonie ist deutlich. es hat viele Schmerzen und erinnert hierin an *Spiegelia*, aber dieses kommt später bei den Herzklappenfehlern. Es hat reflektorisches Herzklopfen, und Herzschmerzen, die mit Ovarialschmerzen verbunden sind, indizieren *Naja*.

Acidum oxalicum ist ein nützliches Mittel, um den Präcordialschmerz zu bessern, der so häufig bei Aorteninsuffizienz zur linken Schulter ausstrahlt.

Lachesis hat noch das Symptom, daß das Herz sich anfühlt, als ob es zu groß für den Brustkorb sei. Atheromatose des Herzens und der Blutgefäße verlangen auch nach *Lachesis*, besonders bei alten Leuten, wenn Symptome von Wassersucht vorhanden sind.

Lilium tigrinum hat wichtige Herzsymptome. Es hat einen Herzschmerz, als ob es von einer Zange gepackt wäre, welches den Patienten plötzlich weckt. Es findet sich ein Gefühl des Flatterns am Herzen und Schwäche. Es findet sich ein Gefühl, als ob das Herz gepackt und wieder losgelassen würde. *Lilium* ist wirksam bei rein funktionellen Beschwerden, die ohne organische Befunde auftreten. Es besteht heftige Herzerregung, nervöses Herzklopfen, und die Beschwerden werden durch Liegen auf der linken Seite gebessert. Bewegung verschlimmert.

Sulfur ist das Mittel, wenn der Eindruck besteht, daß beinah zu viel Blut zum Herzen geschickt würde, welches Herzklopfen und Atemnot hervorruft und das Gefühl, als ob das Herz zu groß für die Brust sei (vergleiche *Lachesis*). (Wahrscheinlich handelt es sich um das symptom, welches unter Fullness = Völle der Brust und des Herzens registriert ist, d. Übers.).

Lilium ist bei nervösem Herzklopfen nützlich und bei funktionellen Herzbeschwerden von Frauen, die an Uteruserkrankungen leiden.

Arsenicum muß bei Herzerkrankungen in Erwägung gezogen werden und ist oftmals nützlich. Es ist ebenso wie *Lachesis* eher bei späteren Stadien der Herzerkrankungen angezeigt, wenn es abwärts geht. *Arsenicum* verursacht große Unregelmäßigkeit des Herzens und der Puls ist rasch und schwach. Es ist besonders wirksam bei Pericarditis oder Endocarditis nach Unterdrückung von Masern oder Scharlach. Es ist ein großes Mittel für Herzerkrankungen, die bei Allgemeinerkrankungen, wie Sepsis, auftreten, ebenso für Herzbeschwerden, die auf Grund der fettigen Degeneration der Blutgefäße auftreten. Es findet sich Ruhelosigkeit und Ödem, Schwellung der Augen und Füße. Erhebliche Dyspnoe, Erstickungsanfälle nachts beim Niederlegen, besonders nach Mitternacht.

Phosphor greift mehr das rechte Herz an, indem es eine venöse Stase verursacht. Es ist außerordentlich nützlich bei fettigen Degenerationen dieses Organs. *Vanadium D 6* ist nach Dr. Blackwood nützlich, um die Herztätigkeit zu stärken, wenn sich fettige Degeneration der Leber und des Herzens vorfindet, verbunden mit Degeneration der Arterienwände. Es ist besonders nützlich in jenen Fällen, wo Anämie, chronischer Rheumatismus, Diabetes, Neurasthenie oder Tuberkulose die Ursachen darstellen. Es verbessert den Appetit und stärkt die Verdauungstätigkeit. *Arsenicum* betrifft mehr die linke Seite beim Herzen, hat mehr Druckgefühl auf der Brust beim Atmen, mehr Orthopnoe und mehr Hautwassersucht. Der Patient kann sich nicht hinlegen und kann keine Treppen steigen. Zwei andere Mittel helfen bei der fettigen Degeneration des Herzens: *Cuprum aceticum* und *Phytolacca decandra*.

Collinsonia. Bei funktionellen Herzbeschwerden ist *Collinsonia* ein ausgezeichnetes Mittel, besonders wenn sie durch Hämorrhoidenbeschwerden hervorgerufen werden, oder mit ihnen abwechseln. Obwohl die Prüfungen keine besondere Aktion indizieren, hat es sich doch bei starker Herzunruhe bewährt, die auf unterdrückte Hämorrhoidalblutungen zurückgeführt werden konnte. Die Herznerven schienen unruhig und es besteht große Empfindlichkeit im Bereich des Herzens, Völlegefühl und Druck auf der Brust mit schwieriger Atmung und Schwächegefühlen. Es heilte dem Autor einen Fall von schweren Zusammenschnürungsschmerzen über dem Herzen bei einem Mann, der gewöhnlich etwas Blut beim Stuhl entleerte. Als diese Blutung verschwand, begannen die Herzsymptome, und wenn die Blutabsonderung wieder auftrat, verschwanden dieselben. *Collinsonia* beseitigt beide Beschwerden zusammen. Eine charakteristische Indikation ist der anhaltend rasche aber schwache Puls. Die Aktion ist stark, aber die Kraft ist schwach. Hale denkt, daß die Wirkung von *Collinsonia* darauf beruht, daß Verstopfungen oder Reizungen der Leber, des Pfortadersystems oder der Nieren beseitigt würden und die Muskelkraft ansteigt.

Strychnin ist ein reines und einfaches Herzstimulanz. Es ist nur berechtigt, wenn Lähmung droht und wenn im Verlauf einer Erkrankung Atemnot, Blauverfärbung der Fingerspitzen und Lippen, saures Aufstoßen und Symptome einer gestörten Verdauung bestehen. 0,6 bis 1,1 mg subcutan wird den Anfall beseitigen. Jedoch der häufige und unüberlegte Gebrauch ist mehr als schädlich und führt zu gehäuften Todesfällen bei vielen Erkrankungen. *Coffein* ist ein anderes Herzstärkungsmittel, aber es ist kein heilendes Mittel.

Heufieber, Heuschnupfen

Arsenicum. Viele Symptome dieses Mittels passen bei Heuschnupfen. Es hat dünnen, wäßrigen Ausfluß aus der Nase, der die Oberlippe wund macht. Trotzdem ist die Nase verstopft. Es findet sich häufiges Niesen durch die Reizung der Nase, aber es bringt nicht die geringste Besserung. Der Schnupfen ist nach Mitternacht schlimmer oder durch Wetterwechsel.

Arsenicum jodatum wird von Hale als Prophylaktikum empfohlen und als das nächste Spezifikum. Malariakachexie, Drüsenvergrößerungen, Brennen in der Nase und im Rachen, heftiges Niesen und Fließschnupfen mit einem dünnen, scharfen Ausfluß sind seine Indikationen. Dr. Blackley lobt dieses Medikament besonders beim Asthma des Heufiebers, bei dem er die 3. oder 4. Potenz anwendet.

Sinapis nigra wurde beim Heuschnupfen erfolgreich verwendet. Die Schleimhaut der Nase ist heiß und trocken, kein Ausfluß, schlimmer nachmittags und abends.

Chininum arsenicosum wird ebenso beim Heuschnupfen bestens empfohlen. Die 2. Potenz wird gelobt.

Ambrosia artimisiafolia. Es handelt sich um die gewöhnliche »Ragweed« und ist nützlich bei einigen Fällen von Heuschnupfen. Der Verfasser hat das Mittel als Prophylaktikum mit Erfolg bei solchen Fällen verwendet, die zur Zeit der Blüte der Ragweed auftreten, und hat es mit fraglosem Erfolg bei solchen Fällen verwendet, wo Ragweed-Reizung die Ursache war. Möglicherweise ist es ohne Wirkung bei Fällen, die durch die Pollen von Goldraute oder Gänseblümchen hervorgerufen werden. Es gibt keine besonderen Indikationen, Prüfungen haben die charakteristischen Symptome von Heuschnupfen entwickelt. Dickie meint, daß die Erfolge dieses Mittels fast an ein Wunder grenzen

Sabadilla ist von großem Nutzen bei Heuschnupfen mit wäßrigem Ausfluß, reichlichem Schnupfen und Stirnschmerzen. Es findet sich krampfhaftes und anhaltendes Niesen mit nur geringem, katarrhalischem Ausfluß. Manchmal wird es einen Anfall rasch stoppen, aber es wird nicht immer anhaltend wirken, weil es nicht tief genug wirkt. Zu diesen Zwekken sollte es in höheren Potenzen verwendet werden.

Aralia racemosa wurde empfohlen, aber mit etwas unsicherer Bestätigung, ähnlich wie *Acidum bencoicum*.

Kalium jodatum. Niesen, tränenreiche Erkältungen. Unaufhörliches Niesen, der Tränenfluß ist reichlich und der Schnupfen scharf.

Ipecac. Manchmal nützlich im Stadium des Niesens, aber häufiger beim asthmatischen Stadium, wo die Brustsymptome es erfordern.

Naphthalin. Lippincott meint, daß dieses Medikament bei mehr Heuschnupfenanfällen angewendet werden sollte, und daß man von ihm bessere Ergebnisse, als von irgendeinem anderen Medikament haben könnte. Er behauptet auch eine prophylaktische Wirkung vom Gebrauch der 3. oder 2. Trituration. Zahlreiche Beobachter haben diese Idee gehabt. Dr. Laird sagt: »Es versagt fast nie«. Indikationen scheinen wundmachende Tränen und Schnupfen zu sein, Schwellung der Augenlider und der Nase. Es hat Beschwerden mehr auf der linken Seite, und es ist besonders nützlich bei denen, die asthmatische Symptome hervorbringen.

Sanguinaria hat häufiges Niesen und ist schlimmer auf der rechten Seite. Es hat periodischen Schnupfen.

Sanguinaria nitrica ist ebenso wertvoll, und einige betrachten es als an erster Stelle der Liste stehend.

Natrium muriaticum. Heuschnupfen von unterdrücktem Wechselfieber. Verlangen nach Salz kann ein indizierendes Symptom sein. (Die Erfahrungen in meiner Praxis zeigen, daß *Natrium muriaticum* eines der häufigsten Mittel bei chronischem Heuschnupfen ist. Man muß beim Heuschnupfen immer an eine tiefliegende, psorische Störung denken, bei der dann häufig *Natrium muriaticum* durch die chronischen Symptome angezeigt ist. D. Übers.).

Ranunculus bulbosus. Unter den weniger gebrauchten Mitteln befindet sich *Ranunculus*. Es hat Schmerzen in den Augen, Druck an der Nasenwurzel mit Krabbeln und Prickeln in der Nasenhöhle, Heiserkeit und Muskelschmerzen.

Silicea hat Jucken und Krabbeln in der Nase und weiter hinten am Eingang der eustachischen Röhre mit heftigem Niesen und wundmachendem Ausfluß, ebenso *Rosa Damascena*.

Alium cepa. Jucken in Nase und Augen. Die Nase verstopft, heftiger, scharfer, wäßriger Ausfluß.

Arum triphyllum. Heufieber mit schrecklichen Schmerzen an der Nasenwurzel. Nase und Rachen rauh mit häufigem Niesen.

Mercurius jodatus flavus paßt häufig zu der Veranlagung von Heuschnupfen.

Psorinum C 30 heilte nach Clarke eine große Zahl von Fällen, wo besondere Empfindlichkeit gegen Kälte bestand. Psorische oder neuroarthritische Veranlagung indizieren das Mittel.

Pothos fötida und *Cyclamen* haben heftige Niesattacken.

Chromico-Kali sulphuricum D 3 wurde von einer Reihe europäischer Ärzte erfolgreich bei dieser Krankheit angewandt.

Hormone

Weitere Erkrankungen finden ihren Grund in Drüsenstörungen, und Hormontherapie ist ebenfalls der Homöopathie analog, besonders im Hinblick auf die hohen Verdünnungen. Hormone werden als innere Sekretionen definiert, womit man die Drüsen bezeichnet hat, die keine Ausführungsgänge besitzen und die uns Adrenalin, Thyreoidin, Insulin usw. produzieren. Man kann sie in den verschiedensten Potenzen als Heilmittel verwenden. Daß sie in hohen Verdünnungen wirksam sind, entnehmen wir einem Artikel von Hoskins: „Epinephrin kann durch biologische Prüfmethoden in einer Verdünnung von 1:300 Mill. festgestellt werden. Um eine Vorstellung einer solchen Verdauung zu bekommen, muß man sich folgendes vor Augen halten: Um eine Unze von Epinephrinkristallen auf die Verdünnung, die oben angegeben wurde, zu bringen, benötigt man den Inhalt eines Eisenbahnzugs von Kesselwagen, von denen jeder 625 Gallonen enthält, von einer Länge von 40 Meilen, wobei 200 Kesselwagen auf eine Meile kommen." Eine inkretorische Drüse ist „so mächtig, daß 5000 Meilen solcher Kesselwagen benötigt werden, um eine Unze so weit zu verdünnen, daß sie nicht mehr entdeckt werden kann."

Die Schatten von Korsakoff, Jennichen, Skinner und Swan verteidigen uns!

Vitamine und Hormontherapie

Vitamin ist ein Ausdruck, der dafür benutzt wird, etwas Unbekanntes zu bezeichnen, daß unsichtbar und nicht faßbar ist. Etwas, von dessen Vorhandensein in der Nahrung man durch die Effekte, die es hervorruft, etwas wissen kann, daß es vorhanden ist oder nicht. Auf diese Weise hat man festgestellt, daß Nahrungsmittel Vitamine enthalten und Nicht-Nahrungsmittel keine. Vitamine sind so unbegreiflich und ihre chemischen Formeln sind so hoffnungslos, daß man sie durch das Alphabet unterscheidet. So haben wir die Vitamine A, B, C, D, E usw., um mit ihnen zu beginnen, wobei wir noch auf die warten, die bereits angekündigt sind. So bemerkt Cartier: „Ohne diese unwägbaren Vitamine ist das Leben unmöglich." Darin besteht insgesamt die Wichtigkeit der Entdeckung der Vitamine. Es erinnert etwas an Hahnemanns geistartige Macht, auf die er die Wirksamkeit der Heilmittel zurückführt.

Vitamine sind von besonderem Interesse für den homöopathischen Arzt. Als Erstes zeigen sie die heilsame Macht von unwägbaren und höchsten Verdünnungen und zweitens sind sie praktisch den Gewebemitteln von Dr. Schüssler analog, die von Hering eingeführt wurden. Es wurde von Schüssler herausgefunden und zuerst durch Hering bestätigt, als auch später durch die Ärzte unserer Schule, daß der Mangelzustand infolge Mineralmangel durchaus nicht dadurch geheilt werden muß, daß man jetzt Nahrungsmittel gibt, die reich an dem fehlenden Salz sind, und daß die Mangelkrankheit sogar oftmals weitergeht, ganz egal, wieviel man an bestimmten Nahrungsmitteln aufgenommen hat. Wahrscheinlich wird in den meisten Fällen der Mineralsalzmangel auf die Unfähigkeit des Organismus zurückzuführen sein, dieselben aus der Nahrung aufzunehmen, welchen Umstand man nur dadurch beheben kann, daß man das fehlende Mineralsalz in einer erheblich verdünnten Zubereitung hinzufügt, gewöhnlich nicht niedriger als in der 6. Potenz. Dieses ist ja durchaus bekannt und wurde von der homöopathischen Schule seit mehr als einem halben Jahrhundert praktiziert und bestätigt.*

So ist es bei allen Mangelkrankheiten. Es besteht ein Kräftemangel im System, welcher verhindert, daß die sogenannten Vitamine in einer physiologischen Weise zur Wirksamkeit kommen können. Heute therapiert man diese Zustände, indem man eine vitaminreiche Nahrung gibt. Man wird feststellen können, daß dieses eine rohe und unsichere Methode ist, denn der Umstand ist durchaus nicht immer darauf zurückzuführen, daß ein Mangel an Vitaminen in der Nahrung besteht, sondern, und das sicher vorwiegend, ist es ein Mangel an Kraft des Systems, dieselben aufzunehmen. Deshalb müssen wir Medikamente finden, die diese Vitaminfunktion des Systems wieder herstellen, wenn sie fehlt oder gestört ist, und das kann auf die homöopathische Weise geschehen, indem wir potenzierte Mittel (Vitamine, wenn man so will) geben, so daß das System dieselben aufnimmt und seine verlorene Funktion wieder herstellt. Das Studium der Gewebemittel ist deshalb bei Muskelerkrankungen wichtig und hilft mit, die Vitamintherapie an die Stelle zu setzen, wo sie hingehört. Die Biochemiker haben mit den Homöopathen gemeinsame Sache gemacht, indem sie die Anwendung der 12 Gewebemittel begründet haben, welche folgende sind:

---

* Dieses wird durch den berühmten Fall bestätigt, der von Hering bei einem gebrochenen Knochen berichtet wurde, der keinen Kallus bildete und wo keinerlei Hoffnung bestand, daß der Knochen natürlich heilen würde. Die Ursache war nicht ein Mangel an Kalk im System, da der Patient reichlich kalkhaltige Nahrungsmittel zu sich nahm, sondern es bestand ein funktioneller Mangel im System, welcher sein Zusammenwachsen verhinderte. *Calcium phos.* beseitigte die Schwierigkeiten schnellstens, es wurde Kallus gebildet, die Fraktur heilte und die Chirurgen, die bereits eine Operation angesetzt hatten, um den Knochen zu kürzen und die Enden aufzurauhen, waren erstaunt und begeistert.

Nervenzellen enthalten *Magnesium phosphoricum, Kalium phosphoricum* und eine geringe Menge von *Calcium phosphoricum.*

Muskelzellen enthalten dieselben, zusätzlich *Kalium muriaticum.*

Bindegewebszellen muß man ihr Spezifikum, nämlich *Silicea* zuführen.

Elastische Zellen enthalten *Calcium floricum* als ihr Spezifikum.

Knochenzellen enthalten *Calcium phosphoricum, Calcium floricum, Magnesium phosphoricum* und *Silicea.*

Knorpel- und Schleimzellen haben als ihr Spezifikum *Natrium muriaticum,* welches ebenso in allen flüssigen und soliden Geweben des Körpers auftritt.

Haare und **Linse** enthalten noch *Ferrum phosphoricum.*

Die drei Sulfate ergänzen die Liste.

Die Vitamine sind auf die Mangelerkrankungen gerichtet, so Vitamin A bei der epidemischen Hemeralogie, Vitamin B bei Beri-beri und Pellagra, Vitamin C und D bei Rachitis. Bei diesen sind unsere biochemischen Mittel, wie die Phosphate und Silicea, unsere Helfer, ebenso bei Skorbut, und Vitamin E bei der Sterilität, bei dem das Gewebemittel *Natrium muriaticum* zusätzlich hilft.

Husten

Phosphorus. Der Husten von *Phosphorus* kommt von einer Reizung der Trachea. Sein Kitzeln sitzt tiefer, als der Reiz, der für *Belladonna* spricht. Er verschlimmert sich durch Sprechen oder durch den Gebrauch der Stimme. Sogar jeder Atemzug ruft Husten hervor. Er ist zuerst trocken und fest und hat dann einen Auswurf von zäh-eitrigem Schleim. Er wird verschlimmert durch den Wechsel in die frische Luft, die Brust fühlt sich trocken an und der Husten klingt trocken. Es findet sich eine Beengung über dem oberen Teil der Brust. Anhaltende Heiserkeit mit einem anstrengenden, trockenen Husten. Es ist ebenso ein Mittel für Magen- oder Leberhusten, anämischen Husten und Reflexhusten, wobei es hier *Ambra grisea* ähnelt.

Ignatia ist bei nervösem Husten nützlich. Der Hustenreiz wird schlimmer, je mehr der Patient hustet. *Sticta* hat ebenfalls dieses Symptom, aber es hat keine nervöse Ursache.

Ambra grisea ist bei nervösem Husten angezeigt, der von Luftaufstoßen gefolgt wird. Mehr ein Reflexhusten als von einem Befallensein der Atmungsorgane. *Phosphor* folgt gut auf *Belladonna*. *Belladonna* bessert das Wundsein und das Fieber, aber der heisere, rauhe Husten verlangt nach *Phosphor*. Ein trockener Husten ist eine wichtige Indikation für *Belladonna*.

Rumex crispus. Dieses Mittel hat einen trockenen Husten von einem Kitzel in der Suprasternalgrube. Es hat einen quälenden, anhaltenden, laryngeo-trachealen Husten und wird durch kalte Luft verschlimmert. Der Patient muß den Kopf mit der Bettdecke einhüllen und warme Luft atmen, um den Husten zu bessern. Tiefes Einatmen verschlimmert ihn. Unaufhörlicher, ermüdender Husten mit Wundsein hinter dem Sternum, mit viel klebrigem Schleim im Larynx, der nicht ausgehustet werden kann. Nächtlicher Husten der Schwind-

süchtigen mit scharfen, stechenden Schmerzen durch die
Lungen in den frühen Stadien.

Silicea hat einen ähnlichen Husten, der durch kaltes Trinken verschlimmert wird, ebenso durch Sprechen und durch
Hinlegen bei Nacht.

Bryonia. Der Husten von *Bryonia* ist im allgemeinen trok-
ken und erschütternd. Er scheint aus dem Magen zu kommen
und ihm geht ein Kitzeln im Epigastrium voraus. Beim Husten selbst hält der Patient die Seiten der Brust mit den Händen fest, weil der Husten nicht nur die Brust erschüttert, sondern ebenfalls weiter entfernte Teile des Körpers betrifft. Er
wird hervorgerufen, wenn man von der frischen Luft in einen
warmen Raum eintritt und ist begleitet von einem berstenden
Kopfschmerz. Der Auswurf ist spärlich, zäh und manchmal
blutig.

Natrium carbonium. Husten schlimmer in einem warmen
Zimmer, mit einem eitrigen, salzigen und grünen Auswurf.

Asclepias tuberosa. Loser Husten mit stechenden Schmerzen in der Brust, lockerer als bei *Bryonia,* und der Patient
wird von Kälte mehr verschlimmert.

Spongia. Dieses Mittel hat harten, bellenden, metallischklingenden Husten, der sich durch tiefes Atmen und durch
Aufregung verschlimmert und oftmals den Patienten mit einem Erstickungsanfall aufweckt. Meistens findet sich kein
Auswurf, und ist deshalb oft beim trockenen, hackenden Husten der chronischen Bronchitis angezeigt.

Sambucus. Nützlich bei erstickendem Husten der Kinder
mit rauhem Röcheln und großer Atmnot. Der Patient kann
nur mit ganz geöffnetem Mund atmen.

Hyoscyamus. Der Husten dieses Mittels ist trocken, nervös
und krampfhaft, kommt bei Nacht und bessert sich durch
Aufsitzen. Dieses ist typisch. *Belladonna*-Husten zwingt den
Patienten aufzusitzen, aber es erleichtert nicht. *Hyoscyamus*

ist ein wunderbares Beeruhigungsmittel für den nächtlichen Husten der Schwindsüchtigen.

Manganum hat einen Husten, der sich durch Niederlegen bessert, und der nur auftritt, wenn man aufsitzt.

Conium hat einen quälenden, trockenen Husten, Niederlegen verschlimmert, schlimmer am Abend und nachts. Sprechen und Lachen verschlimmert ihn. Der Reiz sitzt in der Trachea oder in den oberen Bronchien.

Opium hat einen schwierigen Husten, besonders nachts, quälend, mit einem spärlichen Auswurf. Burt versichert seinen Nutzen bei trockenem, nächtlichem Husten, der den Schlaf verhindert und ohne Auswurf ist.

Laurocerasus ist ein sehr wohltuendes Mittel beim trockenen, quälenden Husten der Schwindsüchtigen.

Aralia racemosa heilt den krampfhaften Husten, der nachts im ersten Schlaf auftritt und durch ein Kitzeln im Rachen und einer Beengung der Brust hervorgerufen wird. Man muß aufsitzen und heftig husten.

Naphtalin. Dr. Cartier empfielt dieses Mittel wärmstens beim spastischen Husten der akuten Laryngotracheitis.

Sanguinaria ist eines unserer besten Mittel bei trockenem und feuchtem Husten nach einer Entzündung. Es ist vor allen Dingen brauchbar bei dem prae-tuberkulösen Stadium der Phtise. Brigham sagt, daß nur wenige Mittel sich so gut bei Bronchialhusten bewährt haben wie *Sanguinaria*. Es ist meistens ein Husten, der durch ein Kitzeln im Larynx und der oberen Brust hervorgerufen wurde. Der Auswurf ist rostfarben und der Atem kann unangenehm riechen. Es kann ebenfalls einen losen Husten haben, aber der gelöste Schleim kann nur mit großer Schwierigkeit herausgebracht werden, ähnlich wie *Kalium bichromicum*. Holcomb sagt: »Es hat mir mehr als irgend ein anderes Mittel bei Lungenerkrankungen geholfen«. Beinahe jeder Husten mit einer hektischen Hitze und Trockenheit des Rachens benötigt *Samguinaria*.

Antimonium tartaricum. Bei diesem Mittel klingt der Husten lose und der Patient denkt, daß der nächste Husten den Schleim herausbringen wird. Aber er kommt nicht, kein Auswurf wird hervorgebracht. Der Husten wird von Müdigkeit begleitet und die Atemnot vermehrt sich. Charakteristisch ist also der lose Husten, das Rasseln auf der Brust und kein Auswurf. Es ist ein krampfhafter, erschütternder Husten, begleitet von einer erheblichen Schleimbildung. Er ist schlimmer nachts im Bett. Wenn ein Auswurf vorhanden ist, so ist er entweder zitronengelb oder mit Blutstreifen bedeckt.

Ipecac hat einen losen, rasselnden Husten, der bei jedem Atemzug auftritt, und von Asthma, Übelkeit und Erbrechen begleitet wird. Wie bei *Antimonium tartaricum* scheint die Brust voller Schleim zu sein, aber er verursacht keinen Husten. Ein lang anhaltender Husten, der nicht richtig behandelt wurde, wird oftmals durch *Ipecac* in Ordnung gebracht.

Hepar sulfur. hat einen heiseren Husten, niemals so ganz trocken. Er ist von schwankender Heftigkeit und der Patient hustet sich in einen Erstickungsanfall hinein. (Krupphusten der Kinder).

Scilla. Rasseln auf der Brust, der Patient muß lange husten, bevor ein bißchen Schleim heraufgebracht wird, was dann erleichtert.

Kalium bichromicum hat einen anhaltenden, metallischklingenden, bellenden Husten, und besonders typisch ist der dicke, zähe Schleim, der außerordentlich schwer auszuspukken ist. Es paßt gut bei Husten nach Masern oder bei einem langweiligen Morgenhusten, der schwierig abzuhusten ist. Diese Symptome entscheiden die Mittelwahl zusammen mit der Besserung bei Nacht im Bett.

Kalium carbonicum hat einen anfallsweisen Husten, der heftig und langanhaltend ist. Nach einer heftigen Anstrengung wird nur eine kleine Menge von zähem, fadenziehendem Schleim ausgehustet. Der Husten ruft Würgen und Erbrechen hervor.

Acidum nitricum-Husten ist meistens chronisch, oft kurz und trocken beim ersten Niederlegen bei Nacht. Er ist von großer körperlicher Schwäche begleitet und hat eine stechende, schmerzende Empfindung im Rachen. Es findet sich nur geringer oder gar kein Auswurf.

Nux vomica ist manchmal nützlich bei kurzem, trockenem und ermüdendem Husten, der von Kopfschmerzen und Schmerzhaftigkeit begleitet ist. Wenn Pharynx und Rachen beteiligt sind, so wird *Nux* besonders indiziert sein.

Mercurius paßt zu einem trockenen Husten, der in ein feuchtes Stadium nach *Belladonna, Bryonia* usw. gekommen ist. Trockener Husten mit rohem und brennendem Gefühl vom Rachen bis zum Brustbein.

Sticta pulmonaria. Dr. Youngman hat die Indikationen von *Sticta*-Husten zusammengestellt: *Sticta*

1. ist bei rauhem, hackendem, unaufhörlichem, unergiebigem Husten vom spastischen Typ angezeigt.

2. ist besonders für neurotische, rheumatische und gichtische Personen passend.

3. ist brauchbarer in subakuten und chronischen Fällen.

4. paßt besonders bei höherem Alter.

5. lindert den Reiz, beruhigt das gereizte Gewebe, bessert die Überempfindlichkeit der Atmungsschleimhäute und begünstigt den Schlaf.

6. Er meint, daß man es durchaus beim Keuchhusten versuchen solle.

Lachesis. Der Husten ist trocken und krampfhaft mit Erstickungsanfällen und kitzelt bei Nacht. Es bildet sich nur wenig Sekret und es besteht große Empfindlichkeit, verschlimmert durch Druck auf den Kehlkopf, nach dem Schlaf und an der frischen Luft. Der Schleim kann nicht hochgebracht werden, er bleibt einfach stecken. Nützlich bei ermüdendem Husten, der organische Erkrankungen des Herzens begleitet, ebenso wie *Naja*.

Dulcamara hat spastischen Husten mit reichlicher Sekretion von Schleim in Kehlkopf und Trachea und leichtem Auswurf eines geschmacklosen Schleims. Die Hustenanfälle sind lang und feuchtes Wetter verschlimmert.

Causticum hat einen trockenen, hohlen Husten mit einem zähen, haftenden Schleim in der Brust, Besserung durch einen Schluck kaltes Wasser, ähnlich dem nervösen, spastischen Husten von *Cuprum*. Er ist oftmals begleitet von schmerzenden Hüftgelenken, besonders dem linken, und unwillkürlichem Abgang von Urin.

Scilla und *Natrium muriaticum* haben ebenfalls dieses Symptom. Bei *Causticum* kann der Patient nicht tief genug husten, um den Schleim herauszubringen, ähnlich wie *Lachesis*, diese Verstopfung durch den Schleim. Der *Causticum*-Husten ist begleitet durch morgendliche Heiserkeit.

Senega ist nützlich beim Husten mit reichlicher Sekretion von Schleim und vergeblichen Anstrengungen, ihn herauszubringen, obwohl der Husten locker und rasselnd ist. Brennen in der Brust vor und nach dem Husten ist ein ausgezeichnetes Symptom.

Hydrozephalus (Wasserkopf)

Calcium phosphoricum. Bei Kindern mit einem blassen und bleichen Gesicht. Ohren und Nase sind kalt. Es besteht verspätete Zahnung, die Stühle sind locker, grün und schleimig und es besteht ein ständiges Verlangen nach der Brust. Die Kinder verlangen Kartoffeln und stärkehaltige Speisen oder gesalzenes Fleisch.

Calcium carbonicum hat seinen Platz in den frühen Stadien des akuten Hydrozephalus, wenn *Belladonna* nicht hilft. Der Bauch ist aufgetrieben, die Gliedmaßen ungeschickt. Man findet Kopfschweiß während des Schlafes und ein schlechtes Gedächtnis. Es paßt zu munteren, altklugen, großköpfigen Kindern, deren Eingeweide zu Durchfall neigen, häufiges Schreien ohne Grund.

Belladonna ist das Hauptmittel der akuten Form mit Fieber und Symptomen, die im Detail bei Meningitis beschrieben sind.

Helleborus paßt bei apathischen Fällen, wenn Starrheit vorherrscht, Bewußtlosigkeit mit encephalitischem Schreien. Der Urin ist unterdrückt und die Augen reagieren nicht auf Licht. Es finden sich automatische Bewegungen auf der einen Körperhälfte, die Stirnmuskeln sind gerunzelt und es findet sich eine ständige Kaubewegung des Mundes. Der Patient ist durstig und trinkt mit Gier, wenn man ihm zu trinken anbietet.

Helleborus entspricht dem Stadium der serösen Ausschwitzung. Der Schlaf ist tief und wird durch Anfälle von Schreien unterbrochen. Apathie des Sensoriums oder beginnende Paralyse sind Züge des Mittels.

Digitalis hat wenig eiweißhaltigen Urin, langsamen Puls und kalten Schweiß.

Apis mellifica ist bei der tuberkulösen Form der Meningitis, wenn das Kind den Kopf in das Kissen bohrt und von einer Seite zur anderen hin und her rollt, das Mittel. Von Zeit

zu Zeit richtet es sich mit einem schrillen, durchdringenden
Schrei auf. Dieses kommt von den Schmerzen. Die eine Hälfte des Körpers ist verkrampft, die andere ist gelähmt. Es findet sich Strabismus, rascher und weicher Puls und wenig
Urin. Es ist ein langsam wirkendes Mittel, und seine wohltu-
ende Wirkung wird durch das Anwachsen der Urinmenge angezeigt. Das Kind ist sehr geschwollen, und die Vermehrung
des Hirnwassers geht sehr rasch vonstatten.

Zincum. Die Indikation für dieses Mittel sind folgende: Der
Patient rollt den Kopf und erwacht wie erschreckt aus dem
Schlaf. Das Hinterhaupt ist heiß, der Vorderkopf kühl. Zähneknirschen. Die Augen sind gegen Licht empfindlich, sind
fixiert und starr. Die Nase ist trocken, es finden sich Muskelzuckungen während des Schlafes und eine unruhige Gewe-
gung der Füße. Der Kopf ist vergrößert mit dem Gefühl eines
starken Drucks. Das Kind ist schwach und kalt, bohrt den
Kopf in das Kissen und schreit laut. Es ist das beste Medikament für eine Krankheit, die sich nicht recht entwickeln will.

Sulfur. Als erstes muß die Diathese des skrofulösen *Sulfur*-
Kindes bestehen. Danach kommen die Symptome von Starrheit, kalter Schweiß, Zuckungen der Gliedmaßen, Krämpfe
der großen Zehen und unterdrückter Urin. Wenn es sich um
die Folge von zurückgetretenen Ausschlägen handelt, so ist es
um so besser indiziert. Die Augen sind halb offen und der
Kopf fällt nach hinten. Es ist besonders bei der erblichen
Form angezeigt.

Tuberculinum. Burnett empfielt dieses Mittel bestens und
es scheint oft gut geholfen zu haben. Exakte Indikationen
fehlen allerdings. Es hilft offensichtlich am besten bei tuberculinischen Kranken.

Apocynum entspricht dem Stadium der Exsudation. Der
Kopf ist groß und die Stirnknochen ragen hervor. Die Fontanellen sind offen. Es findet sich Schielen, Lähmung, aber
kein encephalitischer Schrei wie bei *Apis*. Es ist besonders

nützlich bei einfachen Formen mit unterdrücktem Urin. Es mindert den Hirnwasserdruck und läßt die Urinmenge ansteigen. Cartier empfielt den langen und anhaltenden Gebrauch in der 6. Potenz. Anhaltende, unwillkürliche Bewegung eines Beines und eines Armes.

Jodum paßt bei drüsigen Patienten und tuberculöser Form.

Kalium jodatum ist das Spezifikum von Kafka. Schießende Schmerzen im Kopf, Röte des Gesichtes, trockener, hackender Husten, schlimmer nachts, skrofulöse Veranlagungen sind die besondere Indikation.

Silicea. Großer Kopf, eher Schweiß des ganzen Kopfes, als am behaarten alleine, plötzliches Aufschrecken im Schlaf, saures Aufstoßen, Röte des Gesichtes, kalte Hände und Füße lassen *Silicea* gut unterscheiden.

Barium carbonicum. Großer Kopf, dünner, dürrer Nakken, skrofulöse Diathese, das Kind möchte nicht spielen, Neigung zu Drüsenvergrößerungen, hackender Husten und Auszehrung sind die besonderen Indikationen dieses Mittels.

Hysterie

(Da diese Krankheit heute aus der offiziellen Medizin gestrichen ist, muß man sich bequemen, die folgenden Arzneimittel gut zu studieren, um zu begreifen, was mit diesem Krankheitsbild von den früheren Ärzten gemeint wurde, d. Übers..)

Ignatia ist das homöopathische Mittel für die große Nervosität. Bei den Prüfungen ist es ein hysterisches Medikament. Zusammengefaßt kann man die Symptome als eine übergroße Empfindlichkeit gegenüber äußeren Einflüssen ansehen. Der Patient weint und lacht abwechselnd. Das Gesicht rötet sich bei der leichtesten seelischen Erregung, krampfhaftes Lachen, welches oftmals im Weinen endet. Der Globus hystericus ist vorhanden, ebenso der hysterische Nagel, der sich als ein scharfer Schmerz äußert, als ob ein Nagel in das Schädeldach geschlagen würde. *Thuja* hat denselben Schmerz am Stirnbein. *Thuja* und *Coffea* haben diesen Schmerz am Hinterkopf. Bei *Ignatia* findet sich die Ausscheidung eines reichlichen, blassen Urins, welches häufig die Kopfschmerzen erleichtert. Beim *Ignatia* findet sich Flatulenz und Verdrehung der Muskeln. Der Globus hystericus findet sich bei einer Reihe von Mitteln, aber *Ignatia* und *Asa foetida* haben ihn am hervorstechendsten. Die Krampferscheinungen von *Ignatia* sind zahlreich, wie es dem Charakter des Mittels entspricht. Möglicherweise findet sich nur eine leicht krampfhafte Bewegung im Hals beim Trinken oder es finden sich schwere Spasmen mit verkrampften Händen und blauem Gesicht, was sehr an *Cuprum* erinnert. Die Wiederkehr des Bewußtseins ist meistens von einem Seufzer oder einer tiefen Einatmung begleitet. Angst und Kummer sind die hervorstechenden Symptome der *Ignatia*-Hysterie. Es handelt sich um einen langen, anhaltenden Kummer und der Patient wird durch das ständige Denken an denselben verschlimmert. Ein anderer interessanter hysterischer Zug von *Ignatia* sind seine zahlreichen widersprüchlichen Symptome, die man in dem Krankheitsbild findet. So finden wir Koppschmerzen durch Bücken gebessert, Zahnschmerzen, die durch Essen gebessert werden, Zahnschmerzen besser durch Schlucken, Fieber ohne Durst und Frösteln, durch Abdecken gebessert. Sogar der Husten ist widersprüchlich, denn je mehr der Patient hustet, um so mehr möchte er husten, und er kann ihn eigentlich nur durch eine Willensanstrengung beenden. Tatsächlich ist der Patient sehr ähnlich dem, wie Sir James Paget die Hysterie beschreibt, nämlich: Er sagt »ich kann nicht,« und er sieht aus wie »ich will nicht,« aber in Wirklichkeit ist er »ich kann nicht wollen.« Riched sagte, daß alle medialen Personen aus den großen Hysterikern herausgesucht worden sind.

Asa foetida. Eines der typischen Symptome der Hysterie ist der Globus hystericus, d. h. das Gefühl eines Kloßes im Hals. Dieses findet sich besonders bei *Asa foetida*. Bei diesem Mittel findet sich anscheinend eine Art von umgekehrter Peristaltik, und es scheint besonders dann angezeigt zu sein, wenn die nervösen Symptome irgendwie von einer Hemmung der gewöhnlichen Absonderungen herrühren. Ein anderes wichtiges Symptom von *Asa foetida* ist die Anhäufung von Winden im Abdomen. Sie drücken nach oben und verursachen eine behinderte Atmung. Im Hinblick auf dieses Symptom kann man feststellen, daß dieses Gefühl eines Klumpens, welches wir oben beschrieben haben, vom Magen aufsteigt und bis zum Hals gelangt, und es ist selbstverständlich schlimmer durch Überessen und durch Bewegung. Es findet sich das Gefühl des Aufplatzens, als ob alles aus dem Mund herauskommen wollte. Hysterische Koliken sind deshalb gut durch *Asa foetida* zu behandeln.

Magnesium muriaticum hat einige dieser Symptome. Die Winde sammeln sich und steigen wie ein Klumpen zum Hals auf und drücken beinah den Atem ab. Erleichterung durch Aufstoßen. Bei *Asa foetida* versucht der Patient durch ständiges Schlucken den Klumpen nach unten zu bringen, und dieses Schlucken kommt zu den Atemschwierigkeiten hinzu. Es findet sich große Ruhelosigkeit und Ängstlichkeit bei *Asa foetida* und ein Wechsel der seelischen Lage. Die Muskeln hüpfen und zucken. Der ganze Organismus ist übersensibel. Hysterische Krämpfe, die als Folge der Unterdrückung von Absonderungen auftreten, verlangen oftmals *Asa foetida*. Insbesondere, wenn die Halssymptome im Vordergrund stehen, sollte man immer an *Asa foetida* denken.

Moschus hat als Schlüsselsymptom Ohnmacht. Wenn sich hysterische Anfälle mit Ohnmacht finden, können auch andere Mittel indiziert sein., z. B. *Asa foetida, Cocculus, Ignatia* oder *Nux moschata*, aber in den meisten Fällen wird *Moschus* das Similimum sein. Es ist besonders das Mittel für den Anfall. Die Simulation von tetanischen Krämpfen, die Bewußtlosigkeit und häufige Ohnmachten, weisen auf *Moschus* hin. Hughes sagt, daß kein Mittel so gut wie *Moschus* unter diesen Umständen hilft, und Dr. Hewer Smith bezeichnet es als ein unverzichtbares Mittel bei der Hysterie. Es finden sich Muskelzuckungen und heftige Spasmen oder Zusammenschnürung der Brust. Sie wird sogar blau im Gesicht, hat Schaum vor dem Mund und Frostigkeit. *Moschus* hat ebenfalls einen reichlichen Abgang von blassem Urin, den Globus hystericus, Kopfschmerzen und Blähungssymptome. Oftmals wird man feststellen, daß die Ohnmachten und der Bewußtseinsverlust offensichtlich die Folge des Druckes sind, den die Blähungen auf den Solarplexus und das sympathische Nervensystem ausüben. Heftiges Aufstoßen von Gas kommt vor und erleichtert. Unkontrollierbares Lachen ist ebenso ein Symptom von *Moschus* wie der Wechsel von Fröhlichkeit und Traurigkeit. Das Sexuelle Verlangen ist vermehrt und Symptome von Nymphomanie und Satyriasis sind vorhanden. Hysterische Attacken von Schluckauf werden durch *Moschus* geheilt, und beim lauten Aufstoßen nervöser hysterischer Personen ist es unser bestes Mittel. In seelischer Hinsicht finden sich bei *Moschus* eine Neigung zum Zanken, und der Patient schimpft sich in einen Anfall hinein. *Palladium* ist ein anderes Mittel für starke Worte und Zanken. Zusammenfassend ist *Moschus* bei Ohnmachtsanfällen, Erstickungsanfällen durch Schreien und Lachen, Globus hystericus, reichlichen, blassen, Urin und plötzliche Anfälle von Bewußtlosigkeit gekennzeichnet. Ein anderes Mittel tierischer Herkunft, das dem *Moschus* ähnelt, ist *Castoreum*, welches ebenso eine lange Liste nervöser Symptome aufweist. Es paßt gut auf eine lange Reihe von Symptomen, die der Hysterie vorangehen, z. B. eine reizbare Schwäche. Diese, die am Rand einer Hysterie sind, werden mit *Castoreum* gut bedient sein.

Tarantula. Unter den tierischen Mitteln, die alle eine Menge nervöser Symptome verursachen, stehen die Spinnengifte an erster Stelle im Hervorbringen von Symptomen, die der Hysterie ähneln. Das hervorstechendste von ihnen ist *Tarantula hispanica* nicht die *Tarantula cubensis*, die ein Karbunkelmittel ist, aber die spanische Spinne. Es ist nützlich bei Hysterie. Die Anfälle scheinen gespielt zu sein, der Patient hat maßlose Anfälle von unkontrollierbarem Lachen. Das hervorstechendste Symptom dieses Mittels ist allerdings die Ruhelosigkeit und das Zittern der Glieder. Der Patient muß sich ständig in Bewegung halten. Es findet sich außerordentliche Übersensibilität, das Rückgrat und die Ovarien sind empfindlich und gewöhnlich besteht Nymphomanie. Man hat es als nützlich bei der hysterischen Epilepsie gefunden, die, nebenbei, eine seltene Erkrankung ist. *Theridion* und *Mygale* sind zwei Spinnengifte, die bei Hysterie infrage kommen. Die sehr hervorstechende Empfindlichkeit wird *Theridion* ins Gedächtnis rufen, und die choreaähnlichen Zuckungen werden an *Mygale* erinnern. *Tarantula* wird durch die ständigen Bewegungen der Extremitäten erkennbar sein und möglicherweise auch durch den Umstand, daß Musik beruhigt, ebenso durch einen zusammenschnürenden Kopfschmerz und durch die vorgespiegelten Anfälle eines unkontrollierbaren Lachens. Bei großer Unruhe der Füße muß man immer an *Zincum valerianicum* denken. Hierbei ist es unser bestes Mittel. Es ist ein All-

gemeinsymptom bei hysterischer Veranlagung, wenn chronische Uteruserkrankungen vorhanden sind.

Platinum hat eine vollständig andere Form der Hysterie, als irgendeines der tierischen Gifte, und es ist rasch und leicht durch den
Stolz seiner Seele charakterisiert. Man könnte sagen, so wie es ein
englisches Mädchen ausdrückte: »Sie schreitet einher mit dem An-
spruch einer Kaiserin«. Selbstüberschätzung ist ausgeprägt, und
sie sieht auf jeden anderen herunter. Kein anderes Mittel der Materia hat dieses Symptom so deutlich wie *Platina*. Es finden sich Anfälle von Lachen, die sehr laut und ungestüm sind. Tatsächlich
geht der Zustand manchmal in Tobsucht über. Die Genitalorgane
sind sehr empfindlich. Es besteht die Neigung an ihnen zu kitzeln,
sogar Nymphomanie. Bei solchen Genitalfällen ist es von hohem
Nutzen. Hysterische Krämpfe verlangen nach *Platina*, wenn sie
durch nervöse Erregung entstanden sind. Es finden sich auch Zu-
sammenschnürungsgefühle des Oesophagus und Erstickungsanfälle. *Platina* kann von *Ignatia* leicht durch seine geistige Konstitution, wie sie oben beschrieben wurde, unterschieden werden. *Ignatia* ist keinesfalls demonstrativ, während *Platina* absurd hochmü-
tig ist. Melancholie findet sich ebenfalls, der Patient ist mürrisch
und unzufrieden und hat eine Neigung zum Weinen. Die außerordentlich nervöse Veranlagung macht sie schlaflos. *Hyoscyamus*
muß mit *Platina* verglichen werden. Es hat ebenfalls Nymphomanie, aber mit einer größeren Neigung, sich zu entblößen. Die stolze
Haltung des Mittels wird es immer unterscheiden lassen. *Palladium* ist dem *Platina* sehr ähnlich. Es läßt sich jedoch immer
durch das Fehlen der Hochmütigkeit von *Platina* unterscheiden
und durch den Zug, lieber unbeachtet zu sein.

Valeriana wird von der allopathischen Schule reichlich für
Hysterie gebraucht und es bildet eine der Hauptrequísiten ihrer Behandlung. Als Mittel für Hysterie im homöopathischen
Sinne hat es einige nützliche Symptome. Wie bei *Tarantula*
muß der Patient sich ständig bewegen. Aber Anstrengung
verursacht Kopfweh und der geringste Schmerz verursacht
eine Ohnmacht. Es besteht das Gefühl, als ob etwas Warmes

vom Magen aufsteigt. Dieses ruft Schwierigkeiten bei der Atmung hervor. Es findet sich zusätzlich Angst, Zittern und Herzklopfen. Bei *Valeriana* findet sich ein allgemeiner Zustand nervöser Erregung. Der Patient ist gewöhnlich lustig, lebendig und gesprächig. Oft findet sich eine Neigung zu Hitzewellen. Ebenfalls hat es den Globus hystericus und eine Reihe von Schmerzen wie von Rheumatismus. Nervöser Bewegungsdrang ist ein hervorstechendes Symptom, und dieses zusammen mit dem Gefühl von Wärme, die vom Magen aufsteigt, sollte es unterscheiden lassen. Der Wechsel der Laune ist sehr hervorstechend und sollte nicht übersehen werden. Es scheint ein Mittel für hysterische Gewohnheiten zu sein.

Nux moschata ist ebenfalls eines unserer guten Mittel bei der Hysterie. Es paßt besonders gut bei nervösen, hysterischen Menschen, die rasch von Traurigkeit zur Fröhlichkeit wechseln. Aber eines der unterscheidenden Merkmale ist die Schlaflosigkeit, das Aufgetriebensein und die Trockenheit des Mundes. Es finden sich ebenfalls Anfälle von Ohnmacht, der Patient ist durch die geringste Anstrengung erschöpft. Es findet sich eine andauernde nervöse Spannung, und sie unterscheidet sich insofern von *Ignatia*, als dies bei letzterer immer nur anfallsweise auftritt. Das Symptom des Aufgetriebenseins, das meistens nach dem Essen auftritt, erinnert an *Lycopodium* und *Carbo vegerabilis*, aber diesen beiden Mitteln fehlt das hysterische Element der *Nux moschata*-Blähung. Es hat auch einen trockenen, nervösen, hysterischen Husten, Druck auf der Brust und Anfälle von Ohnmacht. Eine Neigung zu Schwäche ist allgemein vorhanden. Bayes sagt: »Bei der Hysterie, besonders beim Globus hystericus, wirken nur wenige Medikament so zuverlässig.« Er empfiehlt die 3. bis 6. Potenz. Er sagt noch zusätzlich: »In schweren, hysterischen Attacken ist ein Tropfen *Camphora rubini* auf ein wenig Zucker, alle 5 oder 10 Minuten gegeben, von großem Wert.« Dieses ist eine palliative Wirkung, da Kampfer sonst keinerlei spezielle hysterische Symptome aufweist.

Gelsemium hat einige besonders hervorstechende Symptome, die es zum Gebrauch bei Hysterie angezeigt sein lassen. Besonders bei hysterischen Krämpfen mit Spasmen der Glottis ist es angezeigt. Es besteht außerordentliche Reizbarkeit der Empfindungen und des Körpers mit Erregung der Gefäße, Halbstarrheit mit Mattigkeit und Hinfälligkeit. Es findet sich das Gefühl des Klumpens im Hals, der nicht geschluckt werden kann, und es kommt zu reichlichem Urinabgang von blassem, nervösen Urin. *Gelsemium* paßt sowohl zu männlichen als auch weiblichen Onanisten und besonders zu der hysterischen Sorte der letzteren. Der für *Gelsemium* so charakteristische starre Muttermund ist gewöhnlich bei hysterischen Frauen zu finden, die an großer nervöser Erregung leiden, sodaß es bei einer solchen Veranlagung von großem Nutzen ist. Starke Taubheit der Extremitäten, ebenso Angst und Besorgnis. Mattigkeit und Krankheitsgefühl sind fast immer vorhanden. *Sulfur* hat die Abscheidung von reichlich wässrigem Urin am Ende der Spasmen. Dieses ist ganz allgemein ein hysterisches Symptom, und man kann sich ein wenig darauf verlassen, daß es zum Mittel führt. Blasenreizung mit dem ständigen Verlangen zu urinieren bei hysterischen Personen wird durch *Gelsemium gedeckt.*

Pulsatilla hat hervorragende hysterische Symptome. Es hat ein Engegefühl des Halses, irgendetwas scheint das Sprechen zu verhindern. Es findet sich ein ständiger Wechsel der Gefühle und Symptome bei den Patienten und ebenfalls der reichliche Urinfluß. Wie bei *Ignatia* besteht Traurigkeit, Melancholie und Weinen. Aber *Ignatia* weint für sich alleine, während *Pulsatilla* seinen Kummer überall ausleert, es sucht nach Mitgefühl und Mitleid, welches deutlich bessert. Die frische Luft bessert den *Pulsatilla*-Patienten. Die Menses sind spärlich und der Patient friert ständig. Hysterische Anfälle in der Pubertät sind eine Indikation für *Pulsatilla*. Ohnmachtsanfälle sind häufig und oftmals besteht eine Neigung zum Ausbleiben der Menses, was dann zu nervösen Anfällen führt. *Sepia* ist ebenfalls ein hervorragendes Mittel bei Hysterischen mit Uterussymptomen, aber es wird leicht durch seine Allgemeinsymptome zu erkennen sein. *Apis* hat Hysterie in der Pubertät mit Amenorrhoe und Ungeschicklichkeit. Die Patientin läßt Dinge fallen und ist schwerfällig.

Belladonna ist bei der Hysterie ein Mittel, wenn sich eine laute Erregung vorfindet mit gerötetem Gesicht, erweiterten Pupillen und den allgemeinen Symptomen des Mittels. Es findet sich ein Blutstau zum Kopf während der spastischen Anfälle, und ein wilder Blick. *Hyoscyamus* hat das Verlangen, sich abzudecken und nackt zu gehen, möglicherweise als Folge der Überempfindlichkeit der Haut, mit einem dummen Lachen und Muskelkrämpfen. *Stramonium* wird dann angewandt, wenn der Patient voller absurder Phantasien ist, Gesprächigkeit usw.. Aber diese Mittel werden bei der Behandlung der Hysterie selten vorkommen.

Kalium phosphoricum ist eines der Gewebemittel und hat sich klinisch als erfolgreich bei der Hysterie bewährt. Man nimmt es bei Anfällen nach plötzlicher oder heftiger Erregung, oder bei Leiden von sehr nervösen und erregbaren Patienten. Es findet sich Globus hystericus, Anfälle von Weinen, Lachen und Gähnen. Es finden sich Spasmen mit Bewußtlosigkeit. Das Abdomen ist tympanitisch und empfindlich gegen den geringsten Druck. *Kalium phosphoricum* sollte einem bei folgenden Symptomen einfallen: Nervöser Schrekken ohne Grund, sieht an allen Dingen die schwarze Seite, Seufzer und Kleinmütigkeit, Zittern und Zappeligkeit.

Andere Mittel

Agnus castus kommt in Frage bei Lüsternheit.

Anacardium wenn sich zwei Willen finden, die einander widersprechen.

Cactus hat einige hysterische Symptome wie Traurigkeit, Weinen ohne Grund, Trost verschlimmert, liebt die Einsamkeit, Todesfurcht, hat das Gefühl, als ob der ganze Körper mit Draht eingewickelt sei.

Cocculus. Überempfindlichkeit und Schwäche.

Arsenicum. Hysterisches Asthma.

Caulophyllum. Hysterie und Dysmenorrhoe.

Sticta. Hysterie nach Verlust von Blut, wie *Cannabis indica*. Hale sagt, daß dieses Mittel am besten von allen anderen Mitteln der Materia Medica auf die hysterische Erkrankung paßt. Besondere Symptome verlangen unter Umständen besondere Mittel. Bei der Behandlung der Hysterie und ihren mannigfaltigen Phasen kann man homöopathisch wesentlich mehr erreichen, als mit allen Nervenberuhigungsmitteln. (Anm. d. Übers.: Letzteres gilt natürlich heute im Zeitalter der Tranquilizer in genau dem gleichen Maße. Es ist zwar häufig nicht ganz einfach, das passende Mittel bei diesem Wust von Symptomen, mit denen einen die Patienten überfallen, zu finden, aber wenn man hilfreich war, so ist es doch wesentlich befriedigender, als die Patienten zu Dauerschluckern nicht gerade harmloser Substanzen zu machen.)

Ischias

Colocynthis ist das wichtigste Mittel beim Ischias und paßt zu den schlimmsten Fällen. Schmerzen des Ischias, die bis zum Knie oder bis zur Ferse ausstrahlen, durch jede Bewegung schlimmer werden und sich besonders durch Kälte verschlimmern. Der Schmerz tritt anfallsweise auf und wird von Taubheit und teilweiser Lähmung gefolgt. Es wird ein Gefühl beschrieben, als ob der Oberschenkel mit Eisenbändern gebunden wäre oder als ob er in einen Schraubstock eingeklemmt wäre. Die Muskeln sind schrecklich gespannt und starr. Besonders die rechte Seite wird befallen und es entstehen Stiche während des Gehens. Es ist besonders bei frischen Fällen nützlich, obwohl Aegida einen Fall damit heilte, der schon lange bestand und bei dem sich Spasmen und heftige Schmerzen fanden. Er gab die 3. Potenz. Es findet sich das Gefühl der Einschnürung um den Oberschenkel. Ebenso können die Schmerzen plötzlich auftreten und plötzlich wieder aufhören, sind stechend oder brennend, verschlechtern sich durch Kälte oder Feuchtigkeit und nachts, wo der Patient keine ruhige Lage für die Gliedmaßen finden kann. *Colocynthis* paßt beim typischen Ischias infolge Befall des Nerves ohne besondere Begleitentzündung. Hierin ähnelt es Mitteln wie *Arsenicum, Chamomilla, Gelsemium* und *Gnaphalium*. Die 6. Potenz hilft besser als die niedrigen.

Ganaphalium ähnelt dem *Colocynthis* sehr. O'Connor hält es für das beste Mittel, wenn andere Symptome fehlen, und viele andere betrachten es sogar als spezifisch. Es hat heftige, neuralgische Schmerzen entlang des Nerves, sowie Taubheit. Der gesamte Nervenstrang und die Hauptäste scheinen betroffen zu sein, es wird schlimmer durch Niederlegen und schlimmer durch Bewegung und Auftreten und besser während des Sitzens in einem Stuhl. Der Schmerz strahlt bis zu den Zehen aus.

Terebinthina hat außerordentliche Empfindlichkeit der unteren Extremitäten mit Schmerzhaftigkeit entlang des Nervenverlaufes. Reißende, ziehende, lähmende Schmerzen.

Arsenicum. Bei diesem Mittel sind die Schmerzen durch beschwerdefreie Intervalle gekennzeichnet. Sie treten jede Nacht zu einer bestimmten Zeit auf und werden dann unerträglich. Sie werden durch starke Bewegungen verschlimmert, durch leichte Bewegung verbessert. Sie verschlimmern sich durch Kälte und werden vorübergehend durch Wärme gebessert. Es ist eine reine Neuralgie, niemals entzündlich, toxämisch oder reflektorisch. *Arsenicum* ist eines unserer zuverlässigsten Mittel bei Ischias. Man sollte auch bei der reinen Neuralgie des Ischias an *Chamomilla* denken. Es hat unerträgliche Schmerzen, und je stärker der Schmerz ist, um so heißer erscheint der Patient.

Rhus toxicodendron ist typisch für einen Ischias mit Beteiligung der Muskeln und Bänder. Es paßt selten bei frischen Fällen und kommt erst in späteren Stadien in Frage. Die Schmerzen sind ziehend und brennend, schlimmer während der Ruhe und werden nur für kurze Zeit durch Bewegung gebessert. Es findet sich Lahmheit und eine Neigung zu Muskelzuckungen, die Därme sind verstopft. Es ist ein rheumatischer Ischias, wobei die Nervenscheiden beteiligt sind. Es ist das beste Mittel bei einer Kombination von Lumbago und Ischias. Ischias in der Folge einer übermäßigen Einwirkung von Nässe oder vom Heben schwerer Gegenstände, von Verzerrungen oder Überanstrengung. Große Erleichterung durch Wärme.

Arnica ist ebenso ein Mittel für Ischias nach Überanstrengung. Die akuten Schmerzen werden von einem Gefühl gefolgt, als ob alles zerschlagen wäre.

Ruta hat ebenso schießende Schmerzen den Rücken hinunter, auch den Ischiasnerv hinunter, beim ersten Bewegen oder Erheben nach dem Sitzen. Der Patient muß während des

Schmerzanfalles ununterbrochen hin und her laufen. Die Schmerzen werden hauptsächlich im Bereich der Knie empfunden. Verschlimmerung während feuchten oder kalten Wetters und von kalten Anwendungen.

Bryonia hat schießende Schmerzen, die durch Bewegung schlimmer werden und sich durch harten Druck bessern. Es ist ein gutes Mittel bei der Behandlung des rheumatischen Ischias.

Ledum hat ebenso Ischiasschmerzen mit Rheumatismus gemischt.

Kalium jodatum hat Schmerzen, die sich in der Nacht verschlimmern, sowie durch Liegen auf der befallenen Seite, besser durch Bewegung. Wenn ein mercurieller oder syphilitischer Ursprung besteht, ist es gut indiziert und hilft möglicherweise, aber es ist kein sehr verläßliches Mittel.

Kalium bichromicum. Quälende Schmerzen im linken Oberschenkel, die sich durch Bewegung bessern.

Phytolacca. Die Schmerzen sind schießend und ziehend, und werden durch Bewegung verschlimmert. Es paßt sicherlich besser bei syphilitischen Fällen.

Colchicum. Rechtsseitige, scharf schießende Schmerzen, die bis ins Knie ausstrahlen und durch Bewegung schlimmer werden. Der Patient muß sich ruhig verhalten. Der Schmerz ist plötzlich, anhaltend und unerträglich.

Visum album hat den Ruf, daß es eine Reihe von schweren und bereits lange bestehenden Fällen geheilt hat.

Ammonium muriaticum hat Ischias, der sich während des Sitzens verschlimmert, und während des Gehens etwas bessert, und sich stark bessert durch Hinlegen. Schmerzen in der linken Hüfte, als ob die Sehnen zu kurz wären. Die Beine fühlen sich kontrahiert an. Schmerzhafte Zuckungen, die Füße fühlen sich wie eingeschlafen an.

Pulatilla hat Ischias, der auf venöser Stase beruht und paßt zu den milderen Formen, bei denen ein Gefühl von Müdigkeit und Schwere besteht. Fliegende Attacken, Schmerzen in den Lenden und in den Hüften. Uteriner Ischias. Es besteht Verwandtschaft zu Mitteln wie *Sepia, Belladonna, Ferrum, Sulfur, Graphit* und *Mercurius.*

Lycopodium ist manchmal bei chronischen Fällen nützlich, wo sich ein feines Brennen oder ein stechender Schmerz findet. Ferner reißende, ziehende oder zuckende Schmerzen, die in der Ruhe schlimmer sind. Die lithämisch-saure Konstitution wird das Mittel entscheiden.

Aconit hat die kongestive Art des Ischias nach Einwirkung von Kälte, Feuchtigkeit und von unterdrücktem Schweiß. Es findet sich erhebliche Taubheit, eigentümliche Empfindungen, Prickeln und ein Gefühl von Kälte in den Teilen, besonders den Zehen. Die Schmerzen sind sehr stark und nachts schlimmer. Der Patient ist ruhelos, es findet sich ein Kribbeln entlang den befallenen Nerven.

Glonoin wird von Hale in der 6. Potenz bei Fällen empfohlen, bei denen sich starkes Klopfen, Taubheit, Schwere und Unwohlsein findet.

Belladonna hat eine starke Entzündung und die Schmerzen kommen plötzlich. Es findet sich eine Neuritis und der Verlauf der Nerven ist empfindlich. Die Schmerzen sind besonders nachts schlimmer, die Teile sind gegen Berührung empfindlich und die geringste Erschütterung oder Luftzug verschlimmert. Schwere, stechende Schmerzen, die gegen Nachmittag und Abend schlimmer werden. Es erfolgt häufiger Lagewechsel. Schlimmer durch Bewegung, Geräusch, Schock oder Berührung. Kann die Berührung der Kleider nicht vertragen. Besserung durch Hängenlassen des befallenen Gliedes, durch Wärme und durch aufrechte Haltung.

Nux vomica ist durch seine Wirkung auf das Rückenmark oftmals ein Mittel bei Ischias. Es hat blitzartige Schmerzen

mit einem Zucken der befallenen Partien. Heftige Schmerzen, muß die Stellung verändern. Die Schmerzen schießen bis
zum Fuß hinunter, die Gliedmaße ist steif und zusammengezogen und die Teile fühlen sich gelähmt und kalt an. Besserung durch Liegen auf der befallenen Seite und durch Anwendung von heißem Wasser. Verstopfung und sitzende Tätigkeit.

Plumbum hat blitzartige, anfallsweise Schmerzen. Schmerzen und Krämpfe entlang dem Ischiasnerv, insbesondere,
wenn gleichzeitig Atrophie vorhanden ist. Man sollte keine
niedrigeren Potenzen als von der 12. bis zur 30. benutzen.

Coffea ist indiziert, wenn sich große Überempfindlichkeit
der Sinne findet und physische Erschöpfung und Schwäche
vorhanden ist. Bei Patienten mit einer hämorrhoidalen Veranlagung ist unter Umständen *Sulfur* das Mittel. Wenn es sich
um eine Rückenmarkserkrankung handelt, sind Mittel wie
Phosphor, Silicea, Natrium muriaticum und *Sulfur* angezeigt, ja nach ihren Symptomen. Keinesfalls sollten die
Schüsslerschen Gewebemittel vergessen werden, da doch
manche unzweifelhaften Erfolge mit *Magnesium phosphoricum* und *Kalium phosphoricum* erreicht worden sind.

Karbunkel

Arsenicum album wird als das wichtigste Mittel bei Karbunkeln angesehen. Das Leitsymptom ist das Gefühl, als ob glühende Kohlen die befallene Stelle verbrennen würden. Es findet sich ein schneidender, stechender Schmerz mit Verschlimmerung nach Mitternacht, ferner große Reizbarkeit von Geist und Körper. *Arsenicum* kommt meistens nach *Rhus tox*, welches ein ausgezeichnetes Medikament am Beginn des Leidens ist, die Schmerzen außerordentlich intensiv und die befallenen Teile dunkelrot sind. Wenn *Arsenicum* versagt, muß an *Anthracinum* gedacht werden, welches die gleichen Symptome wie *Arsenicum* hat, jedoch von größerer Intensität. Warme Anwendung erleichtert die *Arsenicum*-Schmerzen. *Anthracinum* wird oftmals die brennenden, tödlichen Schmerzen eines Karbunkels bessern.

Echinacea ist ein ausgezeichnetes Mittel bei Karbunkeln, die Sepsis, die Schwäche und die Schmerzen passen gut dazu, man kann es ebenso äußerlich anwenden.

Lachesis ist ein nützliches Mittel, wenn die Oberfläche geschwollen ist und der Eiter sich sehr langsam bildet. Die Teile sehen rot-livide aus und neigen zu Blutvergiftung. (Aufsteigende Lymphangitis). Es findet sich starkes Brennen, welches durch Waschen mit kaltem Wasser erleichtert wird. Kleinere Furunkel, die den Hauptfurunkel umgeben, sind eine gute Indikation. Karbunkel, welche sich häufen und die sehr ekelhaft sind, benötigen *Lachesis* oder möglicherweise *Carbo vegetabilis*.

Tarantula cubensis zeigt das vollkommene Bild eines sich häutenden Karbunkels mit großer Schwäche und es erleichtert die scheußlichen Schmerzen, die es begleiten. Ein bereits früh auftretender schwarzer Punkt im Zentrum gilt als Leitsymptom. Hughes hat es häufig als Medikament bei Karbunkeln angewandt. (Verwende Calendula-Essenz als äußere Behandlung 1 : 6 verdünnt).

Silicea. Dieses Mittel entspricht einer reifen, guten Eiterung und wird für eine gesunde Granulation sorgen. Karbunkel auf dem Rücken zwischen den Schultern. *Acidum nitricum* und *Phytolacca* haben ebenfalls eine Veranlagung zu Karbunkeln. Grauvogel empfielt *Arnica*.

Keuchhusten

Drosera ist eines der Mittel, welches von Hahnemann empfohlen wurde. Er hat tatsächlich einmal gesagt, daß *Drosera*
C30 genügt, um fast jeden Keuchhusten zu heilen, eine Behauptung, die durch die klinischen Erfahrungen nicht bestätigt worden ist. Trotzdem ist *Drosera* ein Mittel, welches eine
große Anzahl von Fällen mit folgenden Indikationen heilen
wird: Ein bellender Husten mit so häufigen Anfällen, daß der
Kranke kaum zu Atem kommt. Schlimmer am Abend. Alle
Anstrengungen, den Schleim herauszuhusten, enden mit
Würgen und Erbrechen. Die Anfälle sind besonders nach
Mitternacht schlimmer. Das Kind hält sich den Magen während des Hustens. Das *Drosera*-Kind weint sehr viel. *Arnica*
hat Weinen vor dem Husten, da die Erinnerung an die bevor-
stehenden Schmerzen noch vorhanden ist. Bayes sagt: „*Drosera* ist beim Keuchhusten nützlicher als alle anderen Mittel
unserer Materia medica." Im Gegensatz zu Hahnemann behauptet er trotzdem, daß die höheren Verdünnungen nutzlos
seien und er verschreibt die 1. Potenz. *Drosera* hilft besser
beim reinen, unkomplizierten Husten, aber während es bei
manchen Epidemien ausgezeichnet paßt, so versagt es doch
bei anderen.

Solanum carolinense hat einen guten klinischen Ruf bei ex-
plosivem und spastischem Husten und wird von den Eklekti-
kern als beinah spezifisch angesehen.

Castanea vesca wurde ebenso in der 3. Potenz als ein Spezifikum bezeichnet.

Cuprum hilft bei Keuchhusten, der von Konvulsionen begleitet ist, oder wenn der Anfall lange und ohne Unterbre-
chung verläuft, so ist es das Mittel. Spasmen der Beugemuskeln stehen im Vordergrund. Der Husten ist sehr heftig und es
droht Erstickung. Das Mittel folgt manchmal sehr gut nach
Drosera und wirkt dann vorzüglich. Der Patient hustet einen

zähen, gelatineartigen Schleim herauf, es findet sich viel Rasseln in der Brust, und Gesicht und Lippen sind bläulich. Typisch ist die Erleichterung durch einen Schluck kalten Wassers. Hale erinnert an den Nutzen von *Cuprum* bei Fällen, die von Spasmen, geballten Fäusten usw. begleitet sind.

Corralium rubrum ist bei schweren Fällen von Keuchhusten ein nützliches Mittel. Vor dem Husten entsteht ein erstickendes Gefühl. Das Kind keucht und keucht und wird schwarz im Gesicht. Es ist ein Mittel bei einem kurzen, schnellen, klingenden Husten, den man auch als Maschinengewehrhusten bezeichnet. Die Erstickung zeigt sich auch manchmal in Form des Keuchens, sowie einem krähenden Geräusch beim Einatmen. Nach jedem Anfall sinkt das Kind vollständig erschöpft zurück. Kein anderes Mittel ruft derartig heftige Anfälle hervor. Es ist sicherlich mehr in den späteren Stadien der Erkrankung angezeigt, aber es muß ein neurotisches Element vorhanden sein, ebenso die Einengung der Brust vor der Attacke. Die krähende Einatmung oder der krähende Husten ist nicht so deutlich wie bei *Mephitis*. Dr. Teste empfiehlt *Corralium* und *Chelidonium* als die einzigen Mittel beim Keuchhusten, und Dunham empfiehlt *Corralium* bei heftigem Bellen.

Coccus cacti hat Hustenanfälle mit Erbrechen von klarem, zähem Schleim, der sich in dicken, langen Fäden bis zum Fußboden zieht. Man sieht diesen manchmal bei Kindern, die husten und husten, und denen dieser zähen Schleim von Mund und Nase herunter hängt, der sich herein- und herauszieht, oder sich endlich löst. Die Anfälle kommen meistens gegen Morgen, und manchmal werden sie von Erbrechen eines klaren, fadenziehenden Schleimes begleitet. Aufstoßen von Luft, was auf den Husten folgt, ist eine Indikation für *Ambra grisea*. *Coccus* ist ein nützliches Mittel für die anhaltende Bronchitis, die nach einem Keuchhusten zurückgeblieben ist. Die starke Schleimsekretion bei *Coccus* ist bemerkenswert und verursacht beim Kind Würgen. Erstickungsanfälle sind charakteristisch, fast noch mehr als das Würgen.

Mephitis ist ein nützliches Mittel bei einem Husten mit deutlichem Kehlkopfspasmus, dem sogenannten Ziehen. Der Husten ist nachts schlimmer und beim Niederlegen, es besteht ein Erstickungsgefühl und das Kind kann nicht ausatmen. Farrington bemerkt, daß dieses Mittel den Patienten scheinbar häufig verschlimmert, während es doch den Ablauf der Erkrankung deutlich verkürzt. Die katarrhalischen Symptome, die auf *Mephitis* passen, sind leicht, aber das Ziehen steht im Vordergrund. Das Erstickungsgefühl tritt mit dem Husten auf, während es bei *Corralium rubum* vor dem Hustenanfall auftritt. Der Anfall ist von großer Erschöpfung gefolgt. Bei *Mephitis* ist nicht viel Auswurf. Es hat viele spastische Symptome, z.B. nächtliche Krämpfe der Beine. Der Autor hat auch mit *Naphtalin* gute Resultate gesehen, wenn der Husten sehr trocken und die katarrhalischen Symptome nicht sehr im Vordergrund stehen, wenn der Anfall von extremer Länge und ein Zusammenschnürungsgefühl der Brust vorhanden ist. Es ist ein Mittel, das besonders beim Keuchhusten von Erwachsenen paßt. Ein therapeutischer Fingerzeig Hahnemanns beim Keuchhusten ist *Ledum,* welches einen spastischen, quälenden Husten hat. Man sollte beim Keuchhusten daran denken.

Belladonna ist nützlich bei plötzlichen, heftigen Anfällen, bei Keuchhusten ohne Expectoration, wenn gleichzeitig die Symptome einer cerebralen Kongestion vorhanden sind. Es findet sich Nasenbluten und der Patient verschlimmert sich nachts. Boenninghausen sagt, daß es meistens am Beginn der Erkrankung paßt oder etwas später, wenn Fieber vorhanden ist. Wenn man es am Beginn der Erkrankung gibt, so wird es oftmals die Erkrankung abkürzen oder mildern. Eine andere Indikation für *Belladonna* ist das Niesen am Ende des Anfalls. Der Keuchhusten wird durch ein Kitzeln im Rachen hervorgerufen, wie von einer Daune. Würgen, Erbrechen und Magenschmerzen sind hervorstechende Symptome. Wenn *Belladonna* das Mittel ist, so finden sich immer kongestive und aktive Symptome und ein plötzlicher Beginn. Das Kind greift an den Hals und klammert sich an die Mutter, es ist erschrocken.

Ipecac. Krampfartiger Husten, bei dem das Kind steif wird, auch blau oder blaß, und keine Luft mehr bekommt, mit großer Übelkeit und Besserung durch Erbrechen. Dieses sind die hervorstechenden Symptome von *Ipecac.* Ein „knebelnder Husten" ist eine gute Indikation für das Mittel. Die Schleimabsonderung ist reichlich und zäh, und der Patient ist nach dem Anfall sehr schwach. Heftige erschütternde Hustenanfälle, die rasch aufeinander folgen und einem kaum Zeit zum Atem holen lassen, indizieren *Ipecac.* Das Kind ist schlaff und schwach und es findet sich reichlicher Schweiß. *Sulfur* ist ein ausgezeichnetes Mittel für Erbrechen nach dem Hustenanfall. (Anm. d. Übers.: Nasenbluten beim Keuchhusten und Bluten aus dem Mund ist ein weiteres Symptom von *Ipecac* beim Keuchhusten.)

Antimonium tartaricum. Hier verschlimmert sich das Kind durch Aufregung oder Ärger, oder während des Essens. Der Hustenanfall hat im Höhepunkt Erbrechen von Schleim und Nahrung. Es findet sich viel Schleimrasseln in der Brust, aber nur wenig Auswurf. Das *Antimonium tartaricum*-Kind ist gereizt und schlechter Laune und schreit, wenn man sich ihm nähert. Die Zunge ist weiß belegt und es findet sich Schwäche. Auch wenn sich Diarrhoe mit großer Schwäche und Rückgang der Lebenskräfte vorfindet, oder das Kind sein Abendessen kurz nach Mitternacht erbricht, ist *Antimonium tartaricum* das Mittel. Es hat deutliche Verschlimmerung durch warme Getränke.

Cina ist nicht nur ein Wurmmittel. Es ist ein ausgezeichnetes Mittel beim Keuchhusten. Es hat die gleiche Steifheit wie *Ipecac,* das Kind wird steif und es zeigt sich ein gluckerndes Geräusch im Oesophagus, wenn das Kind seinen Anfall beendet. Zähneknirschen während des Schlafes ist eine weitere Indikation von *Cina.* Es ist natürlich sonst besonders durch Wurmsymptome indiziert sowie bei Kindern, die eine Disposition dazu haben.

Magnesium phosphoricum ist das hervorstechende Schüsslermittel beim Keuchhusten, der wie eine gewöhnliche Erkältung beginnt. Die Anfälle sind krampfhaft und nervös und enden in einem Ziehen. Ich habe dieses Mittel in der 30. Potenz verwendet, und es hilft bei bestimmten Epidemien ausgezeichnet. Während meiner Zusammenarbeit mit Dr. Boericke war es nicht selten, daß Patienten zu uns kamen, um etwas von unserem Keuchhustenmittel zu holen, welches nichts anderes als *Magnesium phosphoricum* C30 war. Es schien besonders zu der damals herrschenden Epidemie zu passen. Indikationen scheinen schwere Hustenanfälle zu sein, mit einem blauen, geschwollenen und lividen Gesicht, mit schwerem Ziehen.

Kalium sulfuricum wird manchmal auch nützlich sein.

Sanguinaria nitrica ist ein Mittel, welches bei Heiserkeit, Rauhigkeitsgefühl im Hals und Kehlkopf, mit Kopfschmerz verbunden, nützlich ist.

Kalium bichromicum ist ein Mittel für Fälle, die einen heiseren Husten haben. Das Kind atmet oberflächlich, um den Hustenanfällen vorzubeugen. Es ist ein gröberer Husten, als der von *Hepar,* schlimmer durch Essen oder durch tiefes Einatmen. Es findet sich eine allgemeine katarrhalische Beteiligung der Nase, des Halses und der Stirnhöhlen, der Auswurf ist gelb, zäh und fadenziehend und unterscheidet sich von dem von *Coccus cacti* dadurch, daß er gelb ist.

Coqueluchin oder **Pertussin**, eine Nosode des Keuchhustens, wird von Dr. J.H. Clarke empfohlen, der gute Ergebnisse von ihrem Gebrauch behauptet. Ein spastischer, hakkender, tiefklingender, kruppartiger Husten mit Schnupfen und Schwierigkeiten, Luft zu bekommen, scheinen die Indikationen zu sein. Cartier und andere berichten ebenfalls über Erfolge mit diesem Mittel. Man soll es nicht unter der 30. Potenz geben.

Klimakterium

Lachesis. paßt besonders für Frauen, denen es seit den Wechseljahren schlecht geht: »Seit dieser Zeit habe ich mich nie mehr wohl gefühlt«. Es entspricht vielen klimakterischen Beschwerden, z. B. Haemorrhoiden, Blutungen, Schwindel, Brennen im Rücken und Kopfschmerzen. Es ist das Medikament, wenn Frauen durch häufige Schwangerschaften erschöpft sind, bei plötzlichem Aufhören der Menses, zitternder Puls, Kopfschmerzen, Hitzewellen zum Kopf, kalte Füße und Beengung im Bereich des Herzens.

Amyl nitrit. Hitzewellen in den Wechseljahren. Die 30. Potenz hilft hier gut.

Strontium carbonicum. Hitzewellen mit Kopfsymptomen, die durch warmes Einhüllen des Kopfes gebessert werden.

Sanguinaria. Hitzen in der Klimax, Kopfschmerzen mit starken Menses.

Caladium. Pruritus vulvae in der Menopause.

Aconit. Kreislaufstörungen in der Menopause. Hughes empfielt ebenfalls *Glonoin* für diese Beschwerden.

Veratrum viride. Möglicherweise hilft kein Mittel so gut gegen die Hitzewellen der Wechseljahre, die die Frauen plagen.

Cimicifuga ist oftmals das Mittel für die Beschwerden der Wechseljahre. Es findet sich ein Senkungsgefühl im Magen, Rückenschmerzen und Reizbarkeit. Die Patientin ist ruhelos und unglücklich und fühlt sich traurig und kummervoll. Man muß aber auch sagen, daß viele vom Nutzen dieses Mittels enttäuscht worden sind.

Caulophyllum C3. Dr. Ludlam empfiehlt dieses Mittel bei den nervlichen Problemen, die der Klimax folgen, wenn große, nervöse Spannung und Ruhelosigkeit mit Arbeitsdrang und die Neigung, sich über Kleinigkeiten aufzuregen, vorhanden sind.

Sepia. Wallungen der Klimax mit charakteristischen *Sepia*-Symptomen werden alsbald durch dieses Mittel gebessert.

Bellis perennis. Unsere englischen Kollegen benützen dieses Medikament sehr häufig bei dem Bild des ‹fagged womb› (so viel wie ‹ausgebuffter Uterus›). Die Patientinnen sind sehr müde, möchten sich hinlegen und haben Rückenschmerzen. Es findet sich keine eigentliche Krankheit, aber die außerordentliche Müdigkeit ist ständig da.

Carduus ist ein wichtiges Mittel für die Leberbeschwerden in der Klimax.

Ustilago konkurriert oftmals mit *Lachesis* bei der Behandlung der klimakterischen Blutungen. Es findet sich der typische Schwindel.

Erkrankungen der Knochen

Aurum. Knochenfraß der Schädelknochen und des Gaumens finden sich in seinem Arzneimittelbild. Es ist ein Antidot zu *Mercurius* und hat starke Schmerzen während der Nacht. Es findet sich ein widerlicher Geruch und Absonderung von kleinen Knochenstücken. Knochenschmerzen an den Extremitäten. Rechtzeitig gegeben wird es Knochenfraß, Nekrose und Exostosen verhindern.

Platinum muriactium. Knochenfraß speziell des Tarsus.
Mezereum. Periostitis vor dem eigentlichen Eiterungsstadium, schlimmer durch Berührung, ferner Überbeine, Nekrose und nächtliche Knochenschmerzen. Exostose des Tarsus.

Asa foetida. Knochenfraß mit widerlichen Absonderungen, mit unerträglichem Wundschmerz in der Umgebung des Geschwürs. Knochenfraß der Tibia mit großem Wundschmerz, so daß Kleidung unerträglich ist. Die Schmerzen sind dumpf, ziehend und bohrend und werden in der Ruhe schlimmer.

Strontium carbonicum. Knochenfraß der langen Knochen mit erschöpfender Diarrhoe. Ostitis, die den Knochen auflöst.

Stillingia. Syphilis der langen Knochen, Periostitis, schlimmer nachts und bei feuchtem Wetter. Es hilft ausgezeichnet bei sekundären, syphilitischen Knoten.

Calcium fluoricum. Knöcherner Tumor, Verdickungen der Knochen mit oder ohne Knochenfraß.

Hekla lava hat sich bestens bewährt bei spangenartigen Knochenauswüchsen. Kieferknochenschwellung nach Zahnextraktion mit heftigen Schmerzen. Knochenfraß der Kieferknochen.

Mercurius. Ostitis, heftige Knochenschmerzen, Schwellung.

Acidum nitricum. Merkurielle Ostitis, ziehender, pressender Schmerz mit erheblicher Empfindlichkeit.

Phosphoruns. Nicht syphilitischer Knochenfraß der Wirbel und Knochenfraß des Unterkiefers. Bei Hüftgelenksleiden ist es nützlich nach *Silicea.* Brennen in der Wirbelsäule. Im Phosphorbild finden sich auch die Züge der Rachitis. Es ist besonders nützlich, wenn die Fälle durch Rachensymptome gekennzeichnet sind. Dieses ist eine wichtige klinische Beobachtung und mag als ein Führungssymptom gelten.

Silicea. Verbiegungen der Knochen, Rachitis, bei der es oft indiziert ist. Es finden sich starke Schweiße. Hüftgelenksleiden. Knochenfraß nach einer Entzündung, die sich durch Kälte verschlimmert. Es ist ein langsam wirkendes Mittel.

Calcium carbonicum. Baehr betrachtet es als das Mittel, welches am besten bei Knochenfraß der Wirbel hilft. Verbiegung der Wirbelsäule. Rachitis mit sauren Schweißen.

Acidum phosphoricum. Hüftgelenksleiden und Knochenfraß der Wirbelsäule. Gefühl in den Knochen, als wenn sie mit einem Messer abgekratzt würden. Es entspricht der außerordentlichen Schwäche, die sich manchmal bei Rachitis findet und ist ein wertvolles Medikament für dieselbe.

Acidum fluoricum. Zahnfisteln, Knochenfraß, vor allen Dingen der langen Knochen, mit dünnen, wundmachenden Absonderungen, die durch kalte Anwendungen gebessert werden. Knochenfraß der Schläfenknochen und des Prozessus mastoideus. Die Schmerzen sind brennend und intermittierend, die Absonderungen sind dünn und scharf. Knochenfraß von Syphilis und *Mercurius.* Es folgt gut auf *Silicea. Silicea* ist schlimmer durch Kälte, *Acidum fluoricum* wird dadurch gebessert. Dr. Luther Peck berichtet von einem Fall von Kieferknochennekrose, in welchem *Silicea* gefolgt von *Acidum fluoricum* und dann *Calcium fluoricum* den Fall vollständig in Ordnung brachte. Diese drei Medikamente sind ausgezeichnete Mittel für den Kiefer.

Calcium phosphoricum. Das große Medikament, wenn Knochen schlecht zusammenheilen als Folge einer schlechten Ernährung. In niedrigen Potenzen fördert es die Bildung von Kallus. Es ist das Medikament für Rachitis, besonders bei fetten, rachitischen Kindern.

Symphytum. Ein ausgezeichnetes Mittel bei Knochenverletzungen, besonders wenn eine Empfindlichkeit an der Bruchstelle besteht, die nervlichen Ursprungs ist.

Ruta graveolens hilft oftmals bei Knochenbrüchen, indem es den Kallus in Form bringt. Vor allen Dingen nützlich bei Pseudarthrosenbildungen infolge zu geringer Kallusbildung

Sulfur. Rachitis infolge schlechter Nahrungsverwertung, großer Appetit, aber schlecht ernährt.

Koliken

Colocynthis ist besonders bei gichtischen und rheumatischen Patienten angezeigt, wenn die wohlbekannten, kneifenden Schmerzen den Patienten zwingen, sich nach vorne zu beugen oder etwas Hartes in den Bauch zu drücken. Die Kolik wird durch Blähungen, unverdaute Nahrung oder Erkältung hervorgerufen, oder es geht eine heftige Erregung, z. B. durch einen Ärger, voraus. Es kann Durchfall vorhanden sein und der kneifende Schmerz tritt vor und während desselben auf. Er wird durch Abgang von Blähungen oder Stuhl gebessert. Es ist ebenso ein nützliches Mittel bei menstruellen oder Blasenkoliken, aber bei allen Formen der Kolik, bei denen *Colocynthis* angewandt werden darf, ist es nötig, daß das nervöse Element das entzündliche überwiegt. Es wird selten bei einer entzündlichen Kolik von Nutzen sein.

Aconit. Ebenfalls Schmerzen, die den Patienten zwingen, sich zu bücken, er muß hin- und hergehen, um sich Erleichterung zu verschaffen, kalter Schweiß. Schmerzhafte Verspannung des Bauches und Verstopfung. Blähungsartiges Aufstoßen und Erkrankungsgefühl des Magens.

Magnesia carbonica. Kneifende, kolikartige Schmerzen, die den Patienten zum Bücken zwingen, verbunden mit grünem, schleimigem Stuhl nach Essen von Früchten oder Gemüse.

Causticum hilft manchmal, wenn *Colocynthis* nicht gewirkt hat.

Dioscorea. Schmerz in der Nabelgegend, anhaltend und gleichbleibend, verbunden mit Anfällen von großer Heftigkeit, blähungsartige Verstopfung, die einen windenden Charakter hat, und sich eher durch Strecken des Körpers, als durch Vorbeugen bessert. Gallige, rheumatische und nervliche Koliken. Die Schmerzen strahlen zur Brust und zum Rükken aus. Es ist ein wertvolles Mittel bei ganz bestimmten Formen von Dyspepsie, die durch häufige, kolikartige Schmerzen gekennzeichnet sind. *Dioscorea* ist sehr nützlich bei Bauchschmerzen jeder Art, die sich durch Rückwärtsbeugen bessern. Die eklektische Schule benützt dieses Medikament für Gallensteine, in der Meinung, daß es dafür spezifisch sei.

Nux vomica. Haemorrhoidal-Kolik oder Blähungskolik, die nach oben und unten drückt, spastische Kolik von Auftreibung. Tiefsitzender, hypogastrischer Schmerz, der Bauch ist hart und eingezogen, nicht verspannt. Kolik nach Diätfehlern, Schnaps oder Kaffee. Die Schmerzen verschlimmern sich durch Bewegung, drückende und zusammenziehende Schmerzen, kneifend, als ob die Gedärme zwischen Steinen gerieben würden.

Pulsatilla. Kolik mit Frösteln, von Torten und fetter Nahrung, lautes Kollern und Gurgeln im Darm. Blähungskolik bei hysterischen Frauen und Koliken bei Schwangeren, oft verbunden mit häufigem Harndrang.

Chamomilla paßt besonders bei Koliken von Frauen und Kindern. Kolik mit heißen Backen, rotem Gesicht und Schweißausbruch, der einer Attacke eines Darmkatarrhs vorausgeht. Koliken von Ärger, verschlimmert durch Wärme, Blähungskolik. Es findet sich eine Atonie des Verdauungsapparates und die Verdauung scheint stillzustehen. Die Neuralgie ist mehr peripher und der Bauch ist gespannt wie eine Trommel. Es hat den Anschein, als ob Stellen des Bauches durchbrechen würden.

Staphisagria. Kolik nach Ärger oder nach Bauchoperationen.

Belladonna. Kolik der Kinder. Das Kind beugt sich rückwärts und schreit und das Quercolon tritt wulstartig hervor. Es findet sich eine Kongestion der Eingeweide. Es ist mehr eine Enteritis als eine Enteralgie.

Ipecacuanha. Kneifende Kolik, als ob eine Hand die Därme packen würde, schneidende Schmerzen, die von links nach rechts durch den Bauch schießen, nach sauren oder unreifen Früchten. Die Kolik wird durch Bewegung verschlimmert und durch Stilllegen gebessert.

Cocculus. Nervöse Kolik, schlimmer nachts, von Aufblähung begleitet, aber der Abgang der Blähungen gibt keine Erleichterung, es wird dadurch eher noch schlimmer. Der gleiche Schmerz im rechten Hypochondrium, durch Vornüberbeugen verschlimmert. Verstopfung, Menstrualkolik, Schmerzen in den unteren Teilen des Bauches mit einer Neigung zu Rückfällen, hysterische Kolik.

Ignatia. Kolikanfälle bei hysterischen Leuten, sie wecken aus dem Schlaf, Kolik nach Kummer.

Plumbum. Bauchschmerzen, die nach allen Richtungen hin ausstrahlen, die Bauchdecken sind eingezogen. Trotzdem ist es durchaus nicht nur eine nervöse Kolik. Es finden sich Krämpfe in den Beinen und hartnäckige Verstopfung als Begleitsymptom, aber keine Aufblähung. Der Bauch ist hart wie Stein, ein Gefühl, als ob die Bauchdecken durch Stränge nach hinten gezogen würden, gebessert durch Reiben oder harten Druck. Blei verursacht die heftigsten Koliken von allen Mitteln, und diese Kolik ist manchmal schwer in Ordnung zu bringen.

(Anm. d. Übers. Bei Koliken der Pferde und Kühe bewährt sich dieses Mittel ganz besonders. Man gibt es in C 30 oder C 200.)

Opium. Beinah spezifisch für die Bleikolik.

Andere Mittel bei Bleikolik sind *Belladonna, Alumina, Alumen, Platina,* und *Nux vomica.*

Cuprum. Entzündliche Kolik, hartes Abdomen; heftige kolikartige Verkrampfungen, als ob ein Messer in den Bauch gestoßen würde. Erhebliche Verschlimmerung durch Trinken von kaltem Wasser. Die Schmerzen sind heftig, unterbrochen von großem Unwohlsein und Schreien.

Cuprum arsenicosum ist ein vorzügliches Mittel für heftige Enteralgien.

Stannum. Kolik von jungen Kindern, die durch Pressen erleichtert werden.

Kopfschmerzen

Belladonna: ist das erste Mittel, das einem bei Kopfschmerzen in den Sinn kommt. Seine Symptome sind klar und deutlich definiert. Pochen ist das große Schlüsselsymptom, aber heftig schießende Schmerzen im Kopf, die den Patienten fast wild machen, sind kaum weniger charakteristisch. Der Patient kann sich nicht hinlegen, er muß aufsitzen, weder kann er Licht ertragen und Zugluft, noch Lärm oder Streit. Letzteres ist besonders charakteristisch. Der Schmerz sitzt meistens in der Stirnregion oder auf der rechten Seite, das Gesicht ist gerötet, die Pupillen erweitert. Nur *Glonoin* hat das gleiche Klopfen als Charakteristikum wie *Belladonna*. Es wird mehr durch Bewegung gebessert, das Gesicht ist nicht so tief rot, eine Verschlimmerung durch Rückwärtsbeugen des Kopfes, und es hat das explosive Bersten, das für das *Nitroglyzerin* charakteristisch ist. Das dient zur Unterscheidung der beiden Mittel. Es hat das Gefühl eines engen Bandes über der Stirn. Die heilende Wirkung tritt rasch ein. *China* hat ebenfalls das Pochen, aber hier kommt es von der Anämie. *Belladonna* hat ein ähnliches Symptom wie *Nux vomica* und *Bryonia*, nämlich das Gefühl, als ob der Schädel bersten wolle. Kopfschmerzen von *Belladonna* sind gewöhnlich am Nachmittag schlimmer, das Weiße der Augen ist rot, die Cornea ist glänzend und Augenbewegungen verschlimmern. Das Gesicht ist gedunsen und rot.

Nux vomica. Man kann sicher behaupten, daß *Nux vomica* mehr als irgendein anderes Mittel beim Kopfschmerz indiziert ist. Das ist hauptsächlich auf die Ursachen zurückzuführen, die zu Kopfschmerzen führen und die nach *Nux vomica* verlangen. So haben wir Kopfschmerzen vom Mißbrauch von Alkohol, der morgendliche »dicke Kopf«, Tabak, Kaffee, Kopfschmerzen von Verdauungsbeschwerden, Verstopfung, besonders bei Autointoxikation und Leberinsuffizienz. Dies sind gewöhnlich Gründe des *Nux vomica*-Kopfschmerzes. Es paßt zu Gicht und Hämporrhoiden, die 4/5 aller Migränen verursachen. Der

Kopfschmerz sitzt über dem einen oder anderen Auge, meistens links oder am Hinterkopf. Gewöhnlich beginnt er morgens mit Schwindel nach dem Aufstehen und hält den ganzen Tag an bis zur Nacht, ist begleitet von saurem Geschmack und manchmal von Übelkeit und heftigem Würgen. Das dumpfe, plumpe, berstende Gefühl des Kopfes nach einer Ausschweifung ist für *Nux vomica* charakteristisch. Kopfschmerzen der Schlemmer verlangt *Nux vomica*. Die Gesichtsfarbe ist schmutzig und das Weiße der Augen ist gelb, der Urin ist spärlich und dunkel gefärbt. Jousset empfielt die 12. bis 30. Potenz zwischen den Attacken. Es gibt einige Modalitäten des *Nux vomica*-Kopfschmerzes, die man sorgfältig notieren sollte, weil sie häufig sehr hilfreich sind, um die Auswahl zu treffen. Bücken und Husten verschlimmern den Kopfschmerz, morgens schlimmer. Augenbewegungen und überhaupt Bewegungen verschlimmern. Was den *Nux vomica*-Kopfschmerz bessert, ist nicht so klar. Manchmal bessert warmes Einhüllen des Kopfes und allgemeine Ruhe, aber diese Umstände sind weniger häufig für die Mittelwahl vorhanden. Im allgemeinen wird der *Nux vomica*-Kopfschmerz durch nichts gebessert. Manchmal verschwinden sie, wenn man einige Stunden aufgewesen ist. Das ist typisch für die Kopfschmerzen, die nach alkoholischen Exzessen auftreten. Der Kopfschmerz im ganzen Kopf ist ebenso für *Nux vomica* charakteristisch.

Ptelea. Dr. Kopp hält dieses Mittel für unvergleichlich bei Stirnkopfschmerzen und es hilft oftmals, wenn andere Mittel versagt haben.

Sanguinaria. Richtige Migräne verlangt nach diesem Mittel und die Symptome sind kurz zusammengefaßt folgende: Der Schmerz fängt morgens an und zwar am Hinterkopf. Er erstreckt sich über den Kopf und setzt sich über dem rechten Auge fest. Der Schmerz nimmt an Schwere zu, bis Speisen und Galle erbrochen werden, wodurch oftmals der Schmerz gebessert wird. Geräusche und Licht sind unerträglich und Schlaf bessert.

Der Schmerz ist manchmal so heftig, daß der Patient wie wahnsinnig den Kopf in die Kissen bohrt, um ihn zu erleichtern. Er paßt gut bei Frauen, die zu reichlich menstruieren. *Belladonna* kann leicht durch folgende Punkte unterschieden werden: Es hat heißen Kopf, mehr Klopfen, ein gerötetes Gesicht und kalte Füße, und der Schmerz kommt nicht so deutlich vom Hinterkopf wie bei *Sanguinaria*. Bei *Sanguinaria* wird er durch Hinlegen gebessert, während *Belladonna* aufrecht im Bett sitzt, und *Sanguinaria* ist nützlich bei der gastrischen Form des Kopfschmerzes, u.U. bessert ein starker Urinabgang die Kopfschmerzen von *Sanguinaria* ebenso wie bei *Gelsemium, Ignatia* und in minderem Grade bei manchen anderen Mitteln.

Iris versicolor. Der typische *Iris*-Kopfschmerz beginnt charakteristischerweise mit einer teilweisen Blindheit oder verschwommenem Sehen und ähnelt hierbei *Gelsemium* oder *Kalium bichromicum*. Es ist besonders ein Mittel beim gastrischen oder Gallen-Kopfschmerz. Dem verwaschenen Sehen geht meistens Müdigkeit voraus und der Kopfschmerz beginnt, sobald die Sehstörungen verschwinden. Es ist ein nützliches Mittel beim Sonntags-Kopfschmerz, natürlich nicht bei dem, der bei solchen Menschen erscheint, die eine Entschuldigung brauchen, damit sie nicht in die Kirche gehen müssen (welches unheilbar ist), sondern die Form, die bei Lehrern, Schülern, Professoren usw. auftritt, bei denen eine Erleichterung des Stresses der vorangegangenen 6 Tage den Kopfschmerz hervorruft. Meistens sind die Schmerzen über den Augen in der Supraorbitalgegend lokalisiert, meist nur auf einer Seite, meistens rechts. Oftmals sind die Zahnnerven beteiligt. Die Schmerzen sind klopfend oder scharf, und auf dem Höhepunkt tritt Erbrechen ein, das gewöhnlich reichlich, bitter und sauer ist. Besonders charakteristisch ist ein Erbrechen von Zeug, welches so sauer ist, daß die Zähne davon stumpf werden. Der *Iris*-Kopfschmerz wird durch heftige Bewegung verschlimmert, ebenso durch kalte Luft und Husten. Leichte Bewegung an der frischen Luft er-

leichtert. Beim Halbseiten-Kopfschmerz mit andauernder
Übelkeit ist es eines unserer besten Mittel, und wenn es gut nach
den oben genannten Symptomen indiziert ist, so wird es sicher
helfen. Wenn Kopfschmerzen durch Essen von süßen Dingen
hervorgerufen werden, ist *Iris* unter Umständen das Mittel.

Paullinia ist ebenfalls ein nützliches Mittel beim Halbseiten-
Kopfschmerz, welches den ganzen Kopf einnimmt, mit Übelkeit und sogar Erbrechen.

Chionanthus. Halbseiten-Kopfschmerz, Schmerz der Stirn
und der Augen, die Augäpfel sind schmerzhaft, Erbrechen
von bitterem, grünlichem Zeug, Leberschmerzen und
Bauchkrämpfe. Es wird häufig gewöhnliches Kopfweh bessern.

Gelsemium ist ein anderes Mittel, welches Kopfschmerzen,
von Blindheit begleitet, hat, und bei solchen, die durch Augenüberanstrengung entstanden sind. *Onosmodium* ist ein anderes. Wir haben einen dumpfen Schmerz, der sich zum Rükken, dem Nacken oder über eine Seite erstreckt, meistens
links. Es findet sich ein gespanntes, steifes Gefühl im gleich-
seitigen Auge. Der *Gelsemium*-Schmerz beginnt am Hinterkopf, im Genick oder Nacken, erstreckt sich nach oben durch
den Kopf und setzt sich an einem Auge fest, wie bei *Sanguinaria*. Es besteht das Gefühl eines Bandes um den Kopf, der Patient ist dumpf und apathisch, und die Augen schmerzen heftig, wenn sie bewegt werden. Hinterhaupts-Kopfschmerzen,
die dumpf und ziehend sind, paßen oft auf *Gelsemium*, bei
denen auch *Cocculus* paßt. Man denke auch an den reichlichen Urinfluß, der den Kopfschmerz lindert, und daß derselbe mit Sehstörungen verbunden ist, z. B. mit Doppelbildern,
Schielen oder Trübsehen, an denen *Gelsemium* leicht erkannt
werden kann. Die Kopfschmerzen werden durch Schlaf gebessert, manchmal werden sie von Schwindel begleitet. Charakteristisch für *Gelsemium* ist das Gefühl eines Bandes um
den Kopf, genau über den Ohren. Es paßt auch für Tabak-
Kopfschmerzen.

Kalium bichromicum hat Kopfschmerzen, die mit Blindheit beginnen. Der Schmerz setzt sich an einer kleinen Stelle fest, ist sehr intensiv und nach dem Einsetzen desselben verschwindet die Erblindung.

Cocculus ist ein anderes Mittel für Hinterhaupt-Kopfschmerzen, welches dabei ausgezeichnet hilft. Folgende Symptome: Der Schmerz tritt im unteren Teil des Hinterkopfes auf und erstreckt sich zum Nacken, er ist heftig und meistens mit Schwindel verbunden. Der Kopf fühlt sich betäubt, leer und dumm an, und der Schwindel ist mit einer ständigen Übelkeit verbunden. Unter den Ursachen des *Cocculus*-Kopfschmerzes findet sich das Fahren in einem Auto oder in einer Kutsche. Ein besonderes Symptom von *Cocculus* ist das gefühl, als ob der Kopf sich öffnen und schließen würde. Dieses findet sich auch als charakteristisches Symptom bei *Cannabis*. Hinzu kommt eine Neigung zu anhaltenden Kopfschmerzen, der Schmerz sitzt in der linken Augenhöhle und im vorderen Stirnhöcker. Die Kopfschmerzen von *Cocculus* werden allgemein durch geistige Anstrengung verschlimmert, sie sind besser im Zimmer und durch Ruhe, und es besteht eine ständige Neigung, den Kopf nach hinten zu strecken. Kopfschmerzen nach Nachtwachen.

Spigelia hat das gleiche Verhältnis zur linken Seite wie *Sanguinaria* zur rechten. Die Schmerzen haben einen neuralgischen Charakter, setzen sich über dem linken Auge fest und gewöhnlich folgen sie dem Stand der Sonne, indem sie morgens anfangen, mittags am schlimmsten sind und abends verschwinden. Manchmal findet sich das Gefühl, als ob der Kopf am Scheitel offen sei. Geräusche und Quietschen des Bettes verschlimmern die Schmerzen wie bei *Belladonna*. Bücken und Wetterwechsel verschlimmern. Der neuralgische Charakter der Schmerzen und die linke Seite sollten das Mittel bestimmen.

Cimicifuga ist ein weiteres Mittel für neuralgische Kopfschmerzen und es hat einige wertvolle Symptome. Es paßt zum Kopfschmerz der Studenten und für solche, die durch Strapazen erschöpft sind. Zuerst findet sich das Gefühl, als ob der Scheitel des Kopfes wegfliegen würde. Es finden sich scharfe, stechende Schmerzen in und über den Augen, die zum Scheitel des Kopfes hinschießen. Das Gehirn scheint sich in Wellen zu bewegen und es findet sich möglicherweise das Symptom eines scharfen Schmerzes, der sich vom Hinterkopf bis zur Stirn erstreckt, als ob ein Bolzen durch den Kopf getrieben würde. Kopfschmerzen, die als Reflexe oder in Abhängigkeit von einer Gebärmutterirretation bestehen, werden durch dieses Mittel behandelt. Wenn das Gefühl besteht, daß der Patient dabei ist, verrückt zu werden, ist das Mittel besonders gut indiziert. Viele Schmerzen beginnen im Hinterkopf und schießen hinab zur Wirbelsäule. Es besteht die Neigung, den Kopf nach vorn zu beugen, welches ein wenig erleichtert. (Kopfschmerzen nach Verletzung der Halswirbelsäule. Depression und Neigung zu Selbstmord bei Kopfschmerz sind Beobachtungen des Übersetzers.)

Sepia. Migräne, die seit Jahren bei Frauen mit reichlichem Ausfluß besteht, wurde oft durch *Sepia* in Ordnung gebracht. Es entspricht dem linken Auge und der linken Schläfe, und der Schmerz strahlt nach rückwärts aus.

Silicea ist ein sehr nützliches Mittel bei Kopfschmerzen, aber es wird nicht sehr oft benutzt. Wenn der Patient seinen Kopf mit einem Handtuch oder einem Schal eingehüllt hat, so werden wahrscheinlich zwei Mittel in Frage kommen: *Argentum nitricum* dann, wenn der Kopf sehr fest eingebunden wird, hier findet sich Besserung durch den Druck. Bei *Silicea* wird der Kopf eingehüllt, um ihn warm zu halten. Der Kopfschmerz von *Silicea* ist nervöser Art und wird durch erhebliche geistige Anstrengung verursacht.Das Gesicht ist blaß am Beginn des Kopfschmerzes, aber wird gerötet, wenn der Schmerz schlimmer wird. Am Körper friert man. Er findet sich supraorbital und schlimmer über dem rechten Auge, die

Schmerzen entwickeln sich vom Hinterhaupt her. Geräusche, Bewegung und Lärm verschlimmern, Wärme erleichtert.

Menyanthes ist dem *Silicea* in mancher Hinsicht ähnlich, aber Druck erleichtert eher, als Wärme. Beim Treppenaufsteigen besteht das Gefühl eines schweren Gewichtes im Rücken. Der Kopfschmerz von *Silicea* wird, wie bei *Ignatia* und *Gesemium*, durch reichlichen Urinabgang gebessert. Eine zusätzliche Indikation für *Silicea* ist eine besondere Empfindlichkeit der Kopfhaut *Strontium carbonium* ist dem *Silicea* am ähnlichten, aber die Schmerzen nehmen bis zur größten Intensität ohne Pause zu und bessern sich anschließend wieder.

Argentum nitricum ist das Mittel für das typische Gefühl, als ob der Kopf enorm vergrößert sei. Im linken Stirnhöcker ist ein ziemlich bohrender Schmerz. *Thuja* hat das Gefühl, als ob ein Nagel in den Stirnhöcker getrieben würde. *Ignatia* und *Coffea* haben ebenfalls diesen scharfen, nagelähnlichen Schmerz. Die Schmerzen von *Argentum nitricum* erreichen einen solchen Grad, daß der Patient das Gefühl hat, er würde bewußtlos. Festes Einbinden des Kopfes erleichtert die Kopfschmerzen bei diesem Mittel, wobei der Druck die Erleichterung verursacht.

Epiphegus. Kopfschmerzen nach Übernanstrengung, Einkaufen, Aufregung etc., schlimmer links auf die Schläfe drückend. Ständiges Verlangen, einen klebrigen Speichel auszuspucken. Schmerzen werden durch Ruhe und Hinlegen gebessert.

Melilotus alba wird häfig bei der Behandlung des congestiven Kopfschmerzes übersehen. Bei diesem Mittel findet sich das Gefühl des Berstens, es scheint, als ob das Gehirn durch die Stirn gepreßt würde, die Schmerzen sind heftig und klopfend und machen den Patienten fast wahnsinnig. Die Augen sind blutunterlaufen und der Kopfschmerz wiederholt sich jeden Nachmittag. Manchmal kulminiert der Kopfschmerz in

Nasenbluten, welches erleichtert. Kongestive Kopfschmerzen, durch sexuelle Erregung hervorgerufen, werden durch
dieses Mittel rasch gebessert. Es scheint überall Überfüllung
der schwellbaren Gewebe zu verursachen. Dieses wird besonders bei der Nase festgestellt. Das Mittel wird oftmals die
Stelle der Kopfschmerztabletten einnehmen, denn es erleichtert genauso gut und wesentlich sicherer. Ein wellenartiges
Gefühl im Gehirn findet sich ebenfalls wie bei *Cimicifuga*.

Bryonia hat einen rasenden Kopfschmerz. Es paßt besonders bei rheumatischen Patienten. Ein berstendes Gefühl ist
charakteristisch

Natrium muriaticum hat Kopfschmerzen, als ob kleine
Hämmer von innen gegen die Schädeldecke schlagen, verschlimmert durch Kopfbewegungen oder Bewegungen der
Augen. Er beginnt morgens, ist am schlimmsten um 10 Uhr,
und ihm geht teilweise Blindheit voraus, wie bei *Iris* und *Gelsemium*. Das »kleine Hammer«-Gefühl findet sich auch bei
Psorinum. *Natrium muriaticum* ist wie *Calcium phosphoricum* ein ausgezeichnetes Mittel für Kopfschmerzen der Schul-
mädchen während der Menses. Manchmal ist es auch bei
Kopfschmerzen angezeigt, die in der Folge von Malaria auftreten.

Calcium phosphoricum. Kopfschmerz der Schulkinder, besonders in der Pubertät und bei Anämie, Kopfschmerz am
Schädeldach. *Ignatia* paßt gut bei nervösen und empfindlichen Temperamenten und bei solchen, bei denen das Nervensystem durch Angst, Kummer und Streitereien angegriffen
wurde. Die Kopfschmerzen konzentrieren sich um die Ohrre-
gion und erstrecken sich dann zum Scheitelbein oder zum
Hinterhaupt, verursachen eine Nackensteifigkeit oder Ge-
nickstarre, größere Harnmengen erleichtern. Es hat ebenfalls
einen Globus hystericus.

Kreislaufschwäche

Carbo vegetabilis paßt besonders bei schwachen, empfindlichen, alten Menschen, die alte Dyspeptiker sind. Kreislaufschwäche nach Stillen oder organischen Erkrankungen. Schlechte Reaktion, besonders bei Bauchbeschwerden mit raschem Puls und großer Kälte des Körpers, lassen dieses Mittel wählen.

Acidum phosphoricum paßt bei Kreislaufschwäche, die nervösen oder funktionellen Ursprungs ist, mit Brennen in der Wirbelsäule oder den Gliedmaßen. Es ist durch die Gleichgültigkeit und Langsamkeit von Körper und Geist gekennzeichnet, jeder Schwung fehlt. Gedächtnisschwäche. Kreislaufschwäche, besonders nach sexuellen Exzessen oder Samenverlusten. Kreislaufschwäche nach Erregungen, Kummer, Sorgen, Heimweh und Enttäuschungen mit Abmagerung, Nachtschweißen, Schläfrigkeit usw. verlangen *Acidum phosphoricum*.

Ambra. Reaktionsmangel durch nervöse Schwäche.

Psorinum. Reaktionschwäche durch psorische Veranlagung. Der Patient ist nach akuten oder schweren Erkrankungen außerordentlich geschwächt.

Laurocerasus. Mangel an Reaktion nach Lungenerkrankungen.

Acidum muriaticum hat große Kreislaufschwäche. Der Patient ist zu schwach, um im Bett sitzen zu können und er rutscht am Fußende des Bettes zu einem Häuflein Elend zusammen und muß häufig wieder in seine richtige Lage gehoben werden. Unfähigkeit, den Urin zu entleeren, wenn nicht gleichzeitig Darmbewegungen vorhanden sind, was die ganze Schwäche zeigt.

Veratrum album. Kreislaufschwäche mit blauen Venen und kalten, blauen Händen und Füßen.

Acidum sulfurium. Alle Säuren haben Kreislaufschwäche, die von *Acidum sulfuricum* ist durch den Tremor, die allgemeine Schwäche und Zittrigkeit gekennzeichnet.

China. Funktionelle Kreislaufschwäche nach Verlust von Flüssigkeiten, sexuellen Exzessen usw. oder in der Rekonvaleszenz nach akuten Krankheiten mit Senkungsgefühl in der Magengegend. Es ist das große Mittel für Erschöpfung und paßt gut bei anämischer Schwäche nach langandauernden Flüssigkeitsverlusten des Organismus.

Arsenicum. Schwäche nach Überanstrengung der Muskeln, z. B. nach dem Bergsteigen, indizieren es.

Phosphorus. Plötzliche Erschöpfung des nervösen Systems.

Cocculus. Schwäche des cerebro-spinalen Systems nach Schlafmangel. Schlafmangel verursacht mattes und erschöpftes Gefühl. Besonders hilft es bei denen, die durch lange Krankenpflege geschwächt worden sind, wobei Angst und Schlafmangel zusammengewirkt haben.

Colchicum. Schwäche nach Schlafmangel mit Beteiligung der Verdauung.

Selenium. Leicht ermüdet, Erschöpfung, Unfähigkeit irgendeine geistige oder physische Arbeit zu verrrichten, sexuelle Schwäche. Die Kraft läßt plötzlich nach.

Anacardium. Sexuelle Schwäche, nervöse Schwäche nach Studium. Der Patient zittert bei jeder Bewegung, wünscht dauernd zu liegen oder zu sitzen und kann kaum seine Hand bewegen.

Acidum picrinicum. Schwäche von Unterernährung. Es findet sich ein lahmes und müdes Gefühl über den ganzen Körper verbreitet. Die kleinste Anstrengung bringt sofort eine rasche Erschöpfung.

Aletris. Schwäche besonders bei Frauen nach lang andauernder Krankheit oder mangelhafter Ernährung.

Acidum aceticum. Schwäche von ungenügender Ernährung mit Diarrhoe und reichlichen Schweißen. Das Gesicht ist blaß, wächsern und ausgemergelt. Eine tiefe Schwäche mit einer gewissen Gefahr zu sterben findet sich oftmals bei diesem Mittel mit seiner wächsernen Haut usw.

Kropf

(enthält den einfachen Kropf und den Basedow)

Calcium carbonicum. Einfache Kröpfe bei der strumösen Diathese sind durch dieses Mittel erfolgreich behandelt worden. Die Aufzeichnungen von geheilten Fällen sind zahlreich. Dr. Zopfy aus Deutschland, der viel Erfahrung hat, sagt, daß dieses Mittel die meisten einfachen Fälle innerhalb weniger Wochen in Ordnung bringt. Verschiedene Potenzen werden empfohlen von der 4. bis zur 30..

Calcium jodatum ist ebenso ein nützliches Mittel. *Acidum floricum* ist bei einzelnen Fällen ebenso erfolgreich.

Lapsis albus ist das *Siliciumfluorit* von *Calcium* und wurde zuerst von Grauvogl empfohlen und später von Hale gelobt. Es ist ein Bestandteil des Wassers in Tälern, wo der Kropf zahlreich ist. Es paßt zu einfachen Kröpfen, die sich weich und teigig anfühlen, besser als zu den verhärteten, verkapselten Arten. Der Verfasser hat gesehen, wie mehrere Fälle durch die Verschreibung der 6. Potenz in Ordnung gebracht wurden. Es vermehrt deutlich den Appetit. Es paßt gut zu anämischen Patienten.

Jodum ist das klassische Mittel für den Kropf, sowohl beim einfachen als auch beim Basedow. Wir finden hier den Exophthalmus, die Schilddrüsenvergrößerung, die Tachycardie, das Zittern, alles typisch für *Jodum*. Bei der einfachen, weichen Art ist es ebenso nützlich. Hier sollte es in niedriger Potenz gebraucht werden, aber bei den verhärteten Fällen sind die Resultate durch die hohen Potenzen besser. Die äußere Anwendung von *Jod* ist schädlich und ohne den geringsten Nutzen. Weder Kropf noch Traves'sche Krankheit sind chirurgische Fälle. Die allgemeine lymphatische Beteiligung durch den ganzen Körper ist eine zusätzliche Indikation für *Jodum*. Eine depressive geistige Verstimmung ist oftmals vorhanden.

Fucus vesiculosus hat zahlreiche Kropffälle geheilt. Es ist der Seetang und enthält *Jodum*.

Spongia tosta wurde lange Zeit bei der Behandlung von vergrößerten Schilddrüsen benutzt. Es ist bekannt, daß *Spongia* Jod enthält. In Tälern, wo der Kropf zahlreich ist, besteht das Volksheilmittel aus einem Pulver, welches Eierschalen enthält *(Calcium carbonicum)*, verbrannten Seetang (*Spongia tosta*) und Zucker. Verschiedene Fälle von Kropfheilungen durch *Spongia* sind veröffentlicht worden. Es paßt ebenso beim Basedowkropf. Herzzittern ist charakteristisch, und tatsächlich sind die Herzsymptome ziemlich ähnlich in vielen Fällen von Traves-Erkrankung, (hier handelt es sich offensichtlich um die gleiche Krankheit wie Basedow, d. Übers.).

Sulfur ist ebenso heilsam beim Basedowkropf.

Mercurius jodatus flavus und *Mercurius biodatus* sind ebenso empfohlen worden.

Lycopus virginicus. Viele Beobachter loben dieses Mittel beim Basedow. Die Hauptindikation scheint ein Engegefühl der Brust zu sein, schwacher Puls, der nachlassend, zitternd und schnell ist. Cyanose. Manchmal ist die Herztätigkeit aufgeregt und verstärkt.

Ferrum phosphoricum ist ebenso beim Basedow empfohlen worden.

Belladonna hat verschiedene Fälle geheilt. Jusset empfielt es besonders bei deutlichen Fällen von Exophthalmus.

Amylum nitr. wurde vorgeschlagen. Es hilft möglicherweise in den höheren Potenzen.

Thyreoidin verursacht Anämie,Abmagerung, Schwitzen, anhaltenden Stirnkopfschmerz und muskulöse Schwäche. Es übt einen regulierenden Einfluß auf die Ernährung, die Größe und die Entwicklung aus. Basedow'sche Tachycardie und exophthalmischer Kropf mit Herzklopfen von der geringsten Anstrengung, leichte Erregbarkeit des Herzens und trockene Haut. Die höheren Potenzen sind wirksamer bei der exophthalmischen Form und wesentlich sicherer, als die Anwendung des Schilddrüsenhormons, welches unter Umständen gefährlich ist. Es verstärkt die Wirkung von *Lycopus* und wird durch *Fucus vesiculosus* ergänzt.

Natrium muriaticum. Exophthalmischer Kropf bei Patienten mit kachektischem Aussehen. Es findet sich Herzklopfen und das Herz schlägt, als ob es den gesamten Körper schütteln würde. Es scheint ein nützliches Mittel zu sein, um die Heilung, die durch ein anderes Mittel begonnen wurde, zu beenden und zu halten.

Krupp-Husten
(Membranöse Laryngitis, Pseudokrupp)

Aconit ist immer das Mittel beim Beginn des Krupps, sei es nun ein spastischer oder diphterischer Krupp. Das Kind wird plötzlich aus dem Schlaf gerissen und ringt nach Atem. Es findet sich außerordentliche Ängstlichkeit, heiße Haut, Ruhelosigkeit und Hin- und Herwerfen. Der Husten ist von der trockensten Art, laut und bellend und keinerlei Auswurf. Nach einer Weile, wenn das Mittel etwas gewirkt hat, wird sich dann doch ein wenig Auswurf bilden und Erleichterung verschaffen. Ein Krupp, der durch trockene, kalte Winde, hervorgerufen wird, verlangt *Aconit*. Das Mittel sollte nicht zu früh abgesetzt werden, sonst wird der Anfall in der nächsten Nacht wieder auftreten. Der Atem ist laut, besonders beim Einatmen. *Ferrum phosphorium* hilft oft auch gut beim Beginn des Krupps. Es kann von *Aconit* dadurch unterschieden werden, daß keine Angst und Ruhelosigkeit, wie bei *Aconit*, vorhanden ist. Der *Aconit*-Krupp kommt immer sehr plötzlich.

Veratrum viride ist ein gutes Mittel beim Beginn. Die Ängstlichkeit von *Aconit* fehlt.

Spongia ist das große homöopathische Kruppmittel, aber es kommt immer nach *Aconit*. Die Atmung ist rauh, sägend und hart, als ob der Patient durch einen Schwamm atmen würde. Harter, bellender, klingender Husten mit geringem Auswurf. Es wird tatsächlich von Minute zu Minute schlimmer und scheint fast zur Erstickung zu führen. Er ist schlimmer vor Mitternacht, und es hilft besonders gut bei hellblonden Kindern mit blauen Augen. Es entspricht mehr der spastischen Form des Krupps als der diphtersichen.

Hepar sulfuris ist das dritte Mittel der großen Kruppdreiheit und folgt gut auf *Spongia*. Der Husten verschlimmert sich gegen Morgen. Es hat den gleichen Kruppklang, aber et-

was feuchter. Er wird ebenfalls durch trockene, kalte Winde
hervorgerufen, der Atem ist pfeifend, und es besteht eine große Empfindlichkeit gegen kalte Luft. Es muß eine gewisse
Lockerheit beim Husten vorhanden sein, um *Hepar sulfuris*
zu indizieren. Manchmal hat das Kind Erstickungsanfälle
beim Husten. Bei der diphterischen Form des Krupps ist es
nützlich, wenn die Schmerzen vom Schlund zu den Ohren gehen und Stücke von falschen Membranen ausgeworfen werden. Boenninghausen hat den Krupp beinahe ausschließlich
mit diesen drei Medikamenten behandelt. Seine Methode
war, fünf Pulver zu verabreichen, zuerst gab er Pulver Nr. 1
(*Aconit)* in etwas Wasser, damit der Patient dadurch nicht
zum Husten gereizt wurde. Er wartete zwei Stunden, und
wenn nötig, gab er Pulver Nr. 2 (*Aconit)* und folgte nach 2
oder 3 Stunden, wenn nötig, mit Nr. 3 (*Spongia)*. Die anderen, Nr. 4 (*Spongia)* und Nr. 5 (*Hepar)* wurden, wenn nötig,
auch noch gegeben, aber er wartete immer 2 oder 4 Stunden
zwischen den einzelnen Dosen. Kaum einer von 100 hat alle 5
Pulver erhalten, und er behandelte so, wie er sagt, über 400
Fälle, ohne einen einzigen zu verlieren. All dieses zeigt den
Wert dieser Medikamente beim Krupp-Husten an. Beim falschen Krupp gibt man *Hepar*, sobald das Kind während des
Tages mit einem heiseren Husten beginnt. Das wird dann die
nächtlichen Attacken verhindern.

Bromum ist wahrscheinlich das nächste Medikament in der
Reihenfolge. Seine Indikation ist ein tiefer, heiserer Husten,
jeder Atemversuch verursacht Husten. Der Atem ist heiser,
angestrengt und pfeifend, es rasselt im Kehlkopf, und wenn
das Kind hustet, scheint der Kehlkopf voll von Schleim zu
sein. Bei *Brom* wird das Kind plötzlich aus dem Schlaf gerissen, als wenn es ersticken müßte, und ein Schluck Wasser lindert oftmals den Spasmus. Das Gefühl, als ob eine lose Haut
im Kehlkopf wäre, die den Grund für das Rasseln gibt, ist
sehr charakteristisch für das Mittel. Es findet sich auch eine
bemerkenswerte Schwäche.

Antimonium tartaricum hat das Rasseln etwas tiefer sitzend als *Brom*.

Brom folgt gut auf *Hepar*, wenn *Hepar* unfähig ist, den Auswurf herauszubringen. Wegen des Erstickungsgefühls möchte das Kind von Zimmer zu Zimmer getragen werden, was ein gutes Symptom ist. *Brom* folgt gut auf *Jod*. Zubereitungen von *Brom* zersetzen sich bald, so daß es notwendig ist, sie immer frisch zuzubereiten. Man soll es mit destilliertem Wasser zubereiten, ein Tropfen pures *Brom* auf sechs Unzen Wasser. Die höheren homöopathischen Potenzen zersetzen sich nicht und verlieren nicht ihre Kraft.

Kalium muriaticum hat sich klinisch gut beim Krupp bewährt. Es entspricht den kruppösen Absonderungen, es hat Auswurf von grauem, fibrinösem Schleim. Der Husten ist trocken, hart und kruppartig, rauh und bellend. Es bildet mit *Ferrum phosphoricum* die hauptsächlichen Gewebemittel für die Behandlung des Krupp-Hustens (nach Schüssler).

Kaolin. Dieses Mittel wird beim Krupp selten gebraucht oder berücksichtigt. Es hat aber trotzdem einige gute Symptome. Es ist nützlich beim diphterischen Krupp, wenn er abwärts steigt, und eines seiner charakteristischen Symptome ist ein starker Wundschmerz entlang der Trachea und den oberen Partien der Brust. Der Patient möchte von nichts berührt werden, weil seine Brust sich so wund anfühlt.

Ammonium causticum wird von einigen als spezifisch für den diphterischen Krupp angesehen.

Jodum zeigt bei seiner Prüfung nicht nur alle besonderen Symptome des Krupps, nämlich Heiserkeit, trockenen, rauhen und tiefen Husten, schmerzvollen Kehlkopf, pfeifende Atmung, Gefühl eines verschlossenen Kehlkopfs, sondern bei Vergiftungen haben wir sogar die Bildung von Pseudomembranen an der Epiglottis, an den Stimmbändern und an Teilen des Kehlkopfs in der Nachbarschaft. Die Erfahrung lehrt, daß es um so besser hilft, je fester die Beschaffenheit des

Krankheitsproduktes ist, und deshalb ist *Jodum* weniger indiziert für Schleim, als für membranöse Bildungen. Man kann es in allen Stadien des Krupps verwenden. Wenn man es am Beginn gibt, so mag es den Anfall rasch beenden, und wenn die Exsudation begonnen hat, so vermindert es dieselbe, entweder direkt durch Absorption oder indem es verflüssigt, damit es leichter ausgeworfen werden kann. Wenn die Exsudation eine zeitlang angehalten hat und der Patient sie ausgeworfen hat, hat es die Wirkung, daß sich die gesamte Atmungsfähigkeit des Organismus hebt.

Die besonderen Indikationen für seine Anwendung sind der trockene, kurze, bellende Husten mit einer keuchenden, sägenden Atmung, Atemnot und drohende Erstickung. Der Husten hat den besonderen, metallischen Ton verloren und wird dumpfer und unbestimmter. Es besteht ein ständiges Bedürfnis, die Lage zu wechseln, und es hilft besonders gut bei dunkelhaarigen Kindern. Man nehme die erste Potenz, drei Tropfen alle 15 Minuten. Krupp, der durch ein lang anhaltendes feuchtes Wetter hervorgerufen wurde mit mehr Fieber, als bei *Brom*, ist eine gute Indikation für *Jodum*. Es folgt auf *Hepar*, wenn sich im Gegensatz zu diesem die Exsudation zu Membranen bildet. Einige Praktiker verwenden das Mittel in der ersten Potenz dann, wenn der Fall sehr schwer ist.

(Anm. d. Übers.: Man muß immerhin bedenken, daß die damaligen Praktiker solche diphterischen Krupp-Fälle sehr häufig gesehen haben, und da ihnen ja sonst nichts Vernünftiges zur Verfügung stand, haben sie mit ihren homöopathischen Mitteln gearbeitet. Die bei diesen Erkrankungen gewonnenen Erfahrungen dürfen nicht einfach abgelehnt werden, weil es unhomöopathisch sei, mit zu tiefen Potenzen zu arbeiten. Es ist ja nicht so, daß diese Praktiker damals keine Ahnung von Hochpotenzen gehabt hätten. Sie waren meistens gute Beobachter und hatten nicht das nächste Krankenhaus im Rücken, wo sie die schwierigen Fälle abladen konnten!)

Kalium bichromicum paßt bei Kindern mit kurzem, fettem Nacken und ist bei echtem, membranösem Krupp indiziert. Der Husten ist metallisch, der Rachen und die Tonsillen sind rot und geschwollen, der Atem ist schwierig und der Kehlkopf empfindlich. Das Kind hat eine erstickende Sprache und erwacht mit einem Schreck. Es bildet sich eine dicke Membran und es besteht die Neigung, nach unten in die Bronchien absteigen durch Bildung einer kruppösen Bronchitis. Es findet sich heftiges Röcheln, der Auswurf ist von dickem, fadenziehendem Schleim. Es bietet die beste Hoffnung, die falsche Membran herauszubringen. Cowperthwaite zieht dieses Mittel allen anderen beim wahren, membranösen Krupp vor. Wenn der Krampf in der Kehle sehr heftig ist, so wird *Lachesis* manchmal angezeigt sein.

Mercurius jodatus flavus hat bei bestimmten Fällen geholfen und wenn Diphterie vermutet wird, *Mercurius cyanatus*.

Sanguinaria kann beim Krupp helfen. Es findet sich die Bildung von falschen Membranen mit Trockenheit, Brennen und einem geschwollenem Gefühl in der Kehle, sowie ein röchelnder, pfeifender, kruppöser Husten. Trockenheit und Brennen sind die Schlüsselsymptome für *Sanguinaria*.

Lähmungen

Rhus toxicodendron. Hahnemann spricht über die Macht von *Rhus* bei der Lähmung der unteren Extremitäten, und hier hat es sich ausgezeichnet bewährt. Es hilft besonders bei den Formen von Lähmung, die auf einer rheumatischen Ursache beruhen und die nach Durchnässung und Einwirkung von Feuchtigkeit in jeder Form aufgetreten sind. Das gleiche gilt für Lähmungen, die von nervösen Fiebern und Typhus herrühren. Es findet sich große Steifheit in den Gliedmaßen, ein schleppender Gang, und es paßt besonders bei chronischen Fällen, obwohl es auch von großem Nutzen bei solchen Formen, wie der akuten, infantilen Paralyse ist. Bei dieser letzteren Erkrankung sollte *Sulfur* nicht vergessen werden. *Rhus* konkurriert mit *Causticum* bei Lähmung der Muskeln, der Augen und des Gesichtes durch feuchte Kälte, besonders denen der rheumatischen Diathese.

Dulcamara ähnelt in vieler Hinsicht dem *Rhus*. Es hat einfache Paralyse der unteren Extremitäten oder eine beginnende Paralyse, schlimmer durch feuchtes Wetter oder verursacht durch Liegen auf einem feuchten Boden. Es paßt ebenso bei chronischen Fällen.

Cocculus hat Lähmung der unteren Extremitäten durch Kälte, frische Fälle mit Schmerzen der gelähmten Teile. Hysterische Paralyse.

Natrium muriaticum ist wertvoll bei einer Lähmung, die durch Kälte hervorgerufen wurde.

Causticum hat ebenso Lähmung durch Einwirkung von Winterkälte. Fazialisparese durch Einwirkung von trockenem, kaltem Wetter. Cowperthwaite veröffentlichte eine ganze Reihe von Fällen von Fazialisparese, die mit *Causticum* C30 geheilt wurden, und so scheint es seine Wirkung bei dieser Erkrankung bewiesen zu haben. Es findet sich ebenso

Lähmung einzelner Teile des Gesichtes, der Zunge, des Pharynx usw. Bei Lähmung, die nach Apoplexie zurückbleibt. Die Lähmung, die zurückbleibt, nachdem der Patient sonst wieder gesundet ist, die Unmöglichkeit, das richtige Wort zu finden, ist eine gute Indikation. Ein anderes Zeichen bei der Beziehung zu Lähmungen findet sich in der Stimmlosigkeit und der Schwäche des Blasenschließmuskels. Es ist ebenso ein großes Mittel bei Ptosis durch rheumatische Ursache.

Kalmia hat dieses ebenso, während die Senkung von *Sepia* von Periodenschwierigkeiten herrührt. Jahr lobt *Causticum* bei Lähmungen, es paßt mehr für die rechte Seite.

Barium carbonicum. Bei *Causticum* finden sich mehr Kontraktionen und Spasmen als bei *Barium,* welches Lähmungen dadurch hervorruft, daß es eine Degeneration der Wände der Blutgefäße verursacht. Bayes empfiehlt *Barium* bei Fazialisparese und ebenso bei Lähmung alter Leute, und Hartmann sagt, daß Zungenlähmung kaum ohne *Barium* geheilt werden kann. Es hat ebenso Lähmung nach Schlaganfall. Dem Patienten fehlt die Standfestigkeit. Fazialisparese bei jungen Leuten, wo die Zunge mitbeteiligt ist.

Gelsemium. Vollständige motorische Lähmung, eher funktionell als organisch in der Ursache. Es ist eines unserer besten Mittel bei der postdiphterischen und der Kinderlähmung. Lähmung der Augenmuskeln, Ptosis. Die Sprache hört sich durch die Parese der Zunge dick an. Lähmungen durch Erregungen. Aphonie, Lähmung des Kehlkopfes.

Conium hat Lähmung durch zentrale Störungen, die Empfindungsfähigkeit ist wenig beteiligt und die Lähmung entwickelt sich gewöhnlich von unten nach oben. Akute aufsteigende Paralyse. Paralyse der Alten.

Argentum nitricum. Postdiphterische Paralyse, ebenso Paraplegie.

Nux vomica. Lähmung der unteren Extremitäten, zusammenziehende Gefühle und Schwere der Gliedmaßen. Lähmung der Blase bei alten Männern.

Aconit. Hempel, der *Aconit* für alle Leiden verwendet, meint, daß es das überragende Mittel für alle Arten von Lähmungen sei und die Symptome sind sicher ein Beweis der Richtigkeit seiner Annahme. Es hat die wohlbekannte Taubheit und das Prickeln. Fazialisparese mit Kältegefühl nach Einwirkung von trockenen, kalten Winden, besonders bei akuten Fällen, sind eine gute Indikation für das Mittel. Paraphlegie mit Prickeln.

Rhus, Sulfur und *Causticum* haben Lähmung durch Kälte.

Canabis indica und *Staphisagria* haben Prickeln.

Plumbum. Paralyse mit Atrophie ist das Hauptsymptom von *Plumbum*. Das Handgelenk fällt, Lähmung der Extensoren. Paralyse als Folge von Sklerose oder fettiger Degeneration. Paralyse mit Kontraktionen. Bayes stellt fest, daß er keinerlei bessernde Resultate durch *Plumbum* bei Lähmungen der unteren Extremitäten gesehen hat und es scheint, daß es eher die oberen Extremitäten betrifft, als die unteren. Ptosis, schwere Zunge, Verstopfung, Paralyse nach Apoplexie, mit blasser, trockener und kalter Haut. Tremor, der von Paralyse gefolgt wird. Paralysis agitans. Der mercurielle Tremor ähnelt dieser Erkrankung, wodurch *Mercurius* auch ein Mittel für die Paralysis agitans sein kann. *Plumbum, Atropinum sulfuricum, Zincum* und *Hyoscyamus* sind die Hauptmittel für diese Erkrankung. Die Paralyse von *Plumbum* geht wahrscheinlich vom Rückenmark aus.

Cuprum ist im Hinblick auf die Lähmungen dem Plumbum in mancher Beziehung ähnlich. Allerdings hat es mehr krampfartige Zustände.

Phosphor hat sich ebenfalls bei Paralyse durch fettige Degeneration bemerkenswert bewährt, und in solchen Fällen werden die dem Phosphor eigentümlichen Symptome die Wahl entscheiden. Progressive Spinalparalyse verlangt nach *Phosphor*.

Alumina hat Paralyse der unteren Extremitäten, besonders durch Rückenmarkserkrankung. Die Beine sind so schwer, daß der Patient sie kaum schleppen kann. Müdigkeit sogar im Sitzen.

Dr. Arnulphy denkt, daß *Phosphorus* bei allen Formen von Paralyse, die auf degenerativen Prozessen beruht, indiziert ist, besonders wenn sie von einer Inanspruchnahme des Sexualsystems herrühren. Funktionelle Paralyse durch Müdigkeit.

Laryngitis

Causticum. Hughes sagt, daß es kein besseres Mittel bei der katarrhalischen Aphonie gibt als *Causticum*. Es findet sich Trockenheit des Rachens und Empfindlichkeit, die bis in die Brust reicht. Es besteht Wundheitsgefühl, Rauhigkeit und Kratzen in der Brust unter der Mitte des Sternums mit einem trockenen, hohlen und unergiebigen Husten. Es hilft bei der Heiserkeit der Redner und Sänger, die morgens schlimmer ist und die durch kaltes Wetter erheblich verschlechtert wird.Es ist eine lähmungsartige Heiserkeit, die von einem Husten begleitet wird, der zu schwach zu sein scheint, um den Auswurf herauf zu bringen. In diesen Fällen hilft die 12. oder 30. Potenz gut. Bei chronischer Heiserkeit wird manchal *Sulfur* helfen, wenn *Causticum* versagt hat. *Arnica* hat Heiserkeit von Erschöpfung der Pharynxmuskeln, und Gurgeln von *Arnica*-Wasser wird oftmals den Kehlkopf stärken und erfrischen, nachdem man lange gesprochen hat, und es wird das Gefühl des Durstes mindern. Der *Causticum*-Patient hat einen fast vollständigen Verlust der Stimme, daß er überhapt nicht mehr laut sprechen kann.

Phosphorus. Abendliche Heiserkeit bei großer Empfindlichkeit und Trockenheit des Rachens ist charakteristisch für *Phosphor*. Es ermüdet und schmerzt den Patienten, wenn er sprechen muß. Die Stimme ist rauh und heiser, und der Auswurf ist spärlich. Sobald man spricht, beginnt der Husten. Die Wundheit von *Phosphor* ist im Kehlkopf, währenddessen *Causticum* unter dem Brustbein schmerzhaft ist. Bei der paralytischen Aphonie, die auf Kehlkopfkatarrhe folgt, stehen *Phosphorus* und *Rumex* an erster Stelle.

Farrington gibt *Ammonium causticum* den ersten Platz bei der Heiserkeit, wenn sie mit Brennen und Rauhigkeit des Kehlkopfes und des Pharynx verbunden ist.

Aconit. Bei der beginnenden Laryngitis der Kinder gibt es kein besseres Mittel als *Aconit*. Sie haben Fieber, Frostschauer, eine trockene Haut und Heiserkeit, und der Patient erwacht nachts mit einem Krupp-Husten. *Belladonna* hat Trockenheit, Zusammenschnüren und Wundheit des Kehlkopfs, das Sprechen ist schmerzhaft und die Stimme ist heiser und rauh. Ivins meint, daß *Ferrum phosphoricum*, wenn man es gleich am Anfang gibt, als einziges Mittel genügen würde. Sicherlich hält es die Entzündung in Grenzen und wird das Fortschreiten der Erkrankung unter Kontrolle halten. Meyhoffer meint, daß *Aesculus* ein nützliches Mittel bei der katarrhalischen Entzündung des Kehlkopfes und des Pharynx sei. Houghton betrachtet *Ferrum phosphoricum* als das beste, zeitweilige Tonikum der Stimme. Er sagt, daß es die Sänger befähigt, die Stimme über den ganzen Bereich ihrer Stimmbandbreite zu kontrollieren, wenn sie unter Heiserkeit leiden.

Hepar sulfuris. Kehlkopfentzündung der Kinder nach Einwirkung von trockenen, kalten Winden. Es findet sich ein Krupp-Husten und Heiserkeit, morgens schlimmer. Der Patient ist sehr empfindlich gegen den geringsten Luftzug und der Kehlkopf ist schmerzhaft und trocken. Es ist ein Mittel, das besonders gut zu den Kehlkopfbeschwerden der Berufssänger paßt, und ausgezeichnete Kuren sind mit ihm durchgeführt worden. *Sulfur* entspricht subchronischen Fällen mit morgendlichem Verlust der Stimme, besonders nach Unterdrückung von Ausschlägen. Die Stimme ist heiser, rauh und tief. *Kalium bichromicum* hat Trockenheit des Kehlkopfes. Die Stimme ist rauh und hohl und der Auswurf zäh. Ivins empfiehlt die 12. Potenz. *Arsenicum* entspricht der Kehlkopftuberculose mit Ulcerationen und Brennen. Dr. Mitchell betrachtet *Hepar* als am wirksamsten bei allen chronischen Kehlkopfentzündungen. Seine Wirkung ist prompt bei der Heiserkeit der Berufssänger.

Ipecac. Dr. Cartier empfiehlt dieses Mittel bei vollständiger Aphonie nach Erkältung oder Entzündung der Stimmbänder, und er meint, daß es besser bei der entzündlichen Aphonie helfen würde als *Causticum*. Er verwendet die 6. oder 30. Po-

tenz, alle halbe Stunde, bis die Stimmer wiederkehrt. Es hat
eine bemerkenswerte Wirksamkeit zur Erleichterung der Heiserkeit.

Spongia. Neben dem trockenen, rauhen, bellenden Krupp-
Husten und den Erstickungsanfällen dieses Mittels ist es hilfreich bei Kehlkopftuberculose mit Brennen und stechenden
Schmerzen im Kehlkopf und dem Gefühl, als ob ein Pflock
dort sei, bei großer Empfindlichkeit. Das Schlucken ist
schmerzhaft.

Sambucus ist nützlich bei Spasmen des Kehlkopfes, die bei
Laryngitis auftreten können. Wenn sich ein Ödem vorfindet
mit einer schwierigen und beinah unmöglichen Atmung, so ist
Apis angezeigt. Trotz allem ist *Chlorum* spezifisch bei diesen
gefährlichen Zuständen durch Ödem des Kehldeckels. Die
Symptome sind: Zusammenschnürung mit Erstickungsgefühl. Stimmrizzenkrampf, Reizung von Kehldeckel, Kehlkopf und Bronchien. Plötzliche Atemnot durch Stimmband-
krampf, mit starren, herausquellenden Augen, blauem Gesicht, kaltem Schweiß und kleinem Puls. Einatmung frei bei
behinderter Ausatmung *(Mephitis)*. Bläuliches Gesicht. Anhaltend laute, pfeifende Atemzüge. Äußerste Trockenheit der
Zunge (nach Boericke).

Drosera paßt bei Kehlkopftuberkulose mit großer Heiserkeit, Absonderung von zähem Schleim, anfallweiser Husten
nach Mitternacht. Sowohl Stimme als auch Husten haben einen tiefen, baßartigen, trompetenhaften Klang. *Verbascum*
ist ähnlich, aber es erstreckt sich tiefer als der Kehlkopf.

Jodum ist in den frühen Stadien der membranösen Laryngitis nützlich, mit Fieber, trockener Haut, trockenem Husten
und großer Atemnot. Es folgt dicht hinter *Aconit*.

Arum triphyllum. Für die Heiserkeit der Sänger und der
Redner gibt es einige wenige Mittel von großer Wichtigkeit.
Unter ihnen ist *Arum triphyllum*. Es ist besonders nützlich,
wenn die Stimme plötzlich ausrutscht und eine Oktave höher

ertönt. Eine gebrochene Stimme von Überbeanspruchung und Heiserkeit. *Selenium* ist ein Mittel, welches häufig nötig ist, um die Stimme zu klären. Es hat Heiserkeit, die auftritt, sobald der Patient zu singen beginnt, auch nach langem Gebrauch der Stimme. Charakteristisch ist der morgendliche Auswurf von viel durchsichtigem Schleim aus dem Kehlkopf.

Graphites hat Unfähigkeit, die Stimmbänder zu kontrollieren. Der Patient wird heiser und die Stimme bricht ihm, wenn er singen will. Ein sehr nützliches Mittel der Sänger. *Argentum metallicum* hat Brennen und Rauheit im Kehlkopf, schlimmer durch Sprechen und Gebrauch der Stimme und es ist nützlich, wenn sich im Timbre der Stimme von Sängern und Sprechern eine Veränderung eingestellt hat. Es hat reichlichen Auswurf aus dem Kehlkopf, der aussieht, wie gekochte Stärke, und der leicht ausgeworfen werden kann.

Benzoin wird von Dr. T. F. Allen für Heiserkeit empfohlen, die von einem Gefühl begleitet wird, daß sich die Rauhigkeit vom Kehlkopf bis zur Halsgrube erstreckt, jedoch nicht bis zur Trachea. (Worum es ich bei *Benzoin* handelt, habe ich leider nicht exakt herausbekomnnen können. Von den Symptomen, die bei Boericke unter ‹Benzin› genannt werden, paßt keines auf die Laryngitis, d. Übers.).

Mercurius solubilis: 2 Gaben pro Tag ist häufig ein Spezificum bei Heiserkeit.

Barium carbonicum hat Heiserkeit mit großer Schwäche der muskulären Gewebe des Schlundes.

Carbo vegetabilis paßt zu der schmerzlosen Heiserkeit, die insbesonders durch Einwirkung feuchter Abendluft entstanden ist. Es zeigt sich natürlich Verschlimmerung am Abend, obwohl es auch morgens beim Erwachen auftreten kann und wird durch feuchtes, kaltes Wetter verschlimmert.*Eupatorium perfoliatum* hat Heiserkeit am Morgen mit Wundheitsgefühl in der Brust und Schmerzhaftigkeit des Körpers.

Ebenso Schmerzhaftigkeit und Zerschlagenheitsgefühl des Körpers. Mehr Schmerzhaftigkeit des Kehlkopfes als Rauheitsgefühl.

Senega ist ebenfalls ein nützliches Mittel bei Heiserkeit. Der Schlund ist so trocken, daß es den Patienten beim Sprechen schmerzt. Es paßt gut zu plötzlicher Aphonie, und wenn sie zusätzlich von einer Anhäufung von Schleim in der Brust begleitet ist, welcher schlecht hochzubringen ist.

Gelsemium ist das erste Mittel für Aphonie bei Kehlkopflähmung oder Verlust der Sprache während der Menses, sowie bei hysterischer Heiserkeit. *Nux moschata* hat Aphonie nach Schreck, und *Platinum* sollte bei der hysterischen Aphonie, wie auch bei sonstigen hysterischen Symptomen bedacht werden.

Gelsemium ist nebenbei von großem Wert bei Laryngitis stridulus.

Lebererkrankungen

Bryonia. Wenn sich im rechten Hypochondrium stechende Schmerzen finden, so muß man zuerst an *Bryonia* denken, obwohl solche Beschwerden auch von anderen Mitteln herrühren, z. B. *Chelidonium* oder *Kalium carbonicum*. Bei *Bryonia* ist die Leber geschwollen, angestaut und entzündet. Die Schmerzen der hypochondrischen Region werden durch jede Bewegung verschlimmert und bessern sich durch Liegen auf der rechten Seite, welches die Atembewegungen einschränkt. Es ist eines der Hauptmittel für Gelbsucht, die durch Ärger hervorgerufen wurde. *Chamomilla* hat dieses Symptom auch, aber diese Patienten sind heiß und schwitzen, während der *Bryonia*-Patient gewöhnlich friert, obwohl er heiß zu sein scheint. Er hat einen bitteren Geschmack im Mund und der Stuhl ist hart und trocken, oder wenn er weich ist, breiartig und reichlich und von einer Kolik begleitet. *Berberis* hat stechende Schmerzen von der Leber zum Nabel. *Chelidonium* ist durch den Charakter des Stuhls gekennzeichnet. *Bryonia* ist ein hervorragendes Magen-Leber-Mittel und hat Schmerzen in der rechten Schulter und Schwindel, Haut und Augen sind leicht gelblich gefärbt. Hughes sagt, daß es kaum für eine richtige Hepatitis reicht.

Mercurius hat große Empfindlichkeit und dumpfe Schmerzen in der Leberregion. Der Patient kann sich nicht auf die rechte Seite legen. Die Leber ist vergrößert. Haut und Conjunktiven sind gelb. Der Stuhl ist entweder lehmfarbig durch das Fehlen der Galle, oder gelblich- grüne, gallige Stühle werden mit einem erheblichen Tenesmus entleert. Es findet sich eine gelblich-weiße, belegte Zunge, die Zahneindrücke aufweist. Gleichzeitig besteht stinkender Atem, Verlust des Appetits und Niedergeschlagenheit.

Leptandra hat Schmerzen und Wundheitsgefühl in der Lebergegend und ist besonders bei den ‹faulen Lebern› der Stadtmenschen angezeigt. Es unterscheidet sich von *Mercu-*

rius durch den Stuhl, der pechartig und schwarz ist, denn die
Schmerzen bei *Leptandra* sind greifend, dumpf, ziehend und
brennend im hinteren Teil der Leber. Die Art der Diarrhoe
läßt *Mercurius* von *Magnesium muraticum* unterscheiden,
das bei großen Lebern von zurückgebliebenen und rachitischen Kindern nützlich ist. *Mercurius* ist das Mittel bei einer
Gelbsucht, die durch den Mißbrauch von *Chinin* während des
Fiebers herrührt. Es ist ein ausgezeichnetes Mittel für die torpide Leber. Es paßt auch gut zur einfachen Gelbsucht der
Kinder. Cowperthwaite glaubt, daß *Mercurius dulcis* in der 2.
Potenz die beste Verarbeitung von *Mercurius* bei der katarrhalischen Gelbsucht ist.

Podophyllum wird hauptsächlich bei Lebererkrankungen
verwandt. Erstens verursacht es einen guten Gallenfluß und
zweitens große Torpididtät, die von Gelbsucht gefolgt wird.
Es ist bei torpiden und chronisch gestauten Lebern indiziert,
wenn gleichzeitig Diarrhoe vorhanden ist. Die Leber ist geschwollen und empfindlich, das Gesicht und die Augen sind
gelb und es findet sich ein schlechter Geschmack im Mund.
Die Zunge ist weiß oder gelb belegt, und es bilden sich Gallensteine. Es wird eine wäßrige Diarrhoe entleert, oder wenn
Verstopfung vorhanden ist, sind die Stühle lehmfarbig. Bis zu
einem gewissen Grad ähnelt es *Mercurius*. Deshalb wird es
auch manchmal das pflanzliche *Mercur* genannt. Es gibt eine
Reihe von Mitteln, die das Symptom der Zahneindrücke haben, nämlich: *Mercurius, Podophyllum, Yucca, Stramonium, Rhus* und *Arsenicum*.

Ein anderes Symptom von *Podophyllum* ist, daß der Patient sich ständig die Lebergegend mit der Hand reibt. Funktioneller Torpor des Pfortadersystems und der Organe, die
damit verbunden sind, indizieren *Podophyllum*. Es findet
sich Verstopfung, lehmfarbiger Stuhl, Gelbsucht und Mattigkeit.

Chelidonium hat hervorragende Lebersymptome. Es finden
sich Wundheit und stechende Schmerzen in der Lebergegend,

aber das Schlüsselsymptom für dieses Mittel bei Lebererkrankungen ist der Schmerz am unteren Winkel des rechten Schulterblattes, von wo er zur Brust, zum Magen oder zum Hypochondrium ausstrahlt. Es findet sich eine geschwollene Leber, Frostigkeit, Fieber, Gelbsucht, gelblich belegte Zunge, bitterer Geschmack und Verlangen nach sauren Dingen und Säuren, z. B. Mixed pickles und Essig. Die Stühle sind reichlich, hellgelb und durchfällig. Manchmal sind sie auch lehmfarbig. Man kann dieses Mittel bei der einfachen Gelbsucht anwenden, und bei hepatischer Anschoppung oder Entzündung unterscheidet der Charakter des Stuhls von *Bryonia*. Zusammengefaßt ist *Chelidonium* wohl unser größtes Lebermittel. Es bringt die Leber dazu, dünnere und viel reichlichere Galle, als irgendein anderes Mittel, abzusondern. Es ist ein nützliches Mittel, um die Ausstoßung von Gallensteinen zu fördern oder ihre Bildung zu verhindern. Es war Rademachers großes Mittel für Gallensteine und Cowperthwaite hält es sogar für das beste Mittel. Bei der einfachen Gelbsucht ist es manchmal allein ausreichend. Es befällt den linken Leberlappen wesentlich weniger als *Carduus marianus*.

Digitalis ist angezeigt, wenn die Gelbsucht von Herzerkrankungen herrührt. Es findet sich keine Retention der Galle oder eine Verlegung der Gallengänge, sondern die Gelbsucht rührt von der Tatsache her, daß die Leber aus dem Blut nicht die Elemente aufnimmt, die später die Galle formen. Es findet sich Wassersucht, bitterer Geschmack, Wundheitsgefühl, Vergrößerung und Zerschlagenheitsgefühl der Leberregion. *Sepia* hat ein gelblich-blasses Gesicht mit einem gelben Sattel über der Nase, mit hellgelben Stühlen oder solchen von Aschefarbe. *Digitalis* ist bei den schlimmsten Formen der Gelbsucht nützlich, wenn der Puls unregelmäßig und intermittierend ist, und wenn sich rascher Verfall der Kräfte vorfindet.

Myrica cerifera ist ein wichtiges Lebermittel. Zuerst findet sich Verzagtheit und dann Gelbsucht, hervorgerufen durch eine unvollständige Bildung der Galle in der Leber, ohne daß sich irgendeine Obstruktion findet, wodurch man es mit *Digitalis* vergleichen kann. Es findet sich dumpfer Kopfschmerz, der morgens schlimmer ist, die Augen haben eine schmutzige, gelbliche, schmierige Farbe, die Zunge ist gelb belegt. Der Patient ist schwach und klagt über Muskelschmerzen und Schmerzen in den Gliedmaßen. Der Puls ist langsam und der Urin dunkel. Es ist oberflächlicher in der Wirkung als *Digitalis*. Die Gelbsucht, die nach *Myrica* verlangt, ist katarrhalisch und für diese Form wird das Mittel benutzt. Der Rachen und die Nasenorgane sind mit einem stinkenden, zähen Schleim angefüllt. Dumpfe Schmerzen auf der rechten Seite unter den Rippen, kein Appetit, Verlangen nach Säuren. Unerholsamer Schlaf.

Nux vomica muß als erstes bedacht werden, wenn Lebererkrankungen bei solchen auftreten, die dem Alkohol zu sehr zugesprochen haben, ferner stark gewürzten Speisen, Chinin, oder solchen, die Abführmittel zu reichlich gebraucht haben. Die Leber ist hart, geschwollen, empfindlich gegen Berührung und gegen den Druck der Kleider. Erstes Medikament bei der Leberzirrhose. Manchmal finden sich Koliken. Gelbsucht durch Ärger verursacht, verlangt ebenfalls *Nux*, ebenso nach Mißbrauch von *Chinin*, wobei die Frühformen an *Chamomilla* erinnern, welches ein ausgezeichnetes Mittel für die Galligkeit von nervösen, reizbaren Frauen ist. Die vergrößerte Leber von Trinkern läßt ebenfalls an *Sulfur, Lachesis, Acidum fluoricum, Arsenicum* und *Ammonium muriaticum* denken. *Juglans cinerea* verursacht eine Gelbsucht wie *Nux vomica*, mit stechenden Schmerzen in der Lebergegend und unter der rechten Scapula, galligen Stühlen und Hinterhauptskopfschmerz. *Nux* muß mit *China* und *Pulsatilla* bei Lebererkrankung nach Überessen verglichen werden.

Iris scheint eine lösende Wirkung auf die Galle zu haben, und es ist besonders bei der torpiden Leber nützlich, als auch bei Magenbeschwerden, die von einer Unordnung der Leber-

und Verdauungsfunktionen herrühren. Gelbsucht und Verstopfung.

Aloe hat Galligkeit von einer Starrheit des Pfortadersystems, sowie Vergrößerung der Leber, bitteren Geschmack und Gelbsucht.

Lycopodium wirkt mächtig auf die Leber. Die Lebergegend ist empfindlich gegen Berührung und es findet sich Spannungsgefühl in ihr, als ob ein Band um die Taille geschnürt wäre. Zirrhose. Die Schmerzen sind dumpf und ziehend, anstatt scharf und stechend wie bei *Chelidonium*. Völle des Magens nach einer geringen Menge von Nahrung. Es finden sich keine richtigen ikterischen Symyptome, aber eine eigentümliche, blasse Hautfarbe. *Natrium sulfuricum* ist nützlich, wenn der Patient einen schlechten, schleimigen Geschmack im Mund hat und denkt, »er sei leberkrank«. Gewöhnlich findet sich ein Schweregefühl und ein Ziehen in der Lebergegend. Der Patient kann sich auf die rechte Seite legen, aber wenn er sich nach links umdreht, so scheint die Leber zu zerren und zu ziehen.

Natrium sulfuricum ist das große Schüsslermittel für Lebererkrankungen und es hat sich klinisch oftmals gut bewährt. Dr. Alfred Pope meint, daß *Lycopodium* nützlicher als alle anderen Mittel bei hepatischer Anschoppung ist. Schmerzen im Rücken und der rechten Seite und Leberstauung werden oftmals auf dieses Mittel führen.

Carduus marianus paßt bei Gelbsucht mit dumpfem Kopfschmerz, bitterem Geschmack, weißer Zunge mit roten Rändern, Übelkeit und Erbrechen von grüner Flüssigkeit. Es findet sich eine unangenehme Völle in der Lebergegend, der Stuhl ist gallig und der Urin goldgelb. Empfindlichkeit im Epigastrium und im rechten Hypochondrium. Burnett betrachtet einen dunkelbraunen Fleck über dem unteren Teil des Sternums als einen nützlichen Hinweis auf *Carduus*, und in solchen Fällen bemerkt er, daß sowohl Leber als auch Herz nicht in Ordnung sind.Das Vorhandensein von Leberflecken scheint eine besondere Indikation für dieses Mittel zu sein. Galligkeit nach Grippe scheint durch *Carduus* geheilt worden zu sein.

Hydrastis hat bitteren Geschmack und chronische Trägheit der Eingeweide, Mangel an Appetit, belegte Zunge und gelblichen Urin. *Carduus* ähnelt *Aloe*. Hale sagt, daß es in seiner Wirkung auf die Venen zwischen *Aloe* und *Hamamelis* steht. Bei Gallensteinkoliken hat man es erfolgreich in der Tinktur angewandt, und es ist einen Versuch wert, bevor man auf Opiate zurückgreift.

Sulfur paßt bei chronischen Erkrankungen der Leber. Es vermehrt den Gallenfluß, und es findet sich erhebliche Schmerzhaftigkeit der Leberregion. *Sulfur* vollendet oftmals die Behandlung, die mit *Nux* begonnen wurde. Leberbeschwerden nach Mißbrauch von Quecksilber verlangt oftmals nach *Sulfur*. Wenn die Stühle farblos sind, und wenn sich viel Gelbsucht oder Aszites vorfindet, so ist *Sulfur* kontraindiziert. *Lachesis* hat, wie alle Schlangengifte, Gelbsucht, und es ist bei der vergrößerten Leber der Trinker nützlich, die eine Empfindlichkeit gegen Druck und ein Ziehen in der rechten Seite haben. Gelbsucht nach sexuellen Exzessen verlangt *China*. Dr. Thayer empfiehlt *China* bei Gallensteinen und Dr. Williams hat sie mit *Ipecacuana* erfolgreich behandelt.

Burnett meint, daß *Hydrastis* das beste Mittel bei Gallensteinkoliken sei.

Berberis vulgaris ist ebenso ein wichtiges Mittel bei Gallensteinerkrankungen.

Phosphorus paßt zu der fettigen Degeneration der Leber mit der hervorstechenden Schmerzhaftigkeit und Gelbsucht. Die Stühle sind grau-weiß. Zirrhose und Atrophie verlangen u. U. ebenfalls *Phosphor*. Die Gelbsucht weist hier auf organische Erkrankungen hin, und das Mittel ist bei bösartigen Erkrankungen der Leber nützlich.

Digitalis wurde ebenfalls bei der akuten, gelben Leberatrophie empfohlen. Gelbsucht in Verbindung mit Pneumonie verlangt ebenfalls *Phosphorus.*

Taraxacum ist ein entschiedenes Lebermittel für folgende Indikationen: Landkartenzunge und bitterer Geschmack im Mund, Frösteln nach dem Essen, Schmerzen und Wundheitsgefühl der Lebergegend und biliäre Diarrhoe. *Kalium bichromicum* hat ebenfalls eine Landkartenzunge.

Yucca filamentosa hat einen Schmerz, der von der oberen Partie der Leber zum Rücken geht, wie auch einen schlechten Mundgeschmack. Der Stuhl ist locker und biliös und wird von viel Windabgang begleitet. Das Gesicht ist gelb und blaß, und die Zunge hat Zahneindrücke. Ein anderes Mittel für Gallenbeschwerden ist *Euonymus europaea.* Es hat schwere, ermüdende, starke Hinterhauptskopfschmerzen, dem Stuhl fehlt die Galle und es ist nützlich bei Herzbeschwerden, die von einer mangelnden Tätigkeit der Leber herrühren. *Euonymus C 2* ist ein wunderbares Mittel bei Leberkongestion. Dr. Leonhard sagt: »In Fällen von mangelnder Tätigkeit der Leber mit einer Tendenz zu Gallenkoliken beugt es vor und verhindert Koliken«.

Chionanthus hat biliöses, übles Kopfweh, belegte Zunge, Übelkeit und vollständige Anorexie. Das Mittel wird für Gallensteine wärmstens empfohlen. Gelbsucht und Leberschmerzen sind Indikationen. Es behandelt Entzündungen, macht die Galle flüssig, und beugt der Bildung von Gallensteinen vor und treibt diejenigen ab, die sich bereits gebildet haben. Verlangsamte Zirkulation in der Leber mit der ganzen Reihe von Symptomen, die darauf beruhen, sind seine Indikationen.

Ptelea hat scharfe Schmerzen im rechten Hypochondrium, quälende Schmerzen der Leber und Verstopfung.

Leucorrhoe, Fluor albus

Calcium carbonicum wird durch seine Allgemeinsymptome indiziert, die von größerer Bedeutung sind, als der Ausfluß selbst. Dieselben bestehen aus morgendlichem Hunger, Säure des Magens, kalte und feuchte Füße. Es paßt besonders bei skrofulösen Frauen mit vergrößerten Nackendrüsen. Die Leucorrhoe ist reichlich, milchig, anhaltend und gelb, und wird von Jucken und Brennen begleitet. Es paßt bei Ausfluß von Kindern und jungen Mädchen und tritt oft vor der Pubertät auf. Leucorrhoe vor den Menses und häufiges Auftreten zwischen den Menses.

Calcium phosphoricum ist ein gutes Mittel bei skrofulöser Diathese. Es hat einen reichlichen, milchigen, blanden Ausfluß.

Sulfur ist ein anderes Mittel, das bei skrofulösen Patientinnen paßt. Es hat eine Leucorrhoe, welches die Teile wund macht. Es ist eher durch die Allgemeinsymptome als durch die lokalen indiziert.

Caulophyllum hat Leucorrhoe der kleinen Mädchen, der sehr reichlich ist und das Kind erheblich schwächt.

Cimifuga. Dr. Brown empfiehlt dieses Mittel bei Leucorrhoe, besonders bei nervösen, neuralgischen und überempfindlichen Patientinnen.

Pulsatilla verursacht und kuriert milchige Leucorrhoe, die wäßrig wird und scharf und brennend dadurch, daß sie in der Vagina zurückgehalten wird. Sie ist schleimig, dick, cremig, weiß und tritt manchmal anstelle der Menses auf, mit Frostigkeit und dem Verlangen sich hinzulegen, verbunden mit Niedergeschlagenheit. Es paßt bei Veranlagung zu Leucorrhoe und bei anämischen Patientinnen.

Helonias. Southwick empfiehlt es in der 1. oder 2. Potenz für reichlichen, gelben, dicken Ausfluß mit etwas Reizung und Jucken. Bei anämischen, blassen Patientinnen mit erheb-

licher Schwäche und allgemeinder Entkräftung, die sich bei
der leichtesten Erkältung und Überanstrengung verschlimmern, ist es ein nützliches Mittel.

Sepia heilt Leucorrhoe, die von gelb-grüner Farbe ist, von
etwas unangenehmem Geruch, oftmals wundmachend, hervorgerufen durch Beckenkongestion bei passiven Patientinnen. Sie ist milchig, schlimmer vor den Menses, mit einem ab-
wärtsdrändenden Gefühl. Es finden sich Schmerzen im
Bauch und Juckreiz. Die Patientin hat ein blasses, pickeliges
Gesicht, und es paßt am besten bei dunkler Hautfarbe, wenn
die Patientinnen schwach und hinfällig sind und einLeerege-
fühl am Mageneingang haben. Es ist das Hauptmittel bei der
Leucorrhoe kleiner Mädchen, obwohl *Mercurius bijodatus*
nicht vergessen werden sollte, wenn der Ausfluß gelb ist.

Lilium tigrium hat wundmachenden, wäßrigen, gelblichen
oder gelblich-braunen Ausfluß, der sehr reichlich ist, und der
von einer Depression und einem Gefühl des Herabdrängens in
der Beckenregion begleitet wird.

Hydrastis paßt bei zähem, dickem, klebrigem Ausfluß mit
Erosion der Cervix. Eine schleimige, reichliche Leucorrhoe,
die schwächend ist, paßt auf *Hydrastis*.

Kalium bichromicum hat einen gelben, klebrigen, fadenziehenden Ausfluß. Es paßt bei fetten, hellhaarigen Patientinnen.

Kreosot. Wenige Medikamente haben eine derartige Macht
bei Leucorrhoe wie *Kreosot*. Es heilt reichlichen, wäßrigen,
manchmal auch gelblichen Ausfluß. Er ist von deutlicher
Schärfe. Er verursacht Wundsein der berührten Teile und
wunde, rote und juckende Stellen an der Vulva, immer mit
großer Schwäche verbunden. Ausfluß vor den Menses. Der
Ausfluß ist so scharf, daß er Schwellungen und Jucken der
Schamgegend und der Oberschenkel verursacht.

Acidum nitricum wird von Jahr bestens bei der ätzenden
Leucorrhoe empfohlen. Dafür ist es eines unserer besten Mit-

tel und wird zu häufig vergessen. Es werden tatsächlich alle unsere Mittel bei der Leucorrhoe vernachlässigt, und ihr Platz wird durch wesentlich unwirksamere, lokale Anwendungen eingenommen. *Acidum nitricum* paßt bei grünen, stinkenden, hartnäckigen Ausflüssen. Die Anwesenheit von Feigwarzen und Condylomen sind eine weitere Indikation.

Platinum. Periodischer, dünner, wäßriger Ausfluß mit sehr empfindlichen Genitalorganen. Eiweißartige Leucorrhoe während des Tages.

Jodum hat einen scharfen, wundmachenden Ausfluß, der von einer Entzündung des rechten Ovars begleitet ist.

Borax paßt bei klaren, reichlichen und eiweißartigen Ausflüssen, die unnatürlich heiß sind. Ausfluß zwischen den Perioden mit großer Nervosität, weiß wie Stärke, vollständig reizlos, ohne Schmerzen. Dr. Hughes empfielt dieses Mittel in der 2. Potenz bei chronischem Vaginalkatarrh, der manchmal mit einer uterinen Leucorrhoe verwechselt wird.

Graphit heilt Leucorrhoe, die mit Schmerzen im unteren Abdomen einhergeht, sowie mit Rückenschwäche bei blassen, jungen Mädchen. Der Ausfluß ist reichlich, sehr dünn, weiß, schleimig und erscheint in Güssen. Die Menses sind verspätet, spärlich und blaß. Ausfluß, morgens nach dem Aufstehen vermehrt, indiziert insbesondere *Graphit*.

Alumina. Ausfluß bei anämischen Mädchen, die einen durchsichtigen oder gelben Schleim haben, der sehr reichlich und klebrig ist mit großer Schwächung, da er sehr reich an Eiweiß ist. Er erscheint hauptsächlich tagsüber, wobei seine große Menge charakteristisch ist. Meistens ist er scharf.

Causticum. Ausfluß hauptsächlich nachts auftretend.

Mercurius. Scharfer, wundmachender Ausfluß, der schmerzt und brennt, und die äußeren Genitalien zum Schwellen bringt. Eitriger, grünlich-gelber Ausfluß, schlimmer nachts. Hitze, Empfindlichkeit mit Schmerzen der nabot hischen Drüsen sind eine gute Indikation für *Mercurius*. Skrofulöse und syphilitische Patientinnen mit gelber und dikker Leucorrhoe indizieren ebenfalls dieses Mittel.

Belladonna paßt bei frischen oder akuten Anfällen von Leucorrhoe infolge Entzündung der Beckenorgane und Anschoppung derselben. Oftmals findet sich ein Abwärtsdrängen im Becken. Dünner, geruchloser, blander Ausfluß. Empfindliche Cervix und herabdrändende Schmerzen.

Stannum. Reichlicher, blander Ausfluß, gelblich, mit großer Schwäche und Rückenschmerzen. Die Patientinnen sind geschwächt und blaß.

Arsenicum. Ausfluß bei erschöpfenden Erkrankungen, Carcinom, usw.. Es paßt am besten bei schwachen Personen, alten Frauen, besonders bei chronischen Erkrankungen mit großer Schwäche. Der Ausfluß ist scharf, wundmachend und gelb.

Dictamnus war eines von Hahnemanns Mitteln bei Leucorrhoe. Es hat zähen Schleim, der von schmerzhaften Erosionen der Schamgegend und einem Jucken des Anus begleitet ist.

Secale. Bräunliche und stinkende Leucorrhoe, mit Metrorrhagie, besonders bei dünnen, dürren Frauen, die an einer sehr starken Menstruation und Vorfall leiden.

Lumbago, Hexenschuss

Rhus toxicodendron. Ein starker Rückenschmerz, wie abgebrochen, ist charakteristisch für *Rhus* bei Lumbago. Es ist charakteristischer als das Symptom: Besserung durch Bewegung, denn *Rhus* kann durchaus angezeigt sein, wenn Bewegung verschlimmert.

Rhus scheint zu passen, wenn die tieferen Muskeln des Rückens befallen sind. Es finden sich große Schmerzen, dumpf, gequetscht, schmerzhaft beim Versuch aufzustehen, um auf diese Weise zu zeigen, daß die Verschlimmerung sich bei Beginn der Bewegung zeigt. Es paßt besser zu den chronischen Formen des Hexenschusses, während *Aconit* bei den akuten Formen paßt, wo es oftmals eine rasche Hilfe geben wird. Baehr bevorzugt *Tartarus emeticus* gegenüber *Rhus* und *Arnica* bei Lumbago.

Der Rückenschmerz von Rhus ist besser durch Druck, aber schlimmer im Bett. Der Rhus-Patient möchte gerne auf etwas Hartem liegen.

Natrium muriaticum hat das gleiche Symptom: Rückenschmerz, durch Liegen auf etwas Hartem gebessert. *Rhus* bessert durch Rückwärtsbeugen.

Sulfur hat Lumbagobescherden mit der plötzlichen Unfähigkeit sich zu bewegen. Wenn es durch ein Gewitter verschlimmert wird, sollte an *Rhododendron* gedacht werden. *Petroleum* und *Ruta* haben Schmerzen im Rücken, morgens vor dem Aufstehen. Bei *Staphisagria* veranlassen diese Schmerzen den Patienten, früh aufzustehen und herumzugehen. Dieses Symptom findet sich ebenfalls bei *Kalium carbonicum,* wo es um 3 Uhr in der Frühe auftritt und von schießenden Schmerzen ins Gesäß begleitet wird.

Ledum hat eine Versteifung des Rückens so, als wenn man sehr lange auf einer Stelle gesessen hat.

Hypericum hat Schmerzen und Stiche im Nacken und hilft daher Frauen, die viel heben müssen, schwere Arbeit leisten, sowie häufig treppensteigen.

Bryonia paßt gut beim Hexenschuß ruhiger Typen, mit starker Verschlimmerung durch Bewegung.

Gnaphalium wird manchmal chronischen Rückenschmerz heilen, ein müder Schmerz in der Lumbalgegend, welcher einem die Kraft und den Mumm nimmt. Er verschlimmert sich bei fortgesetzter Bewegung und wird durch Ruhe gebessert, besonders durch Liegen auf den Rücken. Hinzukommt: je chronischer der Rückenschmerz ist, um so besser wird das Mittel helfen.

Calcium fluoricum hat sich klinisch bei der Behandlung von Rückenschmerzen bewährt, besonders bei einer Reizung der Wirbelsäule. Es hat einen brennenden Schmerz im unteren Teil des Rückens, schlimmer bei Beginn der Bewegung und gebessert durch fortgesetzte Bewegung, oder Lumbago von Überanstrengung. *Calcium fluoricum* hilft, wenn *Rhus toxicodendron* im Stich läßt. Das Temperament und die allgemeinen konstitutionellen Charakteristika von *Calcarea* können durchaus vorhanden sein. Es folgt, ebenso wie dieses, gut auf *Rhus toxicodendron*.

Kalium phosphoricum, ein anderes Gewebemittel, hat rheumatische Lahmheit nach der Ruhe oder nach Beginn der Bewegung. Es hat eine Lähmungstendenz, die schlimmer wird beim Aufstehen von einer sitzenden Haltung. Einige Mittel haben Rückenschmerzen, die sich durch Sitzen verschlimmern, besonders *Cobalt, Zincum, Sepia* und *Cannabis indica*. Lumbago, der am Beginn der Bewegung schlimmer ist, mag durch *Anacardium* oder *Conium* ebenso wie durch *Rhus toxicodendron* gebessert werden.

Nux vomica. Ein Mittel bei Rückenschmerzen, das besonders bei Befall der Wirbelsäule infrage kommt, ist *Nux vomica*. Es zeigt sich in der Lumbalregion, ist schlimmer in der

Nacht, wenn man im Bett liegt, und hat einen ziehenden, quälenden oder quetschenden Charakter, mit plötzlichen Stichen im Rücken, und es ist typisch,das der Patient sich aufsetzen muß, wenn er sich im Bett umdrehen will. Ebenso bei morgendlichem Rückenschmerz: je länger der Patient liegt, umso schlimmer wird der Schmerz. Er wird oft hervorgerufen durch sexuelle Exzesse, wobei auch an *Staphisagria* gedacht werden muß. Steifer Nacken und Torticollis sind ebenso durch *Nux vomica* gut zu behandeln.

Phosphorus hat intensive, brennende Schmerzen zwischen den Schulterblättern mit starker Empfindlichkeit der Wirbelfortsätze, und *Secale* hat ein plötzliches Knicken und Knakken im Rücken.

Lycopodium hat ein Brennen wie Kohlen zwischen den Schulterblättern. Steifigkeit und Schmerzen im Nacken passen ebenso dazu.

Acidum oxalicum hat einen akuten Rückenschmerz, der durch Wechsel der Haltung gebessert wird. Der Rücken scheint zu schwach zu sein, um den Körper halten zu können. Die Schmerzen werden durch daran Denken verschlimmert und sind begleitet von Schwäche und dumpfem Gefühl in den Gliedern. Schmerzen zwischen den Schulterblättern, Schmerzen und Weichheit, die durch jede Form von Bewegung und Anstrengung verschlimmert werden. Schmerz an bestimmten Stellen. *Acidum picrinicum* hat Schweregefühl. *Acidum oxalicum* hat Taubheitsgefühl.

Sepia ist häufig bei Rückenschmerzen indiziert, die von Erkrankungen der Gebärmutter herrühren. Es findet sich eine allgemeine Schwäche im Kreuz beim Gehen, es wird schlimmer beim Sitzen. Pfötzlicher Rückenschmerz, wie von einem Hammer geschlagen, der durch Druck gegen etwas Hartes gebessert wird.

Aesculus ist häufig ein nützliches Mittel bei Rückenschmerz, der, wie bei *Sepia,* durch Gehen verschlimmert wird. Es findet sich ein schwerer, anhaltender, dumpfer Schmerz der Lumbosacralregion, der das Kreuzbein und die Hüften angreift. Das Kreuz hakt aus beim Gehen. Kreuzschmerzen während der Schwangerschaft sind oftmals eine Indikation für *Aesculus,* wenn es schlimmer durch Gehen und Vorwärtsbeugen wird. *Cimicifuga* hat einen heftigen Rückenschmerz bei Frauen, die an Gebärmutterkrankheiten leiden, besonders bei rheumatischen Personen. Aurand sagt, das ihm kein Mittel so gut bei Lumbago oder steifem Kreuz geholfen hat, wie *Cimicifuga.*

Magenerkrankungen

Nux vomica beeinflußt sowohl die Magendrüsen, als auch den muskulären Tonus der Verdauungsorgane. Die Gründe für die Dyspepsie sind geistige Überarbeitung, sitzende Beschäftigung, üppiges und ausschweifendes Leben, welches alles Schlüsselsymptome bei *Nux vomica* sind. Man muß an das Mittel denken, wenn der Patient launisch und jähzornig ist, wenn er schläfrig und stumpfsinnig am Abend ist, wenn er sich morgens schlecht fühlt und einen dumpfen Stirnkopfschmerz hat. Dieser Kopfschmerz ist meistens bei *Nux* zu finden. Der Geschmack für Essen und Trinken ist bei *Nux* normal, und die Magen- und Bauchbeschwerden beginnen nicht sofort nach dem Essen, wie bei *Lycopodium* und *Nux moschata*, sondern eine halbe Stunde danach , besonders nach dem Mittagessen. Oftmals findet sich Übelkeit, leeres Aufstoßen, spärliches, saures oder gallisches Erbrechen, Wasserspeien, saurer, bitterer, metallischer oder eitriger Geschmack und Schwindel. Alle Beschwerden verschlimmern sich morgens, ebenso nach dem Mittagessen. Meist werden die Magenbeschwerden von *Nux* von Kopfschmerzen begleitet. Bei der Auftreibungs- und Schleimhautdyspepsie der Trinker geht *Nux* gewöhnlich dem *Carbo vegetabilis* und *Sulfur* voran. *Kalium bichromicum* ist mehr bei der Dyspepsie der Biertrinker indiziert. Es paßt besonders für Dyspepsien, bei denen das Gefühl besteht, daß die Verdauung nach dem Essen einer mit Appetit verzehrten Mahlzeit zum Stehen gekommen ist, und die Nahrung wie ein Gewicht im Magen liegt. Die Beschwerden kommen rascher, als bei *Nux vomica*.

Der Appetit ist schlecht, der Patient mag nicht einmal seine gewöhnlichen Stimulatien, oder es findet sich ein abnormer Hunger, der gewöhnlich einem Anfall von Dyspepsie vorausgeht. Diese Attacke kann man manchmal dadurch verhindern, daß man Diät einhält, sobald das Symptom des abnormen Hungers auftritt, der gewöhnlich 24 bis 36 Stunden vorher beginnt. Es ist das Symptom eines mißhandelten Magens.

Das Aufstoßen von *Nux* ist schmerzhaft, bitter oder sauer. Übelkeit besteht meistens nach dem Essen. Der Magen ist empfindlich gegen Druck und zu enge Kleidung, und der Patient sagt: »Wenn ich nur brechen könnte, so würde ich mich sofort besser fühlen.« Bei diesen Beschwerden nach dem Essen müssen wir *Nux* mit *Abies nigra* vergleichen, das Schmerzen direkt nach dem Essen hat, und mit *Kreosot*, welches das Symptom hat, daß der Patient 3 oder 4 Stunden nach dem Essen erbricht. *Nux* hat einen gereizten Magen mit Schmerzen, die vom Epigastrium in verschiedene Richtungen ausstrahlen und die morgens schlimmer sind.

Bismutum hat brennende und stechende Schmerzen von rein nervösem Charakter, eine reine Gastralgie, mit einem krankhaften Erbrechen. *Nux* hat einen abnormen Durst und man fühlt sich sogar nach einer leichten Mahlzeit voll, mit dem typischen Gefühl eines Klumpens oder einer Last im Magen. Dieses dämpft das Bewußtsein und entwickelt bald eine Auftreibung.

Mercurius fühlt eine tödliche Schwäche in der Magengrube.

Calcium carbonicum hat Empfindlichkeit der Magengrube.

Lycopodium hat einen Schmerz in der Magengrube, wenn das Hypochondrium gedrückt wird, und einen Schmerz im Hypochondrium, wenn die Magengrube gedrückt wird. Es besteht Völlegefühl schon nach einer kleinen Mahlzeit, aber *Lycopodium* hat nicht die Reizbarkeit des Darmtraktes wie *Nux*.

Sepia, Sulfur und *Natrium carbonicum* haben ein Schwächegefühl in der Magengrube, das um 11 Uhr vormittags auftritt. Die Schmerzen von *Arsenicum* sind brennend, die Dyspepsie von *Pulsatilla* wird durch reichliche und fette Nahrung hervorgerufen. Saures Sodbrennen ist für *Nux* charakteristisch, während heißes Sodbrennen charakteristischer für *Pulsatilla* ist. Atonische Dyspepsie mit einem fauligen Ge-

schmack am Morgen, die den Patienten veranlaßt, den Mund
auszuspülen, mit einem Verlangen nach Bier oder bitteren Dingen. Eine Abneigung gegen Kaffee spricht sehr für *Nux*, und
wenn *Nux* nicht wirkt, so ist möglicherweise *Carbo veg.* das Mittel. Die Zunge von *Nux* ist belegt, meistens weiß und mehr im
hinteren Bereich, während die vordere Hälfte der Zunge möglicherweise sauber ist. Dr. Brown findet, daß bei vorwiegenden
Magenbeschwerden die niedrigen Potenzen besser wirken, aber
wenn Verstopfung vorherrscht, zieht er die höheren Potenzen
vor. Es wirkt besser, wen man es abends gibt. (Es ist wohl eine
allgemeine Regel, daß man die Mittel möglichst in der Zeit der
geringsten Beschwerden gibt. d. Übers.).

Carbo vegetabilis ist ein faules Mittel, und deshalb wird es
meistens bei der faulen Spielart der Dyspepsie angezeigt sein.
Carbo ist faulig und *Acidum sulfuricum* ist sauer. Der *Carbo-*
Patient lebt »unter dem Strich«, die Verdauung ist langsam
und unvollkommen. Es findet sich ein Gewicht im Magen und
in den Eingeweiden und ein Schwächegefühl im Magen, das
nicht durch Essen gebessert wird, aber nach einigen Mundvoll
Essen tritt ein Völlegefühl auf. Es findet sich ein Brennen im
Magen, daß zum Rücken, entlang der Wirbelsäule gegen die
Zwischenschulterregion ausstrahlt. Magen und Därme sind
aufgetrieben, was vorübergehend durch Aufstoßen erleichtert
wird. Die Auftreibung von *Carbo vegetabilis* bildet sich mehr
im Magen, während die von *Lycopodium* mehr in den Gedär-
men sitzt. Das Aufstoßen ist ranzig, sauer oder faulig. Nach
dem Essen findet sich Schweregefühl, Völle und Schläfrigkeit, aber nicht so wie bei *Nux moschata* und *Lycopodium*.
Die Beschwerden werden schlimmer durch Fett, Fisch, Austern, Speiseeis, Essig und Kohl. Es besteht Widerwillen gegen Kaffee, und Milch verschlimmert die Auftreibung. Es findet sich heftiges Brennen im Magen, in der Brust und im
Bauch, mit anfallsweisen Krampfschmerzen, die den Patienten zwingen, sich zu krümmen. Der Magen fühlt sich schwer
an.

Carbo ist ein wertvolles Mittel bei der chronischen Gastritis, wie auch bei degenerativen und verhärteten Prozessen.
Die Flatulenz verursacht asthmatische Atmung und Atemnot,
die durch Bewegung, durch aufrechte Lage, und von 16 - 18
Uhr verschlimmert wird, die gleiche Zeit wie *Lycopodium*. Es
findet sich manchmal das Symptom, daß der Patient gefächelt werden möchte, ferner ein Stirnkopfschmerz, morgens
und im warmen Zimmer verschlimmert, Verdrießlichkeit und
Reizbarkeit. *Carbo* ist als Faulmittel besonders nützlich für
die Folgen von Überessen, üppigem Leben oder vom Genuß
verdorbenen Fleisches. Die Verdauung geht langsam und die
Nahrung fault, bevor sie verdaut wird. Es findet sich starkes
Verlangen nach Salz und anderen Dingen, die ihn krank
machen. Man erinnere sich, daß *Carbo* mit seiner Gasbildung
mehr nach oben gegen das Zwerchfell drückt, und dadurch
Atemnot verursacht, und zwar mehr als *China*. Es hat nicht
so viel Druck nach unten auf die Därme wie *Nux vomica*. Es
paßt mehr zu fauligen Dyspepsien und zur chronischen Dyspepsie alter Leute. Es hat mehr Brennen und Auftreibung als
Nux vomica, obwohl es wie *Nux* für die schlechten Folgen
von Völlerei und Wohlleben paßt. Die Hämorrhoiden sind
schlimmer nach einem Zechgelage. Es folgt auf *Nux*. Ein besonderer Unterschied zwischen *Carbo* und *Lycopodium* besteht darin, daß *Carbo* mehr die Tendenz zur Diarrhoe und
Lycopodium die zur Verstopfung hat.

China officinalis ist nützlich in Fällen, bei denen eine Minde-
rung der Lebensschwäche besteht, ähnlich wie bei *Carbo*, wobei diese besonders durch den Verlust von Lebenssäften verursacht wurde. Wie *Lycopodium* und *Colchicum* hat es Blähungen, und es hat wie die Vorstehenden das Gefühl von Sättigung
nach wenigen Bissen Nahrung. Die Auftreibung, die nach
China verlangt, ist schmerzhaft und wird durch Aufstoßen momentan erleichtert. Es findet sich saures oder bitteres Aufstoßen und die Winde stinken. Die Verdauung geht langsam und
der Patient wird rasch schwach, wie bei *Nux moschata*

und Verschlimmerung folgt auf späte Mahlzeiten. Es findet sich auch das Gefühl, als ob die Nahrung in der Speiseröhre hinter dem Sternum steckengeblieben sei. Dieses findet sich auch bei *Pulsatilla*, aber nicht in so hohem Grade, wie bei *China*. Das Gefühl des hartgekochten Eies bei *Abies* liegt tiefer unten. Häufig sind diese Symptome von *China* durch starkes Teetrinken verursacht. Wenn *China* gut passen soll, so findet sich eine gelbe Diarrhoe, die sich nachts und nach Mahlzeiten verschlimmert. *China* hat nicht das ranzige Aufstoßen mit Brennen, welches es von *Carbo vegetabilis* unterscheidet. In Fällen, wo die Nahrung nicht verdaut und lange Zeit im Magen liegt, Aufstoßen verursacht und zum Schluß unverdaut erbrochen wird, ist *China* das Mittel.

Lycopodium paßt besonders gut bei der chronischen Stauung und Schleimhautentzündung des Magens von Patienten, die an Leber- und Gallenbeschwerden leiden. Hypochondrische Patienten. Ein besonders charakteristisches Symptom von *Lycopodium* ist folgendes: der Patient setzt sich mit einem Bärenhunger zum Essen, aber nach einer kleinen Menge fühlt er sich so voll und aufgebläht, daß er sich anstrengen muß, um nur noch einen Bissen herunterzubringen, und er verläßt den Tisch mit einem nur für kurze Zeit gestillten Hunger. Hier sieht man, daß die Beschwerden kurz nach dem Essen auftreten, nicht eine halbe Stunde später, wie bei *Pulsatilla* oder *Anacardium*. *Nux moschata* hat ebenfalls Beschwerden direkt nach dem Essen. Es findet sich Unverträglichkeit von Druck in der Gürtelgegend nach dem Essen, allerdings nicht immer so wie bei *Lachesis*. Dieses Gefühl der Sättigung findet sich auch bei *Arsenicum, Carbo vegetabilis, China, Sepia* und *Sulfur*, aber es ist besonders für *Lycopodium* charakteristisch. Die Verdauung ist langsam und schwierig, und der *Lycopodium*-Patient ist beinah schläfrig nach dem Essen. Es findet sich eine große Ansammlung von Winden im Magen und in den Därmen, eigentlich mehr in den Därmen, besonders im Colon, und dieses drückt nach oben und verursacht Atemnot ebenso wie *Carbo vegetabilis*. Bei *Lycopodium* findet sich ein Bärenhunger, der, wenn er nicht gestillt wird, Kopfschmerzen verursacht, wie *Cactus grandiflorus*. Der Patient befindet sich nach späten Mahlzeiten schlechter, die Aufblähung dauert bis in die Nacht und macht ihn ruhelos und wach. *Lycopodium* paßt besonders bei der chronischen und sauren Form der Dyspepsie, die gleichzeitig sauren Geschmack, saures Aufstoßen und Erbrechen hat, was sonst nicht so häufig vorkommt. Es findet sich eine schmerzhafte Auftreibung am Mageneingang und Unverträglichkeit von enger Kleidung. Der Patient bevorzugt heiße Getränke. Das Aufstoßen von Luft erleichtert bei *Lycopodium* nicht. Nach allem ist *Lycopodium* dem *Nux vomica* sehr ähnlich, aber die Beschwerden unmittelbar nach dem Essen gehören zu *Lycopodium*. Bei *Nux* drücken die Blähungen mehr nach unten. Beide haben Verstopfung mit vergeblichem Stuhldrang, *Nux* von launischer Darmtätigkeit, *Lycopodium* durch Kontraktion des Sphinkter ani. *Sepia* ist in mancher Beziehung dem *Lycopodium* ähnlich, aber *Sepia* hat das Gefühl von Leere in der Magengegend, während *Lycopodium* Überfülle hat. Der Urin ist stark gefärbt, eher sauer, voller Sand oder Harnsäurekristalle, und riecht nicht so, wie der von *Sepia*. *Lycopodium* hat noch ein wichtiges Magensymptom: Verlangen nach Süßigkeiten, ähnlich wie *Argentum nitricum*. *Lachesis* hat Verlangen nach Austern.

Pulsatilla. Kein Mittel der alten Schule entspricht *Pulsatilla*. Trockenheit des Mundes, übler Geschmack im Mund morgens beim Erwachen, und das Gefühl, als ob die Nahrung unter dem Brustbein festhinge. Die Zunge ist mit einem dikken, rauhen, weißen Pelz belegt, es findet sich Säure und Sodbrennen, die Nahrung schmeckt bitter, sauer oder faulig. Sodbrennen und Aufstoßen mit Nahrungsgeschmack, Durstlosigkeit, nur ein Verlangen, den Mund anzufeuchten. Oftmals findet sich ein anhaltender Gerschmack nach der aufgenommenen Nahrung im Mund, als ob sie lange nach dem Essen im Magen gelegen hätte. Ein übler Geschmack ist eine spezielle Indikation von *Pulsatilla*. Es hat Verlangen nach Limonade und Abneigung gegen Fett, welches verschlimmert. Ungefähr eine Stunde oder auch öfter zwei Stunden nach dem Essen findet sich ein Gefühl von Völle und Gewicht im Magen, das für kurze Zeit durch Essen erleichtert wird, ähnlich wie *Anacardium*. Charakteristisch für die Flatulenz von *Pulsatilla* ist, daß sie hin und her geht und oftmals schmerzhafte Empfindungen in der Brust verursacht, welches durch Aufstoßen oder Windabgang gebessert wird. *Pulsatilla* ist besonders, wie schon Hahnemann bemerkte, nützlich bei der Dyspepsie, die von fetter Nahrung, Schweinefleisch, Torten oder Durcheinanderessen hervorgerufen wird, ähnlich wie bei *Ipecac*, oder nach Erkältung des Magens durch Speiseeis oder eisgekühlte Getränke, hier ähnlich wie *Arsenicum* oder *Carbo vegetabilis*. Der Kreislauf ist gestört und der Patient friert dauernd, obwohl er eigentümlicherweise durch Wärme verschlimmert wird. Nach dem Essen hat er heftiges Herzklopfen. Die Herzaktion ist oftmals unregelmäßig, und es ist manchmal schwierig, solche Patienten davon zu überzeugen, daß sie keinen Herzfehler haben. Man denke an die Wirkung auf die Schleimhäute, wo es die Menge der Schleimbildung vermehrt. Dieser Magenschleim zersetzt sich leicht und wirkt wie ein Ferment auf die Nahrung. Er verursacht Übelkeit, Säure, faules Aufstoßen, und die Schmerzen entstehen mehr durch die reizende Natur des Mageninhalts, als von der Menge und dem Gewicht, welches die *Nux*-Schmerzen hervorruft.

Bei beinahe allen Verdauungsbeschwerden von *Pulsatilla* findet sich gleichzeitig ein Kopfschmerz über den Augen, der abends und von Wärme schlimmer wird. Der Patient ist geistig aktiv, und dies hält ihn Stunden nach dem Zubettgehen wach. Der Schlaf ist traumreich und der Patient erwacht müde und lustlos. Zwischen *Nux* und *Pulsatilla* kann man leicht unterscheiden. Besonders die geistigen Symptome sind durchaus unterschiedlicch. Der *Pulsatilla*-Patient mit Magen-

beschwerden ist mutlos, ängstlich und weinerlich. *Nux* ist
mutlos, aber gleichzeitig jähzornig und herrschsüchtig. *Pulsatilla* ist abends, *Nux* morgens und nach dem Essen schlimmer.
Pulsatilla hat mehr Sodbrennen und *Nux* mehr saures Aufstoßen. (Im Englischen heißt es bei *Pulsatilla: heartburn, und
bei Nux vomica:* waterbrash. Das Sodbrennen von *Pulsatilla*
ist also mehr trocken, während das von *Nux vomica* mehr
mit einem Aufstoßen von saurem Mageninhalt verbunden ist.
D. Übers.) Von anderen Mitteln ist *Pulsatilla* leicht zu unterscheiden. Die saubere Zunge und die starke Übelkeit von *Ipecac* läßt es von diesem Mittel unterscheiden. *Antimonium
crudum* ist besonders indiziert bei denen, die ihren Magen zu
voll gestopft haben und die Aufstoßen mit Speisengeschmack
haben, Erbrechen und eine Zunge, die dick-weiß belegt ist,
wodurch es gut zu unterscheiden ist. Es zeichnet sich durch einen atonischen Magenkatarrh aus, das Erbrechen steht im
Vordergrund, nach sauer eingelegten Dingen und anderen
sauren Sachen usw.. Es hat eine mehr ekelhafte Übelkeit, Abscheu vor der Nahrung, und Mangel an Lebenskraft ist
meistens vorhanden.

Anacardium hat ein Gefühl der Hinfälligkeit, welches zwei
Stunden nach dem Essen auftritt, einen dumpfen Magenschmerz, der sich zur Wirbelsäule erstreckt, oftmals Geschmacksverlust oder manchmal saures Aufstoßen. Ein besonderes Charakteristikum ist die **Besserung durch Essen**, wobei die Symptome trotzdem wiederkommern und immer stärker werden, bis der Patient erneut gezwungen ist, zu essen,
um sich zu erleichtern. Solche Patienten sind richtige »Zwischendurchesser«. Es gibt noch drei andere Mittel, die eine
deutliche Besserung durch Essen haben: *Petroleum, Chelidonium* und *Graphit. Petroleum* hat außer diesem hervorstechenden Symptom Bärenhunger und Magenschmerzen, die
durch Essen gebessert werden, und es paßt besonders bei sehr
lang anhaltenden Magenbeschwerden mit erheblicher Übelkeit. Dyspepsie, die von Diarrhoe begleitet wird, verlangt

manchmal *Petroleum*. *Chelidonium* wird durch seine besonderen Lebersymptome indiziert. *Anacardium* hat heftige Magenschmerzen, besonders nachts, und heftigen Stuhldrang
wie *Nux*, aber anders, als bei *Nux,* vergeht derselbe, sobald
man zu Stuhle geht.Ferner findet sich das typische Symptom
eines Pflocks im Rectum, welches *Nux* nicht hat. Der Magenschmerz von *Anacardium* wird durch Essen erleichtert, während der von *Argentum nitricum* durch Essen verschlimmert
wird. Geistig hat *Anacardium* erhebliche Hypochondrie,
geistige Verwirrung und Gedächtnisverlust. Der Patient ist
andauernd hungrig, und obwohl Essen erleichtert, ist es nur
eine momentane Erleichterung, denn in Wirklichkeit geht es
ihm nach dem Essen schlechter. Ein anderes unterscheidendes
Symptom zwischen *Nux* und *Anacardium* ist eine Lähmung
des Rectums, im Gegensatz zu *Nux*. *Anacardium* hat etwas
Auftreibung, und manchmal findet sich das eigentümliche
Symptom, daß der Patient sich auf den Rücken schlagen
muß, damit er die Blähungen ablassen kann.

Sepia ist häufig ein Frauenmittel, aber wenn die Symptome
passen, kann man es ebenso gut beim Mann anwenden. Das
Mittel hat die Heftigkeit und den Jähzorn von *Nux* und die
Veranlagung zu Tränen wie *Pulsatilla,* und die Abneigung gegen Haushaltsarbeiten ist noch deutlicher, als bei *Natrium
muriaticum*. Ferner finden sich Hitzewallungen, wie bei *Sulfur,* mit heißen Händen und kalten Füßen, aber bei *Sepia* findet sich häufig das charakteristische Symptom des gelben Sat-
tels über der Nase. (Diesen typischen gelben Sattel habe ich eigentlich noch nie gefunden. Allerdings finden sich manchmal
Sommersprossen auf der Nase, die sich zu beiden Seiten auf
dier Wangen hin ausbreiten. Der Übers.) Es findet sich eine
weißbelegte Zunge mit saurem oder fauligem Geschmack im
Mund. Ein typisches Symptom ist das Gefühl von Leere am
Mageneingang, welches durch Essen nicht gebessert wird.
Dieses ist nur noch bei *Carbo animalis* zu finden, während bei

Anacardium, Natrium carbonicum, Phosphor und *Sulfur*
dieses Schwächegefühl durch Essen gebessert wird. Es findet
sich Übelkeit beim Geruch oder Anblick von Speisen, während *Colchicum* Übelkeit durch den Gedanken an Essen hat.
Man braucht nur an Essen zu denken und schon erbricht
man. Das Abdomen ist aufgetrieben, die Leber ist druckempfindlich und hat scharfe Schmerzen. Aber hier ist *Sepia* anders, als alle anderen Mittel, da es durch Liegen auf der rechten Seite gebessert wird. Der Urin von *Sepia* kann helfen, um
es von *Lycopodium* und *Kalium carbonicum* zu unterscheiden, weil es immer ein saures Sediment absetzt, welches stark
an den Rändern und dem Boden des Nachtgeschirrs haftet
und stinkt. Der Patient fühlt sich vormittags und am Abend
schlechter und er hat ein starkes Verlangen nach Saurem und
Mixed Pickles. Es ist hilfreich bei Magenbeschwerden nach
Tabakmißbrauch.

Sulfur ist ein ausgezeichnetes Mittel bei der Dyspepsie, aber
sein Wert wird selten geschätzt. Es hat bitteren oder sauren
Geschmack und fauliges Aufstoßen, saures Erbrechen, geschwollene Leber und, wie *Nux,* Verstopfung. Es ist bei der
Auftreibunsdyspepsie der Säufer nützlich und es hat ein Sattheitsgefühl nach Essen einer kleinen Menge Nahrung, wobei
es im ersten Symptom *Carbo vegetabilis*, im zweiten *Carbo
vegetabilis, Lycopodium* und *Sepia* vergleichbar ist. Es wird
durch Stärke-haltige Nahrungsmittel verschlimmert wie bei
Natrium carbonicum und *Natrium sulfurium*. Es besteht ein
heftiges Verlangen nach Süßigkeiten, die krank machen. Nur
noch ein einziges Mittel hat dieses Symptom, nämlich *Argentum nitricum*, welches dadurch Durchfall bekommt, während
bei *Sulfur* die Süßigkeiten einen sauren Magen und Sodbrennen verursachen. Der *Sulfur*-Patient verlangt ebenfalls nach
Alkohol, Milch, welche entgegen der Regel die Säure des Magens verstärkt und Erbrechen verursacht. Ebenso besteht Abneigung gegen Fleisch. Es besteht Wolfshunger. Der Patient

kann die Mahlzeiten kaum abwarten und er muß nachts aufstehen, um etwas zu essen, ähnlich wie *Phosphorus*, und
wenn er etwas gegessen hat, so fühlt er sich voll. Es findet sich
auch Appetitlosigkeit. Die allgemeinen Symptome von *Sulfur*
sind oft vorhanden, wie Hitzewellen, der heiße Kopf, die kalten Füße und die Frühmorgensdiarrhoe, der Katzenschlaf, die
Abneigung gegen Waschen, usw.. Die Wahl wird nicht
schwierig sein. Trinkt viel und ißt wenig, ist ebenso eine gute
Sulfur-Indikation.

Robinia verursacht starke Säure. Es ist eines der besten
Mittel bei Übersäuerung. Saures Erbrechen. Stärke wird
nicht verdaut. Es hat Brennen im Epigastrium. Bei leerem
Magen entsteht Stirnkopfschmerz und häufiges, saures Aufstoßen. Manchmal treten Koliken auf, die so stark sind, daß
der Patient sich zusammenkrümmen muß.

Capsicum ist bei Magenübersäuerung nützlich. Chronisches Brennen. Dr. Cartier empfielt es bei der Hyperacidität,
wobei er die 3. und 6. Potenz bevorzugt.

Phosphorus paßt zum Widerkäuen und Hochkommen der
Nahrung. Verlangen nach kalter Nahrung und kalten Getränken ist typisch für *Phosphorus*. Sie bessern momentan, werden jedoch erbrochen, sobald sie im Magen warm geworden
sind. Blutspucken ohne Übelkeit ist ebenso üblich. Das Lee-
re- und Schwächegefühl im Magen um 11 Uhr vormittags, das
wir bei *Sepia, Sulfur* und *Natium carbonicum* finden, ist
ebenso bei *Phosphorus* vorhanden, und hier erstreckt es sich
bis in die Gedärme. Es finden sich saures Aufstoßen, und als
Begleitsymptom haben wir oft das charakteristische Brennen
dieses Mittels zwischen den Schulterblättern. Die Zunge hat
hervorstehende Papillen, ein bestätigtes Symptom, sie ist in
der Mitte weiß belegt, wie *Bryonia*. Der Patient ist, wie bei
Sulfur, nachts hungrig und kann nicht einschlafen, bis er etwas gegessen hat. Es ist ein nützliches Mittel beim Erbrechen
der chronischen Dyspepsie. Der Patient erbricht, sobald die
Nahrung den Magen erreicht hat. *Bismutum* hat das gleiche

Symptom, daß der Patient erbricht, sobald die Nahrung den Magen erreicht hat. Ebenso findet sich bei diesem Mittel Schmerzen und Brennen. *Phosphor* hat eine besondere Beziehung zu zerstörenden und auflösenden Prozessen, und deshalb ist es ein Mittel bei Krebs, Verhärtungen, Geschwüren usw.. Ein brennender, nagender, umschriebener Schmerz ist typisch. Rasche Abmagerung und Anaemie sind ebenso Anzeichen. Die 3. Potenz scheint gut zu helfen. (Hier wird man allerdings Bedenken anmelden müssen, da *Phosphor* sicherlich in höheren Potenzen weniger gefährlich ist. Der Übers..)

Geranium maculatum in Tinktur ist ein ausgezeichnetes Mittel, um Magenblutungen zum Stehen zu bringen.

Natrium carbonicum steht zwischen *Nux* und *Sepia*. Es hat die Hypochondrie von *Nux*, ebenso Morgenübelkeit und leeres Aufstoßen. Es hat eine Abneigung gegen Haushaltsarbeiten, saures Aufstoßen, sowie die stinkenden Blähungen von *Sepia*, schwache Verdauung, Säure-Dyspepsie. Es hat ein schwächendes Hungergefühl im Epigastrium um 11 Uhr vormittags, ebenso wie *Sepia, Phosphorus* und *Sulfur*. Der *Natrium carbonicum*-Patient ist besonders niedergeschlagen und hypochondrisch nach dem Essen und fühlt sich schlechter nach Gemüse und stärkehaltigen Nahrungsmitteln. Es findet sich Auftreibung des Bauches mit Härte und Völle, wie bei allen Alkalien. Dyspepsie nach dem Essen von Sodakeksen.

Kalium carbonicum ist angezeigt, wenn der Organismus durch den Verlust von Flüssigkeiten zusammengebrochen ist oder wenn eine lange Krankheit besteht, vergleichbar *China* oder *Carbo vegetabilis*. Dyspepsie der Alten oder Schwachen, der anämischen oder leicht erschöpften Patienten mit Müdigkeitsgefühlen und Rückenschmerzen, wird durch *Kalium carbonicum* gedeckt. Vor dem Essen besteht ein Hinfälligkeitsgefühl im Magenbereich, das in gar keinem Verhältnis zum Gefühl der Leere, die durch Hunger hervorgerufen wird, steht. Dazu saures Aufstoßen, Sodbrennen und ein besonders nervöses Schwächegefühl. Der Patient wird während des Essens schläfrig. Nach dem Essen besteht ein unangemessenes Auftreibunsgefühl im ganzen Bauch. Alles, was der Patient ißt, scheint sich in Gas zu verwandeln, wie bei *Argentum nitricum* und *Jodum*. Das Aufstoßen ist faul und so dem *Carbo vegetabilis* ähnlich, bei welchem es bessert. Es gibt auch starke Rückenschmerzen. Alle Magenschmerzen von *Kalium carbonicum* werden durch Suppe oder Kaffee verschlimmert. Es besteht ein Verlangen nach Zucker und Süßigkeiten.

Graphit hat eine Auftreibung des Magens und der Därme, der Patient muß die Kleider öffnen wie bei *Lycopodium, Carbo vegetabilis, Nux* und *China*. Es bestehen krampfhaft brennende Schmerzen im Epigastrium und faules Aufstoßen, wie bei *Carbo vegetabilis*. Es besteht Abneigung gegen Fleisch, Frostigkeit, geistige Symptome und Chlorose sind ähnlich wie bei *Pulsatilla*. Es hat Magenschmerzen mit einem brennenden, krampfhaften, kolikartigen Schmerz und es wird durch Essen gebessert wie *Anacardium, Petroleum* und *Chelidonium*. Süßigkeiten verursachen Übelkeit und Abneigung, heiße Getränke bekommen nicht und es besteht ein Blutandrang zum Kopf während des Essens. Der Patient neigt zur Fettsucht und Schlaffheit, er friert dauernd, und möglicherweise bestehen die typischen Hauterscheinungen des Mittels. Morgens besteht ein unangenehmer Geschmack, als ob er Eier gegessen hätte. Die Abneigung gegen Fleisch findet sich bei allen anämischen Mitteln, z. B. *Ferrum* und *China*. Die Winde von *Graphit* sind ranzig oder faulig, wodurch sie von *Lycopodium* unterschieden sind. *Graphit* sollte also bei Magenbeschwerden nicht vernachlässigt werden. Dr. Jousset, ein berühmter französischer Homöopath, empfiehlt den Wechsel von *Nux* und *Graphit* in den meisten Fällen von Dyspepsie. Er gibt *Nux* in der 12. Potenz eine Stunde vor dem Essen und *Graphit* in der 12. Potenz eine Stunde nach dem Essen und er behauptet, daß dieses bei den meisten Fällen von Dyspepsie ausreicht. Dieses setzt er 8 Tage lang fort und wiederholt es nach einer Pause. Aber diese Routinemethode einer Verordnung kann man durchaus nicht empfehlen (Worin man ihm beipflichten muß! d. Übers.).

Arsenicum. Ein großes Mittel bei Magenbeschwerden, besonders bei gereizter Dyspepsie und akuter Entzündung. Es paßt zu der Magenreizung, den Schmerzen, dem Krankheitsgefühl, der Unmöglichkeit, Nahrung zu verdauen, dem Mangel an Appetit, den man so oft bei Menschen von schwächlicher Konstitution findet. Es findet sich oft auch Bauchschmerz und Diarrhoe. Die Schmerzen haben einen brennenden Charakter und werden von Übelkeit und Erbrechen begleitet. Der Magen ist empfindlich und wund, der Patient hinfällig.

Bryonia hat Schmerzen bald nach dem Essen, alles scheint wie ein Stein im Magen zu liegen, aber die Schmerzen sind scharf und schneidend und erstrecken sich zu den Schultern und zum Rücken hin. Die Gesichtsfarbe ist gelb, der Mund ist ständig trocken und es besteht ein bitterer Geschmack. Verstopfung und Stirnkopfschmerzen sind Begleiterscheinungen. Gastrohepathische Syndrome und die rheumatische Veranlagung werden die Entscheidung fällen.

Der Schmerz von *Arsenicum* ist unmittelbar nach dem Essen, und die Reizung zeigt sich im gesamten Darmtrakt. Die Zunge ist sauber, rot und sieht entzündet aus, Landkartenzunge. *Arsenicum* ist das Mittel der sogenannten Nahrungsmittelvergiftung nach verdorbenen Speisen.

Hydrastis verursacht eine bestimmte Art von Magenkatarrh mit Schleim, saurem Aufstoßen und Appetitlosigkeit. Die Zunge ist an den Seiten und an der Spitze sauber mit einem gelben Belag in der Mitte. Dieses betrachtet Dr. Brown als eine beinahe sichere Indikation für das Mittel. Die Leber ist beteiligt.

1. Mattigkeit, Unbehagen und Depressionen.
2. Das besondere Zungesymptom.
3. Die Unbehaglichkeit im Magen, dumpfer, epigastrischer Schmerz.

4. Appetitverlust.

5. Leberbeteiligung.

6. Verstopfung.

Daran wird man *Hydrastis* erkennen und es wird sich als ausgezeichnetes Mittel für diese Art Magenbeschwerden erweisen.

Arnica. Atonie des Magens, schmerzhafte Kontraktionen, Völle nach dem Essen.

Argentum nitricum muß bei Magenbeschwerden berücksichtigt werden. Es hat starke Gasbildung, daher heftiges Rülpsen mit starker Erleichterung durch dasselbe. Der Patient kann lange nicht aufstoßen, aber wenn es dann endlich geht, kommen die Rülpser in einem enormen Volumen. Der Schmerz ist nagend, Geschwürschmerz, der am Mageneingang empfunden wird. Von dieser Stelle strahlt er nach allen Richtungen aus. Die geringste Nahrungsmenge verschlimmert die Schmerzen. Magenschmerzen besonders bei empfindlichen und nervösen Frauen. Es ist indiziert, wenn sie durch Erregung, Schlaflosigkeit oder Menstruationsstörungen verursacht wurden. Gefühl eines Gewichtes im Magen, starke Verspannung der Brustmuskeln. Erbrechen eines eiweißartigen Schleimes, der möglicherweise Fäden zieht. Verlangen nach Zucker und Verschlimmerung durch Süßigkeiten, die Durchfall usw. verursachen. Magengeschwür, der typisch nagende Schmerz an einer engumschriebenen Stelle, der durch Druck und Essen verschlimmert wird, bei gleichzeitigem Erbrechen von Schleim, Blut usw., indizieren es. Die C 6 wird von Jousset empfohlen. Sie wirkt angeblich besser als höhere Potenzen.

Dioscorea kann neben seiner Indikation für Koliken bei Magenbeschwerden notwendig werden. Es ist nützlich beim Sodbrennen der Schwangeren.

Ignatia hat einen sauren Magen, Übelkeit und Erbrechen. Hunger und Erbrechen können gleichzeitig vorhanden sein.

Es paßt zu den gereizten Magenbeschwerden der Hysteriker. Es ist das Hauptmittel bei Magenschmerzen, die nachts oder nach dem Essen auftreten und die durch Bewegung und Druck verschlimmert werden. Erhebliche Auftreibung, besonders bei hysterischen Patienten. Die hysterischen Symptome lassen es von *Nux vomica* unterscheiden.

Iris versicolor hat Leberbeteiligung, Gallenschmerzen, Erbrechen von Galle, Gelbsucht.

Malaria, Wechselfieber

China paßt am besten bei der epidemischen und endemischen Form von Frost und Fieber, während es von nur geringem oder gar keinem Nutzen bei der allgemeinen Malariakachexie ist. Die Anfälle sind unregelmäßig, und es paßt mehr zu der Tertiana, wenn überhaupt zur Malaria. Die dem Frost vorausgehenden Symptome sind nervöse Erregung, Ängstlichkeit, Kopfschmerzen, Übelkeit und Reizbarkeit. Der Frost ist von kurzer Dauer und wird bald mit Hitze vermischt. Das Mittel hat Durstlosigkeit bei Fieber, und wenn überhaupt ein wenig Durst da ist, dann während des Frostes und eigentlich kein Durst während der Hitze, der mehr von dem Verlangen herrührt, den Mund etwas anzufeuchten, als Durst zu löschen, weshalb der Patient Wasser verlangt. Während des Fiebers erscheinen die Venen geschwollen und es findet sich eine Kongestion in Richtung des Kopfes, Röte und Hitze des Gesichtes, auch wenn andere Teile des Körpers frostig sind. Während des Frostes setzt der Patient sich ans Feuer und hüllt sich ein, aber die Wärme, die er dabei gewinnt, tut ihm nicht gut. Während des Schweißes, der lang anhaltend und reichlich ist, besteht viel Durst. *China* ist selten von Nutzen bei eingewurzelten Fällen, wo Leber und Milz vergrößert sind und wo viel *Chinin* genommen wurde, obwohl eine geschwollene Milz das Mittel nicht kontraindiziert. Der fieberlose Zustand ist durch Schwäche, Ruhelosigkeit, Appetitlosigkeit oder großen Hunger gekennzeichnet, ferner Anämie, graues Aussehen, Kongestionen, Rückenschmerzen und Ödeme, spärlichen Urin mit Ziegelmehlsediment.

Nux vomica ist ein anderes Mittel, welches nicht so sehr bei hartnäckigen Fällen indiziert ist, aber es entspricht solchen, bei denen Magen-Gallensymptome im Vordergrund stehen und die von nervösen Symptomen begleitet sind, die vom Rückenmark ausgehen. Der Frost erscheint mehr täglich und tritt am Nachmittag oder Abend auf. Der Frost steht im Vordergrund und beginnt mit einer Blauverfärbung der Fingernägel, denen Schmerzen des Körpers vorausgehen, es besteht kein besonderer Durst, aber ein dumpfer Stirnkopfschmerz, sowie Schwindel und Übelkeit, Unwohlsein im Magen und Schwäche der Gliedmaßen. Zudecken und äußere Wärme bringen keine Erleichterung, und in anderen Fällen findet sich Wechsel von Frost und Hitze.

Eukalyptus globulus ist bei manchen Fällen nützlich. Es gibt keine charakteristischen Indikationen.

Pulsatilla. Langer Frost, wenig Hitze und kein Durst.

Menyanthes. Frost steht im Vordergrund, ohne Durst. Eisige Kälte der Fingerspitzen.

Ignatia. Wärme des Ofens erleichtert. Durst nur während des Frostes.

Lachesis verlangt Wärme, hat aber keine Erleichterung davon. Ein sehr wichtiges Mittel nach Mißbrauch von *Chinin*.

Carbo vegetabilis. Alte Fälle mit Kälte der Füße.

Arsenicum ist eines unserer wichtigsten Mittel, und nebst *China* häufiger angezeigt als irgendeines sonst. Charakteristisch sind starke und langdauernde Anfälle, besonders der brennenden Hitze, der unstillbare Durst, Ängstlichkeit und Ruhelosigkeit, ein kleiner, rascher Puls und eine saubere Zunge. Je sauberer die Zunge bei den heftigen Anfällen ist, um so mehr ist es angezeigt. Nach dem Anfall besteht Blässe und Erschöpfung. Es ist das überragende Mittel für die Malariakachexie. Es antidotiert *Chinin*, und seine Anfälle sind von einem hohen Grad von Magenempfindlichkeit begleitet. Hughes und Klippax allerdings betrachten *Arsenicum* durchaus nicht für die typischen Formen des Wechselfiebers passend, höchstens bei den beiden Arten, die man als Thypho-Malaria-Fieber bezeichnet. Andere Charakteristika von *Arsenicum* sind die schlecht erkennbaren Anfälle, bei denen möglicherweise ein Stadium fehlt, der Kollaps der Lebenskraft und die starke Hinfälligkeit. Je länger die Krankheit gedauert hat, um so mehr wird Arsenicum notwendig sein.

Natrium muriaticum wird selten bei frischen Fällen indiziert sein, es paßt mehr zu den hartnäckigen und schlecht behandelten. Die Stadien sind sehr ungleich, der Frost dauert oftmals an, die Hitze ist gemäßigt mit heftigen Kopfschmerzen, der Schweiß fehlt oder ist heftig und schwächend und erleichtert den Kopfschmerz. Die Hautfarbe ist gelblich-grau und Milz und Leber sind vergrößert. Die typischen Fälle, die dieses Mittel brauchen, haben einen Frost, der um 10 Uhr vormittags beginnt, vom Rücken und von den Füßen ausgeht und von großem Durst, Knochenschmerzen, Rückenschmerzen, Kopfschmerzen, Schwäche und Kurzatmigkeit begleitet ist. Besonders charakteristisch sind Fieberblasen oder Ödeme der Lippen. Solche Patienten sind während des fieberfreien Stadiums entmutigt und ängstlich, haben einen gelblichen Teint und eine weiß belegte Zunge, sind schläfrig während des Tages und schlaflos während der Nacht. Es paßt besonders bei Fällen mit einer psorischen Veranlagung.

Capsicum. Frost steht im Vordergrund, intensiver Durst, das Trinken verursacht Verschlimmerung. Der Frost beginnt im Rücken, Wärmeanwendung bessert. Der Durst fehlt während des Hitzestadiums.

Eupatorium perfoliatum. Knochenschmerzen und Erbrechen, wenn der Frost vorbei ist, sind die Leitsymptome. Es bestehen Magenbeschwerden, ähnlich wie bei *Ipecac.* Es findet sich Schmerzhaftigkeit der Muskulatur am ganzen Körper und der Frost erscheint meistens an einem Tag morgens und abends am nächsten. Durst und bitteres Erbrechen gehen ihm voraus. Der Patient merkt, wenn der Frost kommt, weil er gar nicht genug trinken kann. Der Frost beginnt im Kreuz und ist vom Gefühl eines Druckes auf das ganze Schädeldach begleitet. Bayes betrachtet diesen Druck und das Gewicht über der Stirn als die sicherste Indikation für dieses Mittel. Mit der Hitze nehmen die Schmerzen zu, der Schweiß ist erheblich oder er fehlt. Der Anfall, der nach *Eupatorium* verlangt, ist unregelmäßig in seiner Entwicklung. Die Leber ist angegriffen und es besteht ein gelblicher Einschlag der Hautfarbe.

Cedron. Große Regelmäßigkeit zeichnet dieses Mittel aus, ebenso heftige Symptome. Kopfschmerzen. Es ist nützlich bei maskierten Wechselfiebern sowie bei Wechselfiebern in warmen und feuchten, niedriggelegenen, sumpfigen Gegenden. Kongestion des Kopfes ist ein hervorstechendes Symptom. Während der Fieberlosigkeit Krankheitsgefühl und Schwäche.

Apis. Kein Durst, mit Schweiß. Nach Wolf ist es eines der wichtigsten Mittel. Frost mit Durst um 15 oder 16 Uhr, verschleppte Fälle, Nesselsucht.

Rhus. Frost beginnt in den Oberschenkeln und ist gewöhnlich von einem trockenen Husten begleitet.

Ipecac. Bei milderen Epidemien, wo die Tertiana vorherrscht, ist *Ipecac* unter Umständen angezeigt. Der Frost ist ziemlich stark, und das Fieber ist von Magensymptomen begleitet, von Appetitverlust, Abneigung gegen Essen, Übelkeit, Erbrechen und Diarrhoe. Oftmals ist es das Mittel am Beginn des Wechselfiebers und paßt besonders bei sensiblen, jungen Patienten. Der Durst fehlt oder ist leicht während des Frostes, und der Frost ist stark. Die Hitze ist unbedeutend, der Schweiß fehlt gewöhnlich oder es besteht ein kurzer Frost und ein langes Fieber. Während des Anfalls findet sich ein erstickender Husten und spastische Atemnot. Während des fieberlosen Stadiums finden sich zahlreiche Magenbeschwerden, gelbliche Haut, Kopfschmerzen, Übelkeit und Erbrechen. Es ist das Mittel, wenn der Fall sehr unklar erscheint. Einige Gaben klären den Fall oft und führen zu dem eigentlich angezeigten Mittel.

Gelsemium hat keine speziellen Leber-, Magen- oder Darmbeschwerden und paßt besonders bei Malaria der Kinder. Der Frost steigt den Rücken hinauf oder beginnt an den

Füßen. Es bestehen Schmerzen überall, und charakteristisch ist, daß der Patient sich während des Frostes festhalten möchte, um das Schütteln zu vermeiden. Die typische Zeit des Frostes ist ungefähr in der Mitte des Tages. Die Hitze wird von einem roten Gesicht begleitet, Schläfrigkeit, Schwindel und Dumpfheit sind typische Symptome. Der Durst ist nicht sehr deutlich.

Chininum sulfuricum hat deutliche Periodizität. Frost gegen Abend mit leichtem oder heftigem Durst. Nach dem Schweiß besteht große Hinfälligkeit und Schwäche im Bereich des Epigastriums bei allgemeiner Schwäche. Es hat sich gezeigt, daß die niedrigen Potenzen besser helfen, z. B. zwei kleine Gaben der ersten Trituration alle 2 Stunden. Während des Anfalls besteht ein Druckschmerz der Rückenwirbelsäule, was ein gutes Symptom ist.

Erkrankungen der Mamma

Conium hat eine besondere Wirkung auf die weibliche Brust, indem es Schwellungen und Tumoren zerteilt und die Schmerzen bessert. Tumore von zweifelhafter Natur in der Brust wurden durch den Gebrauch von *Conium* zum Verschwinden gebracht. Sie sind der Sitz von bohrenden Schmerzen, schlimmer nachts, während der Rest der Drüse weich ist. Die 30. Potenz kann in solchen Fällen empfohlen werden. *Conium* entspricht auch den Verletzungen der Brust, die durch Schlag, Druck oder eine Überanstrengung der Arme entstanden sind. Charakteristisch ist die Härte und die außerordentliche Empfindlichkeit. Die Brust ist schmerzhaft gegen Berührung, sogar der Kleider, oder durch die Erschütterung beim Gehen. Das Mittel paßt für Fälle, wo die Drüse bei der geringsten Kälte sich entzündet. Pruritus ist ein häufiges Begleitsymptom.

Bryonia. Die Brüste werden hart und schmerzhaft. Mastitis, die mit Frost beginnt, mit stechenden Schmerzen, harter Schwellung, Kopfschmerzen und anderen Allgemeinsymptomen von *Bryonia.*

Phytolacca paßt bei empfindlichen Mammatumoren. Die Brüste sind sehr empfindlich während des Stillens und haben einen starken Milchfluß. Es findet sich eine Neigung der Brüste, hart zu werden und zu eitern. Kein Mittel ist hierbei nützlicher. Die Schmerzen scheinen von der Brustwarze über den ganzen Körper auszustrahlen, besonders in den Arm, von der Axilla ausgehend. Die Patientin ist frostig, die Verhärtungen zeigen Eiterungen. Wunde und eingerissene Brustwarzen wie *Graphit* und *Hepar.* Schmerzhaftigkeit des ganzen Körpers ist zusammen mit den anderen Symptomen sehr charakteristisch.

Croton tiglium. Schmerzen, die von der Brustwarze zu den Schultern ausstrahlen.

Phellandrium. Stechende Schmerzen in den Brustwarzen und Schmerzen entlang den Milchgängen.

Arnica. Tumoren der Brustdrüse nach Quetschungen. Es findet sich Verfärbung der Teile und alles verschlimmert das Wundheitsgefühl, z. B. Kleider, Büstenhalter usw..

Murex. Dr. Jousset hat dieses Mittel erfolgreich zur Milderung der Schmerzen von Mammatumoren verwendet, insbesondere, wenn diese Schmerzen während der Periode verschlimmert waren.

Calcium entspricht harten Tumoren der weiblichen Brust. Es hat einen ausgezeichneten klinischen Ruf bei der Zerteilung solcher Gewächse.

Silicea paßt bei chronischen Fällen von Mastitis mit Fistelöffnungen und kallösen Rändern. Es wird oftmals harte Klumpen in der Brust zum Verschwinden bringen.

Sabal serrulata soll eine gute Hilfe für das Wachstum von schlecht entwickelten Brustdrüsen bieten.

Aconit sollte beim Anfangsfrost der akuten Mastitis verwendet werden, und es wird gut von *Belladonna* gefolgt, wenn rote Streifen vom Mittelpunkt ausstrahlen, die von pulsierenden Schmerzen begleitet sind, ebenso von Kopfschmerzen und Härte der Brüste. Dr. Bayley denkt, daß *Belladonna* mehr Brustkrebse im Anfangsstadium zum Verschwinden gebracht hat, als irgendein anderes Mittel der Materia medica. *Mercurius* ist nützlich, wenn Klopfen oder kurze Frostschauer den Beginn der Eiterung anzeigen.

Sulfur ist ebenso gebräuchlich. Prof. Bailey betrachtet *Sulfur* als eines der besten Mittel bei bösartigen Tumoren der Mamma. Brennen ist eines der indizierenden Symptome. Auch wenn in der Vorgeschichte Hauterkrankungen und unterdrückte Ausschläge vorhanden sind, oder eine infizierte Leucorrhoe unterdrückt wurde. Bei diesen Umständen sollte man auch an *Psorinum* denken.

Pulsatilla ist ein ausgezeichnetes Mittel bei spärlichem oder vollständigem Versiegen des Milchflusses, besonders wenn die Patientin schwermütig und tränenreich ist. Es ist auch hilfreich, wenn mechanische Reizungen den Milchfluß bei jungen Mädchen in Gang gebracht haben.

Urtica urens. Wenn sich keine Milch bildet ohne sonstige Symptome, so wird dieses durch das Mittel behoben.

Scrophularia nodosa hat nach Dr. Cooper eine besondere Beziehung zum Brustkrebs. Adenome und Carzinome fallen unter seine Heilwirkung.

Marasmus, Ernährungstörungen

Calcium phosphoricum ist unser Hauptmittel und entspricht dünnen, ausgezehrten Kindern, die zu Drüsen- und Knochenerkrankungen neigen, die große Köpfe haben und eine schlechte Entwicklung der Knochen, was sich durch offene Fontanellen und späte Entwicklung der Zähne zeigt. Die Wirbelsäule ist schwach, so daß sie den Körper kaum tragen kann und sie verkrümmt sich, der Hals ist sehr dünn, die Hautfarbe ist blaß, das Kind ist ausgezehrt und spärlich entwickelt, es erbricht ständig und hat Durchfall von grünen, schleimigen und unverdauten Stühlen, die von stinkenden Blähungen begleitet sind.

Calcium jodatum hat sich als nützlich bei vergrößerten Drüsen, vergrößerten Tonsillen und deutlicher skrofulöser Veranlagung bewährt.

Calcium carbonicum. Alle Calciumsalze sind bei Marasmus wertvoll. Das Carbonat hat eine Mangelernährung und paßt auf Fälle, wo die Säure im Vordergrund steht. Es finden sich saure Stühle und Erbrechen von Milch, Kopfschweiß an den Haaren, am übrigen Kopf und im Gesicht, die Füße sind feucht und kalt, die Drüsen sind vergrößert und der Appetit ist gefräßig. Der Körper schrumpft zusammen und nur der Bauch steht vor. Der Appetit kann krankhaft sein, indem nach unverdaulichen Dingen verlangt wird. Die Mesenterialdrüsen sind vergrößert und das Körperfett nimmt zu. Es ist besonders wertvoll bei skrofulöser Veranlagung.

Arsenicum hat unverdaute Stühle und Durchfälle, sobald mit dem Essen oder Trinken begonnen wird. Rasche Auszehrung mit rauher und trockener Haut. Schwäche, Müdigkeit und reizbare Ruhelosigkeit zeichnen das Mittel aus.

Phosphorus ist ebenso ein Ernährungsmedikament und wird durch folgende Symptome indiziert: Engegefühl der Brust, schwaches Herz, Atemnot und eine Neigung zu Diarrhoe, die reichlich und schwächend ist. Es paßt auf empfindliche und zarte Kinder. Das Nervenzentrum scheint am meisten zu leiden. Schwächende Schweiße und große, nervöse Schwäche zeichnen das Mittel aus.

Jodum ist ein großes Mittel bei Marasmus. Es hat das Symptom des extremen Hungers, wobei der Patient im Gegensatz dazu immer mehr abmagert. Es paßt mehr bei akuten Fällen mit mehr oder weniger Fieber. Die Tätigkeit der Drüsen ist gestört, und es findet sich große Trägheit und Starrheit des Organismus. Das Gesicht ist gelb und eingefallen.

Natrium muriaticum paßt auf Marasmus durch mangelnde Ernährung. Das Genick ist dünn wie bei *Calcium carbonicum*, der Appetit ist gefräßig, obwohl der Patient immer dünner wird. Es findet sich großer Durst und ein ständiges Verlangen nach Wasser, der Patient wird von einem inneren Fieber zerfressen. Mund und Schlund sind trocken und es findet sich Verstopfung. Die Auszehrung steht in keinem Verhältnis zum bestehenden Fieber oder Durchfall. Die Haut ist schuppig und entwickelt Schweißfriesel. Am Anfang findet sich ein Verlangen nach Salz, wodurch es umso besser indiziert ist.

Magnesium carbonicum ist wie sein Verwandter *Calcium carbonicum* bei Marasmus von Wert. Es paßt besonders bei schwächlichen Kindern, die keine Milch vertragen, und die ihnen Schmerzen macht, sobald sie im Magen angelangt ist und dann unverdaut erbrochen wird. Es finden sich greifende, kolikartige Schmerzen. Die Stühle sind sauer und grün wie Gras. Das Kind macht den Eindruck, als ob es schlecht ernährt sei. Der Mund ist voll von Geschwüren, die Drüsen sind geschwollen und der Bauch ist aufgebläht.

Mercurius ist oftmals von Wert und wird durch Symptome wie Auszehrung, geschwollene und eiternde Drüsen, gelbliche Hautfarbe und einen grünen, sauren oder wäßrigen Stuhl, der von Tenesmus begleitet ist, charakterisiert. Der Schweiß stinkt und das Zahnfleisch ist entzündet.

Sulfur paßt bei alt aussehenden Kindern, die viel Hitze des Kopfes und kalte Füße haben, ferner ein hartes, vergrößertes Abdomen und eine schmutzige, bläßliche, verschrumpelte Haut. Sie hängt in Falten, die Finger sind ausgezehrt und sehen aus wie Stricknadeln. Der Stuhl ist scharf und macht den Anus wund, und das Kind hat einen durchdringenden Stuhlgeruch. Es findet sich starker Hunger um 11 Uhr vormittags, und gewöhnlich ist die Haut mit zahlreichen Ausschlägen bedeckt, vor allen Dingen mit Ekzemen. Besonders sind die cervicalen, axillaren und inguinalen Drüsen geschwollen, und es besteht gefräßiger Hunger. Die Zahnung ist langsam und die Muskeln sind schwach entwickelt.

Psorinum ähnelt dem *Sulfur* durchaus. Es hat das Symptom, daß der Patient einen schmutzigen Geruch hat, der durch Waschen nicht verschwindet. Die Stühle stinken, es besteht große Schwäche und es finden sich schmutzig aussehende Hautentzündungen und Furunkel. Es hilft manchmal, wenn Sulfur nicht mehr wirkt.

Hepar sulfuris steht zwischen *Sulfur* und *Calcium carbonicum*. Es findet sich Schwäche der Verdauung, Diarrhoe, schlimmer während des Tages, die Stühle sind grünlich, schleimig, unverdaut und sauer, der ganze Körper riecht sauer. Das ganze Kind wirkt plump, das Fleisch ist schlaff und die Muskeln geschrumpft. Es besteht eine Neigung zu unheilsamer Haut, zu Eiterungen und zu Erkältungen vom leisesten Luftzug.

Barium carbonicum entspricht zwergenhaften, trägen Kindern, die ein schwaches Gedächtnis haben, deren Nackendrüsen geschwollen sind, die faul und dickbäuchig sind und an großer physischer und geistiger Schwäche leiden. Das Kind möchte dauernd essen, lehnt süße Dinge oder Früchte ab, und eine geringe Nahrungsmenge sättigt bereits.

Artemisia abrotanum ist ebenso ein Medikament für Marasmus. Es hat enormen Appetit, das Kind schreit ständig nach Nahrung, es finden sich Schmerzen im Magen und im Bauch, Aufblähung und häufige, reichliche Stühle. Die Nahrung wird unverdaut entleert. Die Haut ist schlaff und hängt herunter.

Masern

Aconit ist das erste Mittel bei Masern. Man hat zunächst den Verdacht, daß es sich um Masern handelt, und die Symptome sind Fieber, Ruhelosigkeit, Lichtempfindlichkeit, Schnupfen und der harte, kruppartige Husten.

Ferrum phosphoricum ist in vieler Hinsicht dem *Aconit* ähnlich und tritt an die Stelle, wenn die Ruhelosigkeit und Ängstlichkeit nicht vorhanden ist. Es ist durchaus fragwürdig, ob *Aconit* immer indiziert ist bei irgendeiner Erkrankung, die auf einer Vergiftung oder Infektion des Blutes beruht, da seine Pathogenese keinerlei Beziehung dazu zeigt. Trotzdem kann es durchaus bei katarrhalischer Reizung, Niesen usw. indiziert sein, bevor der Fall sich vollständig zu den Masern hin entwickelt hat. Beim Katarrh hört *Aconit* auf, nützlich zu sein, sobald die Ausscheidung begonnen hat, und so ist es auch bei den Masern. Man soll es absetzen, wenn das Fieber sich verändert hat, der Ausschlag erscheint und die Diagnose Masern gestellt wird. *Ferrum phosphoricum* ist vielleicht das bessere Mittel, wenn die Brustsymptome mit den katarrhalischen Symptomen gleichzeitig auftreten.

Gelsemium ist im Ganzen gesehen bei den beginnenden Masern nützlicher als *Aconit*, d. h. es ist öfter indiziert, denn es findet sich mehr Frostigkeit, das Fieber ist das hervorstechende Symptom, das Kind ist dumpf, apathisch und möchte nicht gestört sein. Es findet sich ein wäßriger Schnupfen, der die Oberlippe und die Nase wund macht, und es findet sich ein harter, bellender, kruppartiger Husten mit Schmerzhaftigkeit der Brust und Wundheitsgefühl. *Gelsemium* hat ebenso eine Beziehung zur Haut und kann durchaus weitergegeben werden, wenn der Hautausschlag erschienen ist. Es findet sich Jucken und Röte der Haut, und ein masernähnlicher Ausschlag wird bei der Prüfung hervorgerufen. Es hat Schmerzhaftigkeit der Gliedmaßen und muß mit *Dulcamara* verglichen werden, aber es wird selten mit demselben verwechselt werden. *Gelsemium* hat mehr Schnupfen, *Dulcamara* mehr Schmerzen. Beide können durchaus bei dem noch nicht entwickelten Ausschlag verwendet werden. *Gelsemium*, wenn sich Schmerzen an der Hirnbasis finden, hohes Fieber und passive Gehirnsymptome, *Dulcamara*, wenn es nach feuchter, kalter Luft auftritt, nach Regenwetter oder plötzlichem Wetterwechsel.

Belladonna ist bei Masern indiziert, wenn der Rachen wund und die nervöse Erregung des Mittels vorhanden ist, zusammen mit Schweiß und Hitze. Aber es paßt eher zum Scharlachfieber.

Euphrasia. Wenn die katarrhalischen Symptome im Vordergrund stehen, sollte man *Euphrasia* benutzen. Scharfe Tränen strömen aus den Augen, die rote und geschwollene Konjunktiven haben. Der Husten ist trocken und sehr heiser und es findet sich ein intensiver, ziehender Kopfschmerz, der durch das Auftreten des Hautausschlages erleichtert wird. Der wundmachende Tränenfluß läßt es von *Allium cepa* unterscheiden. Die Lichtempfindlichkeit von *Euphrasia* wird durch künstliches Licht verschlimmert, und der Glanz der Augen ist trotz des katarrhalischen Zustandes charakteristisch.

Pulsatilla hat seine Symptome in den späteren Stadien der Erkrankung. Das Fieber ist abgeklungen oder fast vollständig verschwunden, es findet sich Schnupfen und reichlicher Tränenfluß. Der Husten ist nachts noch trocken, aber tagsüber löst er sich. Das Kind setzt sich zum Husten auf. Es findet sich eine deutliche Neigung zu Ohrenschmerzen und manchmal zu einer Magenerkrankung. Wenn sich eine Entzündung des Verdauungstraktes und Diarrhoe findet, so ist *Pulsatilla* nützlich. Die Augen verkleben und sondern Eiter ab.

Kalium bichronicum ist *Pulsatilla* in vieler Beziehung ähnlich und sollte deshalb hier erwähnt werden, da die beiden Mittel sich nur in ihrer Intensität unterscheiden. *Kalium bi-*

chronicum hat Pusteln, die sich auf der Cornea entwickeln, der Hals ist geschwollen und es findet sich katarrhalische Taubheit. Es verursacht einen Ausschlag, der dem Masernausschlag sehr ähnelt. Es folgt gut auf *Pulsatilla,* wenn der Patient stärkere Symptome entwickelt. Masern, verbunden mit Ohrsymptomen und geschwollenen Drüsen, verlangen besonders nach *Kalium bichromicum,* und es ist eines unserer besten Mittel bei Rachenerkrankungen, mit heiserem, trockenem und krupartigem Husten. Dr. Jousset empfiehlt *Viola odorata* für den Husten.

Sulfur ist ein großes Masernmittel. Es ist nützlich, wenn die Haut dunkel ist und der Ausschlag nicht herauskommt, oder sie ist purpurfarben, wenn der Ausschlag verschwindet.

Arsenicum. Bei Masern, die nicht in der richtigen Weise verlaufen, bei bösartigem Verlauf, oder schwarzen oder hämorrhagischen Masern haben wir drei wichtige Mittel. Das erste ist *Arsenicum.* Es findet sich Nachlassen der Kräfte, Diarrhoe, Delirium, Ruhelosigkeit und Schwäche, Petechien und allgemeine typhoide Symptome. Die Stühle sind sehr stinkend und erschöpfend. *Arsenicum* kann unter diesen Umständen den Patienten retten. Dr. Gaudy von Brüssel betrachtet *Arsenicum* beinah als spezifisch bei Masern. Er sagt, daß seine Wirkung fast an ein Wunder grenzt. Es ist prophylaktisch und kurativ und eines der besten Mittel, um alle Folgen dieser Erkrankung zum Verschwinden zu bringen. Es entspricht den heimtückischen Phänomenen bei schweren Masernepidemien.

Crotalus ist möglicherweise ebenfalls bei den schwarzen Masern indiziert. Ebenso kann *Baptisia* mit seinem Foetor und seiner Hinfälligkeit nützlich sein.

Lachesis ist das 4. Medikament bei diesen Verläufen. Die individuellen Symptome jedes dieser Mittel wird sie unterscheiden lassen, aber alle vier sollten sorgfältig bei schwierigen Verläufen der Masern studiert werden.

Stramonium. Wenn der Ausschlag nicht richtig herauskommt oder wenn er plötzlich verschwindet und schwere Symptome erscheinen, spielen einige wenige Medikamente eine besonders wichtige Rolle. *Stramonium* ist eines derselben. Folgende Symptome erfordern es: Nichterscheinen des Ausschlags, das Kind ist heiß, ruhelos und beim Einschlafen schreit es heraus, als wenn es erschreckt worden wäre. Es finden sich krampfartige Bewegungen und das Gesicht ist rot.

Cuprum ist bei Krämpfen indiziert, die auf ein Zurücktreten des Ausschlages zurückzuführen sind. Es hat den gleichen Angstzustand beim Erwachen, aber die Symptome sind heftiger, als die von *Stramonium* und das Gesicht ist mehr blau als rot.

Zincum hat das gleiche erschreckte Erwachen aus dem Schlaf, aber bei *Zincum* findet sich mehr Schwäche, das Kind scheint zu schwach zu sein, um einen Ausschlag hervorzubringen.

Bryonia ist nützlich, wenn Brustsymptome nach verspätetem Auftreten oder Zurücktreten des Ausschlag erscheinen. Zu langsames Entwickeln des Ausschlags mit Brustsymptomen verlangt *Bryonia*.

Antimonium tartaricum ist ebenfalls ein Medikament für verspäteten oder zurückgetretenen Ausschlag. Es findet sich große Atemnot, Schleimrasseln, bläuliches oder rötliches Gesicht, Schläfrigkeit und Zuckungen.

Bryonia ist indiziert, wenn der Ausschlag zu spät kommt oder einen falschen Verlauf nimmt, oder wenn Brustentzündungen die Krankheit begleiten. Der Husten ist trocken und schmerzhaft. Es findet sich Schmerzhaftigkeit der Glieder und des Körpers, Stiche in der Brust usw.. Spasmen von unterdrückten Masern, wenn sich große Hinfälligkeit und Schwäche bei dem Kind findet, Muskelzuckungen oder Zuckungen einzelner Gliedmaßen, oder wenn den Spasmen tiefes und heftiges Husten vorausgeht mit schwerer Atmung.

Für Brustkomplikationen sind eine Anzahl von Mitteln dienlich:

Sticta, wenn sich ein unaufhörlicher, trockener und spastischer Husten findet, der sich im Liegen und nachts verschlimmert. Es ist ein quälender Kitzelhusten.

Phosphorus hat einen trockenen, erschöpfenden Husten mit erschwerter Atmung.

Rumex hat einen kurzen Kitzel-Bronchialhusten, der in kalter Luft schlimmer wird.

Drosera hat einen keuchhustenähnlichen Husten. Diese alle sind bei Masern u.U. indiziert.

Sabadilla hat neben den katarrhalischen Symptomen heftiges Niesen und wird von einem Stirnkopfschmerz begleitet. Es paßt bei manchen Epidemien und sollte nicht übersehen werden.

Meningitis

Belladonna entspricht dem Anfangsstadium mit großer Hitze des Körpers und starkem Puls, hellrotem Gesicht und Delirium, wobei die Hirnbeteiligung durch den heftigen Kopfschmerz gekennzeichnet ist. Erwacht schreiend aus dem Schlaf, zähneknirschend. Für die einfache Meningitis, nicht die tuberkulöse, wenn alles akut und heftig verläuft. Sobald Erguß erscheint, hört es auf, das Mittel zu sein.

Aconit. Meningitis nach langanhaltender Sonnenbestrahlung oder Hirnkongestion nach Ärger. Es ist nur im Beginn von Nutzen. Angst ist das hervorstechende Symptom.

Veratrum viride. Heftige Hirnkongestion, rascher Puls, Neigung zu Krämpfen, die von Schwächezustand gefolgt werden. Elliot betrachtet *Veratrum viride* in niedrigen Potenzen als eines unserer besten Mittel bei der akuten Meningitis. Kälte der Körperoberfläche, Bewußtseinsverlust, erweiterte Pupillen, mühsamer, langsamer und unregelmäßiger Puls.

Gelsemium ist ziemlich homöopathisch, wenn die Schmerzen einen stoßartigen Charakter haben, und es wird durch seine Allgemeinsymptome bei Meningitis indiziert. Es ist seltener indiziert und deshalb auch weniger wert als *Belladonna.* Trotzdem hat Spalding es als Basismittel bei der cerebrospinalen Form benutzt, mit durchgehendem Erfolg, wobei er nur einen einzigen Fall verloren hat.

Bryonia paßt gut bei Hirnergüssen mit gedämpftem Bewußtsein. Folgende Indikationen sind nützlich um *Bryonia* zu verschreiben: Ständige Kaubewegungen des Mundes, schreit bei jeder Bewegung auf. Das Kind ist stumpfsinnig, das Abdomen ist aufgetrieben. Die Zunge ist weiß, die Schmerzen sind meistens scharf und stechend, der Patient trinkt große Mengen. Es findet sich ein livides, gerötetes Gesicht, hohes Fieber und reichliche Schweiße. Hieran sieht man, daß *Bryonia* die typischen Erscheinungen der Meningitis hervorbringt, und es paßt besonders gut bei Fällen von unterdrückten Ausschlägen.

Apis mellifica. Hier herrscht nervöse Erregbarkeit vor. Es finden sich schrille Schreie, stichartige Schmerzen, das Kind greift mit der Hand zum Kopf und schreit auf. Das Gesicht ist ödematös geschwollen, spärlicher Urin, der Patient ist durstlos. Es paßt besonders bei kindlichen Fällen und bei der tuberculösen Form, die nach einem nicht herausgekommenen Ausschlag auftritt.

Cicuta ist im Erregungsstadium nützlich, wenn allgemeine Krämpfe auftreten, Zuckungen der Finger und Bewußtlosigkeit. Es beherrscht ebenso den Erguß. Der Kopf wird anfallsartig zurückgezogen mit einem steifen Nacken. Heftige Zuckungen überall am Körper. Erstickungsanfälle beim Trinken, vergrößerte Pupillen und starrer Blick, Trismus. Eines unserer besten Mittel, welches sich klinisch sehr bewährt hat.

Helleborus. Geistige Müdigkeit kennzeichnet dieses Mittel, Apathie, Reaktionslosigkeit. Es paßt zu den späteren Stadien der Erkrankungen, wenn ein Erguß aufgetreten ist. Dann treten solche Symptome wie Stirnrunzeln, erweiterte Pupillen und automatische Bewegungen eines Armes oder eines Beines auf, welche *Helleborus* indizieren. Es finden sich schießende Schmerzen des Kopfes, plötzliches Aufschreien, Weinen, bohrt den Kopf in das Kissen. Die Schreie haben einen erbarmungswürdigen Klang.

Camphora. Bei sehr heftigem Verlauf, wenn das Gift den Patienten wie einen Donnerschlag trifft und ein Kollaps rasch eintritt. Der Patient ist kalt, blaß und pulslos, die Augen sind eingesunken, das Gesicht livide. Der Patient ist kalt, aber er möchte nicht bedeckt werden.

Jodoform C 6 hat sich in den Händen von O'Connor bewährt, und einige bemerkenswerte Fälle wurden im nordamerikanischen Journal für Homöopathie vor einigen Jahren veröffentlicht, die durch Injektionen von *Jodoform cerate* unter die Haut geheilt wurden. Einige sehr hoffnungslose Fälle wurden auf diese Weise geheilt. Dr. Martin benutzte die 2. Potenz mit Erfolg. Es ist ebenso von Böricke und Clarke empfohlen worden.

Zincum metallicum entspricht der subakuten Form, besonders der tuberkulösen und solchen, die von unterdrückten

Ausschlägen herrühren. Fieberhafte Störungen fehlen oder
sind nur leicht. Es finden sich deutliche Zuckungen, ruckarti-
ge Bewegungen und Überempfindlichkeit aller Sinne und der
Haut, sowie eine Unruhe der Füße. Am Beginn finden sich
scharfe stechende Schmerzen und große Schwäche der Nerven. Die 6. Potenz wird empfohlen.

Sulfur ist bei der tuberkulösen Meningitis nützlich. Das
Kind liegt in Erstarrung, mit kaltem Schweiß auf der Stirn,
ruckartigen Bewegungen der Gliedmaßen, Spasmen und unterdrückte Urinausscheidung. Unterdrückte Ausschläge sind
u.U. die Ursache.

Tuberculinum und *Calcium carb.* sind bewährte Mittel. Sie
entsprechen der grundsätzlichen oder psorischen Konstitution, die die Entwicklung der Krankheit bedingt. Clarke empfiehlt *Bacillinum* C 100, das er als sehr zuverlässig in seiner
Wirkung befunden hat.

Cuprum paßt bei Fällen mit heftigen Konvulsionen, geballten Fäusten, lautem Schreien, blassem Gesicht mit blauen
Lippen. Kein Mittel ist ihm bei diesem Krankheitsbild gleich-
wertig, aber es paßt eher zu den späteren Stadien.

Milchmangel

Pulsatilla ist gewöhnlich das erste Mittel, an das man bei Unterdrückung der Milch denkt. Die Brüste sind geschwollen und schmerzhaft, es fließt keine Milch oder nur sehr wenig. Die Patientin ist depressiv und tränenreich. Wenn kein besonderer Grund für das Nichterscheinen der Milch vorhanden ist, hat sich *Urtica urens* bewährt und wenn es durch die Folgen von Ärger verursacht ist, so ist *Chamomilla* das Medikament. Bei rheumatischen Frauen hat sich *Causticum* bewährt.

Ricinus communis ist auch in niedrigen Potenzen ein ausgezeichnetes Medikament bei Nichterscheinen der Milch. Ebenso verstärkt es den Milchfluß bei stillenden Frauen. Rizinusöl sollte niemals gegeben werden, um eine Frau auf die Geburt vorzubereiten, ebenso nicht bei Verstopfung während der Schwangerschaft. *Agnus castus* ist ebenso ein milchförderndes Mittel, vor allem dann, wenn die Patientin nicht sehr temperamentvoll ist.

Milzerkrankungen

Ceanothus hat anscheinend als einziges Wirkungsgebiet Milzbeschwerden, und Burnett glaubt, daß es wirklich ein Organmittel für die Milz ist. Die Indikationen sind tiefsitzende Schmerzen in der Milzregion, tiefe Stiche, schlimmer bei feuchtem Wetter mit einer Vergrößerung der Milz. Chronische Schmerzen in der Milz. Schmerzen an der gesamten linken Seite mit Kurzatmigkeit. Stiche in der Milz kommen gewöhnlich bei folgenden Medikamenten vor: *Chelidonium, Berberis, Sulfur, Conium* oder *Ceanothus.*

Scilla hat Schmerzen in der linken hypochondrischen Region, ebenso in der epigastrischen Region, die durch Liegen auf der rechten Seite erleichtert werden.

Cimicifuga. Bayes empfiehlt dieses Mittel bei neuralgischen Schmerzen in der Milzgegend und Uteruskomplikationen.

Ranunculus bulbosus. Boenninghausen und Dunham betrachten dieses Mittel als von Wert bei Milzbeschwerden. Schmerzhaftigkeit, Stiche und Pulsationen in der Milzgegend sind vorhanden.

China paßt auf Kongestion, Schmerzen und Stiche in der Milzgegend mit gleichzeitiger Schwellung derselben, Splenitis. Dumpfe Schmerzen in der Milzregion, Hyperämie der Milz. Das gesamte Nervensystem ist empfindlich, physische und geistige Anstrengungen verschlimmern.

Chininum sulfuricum. Kongestion, Entzündung und Vergrößerung der Milz.

Aranea diadema. Vergrößerung der Milz. Besonders bei chronischen Wirkungen des Malariagiftes oder bei Menschen, die an feuchten, nassen Plätzen leben. Schlaffheit, Mattigkeit, ständiges Frösteln sind die üblichen Symptome.

Grindelia robusta hat Schmerzen in der Milzgegend. Es findet sich ebenso Vergrößerung und Empfindlichkeit dieser Region. Es scheint für jeden Schmerz der linken Seite anwendbar, der sich abwärts bis zur Hüfte und aufwärts bis zur Höhe der Brustwarze erstreckt. Es kann ein Wundschmerz sein, oder ein scharf-schneidender Schmerz.

Capsicum ist eines unserer wirksamsten Mittel bei einer empfindlichen, geschwollenen und vergrößerten Milz (Jahr).

Arnica. Splenitis nach Verletzung, der Patient ist dumpf und apathisch. Es gibt zahlreiche Bestätigungen zugunsten von *Arnica,* besonders, wenn sich eine Typhustendenz oder dumpfe oder auch akute Schmerzen zeigen.

Bellis verursacht Schwellung der Milz, ebenso sollte an *Natrium muriaticum* und *Ferrum metallicum* bei Milzvergrößerung gedacht werden.

Natrium muriaticum macht Stiche, Druck und Kongestion der Milz. Geschwollene Milz nach Malariafieber. Der Patient ist anämisch, der obere Teil des Körpers ist abgemagert, er neigt zu Erkältungen. Wenn er noch dazu viel *Chinin* genommen hat, so ist es eine zusätzliche Indikation. Der Patient hat Verlangen nach Salz.

Mumps (epidemische Parotitis)

Belladonna ist ohne Frage das wichtigste Mittel, indem es zu der vasculären Schwellung, dem Fieber und der nervösen Reizbarkeit, die bei dieser Krankheit gewöhnlich auftreten, paßt. Die Drüsen sind geschwollen, heiß und rot und gegen Berührung empfindlich, schlimmer auf der rechten Seite. Die Schmerzen sind fliegend und stechend und erstrecken sich zum Ohr. Es ist ebenso hilfreich, wenn die Schwellung plötzlich zurückgeht und von klopfenden Kopfschmerzen und Delirium gefolgt wird.

Rhus tox. paßt zu dunkelroten Schwellungen mit einer Neigung zu erysipelartigen Entzündungen und typhusartigem Verlauf. Es findet sich erhebliche Schmerzhaftigkeit in den Gliedmaßen, der Patient ist ruhelos und die Symptome sind nachts schlimmer. Es ist eines unserer besten Mittel bei der sekundären Parotitis. Meistens ist die linke Seite befallen.

Lachesis paßt zu linksseitigem Mumps mit purpurroter Schwellung und Verschlimmerung nach Schlaf.

Mercurius ist eines unserer besten Mittel beim Mumps, indem es eine besondere Wirkung auf die Speicheldrüsen ausübt. Es findet sich nur leichtes Fieber und es hilft in den späteren Stadien. Die besonderen Symptome sind Empfindlichkeit, Speichelfluß, stinkender Atem und drohende Eiterung.

Pilocarpin muriaticum D 3 wird von Burnett als „sein großer Schuß" gegen den Mumps bezeichnet. Es scheint besonders auf die Parotis zu wirken.

Pulsatilla ist besonders bei Orchitis und Mastitis als Komplikation indiziert. Die Zunge ist dick belegt, der Mund ist trocken und die Schmerzen sind abends und nach dem Hinlegen schlimmer. Für Metastasen zu den Ovarien ist *Pulsatilla* ebenfalls das Mittel.

Conium ist bei großer Härte der Schwellung indiziert.

Clematis und *Aurum* sind ebenfalls bei orchitischen Komplikationen nützlich.

Erkrankungen des Mundes

Borax ist das große Mittel für Munderkrankungen. Es hat aphtöse Entzündung des Mundes. Der Mund ist heiß und trocken, die Schleimhäute bluten leicht. Die Beläge sind meistens an der inneren Fläche der Wangen lokalisiert, manchmal jedoch auch an der Zunge und im Rachen. Das Kind richtet sich erschreckt auf, wirft die Arme hoch, ist blaß und livide und sieht runzelig aus. Stinkender Mundgeruch, geschwollene Zunge mit Zahneindrücken. Die Mutter merkt den heißen Mund des Kindes, wenn sie stillt.

Helleborus niger. Zopfy empfiehlt dieses Mittel als am häufigsten indiziert bei Aphten mit starkem Speichelfluß.

Bryonia. Mundfäule bei gestillten Kindern, das Kind verweigert das Stillen, bis der Mund feucht gemacht worden ist. Trockenheit.

Mercurius. Mundfäule mit Speichelfluß. Neigung zu Ulcerationen in den verschiedensten Formen, insbesondere flache, oberflächliche Geschwüre. Meist besteht als Begleitsymptom eine Diarrhoe. Das Zahnfleisch ist weiß, schwammig und geschwollen. Der Speichel ist reichlich und klebrig, und die Nackendrüsen sind geschwollen.

Arum. Heftige Entzündung des Mundes mit Wundsein und Schorf an den Nasenlöchern, Schmerzhaftigkeit und Empfindlichkeit, akute, katarrhalische Stomatitis.

Kalium chloratum. Hughes empfiehlt dieses Mittel besonders bei der einfachen Stomatitis und er benötigt selten ein anderes. Es paßt zur aphtösen und ulcerierenden Stomatitis, mit einer weißbelegten Zunge und einem klebrigen, fadenziehenden, scharfen Speichel.

Baptisia verursacht eine allgemeine Schwäche, bei der das Blut vom Zahnfleisch läuft, welches dunkelrot und stinkend ist. Starker Foetor, Speichefluß. Das Zahnfleisch ist ulceriert, die Zunge ist rissig und der Mundgeruch ist sehr schlecht. Es hilft bei der mercuriellen Stomatitis. Letztere bei stillenden Müttern oder bei solchen mit erschöpfenden Krankheiten, Tuberculose, Nierenentzündung etc. Je schlimmer der Mundgeruch, um so mehr ist es indiziert. Die Schleimhäute sind in einer sehr ungesunden Verfassung.

Hydrastis ist eines unserer besten Mittel bei der Stomatitis aphtosa der Unterernährten. Die Schleimhaut ist mit Geschwüren übersät, die Zunge ist gelb belegt oder groß und schlaff und zeigt Zahneindrücke. Es findet sich ferner eine starke Absonderung von dickem, fadenziehendem Schleim. Stomatitis materna. *Kreosot* ist nach Hughes ein homöopathisches Mittel bei manchen Fällen von Stomatitis.

Acidum nitricum hat scharfen Speichel, spitze, splitterartige Schmerzen, Aphten und weißes Zahnfleisch, rauhe Stellen im Mund, die Mundwinkel sind wund, das Zahnfleisch ist ungesund, blutet leicht und hat einen faulen Geruch. Die Mundsymptome ähneln sehr denen von *Mercurius*. Mercurielle Stomatitis.

Acidum muriaticum hat tiefe, bläuliche Ulcerationen im Mund mit dunklen Rändern. Die Schleimhaut ist entblößt. Die Speicheldrüsen sind geschwollen und empfindlich.

Arsenicum. Mundgangrän, Hitze im Mund oder schwarze schorfige Geschwüre. Die Aphten werden livide oder bläulich. Bei schweren Formen von sich vom Fleisch ablösenden Geschwüren und schmerzhaften Aphten des Mundes bei erschöpfenden Erkrankungen.

Acidum salycilicum. Gewöhnliche Krebsgeschwüre.

Lycopodium. Gewöhnliches Krebsgeschwür nahe dem Frenulum.

Lachesis und *Acidum nitricum*, *Phytolacca* und *Natrium hypochlorosum* haben ebenfalls Krebsgeschwüre.

Helleborus. Krebs mit gelblichen, anghobenen Rändern.

Acidum sulfuricum. Aphtöser, wunder Mund mit Schmerzhaftigkeit. Mund und Zunge sind mit Geschwüren bedeckt. Der Atem ist stinkend, und das Zahnfleisch ist weiß.

Kalium phosphoricum D3 ist nach Dr. Luther Peck ein Spezificum gegen Krebsgeschwüre des Mundes.

Argentum nitricum. Nervöse, dyspeptische, geblähte Personen mit erheblichen Ulcerationen. Mundgeruch und Speichelfluß sind ebenfalls vorhanden.

Nachwehen

Cimifuga kommt vor allem für Nachwehen in Frage, wenn sie sehr stark sind und in der Leistengegend zu spüren sind. Die Patientin ist sehr empfindlich und kann sie kaum aushalten. Diese Unverträglichkeit der Schmerzen weist auf *Chamomilla* hin, welches hier bedacht werden sollte. Ebenso *Pulsatilla,* wobei man diese Medikamente durch ihr unterschiedliches Temperament unterscheiden kann.

Gelsemium. Hughes verließ sich gewöhnlich auf dieses Medikament in der C1 bei Nachwehen. Es hilft vor allem bei sehr sensiblen Frauen, die keine Ruhe und keinen Schlaf finden können.

Caulophyllum ist ebenso nützlich bei Nachwehen. Sie haben einen spastischen Charakter und erstrecken sich über den unteren Teil des Bauches. Man verwendet es besonders nach sehr langen und anstrengenden Geburten. Es ist spezifisch bei Schmerzen durch falsche Wehen.

Arnica ist ein Mittel, welches gewöhnlich nach der Geburt für den Wundschmerz der Geburtswege verschrieben wird, aber es hilft ebensosehr für Nachwehen. *Xanthoxylum* hat sich klinisch sehr bewährt. Wenn die Schmerzen sich mehr im Darmgebiet als im Uterusgebiet abspielen, wird *Cocculus* gut helfen. Wenn sie mehr auf das Rectum und die Blase drükken, so ist *Nux vomica* das Medikament.

Bellis perennis. Wundschmerz durch das ganze Becken nach der Geburt. Die Patientin kann weder gehen noch stehen, die Knochen scheinen nachzugeben.

Sabina und *Sepia* mögen ebenso durch ihre besonderen Schmerzen angezeigt sein, bei *Sabina* schießen sie von hinten nach vorne und bei *Sepia* schießen sie aufwärts und sind verbunden mit einem Druckgefühl in den unteren Eingeweiden.

Neuralgie

Aconitum. Während in Herings Guiding Symptoms über 70 Mittel bei den verschiedensten Neuralgien erwähnt werden, sind es trotzdem nur einige wenige, die einem ins Gedächtnis kommen und die wesentlich häufiger gebraucht werden, als alle anderen. *Aconit* ist eines von ihnen. Es ist spezifisch für die Facialisneuralgie in der kongestiven Form. Es scheint eine besondere Wirkung auf den Trigeminusnerven zu haben, indem es schmerzhafte Empfindungen hervorruft. Es paßt bei erst vor kurzem eingetretenen Fällen von jüngeren Leuten, die nach Einwirkung von trockenen, kalten Winden usw. aufgetreten sind. Der besondere Zug ist der *anhaltende Schmerz* nicht nur des Nerves, sondern auch der umgebenden Teile. Das rote, geschwollene Gesicht, *Prickeln,* große Ruhelosigkeit und Unerträglichkeit der Schmerzen, der Patient erklärt, es müsse irgend etwas geschehen. Nach Baehr und anderen Beobachtern ist es bei Neuralgie hilfreicher in den höheren Potenzen. Es paßt ebenso beim rheumatischen Gesichtsschmerz mit einer Schwellung des Gesichtes. Die Kieferknochen, Backen und Kiefergelenke sind bevorzugte Lokalisationen des Schmerzes.

Plantago major paßt besonders bei scharfen, neuralgischen Schmerzen, die zwischen den Zähnen und den Ohren hin und her wandern. Othalgie ist auch eine Indikation für *Plantago.*

Chamomilla. Neuralgie mit großer Nervosität, die Schmerzen sind fast nicht auszuhalten, sind schlimmer nachts und von Wärme und sind von Hitze im Gesicht begleitet. Durst, Röte, heißer Schweiß, er ist sehr ungeduldig und kann kaum in einer höflichen Art antworten. Von geringem Nutzen in niedrigen Potenzen.

Colocynthis ist ebenso ein Mittel für frische Fälle, die nach Emotionen, Katarrh oder Exposition aufgetreten sind. Charakteristisch sind ziehende, pressende Schmerzen, die durch

Bewegung und Berührung verschlimmert und durch Ruhe und äußere Wärme gebessert werden. Der Schmerz tritt anfallsweise auf, meistens auf der linken Seite, obwohl der Ischias rechts auftritt. Abdominelle Neuralgien vom rein nervösen Typ und nicht durch Entzündungen hervorgerufen. Ovarialneuralgien sind oftmals durch *Colocynthis* in Ordnung zu bringen. Die Schmerzen von *Colocynthis* sind besser durch Ruhe und Druck, aber kehren sofort zurück, wenn der Druck nachläßt.

Nux vomica hat sich ebenfalls in vielen Fällen als hilfreich erwiesen. Jousset spricht den hohen Potenzen große Wirkung zu. Neuralgie im Bauch, schlimmer auf der linken Seite.

Stannum. Schmerzen beginnen langsam und hören langsam auf. Sonnenneuralgie. Von besonderem Nutzen bei Supraorbitalneuralgie, nach intermittierendem Fieber und Mißbrauch von *Chinin*.

Rhus. Neuralgie von Essen, schlimmer bei feuchtem Wetter.

Spigelia. Baehr sagt, daß dieses Mittel bei der Behandlung der Trigeminusneuralgie die erste Stelle einnimmt. Die Schmerzen sind rheumatisch, zuckend, ziehend, schlimmer durch Feuchtigkeit, Berührung, Bewegung. Berührung ruft einen Schauder im ganzen Körper hervor. Die Schmerzen sind periodisch und werden von Angstgefühl am Herzen begleitet, und von Ruhelosigkeit, oder es geht ihnen Herzklopfen voraus. Der Schmerz ist in den Nerven der Stirn, der Orbita und der Zähne des Oberkiefers lokalisiert. Es findet sich oftmals das Gefühl, als ob das Auge zu groß sei. Ciliarneuralgie bei linksseitiger Trigeminusneuralgie, wo der Schmerz vom Hinterhaupt über den Kopf hinauf aufsteigt. Brennende, stechende Schmerzen, schlimmer bei Wetterwechsel, verlangen dieses Medikament. Es ist nicht so oft bei chronischen Fällen indiziert.

Colchicum hat auch linksseitige Schmerzen und eine Art paralytischer Schwäche, aber ihm fehlt der Schweregrad von *Spigelia*.

Cimicifuga hat Suproarbitalneuralgie, aber es ist gewöhnlich ein Reflex, der von Gebärmuttererkrankungen herrührt. Dieses Mittel zeigt ein Bild von Myalgie, die sich nachts verschlimmert. Trigeminusneuralgie nervöser Frauen, die am Nachmittag auftritt und in der Nacht wieder verschwindet. Linksseitige Schmerzen unterhalb der Brust, die oftmals ovarielle Erkrankungen anzeigen, verlangen *Cimicifuga*.

Belladonna. Hartmann rühmt *Belladonna* besonders bei der Infraorbitalneuralgie, die von Tränen und Speichelfluß begleitet ist. Es finden sich heftige, schneidende Schmerzen, die gegen Abend auftreten und besonders heftig um Mitternacht sind. Der Anfall hat immer eine längere Dauer, und es finden sich Symptome von Gefäßerregung. Die Schmerzen erstrekken sich zu Schläfen, Ohren und Nacken. Sie sind schlimmer durch Geräusch, Bewegung, Mißtöne, Kauen, kalte Luft usw. und werden durch absolute Ruhe und Wärme gebessert. Bei der Trigeminusneuralgie ist das Gesicht geschwollen, hellrot, und der Schmerz ist besonders schwer. Der Schmerz kommt und geht plötzlich. Überempfindlichkeit ist bezeichnend für das Mittel.

Atropinum sulfuricum D 3 wird von Kafka in Fällen empfohlen, wo *Belladonna* versagt. Hale empfiehlt *Atropin* bestens bei Neuralgien. Die Indikation scheint intermittierendes Auftreten der Schmerzen zu sein, sie erscheinen plötzlich und hören ebenso wieder auf. Zucken und Rucken der Muskeln bezeichnen das Mittel.

China hat neuralgische Schmerzen, die durch Berührung der Teile oder durch kalte Zugluft verschlimmert werden. Eine Malariavorgeschichte ist eine zusätzliche Indikation. Die meisten Neuralgien, die immer wieder auftreten, beruhen auf einer Anämie und hier ist oftmals China das Mittel. *Bella-*

donna hat einen plethorischen Habitus, welcher *China* entgegengesetzt ist.

Arsenicum. Je reiner die nervöse Natur der Erkrankung ist, desto effektiver hilft *Arsenicum*. Es findet sich der gut bekannte, intermittierende, brennende, stechende Schmerz wie von heißen Nadeln, die kümmerliche Verfassung, die Ruhelosigkeit und die Periodizität. Es nimmt den ersten Platz bei den miasmatischen Neuralgien ein, besonders nach Malaria, nach Influenza oder einfacher Schwäche, mit starker Verschlimmerung bei Einbruch der Nacht und Besserung durch äußere Hitze. Die Schmerzen sind schwer und treiben den Patienten von einem Platz zum nächsten. Es paßt besonders bei infraorbitalen Formen mit hippokratischem Gesicht während der Attacke. Die Wirkung ist rasch und nimmt es manchmal durchaus mit einer starken Dosis von Opium auf. Andere Mittel für Neuralgien nach Malaria:

Natrium muriaticum. Schlimmer an der See, Ciliarneuralgie, die am Mittag zunimmt, Erkrankungen nach Mißbrauch von *Chinin.*

Cedron. Periodizität, tritt jeden Abend mit dem Glockenschlag auf, Supraorbitalschmerzen, schlimmer links mit Brennen in den Augen. Es paßt besonders gut bei Trigeminusneuralgie durch Malariagift.

Sulfur, China und *Chininum sulfuricum* sind ebenso hilfreiche Mittel bei den Malarianeuralgien.

Capsicum hat feine, akute, durchdringende, brennende, neuralgische Schmerzen im rechten Kieferknochen, schlimmer durch Berührung und durch einen Windzug, und sind besonders heftig in dem Moment, wo der Patient gerade einschlafen möchte. Beim Verschreiben von *Arsenicum* muß man sorgfältig darauf achten, daß man keine zu niedrige Potenz gibt, weil sogar manchmal schon die 6. Potenz stark verschlimmert, da die Nerven hier besonders empfindlich sind. Baehr sagt, daß *Arsenicum* die Nerven, wie kein anderes Mittel, beruhigt.

Platinum ist ein nützliches Mittel bei zusammenziehenden Schmerzen, Taubheit, starkem Tränenfluß, schlimmer nachts und in der Ruhe. Die Schmerzen sind krampfend, verursachen Taubheit und Kribbeln. Schmerzen an der Wurzel der Nase oder an anderen Teilen des Körpers, als ob sie in einem Schraubstock gequetscht würden. Die Schmerzen nehmen langsam zu und ebenso langsam ab, wie bei *Stannum.*

Mercurius. Neuralgien von Amalganfüllungen der Zähne, schlimmer nachts.

Staphisagria. Neuralgien von hohlen Zähnen, besonders bei alten Leuten mit einem Mund voll hohler Stumpen, die manchmal heftige Schmerzen machen.

Platinum paßt besonders bei hysterischen Patientinnen, die starke, dicke, schwarze und erschöpfende Menses haben.

Mezereum ist angezeigt, wenn sich die Schmerzen ausbreiten und Wärme verschlimmert. Sie werden von Frösten und Empfindlichkeit begleitet. Es findet sich ein betäubender Druck, und die Schmerzen sind zur mitternächtlichen Stunde schlimmer. Es ist besonders bei mercurialen und syphilitischen Patienten angezeigt. Nach dem Anfall bleibt Taubheit zurück. Es ist das Hauptmittel bei der Interkostalneuralgie im Zusammenhang mit Herpes zoster.

Ranunculus bulbosus ist das Mittel der Interkostalneuralgie mit scharfen, stechenden Schmerzen, die dem Lauf der Nerven folgen. Stiche in der Brust bei jedem Wetterwechsel, wunde Stellen in der Brust. Von anderen Mitteln haben folgende den Brustschmerz: *Gaultheria:* Schmerzen im vorderen Mediastinum; *Arnica:* wundes und zerschlagenes Gefühl; *Rhus radicans:* Schmerzen, die zum Schulterblatt ausstrahlen; *Senega:* Schmerz und Wundheitsgefühl; *Cimicifuga* etc. Ein psorischer oder arthritischer Boden verlangt nach einem konstitutionellen, antisporischen Mittel wie *Sulfur* oder *Lycopodium,* und bei syphilitischer Ursache hohe Potenzen von *Syphilinum.*

Mezereum ist besonders nützlich bei Ciliarneuralgie, wenn sich ein kaltes Gefühl im Auge findet, und es ist eines der besten Mittel für Neuralgien, die reflektorisch von toten Zähnen kommen.

Verbascum. Pressende, ziehende Schmerzen in den Kieferknochen, die durch Druck, Kaubewegungen und kalte Luft schlimmer werden. Die Teile fühlen sich wie zerbrochen an, als ob sie zwischen Zangen gequetscht würden. Verschlimmerung durch Sprechen und Niesen.

Kalmia hat Neuralgie durch Einwirkung von Kälte und betrifft die Zähne des Oberkiefers, macht reißende Schmerzen, die schlimmer durch Ärger oder seelische Erregung werden und schlimmer auf der rechten Seite sind. Es hat manche der schwersten und lange dauernden Fälle in Ordnung gebracht. Cowperthwaite empfiehlt die Tinctur, aber andere Beobachter finden die höheren Potenzen als sehr wirksam. Die Neuralgie ist nicht auf den Facialisnerven beschränkt, sondern erstreckt sich zu den Seiten des Nackens und der Schulter.

Magnesium phosphoricum hat einen excellenten klinischen Ruf bei Neuralgien. Es hilft bei der typischen Facialisneuralgie, wenn die Schmerzen intermittierend auftreten, schießend, und durch Wärme gebessert werden, wobei die Besserung durch Wärme ein Führungssymptom ist. Neuralgien, die die ganze Kopfseite und den Nacken mit einbeziehen.

Pulsatilla ist eines der besten Mittel für die akute Facialisneuralgie rheumatischen Ursprungs.

Allium cepa. Stumpfneuralgien nach Amputation, ebenso *Hypericum.*

Prunus ist bei manchen schweren Ciliarneuralgien prompt wirksam, wenn sie mit quälenden, blitzartigen Schmerzen verbunden sind, schlimmer rechts.

Calcium carbonicum paßt besonders bei den Neuralgien von Patienten mit leukophlegmatischem Temperament. Der Schmerz geht vom rechten Foramen mentale entlang dem Jochbogen zum Ohr und wird begleitet von häufigem Wasserlassen und gebessert durch warme Anwendungen. Skrofulöse Konstitution, Veranlagung fett zu werden, schlappe Muskeln, Abneigung gegen kalte Luft, die leiseste kalte Luft geht durch und durch, die Füße sind ständig verschwitzt und kalt. Das sind wichtige Symptome.

Wenn man Neuralgien erfolgreich behandeln will, sollte man sich nicht alleine auf die Symptome verlassen, sondern man sollte das nervliche Temperament und den Boden, auf welchem sie sich entwickelt haben, in die Betrachtung mit einbeziehen, ob es sich um eine psorische, sykotische oder eine andere miasmatische Basis handelt.

Neurasthenie

Aconit hilft bei den verschiedensten Ängsten der Neurastheniker, Angst vor dem Tod, Angst vor der Dunkelheit, vor lauten Leuten, vor Musik, oder einer Menschenmenge, Angst in einen Omnibus oder in die Eisenbahn einzusteigen. Angst vor irgendeinem drohenden Unheil ist ebenfalls durch *Aconit* geheilt worden.

Cimicifuga ist nützlich bei Todesangst oder Angst verrückt zu werden, die Cervicalwirbel sind empfindlich, neuralgische und uterine Fälle. Muskuläre Erschöpfung ist ein hervorragendes Symptom.

Acidum phosphoricum ist das Mittel der nervösen Schwäche wie Eisen bei Anämie. Es paßt zu einer Schwäche, die durch anhaltenden Kummer, Überanstrengung des Geistes, sexuelle Exzesse und jegliche nervöse Anstrengung des Körpers oder des Geistes entstanden ist. Das Mittel ist charakterisiert durch seine Gleichgültigkeit, Apathie und Hinfälligkeit des Körpers und des Geistes. Es findet sich Brennen in der Wirbelsäule und in den Gliedmaßen, und der Patient ist schläfrig und gleichgültig. Jeder Versuch zu studieren verursacht Schwere des Kopfes und der Gliedmaßen. Es paßt ebenso bei jungen, rasch gewachsenen Personen und besonders bei Fällen nervöser Depression in Folge von Spermatorrhoe.

Gelsemium ist eine Hauptstütze bei dieser Erkrankung. Stumpf und dumm, unfähig sich zu konzentrieren. Schwindel, dumpfer Kopfschmerz an der Hirnbasis, Mangel an Selbstvertrauen. Plötzliche Emotionen verursachen Diarrhoe oder Magenbeschwerden.

Ignatia. Chronischer Ärger, Angst vor Unglück und erschreckt durch das geringste Geräusch.

Kalium phosphoricum paßt zu nervösen Ängsten, Überempfindlichkeit gegen Geräusche, Ruhelosigkeit und Arg-

wohn nach Schrecken, Furcht, Schlaflosigkeit. Nach erschöpfender geistiger Arbeit. Es ist eines unserer besten Mittel und es ist sicherlich oft indiziert. Alle Beobachter stimmen
darin überein, daß es das nützlichste aller Phosphate ist.

Silicea paßt bei nervöser Erschöpfung, wenn der Patient
jegliche geistige und körperliche Anstrengung meidet. Muß
zu jeder neuen Arbeit wieder neu angeregt werden, um nur
überhaupt etwas tun zu können. Er ist geschwächt und trotzdem überempfindlich. Es findet sich Taubheit der Zehen, der
Finger und des Rückens, und die typische Verstopfung dieses
Mittels. Es paßt bei Fällen, die nach einer Erregung erschöpft
sind. Solange die Erregung anhält, fühlen sie sich wohl, aber
wenn die Erregung vorüber ist, tritt das elende Gefühl wieder
auf. Es paßt besonders bei beschwerlichen und anhaltenden
Schmerzen der Nackenmuskulatur und des Hinterhauptes.

Acidum picrinicum paßt bei Gehirnerschöpfung der Ge-
schäftsleute, die Depressionen bekommen und die leicht er-
müden. Es hat geistige Inaktivität und den Wunsch, sich hinzulegen und zu ruhen. Besonders typisch ist, daß die leichteste
Anstrengung sofort zu Erschöpfung und Kopfschmerzen
führt, was es ihm unmöglich macht, zu arbeiten, und welches
jene Eigenschaft zum Verschwinden bringt, die wir Mut nennen. Selbst die leichteste geistige Anstrengung verursacht
Schweregefühl und das Gefühl von Hitze. Der Kopfschmerz
tritt entweder an der Stirn oder am Hintekropf auf und erstreckt sich bis zur Wirbelsäule, wobei sich meistens die Kopf-
symptome im Hinterhaupt konzentrieren. Sexuelle Reizbarkeit sind ein hervorragendes Symptom. Morgens findet sich
ein müder Schmerz in der Lumbalregion, die Beine sind
schwer und schwach mit Schmerzhaftigkeit der Muskeln und
der Gelenke. Es ist eines unserer besten Mittel bei der Neurathenie. Es wirkt vielleicht am besten in der C 6 obwohl Dr.
Goldbrough denkt, daß die C 12 vorzuziehen ist. Cartier bevorzugt *Ferrum picrinicum,* wenn die Schwäche im Vorder-

grund steht, ebenso wie bei neurathenischer Dyspepsie oder Gastritis.

Acidum oxalicum paßt besser bei Fällen, wo Schmerzhaftigkeit ein hervorstechendes Symptom ist, z.b. bei der spinalen Neurathenie. Der Streß des Anfalls legt sich eher auf den Verdauungstrakt als auf die sexuellen Regionen.

Physostigma. Geistige und physische Schwäche, sehr rascher und schacher Puls, besonders spinale Fälle.

Zincum metallicum. Wenn in der Folge von schweren Erkrankungen die Wiederherstellungskräfte erschöpft sind, die nervöse Schwäche sich in einem Rückenschmerz im Gebiet der letzten Rückenwirbel zeigt und starke Unruhe der Füße besteht, so sollte man *Zincum* verordnen. Es findet sich ein Brennen in der Wirbelsäule, Ameisenlaufen in den Zehen und schwache Gliedmaßen. Eine Verbindung von *Acidum picrinicum, Zincum picrinicum* genannt, ist als hilfreich bei Rückenmarkssymptomen und Erschöpfung befunden worden.

Zincum phosphoricum paßt bei Gehirnerschöpfung der Geschäftleute, die hager, blaß und schlaflos geworden sind, und die unter geistiger Depression und Sorgen leiden. Es wird besonders von Hale empfohlen.

Lycopodium. Schwäche des Gedächtnisses, Durcheinander der Gedanken, Traurigkeit und Depression, möchte allein sein, Verzweiflung am Seelenheil. Es ist häufig bei der lithämischen Neurasthenie angezeigt mit Leberbeschwerden, Schwäche des Gedächtnisses. Psorische oder arthritische Symptome erwartet man in einem solchen Fall. Der Schlaf ist ruhelos, Auftreibung und Verstopfung.

Phosphorus steht an der Grenze zwischen Neurasthenie und organischen Rückenmarkserscheinungen, und Hart betrachtet es als unabdingbar für die meisten Behandlungen. Es ist durch Reizbarkeit und Schwäche gekennzeichnet. Überempfindlichkeit gegen alle Eindrücke. Der Kopf ist schwach und der Patient kann nicht denken. Es findet sich ein Brennen an kleinen Stellen, die durch Reiben gebessert werden. Die Beine sind schwach mit Taubheit und Kälte, und die Sphinkteren sind schwach. Es findet sich ein Gefühl, als ob der Rücken bei jeder Bewegung zerbrechen würde. Es ist ein ausgezeichnetes, tiefwirkendes Mittel und Ohrgeräusche stellen eine weitere Indikation dar.

Coca ist bei der geistigen Depression nützlich. Lustlosigkeit zu arbeiten und allgemeine Schwäche. Die leichteste Anstrengung führt zu Ermüdung.

Phosphorus paßt am besten in Fällen, wo die Schwäche sehr plötzlich aufgetreten ist und das Nervensystem erschöpft ist. Furcht vor dem Tod, der Zukunft und dem Alleinsein. Ängstlichkeit, Ruhelosigkeit, Reizbarkeit, erschreckt beim leichtesten Geräusch. Schwindel ist häufig.

Avena sativa. Schwäche der Nerven, müdes Gehirn, Reizbarkeit, wird durch das kleinste Ding erregt. Im Urin finden sich reichlich Phosphate, in der Vorgeschichte sexuelle Exzesse und Hinterhauptskopfschmerz. Dieses Mittel beruhigt in angemessenen Dosen der Tinktur und stärkt die Nerven (E.G. Jones).

Nux vomica hilft bei reizbaren, aufgeregten und übersensiblen Patienten mit schwachem Gedächtnis, Verlust der Energie. Patienten, mit denen alles schief läuft, leichte Beschwerden sind unerträglich. Es findet sich intellektuelle Insuffizienz und Schlaflosigkeit, Albträume, und wenn diese Umstände noch von Magenbeschwerden begleitet sind, ist das Mittel umso besser indiziert.

Anacardium hat Schwäche des Gedächtnisses und allgemeine Schwäche des Gehirns. Die geistige Insuffizienz dieses Mittels ist sehr deutlich. Es paßt für die Grenzzone zwischen Neurasthenie und Geisteskrankheit. Glaubt nicht wieder gesund zu werden, Angst vor Paralyse und Tod, glaubt sich von Feinden umgeben, hat Angst, im Freien zu gehen und wenn sich ihm jemand nähert.

Argentum nitricum. Furcht zu sterben, wenn er alleine ist. Angst in Straßen zu gehen, weil er meint, er könnte in einem Anfall niederstürzen oder das hohe Gebäude könnte auf ihn fallen. Neurasthenie mit nervöser Dyspepsie, Aufstoßen.

Pulsatilla konkurriert mit *Nux* bei der Neurasthenie von Männern und wird oftmals übersehen. Es hat das Gefühl im Rücken, als ob er zusammengebunden sei, und hat ein Schweregefühl am Morgen. Es findet sich allgemeine Müdigkeit, schwere, ermüdende Schmerzen, die durch Ruhe nicht gebessert werden. Die Allgemeinsymptome der venösen Stagnation sind meist vorhanden.

Sepia sollte ebenfalls nicht übersehen werden. Sein allgemein ermüdeter, lähmiger Zustand entspricht der Neurasthenie. Angst allein zu sein oder vor dem Hungertod.

Natrium muriaticum paßt bei der spinalen Neurasthenie. Das Kreuz fühlt sich geschwächt an, besonders morgens nach dem Aufwachen. Die Füße sind schwer, es findet sich beschwerliches Urinträufeln, Trockenheit des Mundes, zähe Sekretionen, die Haut ist trocken und mimifiziert.

Selenium hat Neurasthenie nach sexuellen Exzessen, Träufeln von Prostatasekret.

Helonias. Neurasthenie mit schwacher Lumbosakralregion. Fühlt sich insgesamt müde. Besser durch Bewegung oder wenn der Geist beschäftigt ist.

Neuritis

Aconit. Bei einfacher Neuritis im akuten Stadium nach Kälteeinwirkung ist *Aconit* das einzige Mittel, was man braucht, wenn man es rechtzeitig anwendet. Die Taubheit, Kälte, die ziehenden Schmerzen, nächtliche Verschlimmerung mit Angst lassen das Mittel erkennen.

Arnica hat anscheinend eine besondere Beziehung zu Schmerzen der Nervenendigungen. Das Wundheits- und Zerschlagenheitsgefühl sind die Indikation. Viele Beobachter denken, daß es bei jeder Neuritis hilft. Wenn es nicht hilft, müssen manche mit *Bellis perennis* behandelt werden, da dieses oftmals bei starken Nervenschmerzen und großem Wundheitsgefühl hilft. O'Conor und Butler empfehlen es wärmstens. Es paßt wie *Arnica* gut auf traumatische Fälle.

Hypericum. Traumatische Neuritis mit scharfen, schneidenden Schmerzen, bei denen Nerven verletzt worden sind und diese einen großen Wundschmerz haben.

Rhus toxicodendron. Manchmal ist *Rhus* bei der traumatischen, aber besonders bei der rheumatischen Art heilsam. Es hat reißende, schießende und ziehende Schmerzen. Erkältungsneuritis oder solche nach Überanstrengung zusammen mit Kälteeinwirkung finden in *Rhus* ihr Mittel. Es paßt auch zur gichtartigen. Allgemeine *Rhus*-Symptome, wie Besserung durch Bewegung und Verschlimmerung von Kälte und Feuchtigkeit, bringen die Entscheidung. Elliott hält *Ferrum phosphoricum* und *Kalium muriaticum* für die besten Mittel bei rheumatischer Neuritis.

Cimicifuca. Alkoholneuritis benötigt oftmals dieses Mittel. *Ledum* und *Plumbum* sind ebenso Mittel bei der Alkoholneuritis, und das letztere ist besonders dann angezeigt, wenn Atrophie auftritt, egal welche Art von Neuritis vorliegt.

Arsenicum ist ein mächtiges Mittel bei Neuritis, und es scheint am meisten bei der multiplen Neuritis vom schweren

Typ zu helfen, mit dem charakteristischen Smyptom des
Brennens, schlimmer nachts und durch Wärme gebessert. Es
paßt besonders gut bei zusammengebrochenen Konstitutio-
nen, Anämie und Reizbarkeit, die oftmals bei der multiplen
Neuritis vorkommt. *Phosphorus* ist ebenso bei der multiplen
Form indiziert.

Amantherum muriaticum hat Wurzelneuritis geheilt und
Thallium sollte hier ebenfalls studiert werden. *Carbonicum
sulfuratum* wurde bei Neuritis mit Erfolg gebraucht, besonders bei der Ischiasneuritis.

Nierenerkrankungen

Arsenicum paßt bei allen Stadien der Glomerulonephritis, der es wie kein anderes Mittel ähnelt. Es paßt im späteren Stadium der Krankheit, wenn sich eine wassersüchtige, blasse Haut gebildet hat, die ein wächsernes Aussehen hat, ferner wäßrige Diarrhoe und großer Durst besteht. Der Urin ist dunkel mit reichlichem Sediment und enthält viel Eiweiß. Es finden sich Anfälle von Atemnot beim Hinlegen abends und nach Mitternacht, die durch Abhusten von Schleim erleichtert werden. Möglicherweise folgt es gut nach *Aconit* bei vielen Fällen. Dr. Pope fand *Arsenicum D 3* bei der akuten Nephritis wirksam. »Blutbeulen« stellen eine besondere Indikation dieses Mittels dar. Baehr, Millard und Hale stellen den Nutzen von *Arsenicum* bei Nierenerkrankungen in Frage. Trotzdem scheint es ein Simile für die große, weiße Niere zu sein, (womit wohl die Glomerulonephritis gemeint ist, Anm. d. Übers.). Tatsächlich kann man sich keine deutlichere Ähnlichkeit vorstellen. Hughes betrachtet es als das beste Mittel für die Scharlachnephritis. Wenn eine Urämie mit Ängstlichkeit und Absinken der Lebenskräfte verbunden ist, ist *Arsenicum* indiziert.

Calcium arsenicosum wurde bei der Anämie, der fortschreitenden Auszehrung und der Hinfälligkeit dieser Erkrankung gebraucht.

Apis mellifica ist nicht so sehr für die chronischen Fälle der Glomerulonephritis als für die akuten Formen derselben angezeigt. Es finden sich ödematöse Schwellungen im Gesicht und an den Extremitäten, Blässe, Aszites, Lungenödem, Schmerzen in Kopf, Rücken und Gliedmaßen. Albuminurie nach Scharlach. Es ist bei jeder Form von Glomerulonephritis nützlich, wenn sich dumpfe Schmerzen im Bereich der Nieren finden, geringe Urinmenge und häufiger Harndrang. Der Urin enthält außerordentlich viel Eiweiß und rote Blutkörperchen. Das Ödem erscheint sehr rasch, es findet sich allgemei-

ne Wassersucht, Aufhören der Harnabsonderung und
manchmal auf der Haut ein Nesselausschlag. Der Patient ist
müde, apathisch und fühlt sich überall wie zerschlagen. In
solchen Fällen sollte man *Apis* am besten in Form von Trituration geben. Man sollte weder die Tinktur noch Dilutionen
anwenden. Kafka empfiehlt *Hepar sulfuris* bei Glomerulonephritis nach Scharlach. Ein wertvolles Symptom für *Apis* ist
das Erstickungsgefühl: Der Patient scheint nicht zu wissen,
wie er den nächsten Atemzug noch schaffen soll.

Mercurius corrosivus entspricht der großen, weißen Niere.
Es findet sich ein eiweißhaltiger, spärlicher und roter Urin.
Blasse, wächserne Farbe des Körpers, Kreuzschmerzen, große
Atemnot und außerordentliche Schmerzhaftigkeit des Was-
serlassens. Es nimmt die erste Stelle unter allen Mercursalzen
bei Nephritis ein und entspricht den späteren Stadien. Syphilitische Komplikationen indizieren es besonders. Es findet sich
ein Zug von Unwohlsein im Gesicht. Dr. Ludlam betrachtet
es als das beste Mittel bei der Schwangerschaftsnephrose und
Baehr lobt es bei der eitrigen Nephritis.

Kalium chloratum soll das homöopathischste aller Mittel
bei der Glomerulonephritis sein. Es hat spärlichen, dunklen,
eiweißhaltigen Urin, der Sediment enthält. Es ruft eine heftige Nephritis hervor.

Terebinthina. Eines unserer verläßlichsten und am häufigsten angezeigten Mittel in den frühen Stadien der Nierenerkrankungen, wenn die Kongestion im Vordergrund steht und
sich ein starker Rückenschmerz von dumpfem Charakter vorfindet, der sich entlang der Ureteren ausbreitet. Charakteristisch ist ein dunkler, wolkiger Urin. Es finden sich Anasarka, und natürlich ist der Urin blutig und enthält Eiweiß. Es
wird für Nierenerkrankungen nach Scharlach empfohlen. Die
Hinfälligkeit ist nicht von der Ruhelosigkeit des *Arsens* begleitet.

Cantharis kennzeichnet eine Nephritis mit schneidenden
Schmerzen in der Lumbalregion. Der Urin wird in Tropfen

entleert und ist mir Blut vermengt, mit heftigem Harndrang. Nierenerkrankungen nach Scharlach und Diphtherie mit Ödemen indizieren möglicherweise *Cantharis*. Falls sich eine Nierenentzündung durch die spanische Fliege entwickelt, so gebe man *Kampfer* als Antidot.

Digitalis reizt die Nieren. Es paßt zur glomerulären Degeneration (Schrumpfniere). Herzsymptome, schwacher Puls, spärlicher, dunkler, trüber, dicker Urin, Schwächegefühl im Magen, rheumatische Schmerzen geben die Indikationen ab. Besonders hilfreich ist es, wenn der Kreilauf schwach ist. Rheumatische Schmerzen, Lungenkatarrh mit reichlichem Auswurf sind besondere Symptome.

Glonoine hat Eiweiß im Urin und ist manchmal nützlich bei akuter, hämorrhagischer Nephritis.

Plumbum. Schrumpfniere mit einer Neigung zu urämischen Krämpfen. Geschwollenes, schmutziges Gesicht, Auszehrung, Schwellung über den Knöcheln. Es scheint der schrumpfenden Form der Nephritis zu entsprechen, bei der es eine ähnliche Rolle spielt wie *Arsenicum* und *Mercurius* bei der chronischen Nephrose. Royal preist das Mittel, von dem er sagt, daß es den Verlauf in vielen Fällen zum Stehen bringt und schließlich nicht wenige Fälle geheilt hat. Er hat es niemals niedriger als in der 30. Potenz gebraucht. *Cuprum arsenicosum* ist ebenso bei Urämie nützlich und wird von Goodno bestens empfohlen.

Cuprum ist ein wertvolles Mittel bei der urämischen Eklampsie.

Aurum muriaticum. Glomerulonephritis nach Tripper, Eiterungen, Syphilis. Interstitielle Nephritis am Beginn mit Verdauungs- und Nervenphänomenen, Hypochrondrie, Reizbarkeit und Schwindel.

Phosphorus verursacht eine Nephritis wie kaum ein anderes Mittel. Es ist eines der wichtigsten Mittel bei der Glomerulonephritis. Die charakteristischen Symptome sind folgende:

Schwäche des ganzen Körpers, Hände und Füße eiskalt,
Schläfrigkeit. Die Müdigkeit ist morgens am größten, und es
findet sich Hitze im Körper ohne Durst, besonders am
Abend. Der Patient kann nicht arbeiten, ist schwindelig, vergeßlich und hat schwere Kopfschmerzen, vor allen Dingen in
der Stirn. Es finden sich Ödeme der oberen Augenlider, Ne-
bel vor den Augen, eine grau-gelbliche Hautfarbe, ein kränk-
liches Ödem des Gesichtes, Appetitlosigkeit, Druck und
Brennen im Magen, eine hellfarbige, schmerzlose Diarrhoe,
die sehr schwächt. Es paßt gut für die fettige oder die amylo-
ide Degeneration der Nieren. Der Urin enthält fettige oder
wächserne Sedimente, ist dunkelbraun, spärlich und eiweißhaltig, oder mit einem schillernden Film bedeckt. Lungen-
komplikationen passen ebenso zu *Phosphor*. Die Unmöglichkeit, auf der linken Seite zu liegen, ist ein hervorragendes
Symptom bei diesen Fällen. Meist ist auch Erbrechen und
Gastritis vorhanden. Eine kleine Dosis von *Phosphor* hilft
wesentlich sicherer und besser bei Eklampsie, als eine große
Dosis *Morphium*.

Belladonna. Gewöhnliche Albuminurie, hier scheint es zwischen *Aconit* und *Arsenicum* zu stehen. *Belladonna* hat den
größten Nutzen bei Entzündungen der Nieren mit brennenden, stechenden Schmerzen in der Lumbalregion, die periodisch mit immer größerer Heftigkeit wiederkehren.

Aconit. Am Beginn der Scharlachnephritis, Schmerzen in
den Lenden, spärlicher Urin ohne Blut.

Convallaria. Nephritis bei Herzerkrankungen. Man muß
daran denken, wenn sehr rasche und unregelmäßige Herzaktion besteht und allgemein Anasarka und Aszites von Mitra-
linsuffizienz.

Apocynum als Palliativum bei Ödemen mit spärlichem
Urin. Es ist nützlich beim Koma und Krämpfen bei Schwan-
gerschaftsnephritis.

Therapie mit Nosoden und Vaccinen

Definition: Eine Vaccine wird als eine standardisierte Suspension von toten Bakterien in einer physiologischen Salzlösung definiert, die mit Lysol oder Acidum carbolicum konserviert werden. Sie werden zum Zwecke der Steigerung des Antikörperindex bei Patienten gegeben, die an einer Infektion dieser Bakterien leiden. Beim Gebrauch der Konservierungsmittel werden dieselben in einer Konzentration gebraucht, die etwa der 3. homöopathischen Dilution in beiden Fällen entspricht. Nicht alle Vaccinen werden mit diesen Substanzen konserviert. Bei autogenen Vaccinen werden sie meistens mit Alkohol präpariert und konserviert.

Nosoden werden als Medikamente definiert, die aus Krankheitsstoffen genommen werden und homöopathisch aufbereitet werden.

Verschiedenes. Die Vaccinen werden folgendermaßen unterteilt:

1. Kulturen
2. Autovaccinen
3. Mischungen.

Eine Kulturvaccine wird aus einer Kultur von pathogenen Organismen gewonnen und kann bei jedem Patienten verwendet werden. Eine autogene Vaccine wird aus Kulturen hergestellt, die von Patienten selbst gewonnen wurden und kann nur in seinem eigenen Fall verwendet werden. Die autogenen Vaccinen werden als wesentlich wirksamer angesehen, als die anderen Varietäten.

Eine gemischte Vaccine wird dann verwendet, wenn zwei oder drei Bakterienarten der Erkrankung im vorliegenden Fall vorhanden sind, wobei eine gemischte Vaccine sowohl aus einer Kultur als auch autogen hergestellt werden kann. Dr. Burney bezeichnet die gemischte Vaccine als „Donnerbüchse". Wir haben ein ähnliches Wort, nämlich „Schrotflinten" – Rezept.

Die Inhalte einer guten Vaccine müssen nach Runnels folgende sein:

1. Sie muß identisch sein mit dem Toxin der Organismen, die den zu behandelnden Fall indiziert haben.
2. Jegliches Leben der Bakterien muß zerstört worden sein.
3. Es muß so aufgehoben werden, daß eine Infektion ausgeschlossen ist.
4. Seine Anwendung muß untadelhaft sein.

Vaccinen verglichen mit Nosoden. Dr. Hare hat kürzlich einen Vorrat der verschiedensten Vaccinen hergestellt, damit man sie in der 3. und 30. Potenz abgeben kann:

1. Staphylokokkus multivalent
2. Streptokokkus mixed
3. Staphylokokkus aureaus
4. Staphylokokkus albus
5. Bacillus acnes et staph.
6. Mikrokokkus katarrhalis
7. Bacillus coli
8. Bacillus influenza
9. Pneumokokkus pure
10. Pneumokokkus multivalent
11. Gonokokkus
12. Bacillus typhosus.

Die *Nosoden,* die in der homöopathischen Schule verwendet werden, mit dem Datum ihrer Einführung, sind folgende (Sie sind entweder augene, auto-hämatogene oder möglicherweise gemischt).

1. Psorinum 1833
2. Anthracinum zuerst 1836 benutzt
3. Hydrophobinum 1833 geprüft, 50 Jahre vor Pasteur
4. Medorrhinum 1875 verwendet
5. Syphilinum 1879 gebraucht, Prüfungen wurden 1880 veröffentlicht

6. Tuberculinum 1870 von Swan eingeführt
7. Variolinum früher als 1871 benutzt
8. Vaccinium 1873 benutzt
9. Diphtherinum von Lux eingeführt und von Swan benutzt
10. Pyrogenium 1880 erstmalig von Drysdale erwähnt
11. Mikrokokkzinum und Oszillokokkzinum.

Zu dieser Liste könnte man noch eine ganze Reihe anderer hinzufügen, z.B. Pertussin von Clarke 1906 eingeführt, dann Morbillinum, Malandrinum, Sepsin und selbstverständlich die verschiedenen Tuberculine, die unter den verschiedensten Namen gebraucht werden.

Es findet sich hier eine bemerkenswerte Ähnlichkeit der beiden Listen, indem nämlich unser Medorrhinum dem Gonokokkus entspricht, Psorinum den verschiedenen Staphylokokkus- und Strepotokokkusvaccinen und das Pyrogenium den antifebrilen Vaccinen, und viele von ihnen, die noch nicht Eigentum der allopathischen Schule geworden sind.

Anwendung: Die Nosoden sollten entsprechend ihrer Symptome angewandt werden und nicht entsprechend der Erkrankung. Dr. Allens Arbeit über die Nosoden gibt die vollständige Symptomathologie. Sie haben einen besonderen Einfluß bei chronischen und schwierigen Affektionen, bei denen ein Mangel an Reaktion gegen die Heilmaßnahmen besteht. Als Beispiele wollen wir folgende zitieren:

Tuberculinum. Bei der tuberculinischen Diathese.

Psorinum. Für Haut und psorische Affektionen.

Vaccinen werden entweder subkutan oder oral angewandt. Die subkutane Methode findet natürlich ihre Verfechter bei der allopathischen Schule, indem man ganz richtig schließt, daß die gesamte Vaccinetherapie der Homöopathie durchaus nahe steht, mit Ausnahme der oralen Einnahme der Vaccine.

Die orale Methode wurde von der homöopathischen Schule sowohl für wissenschaftliche als auch für klinische Zwecke bevorzugt. Nach Dr. Burrett und Runnels bietet sie folgende Vorteile:

1. Technisch einfach.
2. Die Abwesenheit von unerwünschten Nebenwirkungen, womit sie sich in Harmonie mit dem Gebrauch unserer Mittel findet, die heilen, ohne Leiden zu verursachen.
3. Die Resultate der Immunisierung sind vollkommener, dieses hat sich sowohl durch Laboratoriumsuntersuchungen als auch durch die klinische Erfahrung bestätigt. Dr. Iten hat schlüssig bewiesen, daß die orale Einnahme von Variolinum ebenso wirksam war, wenn nicht sogar noch wirksamer, als die alte Methode der Scarificationsimpfung. Die obengenannten Autoritäten haben durch Labormethoden bewiesen, daß durch die orale Anwendung der Vaccine der Antikörpertiter anstieg, und die klinischen Erfahrungen bestätigten diesen Tatbestand später.
4. Sie verleidet die Möglichkeit, daß virulente Keime ins Gewebe des Patienten injiziert werden. Auf diese Weise vermeidet man Kiefersperre, Paralyse und andere Ereignisse, die nicht selten durch unsaubere Viren verursacht werden, worüber so häufig in den Zeitschriften als Folge der Vaccination berichtet wurde.

Diese Folgen waren der homöopathischen Schule ja schon zu Hahnemanns Zeiten bekannt, weshalb Thuja als eines der Antidote für die Folgen der Vaccination gegeben wurde. Die Einfachheit der Technik sollte allen Ärzten einleuchten. Wenn die Vaccinetherapie so schwierig in der Anwendung ist, daß sie nur Laboratoriumsleute und solche aus pharmazeutischen Häusern anwenden können, so wird sie eines natürlichen Todes sterben. Dr. Nowell konstatiert: „Die meisten Verordnungen von Vaccinen werden von solchen getätigt, die dazu vollständig unfähig sind, wenn nämlich alles sonst bereits fehlgeschlagen ist." Das Vermeiden der negativen Phase ist wünschenswert, höchstens sollte sich eine Verschlimmerung im Sinne der homöopathischen Erstverschlimmerung zeigen.

Anwendbarkeit der Vaccinebehandlung

Von Dr. Burrett stammt folgende Zusammenstellung der Vaccinebehandlung:

1. Man soll sie nur dann anwenden, wo die Diagnose bekannt ist.
2. Sie ist nicht anwendbar bei Erkrankungen, deren bakterielle Ursache man nicht kennt.
3. Sie sollte dann nicht angewandt werden, wenn das klinische Bild nicht vollständig ist.

Die Homöopathizität derVaccinetherapie

Es gibt eine ganze Reihe von Übereinstimmungen zwischen der Vaccinetherapie und der Homöopathie. Und so ist tatsächlich die heutige Vaccinetherapie die Nosodentherapie von früher. Die Ähnlichkeit besteht in folgenden Punkten:

1. Der Gebrauch eines ähnlichen Mittels. Es gibt keine echten Prüfungen der Vaccine und man hat höchstens festgestellt, daß die Eigenvaccine die Quintessenz der Individualiation ist. Es kann keine Frage bestehen, daß dieses eine primitive Art von Homöopathie ist, aber echte Homöopathie ist sogar dann anwendbar, wenn die Diagnose nicht genügend feststeht. Es ist nicht nötig zu wissen, daß der Fall Rheumatismus heißt, wenn *Rhus* indiziert ist, aber es ist nötig zu wissen, ob es eine Streptokokkeninfektion ist, um entscheiden zu können, ob die reine Vaccine angewandt wird, es sei denn, wir benutzen die „Schrotflinte", wie Dr. Hare die wissenschaftliche Nosode bezeichnet. Es ist eben eine Tatsache, daß die Nosoden ebenso wissenschaftlich wie die Vaccinen sind. Die Nosoden decken homöopathisch die gemisten Infektionen und die Prüfungen zeigen ihre Indikationen. Vaccinen in ihrer Reinheit stellen einen einfachen Organismus dar, wogegen im allge-

meinen Infektionen selten von einem einzelnen Bakterium
herrühren, falls es solche überhaupt gibt und deshalb die
„Schrotflinte". Daher kommt es auch, daß z.B. für einen
Schnupfen folgendes Beispiel von einem Hersteller von
Vaccinen herausgebracht wurde. Die Vaccine ist vollkom-
men gemischt und enthält:

1. Friedländerbacillus
2. Mikrokokkus katarrhalis
3. Pneumokokkus
4. Streptokokkus
5. Staphylokokkus aureus
6. Staphylokokkus albus.

Sind dagegen die Nosoden Psorinum und Pyrogenium weniger wissenschaftlich als dieses Beispiel?

2. Der Gebrauch der geringen Dosis ist ein zweiter Punkt der
   Ähnlichkeit zwischen Vaccinetherapie und Homöopathie.
   Beobachter haben herausgefunden, daß die kleine Dosis
   wesentlich effektiver ist. Dr. Runnels stellt fest, daß seine
   Dosierung im allgemeinen der 6. Potenz entspricht und
   zahlreiche Beobachter benützen noch wesentlich höhere
   Potenzen.

3. Die Verschlimmerung, die man auch als die negative Phase bezeichnet, ist der homöopathischen Erstverschlimmerung sehr ähnlich und wird häufig durch eine höhere Potenz vermieden.

4. Die seltene Wiederholung der Dosierung wird von sorgfältigen Beobachtern festgestellt und kann ein wichtiger Faktor sein. Zu häufige Wiederholung ist von Nachteil oder
   zumindestens unerwünscht und bringt nicht die besten Resultate.

Der klinische Test

Haben die Vaccine- und Serumbehandlungen mehr geholfen, als die Anwendung einer sorgfältigen homöopathischen
Verschreibung? Wir müssen erst prüfen, ob dieses den Tatsa-

chen entspricht. Wenn wir z.B. das Typhusfieber nehmen, so hat Dr. Watters 328 Fälle gesammelt und unter Ausschluß aller ungünstigen Fälle hat er eine Mortalität von 4,6% und Rückfälle fanden sich bei 6%. Die homöopathische Verordnung bringt wesentlich bessere Ergebnisse, als diese, wie bei den verschiedensten Gelegenheiten berichtet wurde. Bei der Vaccinetherapie sagen sie: „Je eher man den Fall zu sehen bekommt, so besser sind die Resultate." Eine so einfältige Feststellung dient sicherlich dazu, jedes System der Medizin zu untermauern. Es ist doch ganz klar, daß jede Behandlung, für was auch immer, in jedem Falle erfolgreicher ist, wenn der Verlauf noch nicht eine moribunde Phase erreicht hat. Vaccinetherapie ist eine wesentlich einfachere Methode, als die rein homöopathische Methode. Entgegen Dr. Nowells Versicherung kann sie von jedermann angewandt werden, während die sorgfältige homöopathische Verschreibung den Meister verlangt. So ist die Meinung der guten homöopathischen Verschreiber, und die Meinungen darüber wurden bei gemeinsamen Diskussionen zum Ausdruck gebracht, daß mindestens ebenso gute Resultate durch die Anwendung unserer Mittel erzielt werden können, oder mindestens durch die Anwendung jener Substanzen, die unter dem Namen Nosoden homöopathisch zubereitet und oral angewandt werden. Weiterhin sollte noch festgestellt werden, daß in den meisten Fällen diejenigen, die Vaccine benutzen, solche sind, die nur eine begrenzte Erfahrung in der klinischen Anwendung der homöopathischen Mittel besitzen.

Trotzdem ist das Studium der Vaccinetherapie sehr wünschenswert, da man durch die Kenntnisse derselben die der Homöopathie zu Grunde liegenden Prinzipien besser verstehen kann.

Indikationen für Vaccinebehandlung

Wenn wir klare Indikationen für den Gebrauch von Vaccine haben, z.B. für Furunkel, wie wir sie auch für Belladonna,

Arnica usw. besitzen, haben wir schon einen großen Fortschritt erzielt. Es ist kaum anzunehmen, daß die gleichen Vaccinen auf jeden Fall passen. Die Eigennosode ist möglicherweise noch am ehesten in der Linie der homöopathischen Verschreibung. Wenn wir Medikamente anwenden, so wissen wir, daß Differenzierung notwendig ist und ebenso ist es bei den Vaccinen. Nur der Händler mit Pharmazeutika und der geschäftlich interessierte Arzt werden ihren undifferenzierten Gebrauch empfehlen.

Wir können in diesem Buch für den Praktiker z.Zt. keine genauen Indikationen für die Anwendung der Vaccinetherapie aufstellen, und leider sind sogar die Indikationen für einige Nosoden ungenau und unbefriedigend, es sei denn, daß sie im Falle der Vaccine unter homöopathischen Indikationen verschrieben werden, was zu ausgezeichneten Ergebnissen führt. Dem System im Gesamten fehlt jedoch ausreichende Erfahrung, um es unter die bewährten medizinischen Methoden einzuordnen.

Obstipation

Nux vomica. Wahrscheinlich wird kein Mittel der Materia medica häufiger für irgendetwas verschrieben als *Nux vomica* für die Verstopfung. *Nux vomica* hat besondere und charakteristische Indikationen für die Verstopfung, und wenn man es nach ihnen verschreibt, so wird es immer helfen. Nichts ist sicherer als das. Aber *Nux vomica* wird eben oft verschrieben, wenn die Indikation nicht vorhanden ist. Bestimmt hilft es dann gut, wenn man Abführmittel antidotieren will. In vielen Fällen von hartnäckiger Verstopfung, die mal diese mal jene Medizin verlangen, wird man beobachten, daß die erwarteten Ergebnisse nicht erreicht werden und man wird sie auch nie erreichen, bevor nicht *Nux vomica* als Antidot gegen die Wirkungen der drastischen Medizinen gegeben worden war. Erst danach kann man den Fall gemäß seiner besonderen Indikationen lösen. Es stimmt schon, daß *Nux vomica* oftmals eine Verstopfung erleichtert wenn man es in niedriger Potenz oder als Tinktur verordnet, aber für die Heilung muß das Mittel in einer wesentlich höheren Potenz gegeben werden. *Hydrastis* ist ein anderes Medikament, welches manchmal nach dem Mißbrauch von Abführmitteln nützlich ist. In allen diesen Fällen muß selbstverständlich immer die Symptomatik des betreffenden Mittels vorhanden sein. Hughes meint, daß es eigentlich öfters verordnet gehört, als *Nux*. Er empfiehlt ein oder zwei Tropfen der Tinktur in Wasser einmal täglich vor dem Frühstück. *Hydrastis* hat jedenfalls ein Symptom, welches ziemlich charakteristisch ist, nämlich ein sinkendes Schwächegefühl im Epigastrium, welches sich bei *Nux vomica* keinesfalls findet. Die Verstopfung von *Nux vomica* ist durch eine träge Lebensweise hervorgerufen, an erster Stelle Nichtbeachtung der natürlichen Bedürfnisse, Mangel an Bewegung, sitzende Lebensweise und eine träge Verfassung des ganzen Systems. Es hat seinen Ursprung nicht nur in der Untätigkeit der Eingeweide, sondern ebenso in der Unregelmäßigkeit der Peristaltik, die zu dem besonders charakteristischen Symptom: anhaltender, vergeblicher Stuhldrang führt, und wenn der Stuhlgang dann erfolgt, so ist er unvollständig und unbefriedigend, mit dem Gefühl des Zurückbleibens von Stuhl. Dieser ständige Stuhldrang ist bei *Nux vomica* meist vorhanden. Entzündliche Symptome oder allgemeiner Schmerz kontraindizieren *Nux* meistens. *Carbo vegetabilis* hat Stuhldrang, aber der wird durch Winde hervorgerufen, während *Opium* und *Bryonia* überhaupt keinen Drang haben. Nach d'Espiney kann man diese unharmonische Darmfunktion durch Tasten der Bauchdecken feststellen.

Anacardium ähnelt *Nux vomica* in mancher Beziehung. Es hat das Gefühl eines Pflocks im Rectum, der nicht ausgestoßen werden kann. Es findet sich eine durchaus genügende Darmtätigkeit, aber ohne jede Kraft im Rectum selbst. Sogar weiche Stühle sind schwierig zu entleeren. Es kommen jedesmal nur kleine Mengen. Die geistigen Symptome von *Nux* sind wichtig, wenn man Verstopfung behandeln will, denn man weiß, was Verstopfung für einen Einfluß auf die seelische Verfassung mancher Leute haben kann. In Fällen von *Nux vomica* wird man üble Laune, Reizbarkeit und Unverträglichkeit von Widerspruch finden. Der *Nux*-Stuhl ist meist sehr dick, und es finden sich oftmals Haemorrhoiden. Wir wollen nochmals *Nux vomica* zusammenfassen, indem wir uns an die geistigen Symptome, die sitzende Lebensweise, die launische Darmtätigkeit und seine antidotierende Wirkung zu Abführmitteln ins Gedächtnis rufen. Dr. Cartier aus Paris sagt folgendes: „*Nux vomica* sollte bei Verstopfung nach dem Ähnlichkeitsgrundsatz niemals in niedriger Potenz gegeben werden oder sogar in Urtinktur. Dadurch wird jedenfalls ein gegenteiliger Effekt hervorgerufen, nämlich eine Vermehrung der Verkrampfung der Därme. Je höher die Verdünnung um so besser der Erfolg. Obendrein sollte nur selten wiederholt werden."

Sulfur. Manche der älteren Homöopathen geben gewöhnlich *Sulfur* und *Nux vomica* im Wechsel bei Verstopfung. Sie sind wohl komplementär zueinander und folgen einander gut, aber es wird sicherlich bessere Resultate geben, wenn jedes einzeln nach seiner Indikation gegeben wird. Mit Sicherheit kann nur eines zur gleichen Zeit angezeigt sein. Bei *Sulfur* findet sich vergeblicher Stuhldrang, dabei Hitzegefühl und Unwohlsein im Rectum, wie sich auch allgemeines Unwohlsein durch den gesamten Darmtrakt zeigt, als Folge einer abdominalen Plethora oder einer passiven Pfordaderstauung. Es ist zwar ein brauchbares Medikament, aber man sollte damit nicht die Behandlung einer Verstopfung beginnen, außer wenn die Symptome tatsächlich für *Sulfur* sprechen. Eine schlechte Gesamtverfassung und häufiges Kranksein sind gute Indikationen, um damit zu beginnen, ebenso die Tendenz zu Haemorrhoiden. Die Stühle sind hart, dunkel und trocken und werden mit großer Mühe entleert, wobei die erste Stuhlentleerung sehr schmerzhaft ist. Es findet sich meist Jukken und Brennen am After, die Entleerungen sind oftmals unbefriedigend und es findet sich, wie bei *Nux,* oftmals das Gefühl, daß noch Stuhl zurückgeblieben ist. Ein anderes charakteristisches Symptom für *Sulfur* ist Verstopfung abwechselnd mit Durchfall. Für die Wahl des Medikamentes sind besonders die Allgemeinsymptome wichtig. Das gesamte Venensystem ist bei richtigen *Sulfur*-Fällen meistens mangelhaft, und alles, was dieses System irgendwie in Schwung bringt, z.B. Bewegung und Kälte, tut dem *Sulfur*-Patienten gut. Man sollte *Sulfur* in hohen Potenzen geben und nicht als Dauermedikament für eine Zeitlang.

Opium. Während die Verstopfung von *Nux* auf die Unregelmäßigkeit der Darmfunktion zurückgeführt werden kann, ist bei Opium eine vollständige Untätigkeit der Därme vorhanden, eine regelrechte Lähmung der Peristaltik. Es findet sich keinerlei Verlangen überhaupt, kein Stuhldrang, und der Stuhl wird in den Eingeweiden festgehalten. Wenn dann überhaupt Stuhl kommt, so in kleinen, harten, trockenen, schwarzen Kügelchen, die dem Stuhl von *Plumbum* ähneln, aber bei *Plumbum* findet sich mehr Aktivität. *Bryonia* hat ebenfalls keinen Stuhldrang, aber hier ist die Ursache eher die Trockenheit der Schleimhäute, als die Untätigkeit der Därme. Bei *Opium* findet sich eine vollständige Gefühllosigkeit durch den gesamten Darmtrakt, folglich belästigt die Verstopfung den Patienten überhaupt nicht, wonach es dann allerdings beginnt, schlecht zu gehen, wenn nämlich die Aufmerksamkeit durch die sich stauenden Blähungen in den oberen Teilen der Därme geweckt wird. Wenn man den Kot nur mit mechanischer Hilfe entleeren kann, so sollte man an *Opium* denken, obwohl auch *Selenium, Alumina, Plumbum* oder *Bryonia* bei dieser Indikation gebraucht werden können. Vermindernde Sekretionen sind ebenfalls charakteristisch für *Opium,* so daß die Trockenheit ebenso wie die Darmträgheit eine der Ursachen der Verstopfung sein kann, die nach diesem Mittel verlangen. Besonders bei der Verstopfung alter Leute ist es indiziert. Der Patient ist schläfrig und schwindelig.

Plumbum. Bei *Plumbum* findet sich, wie wir bereits gesehen haben, etwas Darmträgheit, manchmal sogar erhebliche. Bleikoliken sind eine Wirkung dieses Mittels. Wir haben Stuhldrang und gleichzeitig mit diesem Drang findet sich Koliken mit deutlicher Einziehung der Bauchdecken. Der Stuhl wird mit größter Schwierigkeit entleert und besteht aus kleinen, runden Bällchen, die schwarz, trocken und hart sind. Gleichzeitig findet sich ein deutlicher Spasmus des Afterschließmuskels, der sehr schmerzhaft ist. Der After fühlt sich an, als ob er nach oben gezogen würde. Es findet sich ein Verlust der muskulären Tätigkeit und verminderte Sekretion der Verdauungsdrüsen. Dieses sind kurz und bündig die Indikationen für *Plumbum* bei Verstopfung.

Alumina. Bei Trockenheit des Verdauungstraktes ist *Alumina* das Hauptmittel für die Verstopfung. Es findet sich Verringerung der peristaltischen Bewegung oder vollständige

Untätigkeit des Rectums, womit das Symptom: „weicher Stuhl wird mit Schwierigkeit entleert", erklärt wird. Es findet sich nur wenig oder gar kein Stuhldrang. Der Stuhl ist hart und knollig wie Schafdung, oder er ist auch weich. Es ist eines unserer nützlichsten Mittel bei Verstopfung der Kinder, wenn das Rectum trocken und entzündet ist und wenn es aus dem Anus blutet. *Alumina* unterscheidet sich von *Bryonia* hauptsächlich durch die Stärke der rectalen Untätigkeit. Ein trockner Mund und eine entzündet aussehende Zunge weisen auf *Alumina* hin. Die Stuhlentleerung ist sehr anstrengend, und der Stuhl wird in sehr kleinen Portionen entleert, stückchenweise sozusagen. Wenn die Symptome von *Alumina* in einem Fall sehr deutlich sind, so kann das am Gebrauch von Aluminium-Geschirr zum Kochen liegen. Sogar Quellwasser, das man in einem Aluminium-Topf abkocht, wird beim Abkühlen ein weißes Sediment absetzen.

Bryonia. Der große, harte, trockene Stuhl, von *Bryonia,* wie verbrannt, ist jedem Homöopathen geläufig. Die Verstopfung des Mittels ist durch Trockenheit hervorgerufen und es findet sich kein Drang. *Alumina* ist ähnlich. Dessen Verstopfung ist ebenso auf die Trockenheit zurückzuführen, aber es hat vollständige Untätigkeit des Rectums, so daß sogar der weiche Stuhl schwer entleert werden kann. Bei *Bryonia* werden die Stühle mit großer Schwierigkeit entleert, weil die Därme ebenso atonisch sind, wie bei *Veratrum album* und *Opium.* Bei *Nux* sahen wir, daß es eine Verstopfung hervorruft und auch heilt, die auf einer launischen, unregelmäßigen Peristaltik beruht. *Bryonia* hat eine Verstopfung, wo nicht nur die Verdauungsdrüsen nicht mehr arbeiten, sondern auch die muskuläre Tätigkeit vermindert ist. Verstopfung kleiner Kinder ist nach Hughes oftmals durch die 30. Potenz von *Bryonia* zu heilen. Es heißt, daß es besser bei rheumatischen Menschen und im Sommer wirkt. Oftmals wird sich als Begleitung der *Bryonia*-Verstopfung die geistige Verfassung der

Reizbarkeit und schlechten Laune finden. Ältere Homöopathen haben *Bryonia* und *Nux vomica* im Wechsel bei hartnäckigen Fällen mit gutem Erfolg gegeben.

Natrium muriaticum. Alle Muriatica haben krümeligen Stuhl und so ist die Verstopfung von *Natrium muriaticum* ebenfalls mit einem harten und krümeligen Stuhl verbunden. Das Rectum ist trocken, der Stuhl ist schwer zu entleeren und verursacht Blutungen, Schmerzen und Wundheitsgefühl im Rectum. Es findet sich ein vergeblicher Stuhldrang, mit Stichen im Rectum. Es hilft manchmal in den hartnäckigsten Fällen, die mit Hypochondrie verbunden sind. *Magnesium muriaticum* hat eine Verstopfung mit schwierig zu entleerendem Stuhl, der aus harten Klumpen, wie Schafdünger, zusammengesetzt ist, die obendrein trocken sind, so daß sie zerkrümmeln, wenn sie den Anus passiert haben. *Ammonium muriaticum* hat das gleiche Symptom des trockenen und krümeligen Stuhls, der mit Schleim bedeckt sein kann. Bei der Verstopfung junger Leute, die Akne und Comedonen haben, sollte man an *Natrium muriaticum* denken.

Lycopodium. Wie *Nux* hat *Lycopodium* das Gefühl, daß nach dem Stuhl etwas zurückgeblieben ist. Verstopfung, die auf einer Verkrampfung des Rectums beruht, verlangt dieses Medikament und hier erinnert es an *Silicea*. Die Verstopfung ist ebenfalls mit Haemorrhoiden verbunden. Das Rectum zieht sich zusammen und fällt mit dem Stuhl vor. Die Stühle sind trocken und hart, oder der erste Teil hart und der spätere weich. Hartmann empfiehlt es bei der Verstopfung der Kinder und der schwangeren Frauen. Viel Darmgeräusche nach dem Stuhl ist eine zusätzliche Indikation. *Nux* und *Lycopodium* können leicht unterschieden werden, obwohl beide vergeblichen Stuhldrang haben. Bei *Nux* haben wir gesehen, daß es die Folge einer unregelmäßigen, peristaltischen Aktion ist, während es bei *Lycopodium* durch die Verkrampfung des Rectums hervorgerufen wird. Hier sind ebenfalls die geistigen

Symptome von großer Wichtigkeit: die Depression, die Melancholie und die Ängstlichkeit sind charakteristisch.

Graphites. Es ist eines unserer besten Mittel bei Verstopfung, soweit man überhaupt bei der Homöopathie von besten Mitteln sprechen kann. Es findet sich kein Stuhldrang. Der Patient hat manchmal tagelang keinen Stuhl, und wenn er einen bekommt, so ist er aus kleinen, runden Bällchen zusammengesetzt, die mit Stückchen von Schleim zusammengeheftet sind und die große Schmerzen bei der Entleerung verursachen, die durch die Fissuren am After hervorgerufen werden. Diese Fissuren, ebenso wie die Haemorrhoiden, die dieselben begleiten, brennen, schmerzen und jucken unerträglich. Außerordentliche Wundheit beim Abwischen nach dem Stuhlgang ist eine Indikation. Drei oder vier Mittel sind gewöhnlich bei Fissuren des Anus angezeigt: *Silicea, Acidum nitricum, Ratanhia, Paeonia.* Diese werden die meisten Fälle von Analfissuren zusammen mit *Graphites* in Ordnung bringen. Schmerzen im After nach dem Stuhlgang ist für *Graphites* typisch, und manchmal hat das Mittel vergeblichen Drang. Der mit Schleim bedeckte Stuhl und das starke Wundsein des Anus, das allgemeine *Graphites*-temperament mit Traurigkeit und Fettleibigkeit lassen dieses Mittel leicht wählen. *Graphites* paßt besonders bei Frauen, die darunter leiden, daß sie dem natürlichen Drang zum Stuhl nicht Folge leisten können.

Platina hat Trägheit des gesamten Verdauungstraktes, erfolglosen Stuhldrang und große Trockenheit im Rectum. Der Stuhl scheint im Rectum zu haften wie Leim oder Kitt. Es findet sich große Schwäche im Bauch und das Gefühl, als ob ein Gewicht im Rectum sei, welches nicht entleert werden kann. Es wird als ein Mittel für die Verstopfung von Auswanderern und Reisenden angesehen, so daß möglicherweise eine zusätzliche Indikation durch Beschwerden angezeigt ist, die durch den Wechsel der Lebensart bedingt sind. Es ist auch ein Mittel für Verstopfung bei Bleivergiftung. Es findet sich häufiger

Stuhldrang, wenig und trockener Stuhl und große Schwäche im Bauch. Wie bei *Ignatia* finden sich scharfe Stiche im Rectum.

Silicea. Wenn die Verstopfung durch mangelhafte Ausstoßungskraft des Rectums und eine Verkrampfung des Sphinkter hervorgerufen ist, dann ist *Silicea* das Mittel. Der Sphinkter schließt sich plötzlich und der teilweise schon hervorgebrachte Stuhl schlüpft zurück.

Causticum hat eine Verstopfung, die durch Kraftlosigkeit des Rectums bedingt ist, so daß der Patient beinahe steht, um eine ausreichende Kraft zu entwickeln, um den Stuhl zu entleeren. Aber die spastische Komponente von *Silicea* fehlt. Wie *Graphites* hat *Silicea* ebenfalls ein erhebliches Wundsein um den Anus, ebenso Feuchtigkeit und Nässe. Es findet sich ebenso Stuhldrang und das Gefühl, als ob Kot im Rectum zurückgeblieben sei.

Veratrum album. Obwohl dieses Mittel eines unserer größten Diarrhoe-Mittel ist, hat es doch einen bemerkenswerten Effekt bei der Behandlung der Verstopfung. Folgende Symptome: Es findet sich eine vollständige Atonie der Gedärme, wie bei *Bryonia* und *Opium.* Der Kot häuft sich in großen Mengen im Rectum, der Patient strengt sich an und strengt sich an und bricht dabei häufig in Schweiß aus. Aber zum Schluß gibt er es auf und die Faeces müssen mechanisch entfernt werden. Manchmal gelingt dem Patienten eine Entleerung aus eigener Kraft. Dann sind die Stühle groß, hart und schwarz. Wie bei der Diarrhoe ist der Patient nach dem Stuhlgang geschwächt. Dr. Bryce sagt, daß es von allen Medikamenten, die er je versucht hätte, am schnellsten Stuhl hervorbringen würde. Er nennt die 3. Potenz. Es folgt gut auf *Nux vomica,* besonders bei der Verstopfung der Kinder.

Podophyllum 12. Potenz hat sich bei Verstopfung der Kinder bewährt. Natürlich werden die oben genannten Medikamente nicht jeden Fall von Verstopfung heilen, aber sie werden bei genauem Hinsehen dem größten Teil der Fälle entsprechen.

Phosphor hat eine Verstopfung von langem, dünn geformten Stuhl, der mit großer Kraft entleert werden muß.

Ödeme, Wassersucht

Apis mellifica. Bei Wassersucht nach Scharlach und bei akuter, febriler Wassersucht ist *Apis* das Medikament, wenn der Patient keinen Durst hat. Es paßt besonders bei Fällen, wo die Niere die Ursache für die Erkrankung ist. Die Haut ist blaß und wächsern, durchsichtig, der Urin spärlich, und *Apis* wird sehr rasch den Urinfluß in Gang bringen. U. U. findet sich Nesselsucht der Haut. Wenn die Wassersucht vom Herzen kommt, findet sich auch eine Schwellung der Beine. Wenn eine Brustwassersucht vorhanden ist, so findet sich Atemnot und das Gefühl, als ob der Tod bald eintreten würde, aber es fehlt die Angst davor, wie bei *Arsenicum* und *Aconit.* Die Schwellung unterhalb der Augen ist ebenfalls charakteristisch, ebenso ein Zerschlagenheits- und Krankheitsgefühl im ganzen Körper. *Apis* ist ein sehr nützliches Mittel, wenn sich nach einer serösen Entzündung die Ausschwitzungen nicht wieder resorbiert haben. Daher rührt sein Gebrauch bei Ascites, Hydrothorax, Hydrocephalus usw. Bei Wassersucht des Knies denke man auch an *Jodum. Apis* sollte man in diesen Fällen besser in Trituration geben.

Arsenicum paßt bei allen Formen der Wassersucht, besonders bei solchen, die von Störungen des Herzens und der Lungen herrühren. Aber auch bei renaler Wassersucht ist es von Bedeutung. Es findet sich eine Schwellung im Gesicht mit einem Ödem oberhalb der Augenlider, eine wächserne, durchscheinende Haut, Durst, Erbrechen usw., Ulcerationen an den Beinen. Bei Schwellungen, die ein Serum absondern, ist es ebenfalls von Nutzen, ebenso wie *Rhus tox.* und *Lycopodium. Arsenicum* ist ein wichtiges Diuretikum.

Acidum aceticum. Hier finden sich eine wächserne, ausgemergelte, alabasterfarbene Haut und Schwellungen besonders an den unteren Gliedmaßen und am Abdomen. Ferner Durst, saures Aufstoßen, Wasseraufstoßen und Diarrhoe, ein zusammengebrochener Allgemeinzustand. Es steht zwischen

Apis und *Arsenicum,* hat aber großen Durst, und die hauptsächlichen Magensympthome sind von Arsenicum verschieden. Starkes Schwitzen.

Apocynum cannabium hilft bei Schwellungen, die bei Wassersucht irgendwo auftreten, Ascites, Hydrothorax etc., wenn sich
keine organische Erkrankung findet. Es hilft selten mehr als nur
palliativ, obwohl es bei Nierenerkrankungen u.U. mehr hilft.
Ein besonderes Symptom des Mittels ist das Schwächegefühl in
der Magengrube, verträgt keine Nahrung, großer Durst, aber
das Trinken verursacht Beschwerden, das Herz schlägt unregelmäßig, langsamer und schwacher Puls. Es scheint besser zu helfen, wenn man es in substantiellen Dosen gibt, und es scheint
kein Diuretikum in niedrigen Dosierungen zu sein, so daß daher
sein Effekt höchstens palliativ ist, und wenn es gebraucht wird,
so sollte es nach Möglichkeit frisch zubereitet sein.

Digitalis. Herzwassersucht, schwacher, unregelmäßiger
Puls, das Gefühl, als ob das Herz stillstehen würde, mit
gleichzeitigem Verlangen tief durchzuatmen, spärlicher,
dunkler, eiweißhaltiger Urin, langsamer Puls, Skrotum und
Penis geschwollen. Hydropericard, Hydrothorax. Kalter
Schweiß, Hirnödem. Wassersucht nach Scharlach, Anasarca
mit blauer cyanotischer Farbe. Bei Wassersucht der Brust
sollte *Mercurius sulfuratus* erwähnt werden.

Acidum muriaticum bei Wassersucht von Lebercirrhose.

Helleborus ist ein nützliches Mittel bei vielen Formen der
Wassersucht. Es findet sich eine gallertartige Diarrhoe, dunkler und spärlicher Urin. Man mag es bei allgemeinem Hautö-
dem verwenden, bei Ascites, bei Ödemen nach Scharlach,
wobei es sich als ausgezeichnetes Mittel bewährt hat. Plötzliche Wassersucht, die von großer Schwäche begleitet wird.
Hydrocephalus.

Lachesis. Wassersucht mit dunklem, eiweißhaltigem Urin,
dunkler oder bläulich-weißer Haut. Hydrothorax mit Erstik-
kungsanfällen nach Scharlachfieber sind eine Anzeige für das
Mittel.

Terebinthina. Wassersucht durch Nierenerkrankung, dumpfer Schmerz in der Nierenregion und dunkler, wolkiger Urin.

Colchicum. Wassersucht mit dunklem Urin, besonders als Komplikation beim Rheumatismus.

Lycopodium. Wassersucht von Lebererkrankung, untere Hälfte des Körpers und des Bauches. Ulcerationen an den unteren Gliedmaßen.

Ohrenerkrankungen

Belladonna ist das Mittel bei der akuten Otitis, mit grabenden, bohrenden, rasenden Schmerzen, die plötzlich auftreten
und sehr heftig sind. Das Trommelfell ist mit blutgefüllten
Gefäßen bedeckt. Es ist das Mittel, wenn die Ohrenschmerzen zu heftig für *Pulsatilla* auftreten. Die Schmerzen kommen
und gehen ganz plötzlich. Alle Symptome sind schlimmer bei
Nacht und werden durch Wärme gebessert.

Bayes empfiehlt *Aconit* bei den wahnsinnigen Schmerzen
der Otitis, und er meint, daß es besser helfen würde als *Chamomilla* oder *Pulsatilla*. Die befallenen Partien sind dunkelrot, schneidende, stechende und klopfende Schmerzen mit
großer Empfindlichkeit sind vorhanden. Es paßt bei Ohrenschmerzen durch plötzlichen Temperaturabfall. Schlimmer
bei Nacht und durch Wärme verschlimmert. Es hilft jedoch
nur für die Zeit, die der Exposition unmittelbar folgt. In dieser Beziehung sagt Copeland: »Es unterscheidet sich dadurch
von *Ferrum phosphoricum*, daß dieses wärend einer viel län-
geren Periode der Erkrankung wirksam ist.«

Pulsatilla ist ein großes Ohrenmittel. Es hilft besonders bei
der Otitis externa. Das Ohr ist heiß, rot und geschwollen, und
es finden sich ziemlich schwere, schießende, rasende und pulsierende Schmerzen, die nachts schlimmer werden. Es nimmt
ebenfalls den höchsten Platz bei der akuten Mittelohrentzündung ein. Es ist ebenso bei reichlichem, dickem, grüngelbli-
chem Eiter aus dem Ohr angezeigt, Taubheit und das Gefühl,
als ob die Ohren verstopft seien, oder als ob etwas herausge-
brochen sei. Es finden sich auch rauschende Geräusche synchron mit dem Puls. Es paßt besonders für die subakuten Fälle. Jucken tief im Ohr.

Plantago. Ohrenschmerzen verbunden mit Zahnschmerzen. Auch ausgezeichnet lokal hilfreich. Die Schmerzen gehen durch den Kopf von einem Ohr zum anderen.

Tellurium. Ein ausgezeichnetes Mittel bei der Mittelohrentzündung mit dünnem, scharfem, stinkendem Ausfluß, der sehr reichlich und langanhaltend fließt. Der Gehörgang ist empfindlich gegen Berührung.

Hydrastis sollte nicht bei den katarrhalischen Entzündungen des Mittelohrs übersehen werden, die einen Nasen-Rachen-Katarrh begleiten, Ohrgeräusche und dicker, zäher Ausfluß.

Kalium sulfuricum hilft in typischen *Pulsatilla*-fällen mit orangegelben Ausflüssen.

Ferrum phosphoricum ist sehr hilfreich bei Ohrbeschwerden, die sich durch einen kongestiven und entzündlichen Charakter der Beschwerden auszeichenen, besonders bei anämischen Patienten. Es ist ein zuverlässiges Mittel bei akuten Ohrenschmerzen. Es hat Ohrgeräusche wie *Pulsatilla*, aber nicht die besondere Taubheit, und wie *Borax* hat es eine Empfindlichkeit gegen Geräusche. Der Schmerz ist klopfend oder scharf stechend und tritt in Anfällen auf. Dr. Wanstall macht folgende praktische Aufstellung:

1.) Eine Tendenz, daß sich der Entzündungsprozeß ausbreitet, statt daß er umschrieben bleibt.
2.) Dunkle, fleischige Röte der Teile.
3.) Ein schleimig-eitriger Ausfluß mit einer Neigung zu Blutbeimengungen.
4.) Das Auftreten des Ausflusses erleichtert die Beschwerden nicht.
5.) die Schmerzen treten in Anfällen auf.

Copeland empfiehlt es besonders bei Ohrenschmerzen, die nach Einwirkung von naßem Wetter auftreten.

Kalium muriaticum ist ein hilfreiches Mittel beim Tubenkatarrh und katarrhalischen Infekten des Mittelohrs. Es scheint die eustachische Röhre zu reinigen, die in diesen Fällen verstopft ist und dadurch Taubheit, subjektive Geräusche und zurückgezogenes Trommelfell hervorruft. Es ist nützlich bei chronischer Eiterung, indem es die Granulationen zurückbringt und die Heilung beschleunigt. Langsam fortschreitende Schwerhörigkeit wird oftmals durch dieses Mittel gebessert. Auch bei hartnäckigen Ekzemen im Ohrbereich, besonders wenn sie gleichzeitig mit Magenbeschwerden verbunden sind, passen auf dieses Mittel. Es ist ein ausgezeichnetes Einzelmittel für die Taubheit, die nach eitrigen oder katarrhalischen Mittelohrentzündungen zurückbleibt (Moffat).

Magnesium phosphoricum hat einen rein nervösen Ohrenschmerz, der sich an der kalten Luft verschlimmert und der durch Wärme gebessert wird. Bellows gibt ihm den ersten Platz bei den nervösen Ohrenschmerzen.

Kalium phosphoricum ist ein Mittel bei den chronischen Eiterungen des Mittelohrs, mit stinkendem, dreckigem Eiter, der auch bräunlich und wässrig sein kann.

Chamomilla paßt besonders beim kindlichen Ohrenschmerz. Die Schmerzen sind heftig, durch Wärme verschlimmert, die Backen sind rot, der Patient ist ruhelos, verdrießlich und es findet sich große Empfindlichkeit und heftiges Leiden. Verschlimmerung nachts und durch die leichteste Kälte.

Borax. Das Kind schreckt nervös mit dem Schmerz auf. Schleimig-eiterige Otorrhoe.

Dulcamara. Ohrenschmerzen, die bei jedem Wetterwechsel auftreten, schlimmer nachts. Besserung durch Anwendung von trockener Wärme.

Sanguinaria. Klimakterische Ohrenschmerzen.

Capsicum entspricht Otitis media mit Perforation des Trommelfells und Schmerzhaftigkeit das Warzenfortsatzes. Es paßt bei chronischer Eiterung des Ohrs mit berstendem Kopfschmerz und Frösteln. Die Ohren sind heiß, der Schmerz erstreckt sich zum Hals, das Trommelfell ist perforiert und es entleert sich gelber Eiter. Man kann es von *Hepar* dadurch unterscheiden, daß die Empfindlichkeit größer als bei *Hepar* ist. Es fehlt ihm die nächtliche Verschlimmerung von *Mercurius*. Dr. Weaver hat Fälle gesehen, wo bereits die Indikation zur Operation des Warzenfortsatzes bestand, die durch *Capsicum* geheilt wurden. Er warnt vor zu niederigen Potenzen. Subakute Entzündung der eustachischen Röhre mit großen Schmerzen und einem Gefühl der Trockenheit und Hitze im Hals indizicren *Capsicum*.

Calcarea carbonica hilft bei chronischen Ohrbeschwerden von skrofulösen Kindern. Es finden sich Jucken am Trommelfell, schlechtes Hören, Summen und Brausen in den Ohren, eitriger Ausfluß mit Perforation des Trommelfells, Polypen, usw., Taubheit nach Arbeiten im Wasser.

Acidum nitricum kann sich ganz nützlich bei Mastoidabszessen und syphilitischen Ohrbeschwerden erweisen.

Kalium bichromicum. Entzündung des Mittelohrs, Ulcerationen am Trommelfell mit zähem, fadenziehendem und eiterigem Ausfluß. Scharf stechende Schmerzen. Ein wertvolles Mittel in den späteren Stadien, wenn nach Befall des Pharynx die eustachische Röhre nicht mehr richtig belüftet werden kann.

Aurum hat ein kongestives Rauschen in den Ohren, Empfindlichkeit gegen Geräusche, stinkenden Ausfluß, bohrende Schmerzen im Mastoid, Karies und Perforation des Trommelfells.

Barium carbonicum muß bedacht werden, wenn man Taubheit in Verbindung mit geschwollenen Mandeln findet. Ebenso Ohrgeräusche bei Arteriosklerose.

Phosphorus. Taubheit gegenüber der menschlichen Stimme, gut bei alten Leuten, wenn der Patient ständig geringe Mengen von Blut aus der Nase schneuzt.

Mercurius ist sehr hilfreich bei eitrigen Mittelohrentzündungen, mit Schwellung der Parotis und stinkendem Atem. Es entspricht besonders skrofulösen und syphilitischen Veranlagungen des Ohrs, ferner bei proliferierenden Mittelohrerkrankungen, Schwerhörigkeit durch geschwollenen Tonsillen. Der Ausfluß ist dünn und scharf, die Ohren, Zähne und das Gesicht schmerzen, die Beschwerden verschlimmern sich nachts. Charakteristisch ist ein Verstopfungsgefühl und ein wundes Rauhheitsgefühl ebenso wie ein Ohrenrauschen.

Mercurius dulcis hat chronische Entzündung des Mittelohrs, mit tieftönenden Ohrgeräuschen. Das Trommelfell ist verdickt, zurückgezogen und unbeweglich durch Lufteinblasung. Es paßt besonders bei Taubheit durch Katarrh der eustachischen Röhre.

Graphit hat Katarrh der eustachischen Röhre und Schwerhörigkeit, die sich beim Fahren im Wagen bessert. Klebriger Ausfluß ist eine Anzeige ebenso wie Ekzembildung.

Carbo vegetabilis hat Ohrenvereiterung nach exanthematischen Erkrankungen. Ohren trocken.

Carbo animalis kann nicht sagen, woher Geräusche kommen.

Jodum heilte bei Dr. Hughes einen Fall von katarrharischer Taubheit.

Silicea. Sehr wertvoll bei eiterigen Mittelohrentzündungen, besonders, wenn die Fälle durch Karies oder Nekrose der Knochen kompliziert sind, und von einem dünnen, wundmachendem und stinkenden Ausfluß begleitet sind, der kleine Teile von Knochen enthält. Die Perforationen des Trommelfells heilen unter *Silicea* sehr rasch.

(Anmerkung des Übersetzers: Durch eine schlimme Erfahrung gewarnt, möchte ich davon abraten, *Silicea* zu früh und zu hoch bei einer Mittelohrentzündung, die eitrig verläuft, einzusetzen. Ich habe einen Fall von Meningitis nach einer eitrigen Mittelohrentzündung erlebt, bei der der Ohrenfluß nach einer Hochpotenz von *Silicea* sofort aufhörte, wonach dann die Symptome der Meningitis eintraten.)

Ein besonderes Symptom, welches auf dieses Mittel hinweist, ist ein Jucken und Kribbeln im Bereich der Eustachischen Röhre. Es finden sich ebenfalls schießende Schmerzen
durch das Ohr und heftiger Schweiß, plötzliche schnaufende
und krachende Geräusche im Ohr, als ob eine Platzpatrone
explodieren würde. Es fördert die Abheilung des Trommelfells. Es ist sehr häufig indiziert bei einer anhaltenden, chronischen Otorrhoe mit Überempfindlichkeit gegenüber Geräuschen. Dr. Moffat empfiehlt ein Wechsel zu *Lapis albus*,
nachdem *Silicea* schon zu lange angewandt worden ist (*Lapis
albus* ist ein Kalksilikat).

Hepar sulphuris ist ebenfalls nützlich bei eitriger Mittelohrentzündung und es ist bei Ohrenschmerzen nützlich,
wenn Eiterung droht. Es findet sich starkes Wundheitsgefühl
und eine Empfindlichkeit gegen leichteste Berührung, akute
Verschlimmerung der Beschwerden, wenn der Ausfluß zunimmt, der dick, cremig und etwas stinkend ist. Patienten,
die *Hepar* benötigen, sind reizbar und empfindlich gegen den
geringsten Luftzug.

Lachesis hat Brüllen und Singen in den Ohren, welches
durch Stecken des Fingers in das Ohr und Schütteln desselben
erleichtert wird.

Crotalus hat ein Verstopfungsgefühl im Ohr und das Gefühl, als ob Ohrenschmalz herauslaufen würde.

Conium produziert eine große Menge von dunklem Ohrenschmalz.

Hepar paßt besonders bei eitriger Mittelohrentzündung
nach Scharlach.

Causticum ist ein nützliches Mittel bei Ohrenbrausen und
Summen, Worte und Geräusche hallen unangenehm wieder.
Es paßt zum Katarrh der eustachischen Röhre.

Chenopodium hat Taubheit der tiefen Töne, während die
höheren Töne ganz deutlich gehört werden. Es paßt besondes
bei Erkrankungen des Gehörnerves.

Sanguinaria hat Brausen und Summen in den Ohren und schmerzhafte Empfindlichkeit gegenüber Geräuschen.

Acidum salicylicum hat Menière und einfache Taubheit mit Tinnitus.

Arnica hat sich auch bei Menière bewährt. Schmerzen im Ohrknorpel, als ob er zerbrochen sei, ist ebenfalls eine Indikation für *Arnica*.

Bryonia wird von Dr. Wright bei Menière empfohlen, in Fällen, wo der Schwindel durch eine plötzliche Bewegung auftritt, oder wenn man sich von einem Stuhl erhebt.

Sulphur ist bei einem stark stinkenden Ausfluß aus den Ohren angezeigt, wo das Ausspülen der Ohren nicht gut tut und die Ohren rot, rauh und von dem Ausfluß wund sind.

Psorinum ist in Fällen von stinkendem Ausfluß aus den Ohren besser als *Sulphur*. Dabei findet sich eine allgemein ungesunde Konstitution des Patienten, Pickel im Gesicht, um die Nase und Ohren herum, das Blut ist unsauber und der ganze Organismus ist heruntergekommen. Dieses Mittel sollte bei Ohrenerkrankungen nicht gering geschätzt werden, und es ist besonders bei Fällen von chronischer Mittelohrentzündung zu erwägen, wenn es sich um eine psorische Konstitution handelt, wo andere gut gewählte Mittel und Methoden nicht zum Erfolg geführt haben.

Operationsschock

Veratrum album zeigt das typische Bild eines Operations-
schocks, die plötzliche Hinfälligkeit, den plötzlichen Wechsel, der die Patienten überfällt. Kalter Schweiß, der Körper ist
kalt, besonders die Extremitäten, Blässe, verzerrte Gesichtszüge, vollständige Abschlaffung. Manchmal einige tetanische
Spasmen. Der Atem ist flach, kaum zu spüren, obwohl physische Unruhe besteht. Dieses Mittel wird von unseren besten
Chirurgen benutzt. Dr. Mitchell aus Chicago sagt, daß es das
Herz ebenso rasch stimuliert, wie eine subkutane Spritze von
Strychnin. Man darf es nicht zu früh geben. Es ist gefährlich,
es bei diesen Zuständen tiefer als in der C3 zu benutzen.

Camphora. Wie *Veratrum* produziert dieses Mittel eine
plötzliche Hinfälligkeit, Kälte und schwachen Puls, die Körperoberfläche ist kalt und klamm, es beginnt sich eine Cyanose zu entwickeln oder Haut und Lippen werden blau. Der
Schock scheint noch tiefer zu liegen als der von *Veratrum,* der
Atem ist kalt, der Puls ist rasch, Zunge und Lippen zittern
und der Patient scheint am Rande des Todes zu stehen. Die
Atmung ist langsam und seufzend. Er bekommt ein hippokratisches Aussehen, die Nasenspitze und die Wangen sind
kalt. Innerlich findet sich ein Brennen. Wenn die Temperatur
gleich nach der Operation unter die Norm sinkt und der Blutdruck niedrig ist, ist *Camphora* C1 gut indiziert. Es geht dem
Veratrum album voran.

Arsenicum hat Brennen und paßt gut zu der erethischen
Form des Schocks mit Ängstlichkeit und Ruhelosigkeit.

Digitalis. Langsamer, unregelmäßiger, schwacher Puls.
Der Patient ist bläulich-blaß und hat ein Leeregefühl im Epigastrium.

Carbo vegetabilis paßt bei einem Kollaps, der noch schlimmer ist und einen hoffnungslosen Charakter hat. Es wird ein
Stupor ausgebildet, der gegenüber allen Stimulantien resistent

ist. Es findet sich mehr Cyanose als bei *Camphora*. Der Kreislauf scheint still zu stehen, der Puls ist kaum zu tasten und der Atem rasselt. Es ist um so mehr indiziert, wenn der Schock von einem starken Blutverlust herrührt oder bei Patienten, bei denen mehr Ausleerungen als nervliche Umstände den Schock hervorgerufen haben.

China ist den zuletzt geschilderten Umständen am ähnlichsten, aber es findet sich mehr nervöse Erregbarkeit und eine ängstliche Verfassung.

Arnica. Traumatischer Schock, Übelkeit, Schmerzen, langsamer und schwacher Puls, der Patient ist stuporös und bewußtlos.

Opium. Hier haben wir beinahe vollständige Gefühllosigkeit, der Patient fällt in einen Stupor. Blaues, livides Gesicht, laute Atmung, träger Hirndruck. Der Puls, die Atmung und die Kälte unterscheiden es von *Camphora*.

Hypericum paßt, wenn der Schock durch Schmerzen verursacht wurde, besonders bei Verletzungen von nervenreichen Körperteilen.

Anm. d. Übers.: Nach Kent ist *Strontium carbonicum* ein Mittel bei Operationsschock. Allerdings finden sich im Arzneimittelbild von *Strontium carbonicum* keine besonderen Hinweise auf Kollapszustände oder ähnliches.

Orchitis

Pulsatilla. Orchitis und Epididymitis nach unterdrücker Gonorrhoe verlangen dieses Mittel. Die Hoden sind zurückgezogen, vergrößert, empfindlich und dunkelrot, und es finden sich ziehende Schmerzen entlang den Samensträngen, die bis in die Oberschenkel schießen.

Hamamelis. Schlüsselsymptom ist außerordentliche Schmerzhaftigkeit. Es findet sich ein dumpfer Schmerz in Testes und Samensträngen. Franklin betrachtet dieses Mittel bei Orchitis als sehr wertvoll.

Acidum oxalicum. Neuralgische Schmerzen in den Samenleitern.

Belladonna. Große Empfindlichkeit, Unerträglichkeit der Schmerzen und reflektorische Neuralgie verlangen nach diesem Mittel.

Clematis. Gonorrhoeische Orchitis oder nach Erkältung, wobei die Hoden hart wie Stein sind und schmerzhaft. Es bringt besonders gut die Schwellung und Empfindlichkeit zurück. Die Hoden sind zurückgezogen. Ferner finden sich Empfindlichkeit und pressende Schmerzeen in den Samensträngen, besonders rechts. Die Urethra ist sehr gereizt und die Schmerzen werden im allgemeinen nachts in der Bettwärme schlimmer.

Gelsemium ist ein ausgezeichnetes Mittel, sagt Helmuth, wenn die Krankheit von einem unterdrückten Tripperausfluß oder durch plötzliche Kälte und Nässe ausgelöst worden ist.

Rhododendron. Chronische Orchitis, verhärtete Testes mit der Tendenz zur Atrophie. Charakteristisch ist das Gefühl, als ob die Hoden gequetscht seien.

Aurum. Chronische Orchitis, schlimmer rechts, Neuralgie der Samenstränge.

Staphisagria hat brennende und stechende Schmerzen im rechten Samenstrang mit Ziehen im rechten Hoden.

Spongia verursacht Härte und Schwellung der Hoden und paßt bei schlecht behandelter Orchitis, wenn sich ein quetschender Schmerz in den Hoden einstellt. Es paßt zur chronischen Orchitis und zur Epididymitis. Die Samenstränge sind geschwollen und schmerzhaft, schießende Schmerzen ziehen durch die Samenstränge. Bei Orchitis folgt es gut auf *Pulsatilla* und *Hamamelis*.

Erkrankungen der Ovarien

Apis mellifica. Es gibt nur wenige Mittel, die soviel ovarielle Symptome haben, wie *Apis*. Es findet sich eine aktive Anschoppung des rechten Ovars, welches zur Ovariitis führt, mit Schmerzhaftigkeit der Leistengegend, brennend, stechend und Geschwulstbildung. Beginnende Ovarialcysten wurden durch dieses Mittel gestoppt. Bezeichnend für die Indikation ist die Taubheit, die sich bis in die Oberschenkel erstreckt. Es hat sich auch bei Erkrankungen des linken Ovars bewährt. Es findet sich ebenso Spannen in der Brust mit gleichzeitigem Reflexhusten und Harndrang.

Mercurius corrosivus. Hughes bevorzugt dieses Mittel bei der ovariellen Neuralgie. Ebenso indizieren es Peritonealkomplikationen.

Bovista hat Ovarialtumoren geheilt.

Belladonna ist ein Mittel, welches besonders bei Vergrößerungen der Drüsen in Frage kommt, und es ist deshalb besonders hilfreich bei der akuten Ovariitis, besonders wenn das Peritoneum beteiligt ist. Die Schmerzen sind klopfend und greifend, sind schlimmer auf der rechten Seite, die geringste Erschütterung ist schmerzhaft, die Patientin ist außerordentlich empfindlich. Die Symptome erscheinen plötzlich. Gerötetes Gesicht und andere *Belladonna*symtome sind vorhanden.

Platinum. Die Ovarien sind empfindlich, brennende Schmerzen, Herabdrängen, chronische ovarielle Reizung mit sexueller Erregung. Häufig findet sich eine Verhärtung der Ovarien.

Palladium. Schwellung und Verhärtung des rechten Ovars. Es fehlen die geistigen Smyptome von *Platina,* die Eigenliebe und Erregung.

Aurum. Ovarialtumoren.

Lilium. Ovarialneuralgie. Brennende Schmerzen vom Ovar in das Abdomen und in die Oberschenkel ausstrahlend. Schießende Schmerzen vom linken Ovar über die Schamregion oder zu den Brüsten.

Staphisagria ist sehr hilfreich bei ovarieller Reizung der nervösen, reizbaren Frau. Hypochondrische Stimmung.

Lachesis. Schmerzen im linken Ovar, die durch Ausflüsse des Uterus erleichtert werden. Kann nichts Schweres auf dem Bauch ertragen. Hughes und Guernsey sind der Ansicht, daß *Lachesis* besonders gut auf das rechte Ovar wirkt. Andere denken genau das Gegenteil, jedenfalls ist die Neigung der Erkrankungen so, daß sie meistens von der linken auf die rechte Seite überwechseln. Vereiterung und chronische Vergrößerung der Ovarien sprechen unter Umständen für eine *Lachesis*-Indikation.

Zincum. Bohren im linken Eierstock, durch Ausfluß erleichtert, durch Druck etwas gebessert. Zappelige Füße.

Graphites. Schwellung und Verhärtung des linken Ovars, ebenso Schmerzen im rechten Ovar mit verspäteten, spärlichen Menses.

Argentum metallicum. Quetschende Schmerzen im linken Ovar und das Gefühl, als ob das Ovar vergrößert sei.

Naja. Heftige krampfhafte Schmerzen im linken Ovar. Dr. Hughes fand es bei versteckten Ovarialschmerzen von nicht entzündlicher Art bewährt.

Arsenicum. Brennende, spannende Schmerzen in den Ovarien, besonders rechts. Ovariitis durch heiße Anwendungen gebessert. Der Patient ist durstig, reizbar und ruhelos.

Colocynthis. Kolikartige Schmerzen der Ovarien, greifende Schmerzen, die durch Nachvornebeugen gebessert werden. Stechende Schmmerzen tief in der rechten Ovarialgegend. Nach Southwick ist es auch bei kolikartigen Schmerzen des linken Ovars brauchbar. Manchmal besteht Wassersucht.

Hamamelis. Ovariitis und Ovarialneuralgie. Ludlan empfiehlt dieses Mittel bei der subakuten Form der gonorrhoeischen Ovariitis. Es mildert die Schmerzen und ordnet die
menstruellen Störungen. Ovariitis nach einem Schlag. Es finden sich quälende Schmerzen im ganzen Abdomen. Die äußere Anwendung eines heißen Extraktes von *Hamamelis* wirkt
Wunder, um die Qualen und Schmerzen, die bei einer Ovariitis auftreten, zu lindern.

Jodum. Kongestion und Ödem des rechten Ovars. Schwin-
den der Brüste. Dumpfe, pressende, keilartige Schmerzen, die
vom rechten Ovar bis zum Uterus sich wie ein Pflock ausdehnen und sich während der Menses verschlimmern.

Thuja. Linksseitige Ovariitis mit Verdacht auf Geschlechts-
krankheit verlangen nach *Thuja.* Murrende Schmerzen, die
ständig in den Ovarien auftreten, bei gleichzeitiger geistiger
Reizbarkeit, verlangen nach *Thuja.*

Podophyllum hat Schmerzen im rechten Ovar, die sich auf
dieser Seite in den Oberschenkel erstrecken. Taubheit ist ein
Begleitsymptom.

Pankreaserkrankungen

Iris versicolor hat einen positiven Effekt auf die Pankreas und Dr. Farrington gibt folgende Symptome als Indikation für das Mittel an: Brennender Schmerz in der Pankreasgegend, mit Erbrechen von süßlichem Wasser. Der Speichel hat einen fettigen Geschmack. Es findet sich wässrige Diarrhoe, die unverdautes Fett enthält, schlimmer morgens. Üble Kopfschmerzen sind Begleitsymptome.

Jodum. Dieses Mittel verursacht bei den Speicheldrüsen eine vermehrte Sekretion von wässrigem Speichel. Es hat ebenso ein heftiges, reichliches Erbrechen von wässriger oder saurer Beschaffenheit, hat eine Diarrhoe von reichlichem, mildem, wässrigem und schaumigem Stuhl, der Fett enthält, und es hat einen heftigen Schmerz im Epigastrium und Rükken. Es findet sich starke Auszehrung, der Patient ist hungrig, ißt enorm und magert trotzdem ab. Es findet sich ein Geschmack nach Seife im Mund und allgemeine Vergrößerung der Drüsen.

Phosphorus erweist sich als wertvoll bei tuberkulösen Patienten, die Zeichen der fettigen Degeneration der verschiedensten Organe aufweisen, besonders des Herzens, der Leber oder der Nieren. Die Stühle sind unverdaut und enthalten Fetteile, das Gesicht ist blaß, gelb und der Patient ist anämisch. Es ist nützlich bei Atrophie der Pankreas mit Diabetes. Ölig aussehender Stuhl mit Beimengungen, die wie Froschlaich oder Sago aussehen, sind charakteristisch.

Belladonna. Reil und Büchner zählen *Belladonna* zu den Mitteln für Pankreaserkrankungen. Der Letztere sagt: „Katarrh des Pankreasganges wird am besten durch *Belladonna* getroffen und von *Mercurius* gefolgt. Baehr empfiehlt *Atropinum sulfuricum* bei Pankreaserkrankungen. *Belladonna* ist das wirkungsvollste Mittel bei der akuten hämorrhagischen Pankreatitis.

431

Peritonitis

Aconit. Wenn die Peritonitis nach der Einwirkung von Kälte entsteht, und nur dann, ist *Aconit* das Mittel. Die Indikationen bestehen im raschen Ansteigen des Fiebers mit heftigen Peritonealschmerzen. Hierbei wird es die Schmerzen und den wütenden Fiebersturm mildern. Sobald dieses erfolgt ist, sollte man das Mittel wechseln. Es kann zufällig das Mittel bei der traumatischen Peritonitis sein, aber sobald die Erkrankung sich lokalisiert hat, ist *Aconit* von keinerlei Nutzen mehr, ebensowenig nach Perforation, Darmverschluß oder bei infektiösen Formen. Bei heftigen Fieberattaken sind die niedrigen Dilutionen in häufigen Gaben vorzuziehen.

Ferrum phosphoricum ist ebenso ein wertvolles Mittel für eine Peritonitis, die durch die Einwirkung von Kälte aufgetreten ist.

Bryonia. Das zweite Stadium der Peritonitis, besonders bei der sehr ernsthaften, paßt gut auf *Bryonia*. Man sollte sich jedenfalls zur Regel machen, daß es trotzdem nicht gegeben werden sollte, wenn eine starke Diarrhoe vorhanden ist. So sehen wir, daß dieses Mittel dann in Frage kommt, wenn das wichtigste Stadium dieser Erkrankung eingetreten ist, und es sollte solange gegeben werden, bis ein Erguß auftritt oder Eiterung, und dann die Symptome nicht mehr länger passen. Es ist indiziert, wenn das Fieber mit brennender Hitze überall ist. Der Patient ist in einer ungeduldigen, zornigen Stimmung, und die Reizbarkeit des Nervensystems ist typisch. Es findet sich heftiger Durst, der Patient trinkt viel und bricht unter Umständen sofort hinterher wieder. Der Patient ist wechselnd kalt und heiß, und das Hauptsymptom des Mittels ist natürlich vorhanden, nämlich die scharfen, stechenden Schmerzen im Abdomen, schlimmer durch Druck und Bewegung. Der Bauch ist ebenso geschwollen, heiß und empfindlich. Es findet sich Verstopfung, und der Patient hat eine gelbgraue Hautfarbe.

Sulfur folgt gut auf *Bryonia*. Wenn jedoch Ulcussymptome da sind, so sollte man es nicht geben, da es dann nur eine Zeitverschwendung darstellen würde. Es folgt auf *Aconit* bei der Peritonitis nach Erkältung.

Belladonna hat charakteristischerweise ein geschwollenes Abdomen, das gespannt ist wie eine Trommel, sehr empfindlich gegen Berührung, so empfindlich, daß der Patient die Bettdecken entfernen möchte. Die kleinste Erschütterung verschlimmert sehr. Es findet sich stechende Hitze des Körpers und es scheint herauszudampfen, wenn man die Bettdecken anhebt. Der Bauch ist intensiv heiß. Es findet sich starke Hirnerregung, unter Umständen Delirium, die Ausflüsse sind spärlich oder unterdrückt. Das geringste Geräusch, lautes Sprechen und Licht verschlimmert. Der Patient ist sehr unwohl. Er muß ständig die Lage wechseln, aber dadurch wird es nur noch schlimmer. Es hat das Gefühl, als ob die Därme gepackt oder umkrallt würden, mit einem starken Druck gegen die Genitalorgane. Das letztere Symptom ist beinahe entscheidend. Es gibt ebenso ein anhaltendes, quälendes Würgen und Erbrechen sogar von Galle. Besonders dieses Erbrechen wird von *Belladonna* gebessert. Dr. Kafka empfiehlt in Fällen, wo *Belladonna* versagt, *Atropinum sulfuricum* D6, und insbesondere hilft dieses Mittel bei der sekundären Peritonitis von empfindlichen Patienten am Beginn der Perforation.

Mercurius. Sobald die Eiterung begonnen hat, das Abdomen aufgetrieben ist und es klar ist, daß sich ein teils seröser, teils eitriger Erguß gebildet hat, der Patient starr wird und schwitzt, ist *Mercurius* das Mittel. Es folgt gut und oft auf *Belladonna*. Es hat die nächtliche Verschlimmerung, das Verlangen nach kaltem Wasser, das Aufstoßen und die diarrhoeischen Stühle. Häufige Fieberanfälle mit kriechenden Frösten und reichlichem Schweißausbruch, der nicht erleichtert, sind eine Gruppe von wertvollen Symptomen für *Mercurius*.

Mercurius corosivus ist ebenfalls hilfreich, besonders bei der eitrigen Form mit brennenden und schneidenden Schmerzen. Hughes zieht es der *Bryonia* in den meisten Fällen vor, aber es ist anscheinend eher bei den eitrigen als bei den serösen Fällen indiziert. Peritonitis mit Erguß. Die entzündliche Wirkung des Mittels ist besonders akut und tendiert rapide zu einer septischen und gangränösen Entwicklung. Es ist besonders nützlich bei heftigen Fällen.

Rhus toxicodendron. Bei einer typhoiden Entwicklung ist *Rhus* in den meisten Fällen das Mittel. Das Fieber ist hoch, die Zunge trocken, die Zungenspitze rot, die Haut trocken, und es findet sich große Hinfälligkeit und Schwäche. Es kommt erst in den späteren Stadien in Frage, nach *Bryonia,* wenn sich eine Schwellung des Abdomens gebildet hat und Diarrhoe aufgetreten ist, der eine Verstopfung vorangegangen ist. Seine Zuordnung zu den septischen Stadien und seine gutbekannte Kraft, der Aufnahme von giftigen Stoffen vorzubeugen, läßt es zu einem außerordentlich wertvollen Medikament werden.

Terebinthina. Wenn Nierenkomplikationen auftreten und sich ein heftiger, ziehender Schmerz in der Nierengegend einstellt und spärlicher, blutiger und unterdrückter Urin vorhanden ist, ferner außerordentliche Auftreibung des Bauches, Schwäche und Hinfälligkeit, so wird dieses Mittel nicht enttäuschen.

Lachesis. Ein anderes Mittel für schlimme Formen ist *Lachesis.* Hier ist das Fieber nachts schlimmer. Die leichteste Berührung der Körperoberfläche ist unerträglich. Es folgt gut auf *Belladonna.* Es findet sich Empfindlichkeit an einer Stelle und es sind typhusartige Symptome vorhanden. Bei Entzündungen, die von Gangränbildungen begleitet sind, wie man es bei Appendizitis findet, ist es gut indiziert.

Apis ist vielleicht bei der chronischen Form nützlich, wenn Tendenz zu Wasseransammlungen besteht.

Colocynthis wird empfohlen, aber es paßt kaum zu entzündlichen Erkrankungen irgendwelcher Art. Es gehört eher zu den neuralgischen Medikamenten.

Arsenicum jodatum paßt besonders für die tuberkulöse Form und *Arsenicum album* ist von großem Wert bei septischen Fällen der asthenischen Typen.

Pleuritis

Bryonia paßt für die meisten Fälle von Pleuritis und sein Arzneimittelbild entspricht mehr als alle anderen dieser Krankheit. Es sollte gegeben werden, wenn das Stadium der Exsudation erreicht worden und das Fieber ein wenig abgeklungen ist, obwohl das Fieber immer noch recht beträchtlich sein kann. Es finden sich Reibegeräusche und das hervorstechende Symptom der scharfen, stechenden Schmerzen, die von der leichtesten Bewegung verschlimmert werden. Sogar das Atmen ist schmerzhaft und der Patient liegt auf der schmerzhaften Seite, um die Bewegung einzuschränken. Trokkene Pleuritis während einer Pneumonie oder Tuberkulose. Es folgt auf *Aconit*.

Aconit ist das Mittel für Schüttelfrost und hohes Fieber, scharf abgesetzter Frost. Aber es ist nur im ersten Stadium nützlich, bevor die Exsudation angefangen hat. Es finden sich scharfe Stiche in der Brust durch die heftige Kongestion, aber wenn diese besonders hervorragen, indizieren sie normalerweise *Bryonia*. Eine zusätzliche Indikation für *Aconit* ist, wenn der Fieberanfall nach einem Frost auftritt, der von einem starken Schweißausbruch gefolgt wird. Die gute Wirkung dieses Mittels wird meist sofort eintreten.

Ranunculus bulbosus. Scharfe, stechende Schmerzen in der Brust, schlimmer auf der rechten Seite. Es ist manchmal als wirksam befunden worden, um den Erguß zu resorbieren.

Stannum. Messerartige Schmerzen in der linken Achsel.

Asclepias ist ebenso ein Mittel bei Pleuritis. Es findet sich ein trockener, hackender Husten, geringer Auswurf, die Schmerzen werden durch Vorwärtsbeugen gemildert. Die Schmerzen sind heftig. Hale sagt: „Es scheint ein schwächeres *Bryonia* zu sein und ist sicherlich nicht für schwerere Fälle geeignet."

Apis. Pleuritis mit Exsudation, Hydrothroax; ein nützliches Mittel nach dem Stadium der Ausschwitzung, wenn das Fieber nachgelassen hat und die Schmerzen aufgehört haben.

Sulfur paßt bei allen Formen von Exsudation. Es findet sich ein scharfer, stechender Schmerz durch die linke Lunge zum Rücken, schlimmer beim Liegen auf dem Rücken und von der geringsten Bewegung. Es folgt gut auf *Aconit* und *Bryonia.* Es ist eines unserer wertvollsten Resorptionsmittel.

Hepar. Eitrige Exsudation. Es ist ein ausgezeichnetes Mittel, wenn die Pleuritis mit Bronchitis kompliziert ist. Es wird bei der organisierenden Pleuritis nicht versagen, wenn die besonderen Indikationen vorhanden sind. Es wird die Fälle einer eitrigen Pleuritis klären, bei denen sich eine Tendenz zu tuberkulöser Entwicklung zeigt.

Belladonna. Pleuritis bei Kindern vom kongestiven Typ, die manchmal durch Krampfanfälle eingeleitet werden, anstelle von Fieber.

Arnica. Pleuritis nach äußerer Verletzung verlangt *Arnica.* Es nützt bei der traumatischen und hämorrhagischen Pleuritis.

Cantharis. Ein gutes Medikament bei reichlicher, serofibrinöser Exsudation. Es wird durch die Dyspnoe, das Herzklopfen, reichliche Schweiße, Schwäche und die Tendenz, spärlichen und eiweißhaltigen Urin zu bilden, indiziert. Dr. Jousset betrachtet *Cantharis* als ein hervorragendes Mittel bei der exsudativen Pleuritis. Bei Tieren hat es eine solche hervorgerufen.

Arsenicum. Seröse Pleuritis, manchmal erleichtert es eine schmerzhafte, asthmatische Atmung rasch und unterstützt die Resorption. Meistens ist es ein rasch wirkendes Mittel. *Arsenicum jodatum* paßt zu tuberkulosen Fällen ebenso wie *Jodoform.*

Pleurodynie

Ranunculus bulbosus wirkt besonders auf die Brustwand, indem es einen Schmerz wie Pleurodynie hervorruft. Die Symptome werden durch Wetterwechsel verschlimmert. Hughes beschreibt ausgezeichnete Erfolge, wenn der Schmerz so stark ist, daß der Patient sich nicht bewegen mag, und viele andere haben dieses bestätigt. Es hat ebenso einen linksseitigen Schmerz unterhalb der Mamma.

Aconit ist nützlich, wenn die Schmerzen durch Einwirkung von trockenen, kalten Winden hervorgerufen wurden und Fieber vorhanden ist.

Cimicifuga wird von Hughes bei Pleurodynie empfohlen, die schlimmer rechts ist, besonders wenn sie hysterischen Ursprungs ist oder von Gebärmuttererkrankungen herrührt. Es hat ebenso linksseitigen Schmerz unterhalb der Mamma. Als Begleitsymptom tritt meistens ein Schwächegefühl in der Magengrube auf.

Arnica ist das Mittel bei Pleurodynie oder rheumatischer Pleuritis nach Überanstrengung. Die Brust fühlt sich zerschlagen an, der Schmerz wird durch Bewegung verschlimmert und noch mehr durch Druck.

Rhus radicans hat Pleurodynie mit Schmerzen, die in die Schulter ausstrahlen.

Gaultheria paßt bei Pleurodynie, wenn der Schmerz im vorderen Mediastinum lokalisiert ist.

Guajacum. Nach Farrington versagt dieses Mittel selten bei Pleurodynie der Tuberkulose.

Bryonia hat stechende und ziehende Schmerzen, die durch Bewegung und Ausatmung verschlimmert werden. Sie werden durch Liegen auf der befallenen Seite gemildert und unterscheiden sich insofern von *Nux vomica,* bei welchem der Patient nicht auf der schmerzhaften Seite liegen kann. *Bryonia* ist besonders bei der rheumatischen Diathese nützlich. (Es hat sich auch bei Brustkorbprellungen und schmerzhaften Rippenfrakturen bewährt. D. Übers.).

Pneumonie

Aconit. Wahrscheinlich ist keine Tatsache in der Medizin so gut begründet, egal in welcher med. Schule, als die gute Wirkung von *Aconit* bei Lungenentzündung. Es ist das Mittel der Mittel im ersten Stadium der Pneumonie, da es mehr als alle anderen den Symptomen entspricht, die man gewöhnlich in diesem Stadium findet. Es sollte natürlich nicht bei dieser oder irgendeiner anderen Krankheit im ersten Stadium oder in irgendeinem Stadium angewandt werden, wenn die Symptome nicht dafür passen.

Die Symptome sind folgende: Hohes Fieber, dem ein deutlicher Frost vorangeht. Der Puls ist voll, hart und gespannt. Die vorangehende Einwirkung sollte man auch in Betracht ziehen: Trockene, kalte Winde. Die Haut ist heiß und trocken, ohne irgendeine Feuchtigkeit auf ihr. Es findet sich ein *harter, trockener, rauher* und *schmerzhafter Husten.* Möglicherweise ist etwas Auswurf vorhanden und wenn, so ist er wässrig, serös und schaumig, vielleicht mit etwas Blut tingiert, aber nicht dick. Der Beginn von dicker Expectoration zeigt, daß die Exsudation begonnen hat, und nun ist *Aconit* nicht länger das Mittel. Ebenso findet sich Schmerz bei *Aconit,* der kaum ertragen werden kann. Diese Symptome werden von großer Ruhelosigkeit, Herumwerfen, Ängstlichkeit und möglicherweise Todesangst begleitet. Wenn man sieht, wie *Aconit* in solchen Fällen hilft, wird man sein Zutrauen in die homöopathischen Mittel erst richtig finden. *Veratrum viride* ist dem *Aconit* in mancher Beziehung ähnlich, aber es ist leicht zu unterscheiden. Es hat einen vollen, raschen Puls und starke arterielle Erregung. Die Augen glitzern und es findet sich ein roter Streifen in der Mitte der Zunge. Möglicherweise ist es öfter am Beginn der Pneumonie indiziert als *Aconit.*

Eine der wichtigsten Indikationen für *Aconit* bei Lungenentzündung ist die Plötzlichkeit des Beginns, besonders, wenn es bei jungen, plethorischen Personen auftritt, die voller Leben und Kraft sind. Denn es ist bezeichnend, daß Entzündungen bei solchen Patienten immer sehr plötzlich erscheinen. Bei *Gelsemium* fehlt die Plötzlichkeit des *Aconit*. Hier ist die Müdigkeit im Vordergrund und die beiden Mittel dürften niemals verwechselt werden.

Ferrum phosphoricum ist wie *Aconit* das Mittel der ersten Stadien, bevor die Exsudation begonnen hat, und wie bei *Aconit* ist die Exsudation – wenn überhaupt – dünn, wässrig und etwas mit Blut durchzogen. Es ist ein nützliches Mittel bei der heftigen Kongestion der Lunge sowohl am Beginn der Krankheit als auch während der Dauer, wenn sich zeigt, daß die Entzündung sich ausbreitet. Auf diese Weise entspricht es dem, was man als Sekundärstadium der Pneumonie bezeichnet, besonders bei älteren und geschwächten Patienten. Es findet sich hohes Fieber, ein beengtes und rasches Atmen und blutige Expectoration, sehr wenig Durst. Es finden sich ausgedehnte Lungengeräusche und wahrscheinlich weniger die extreme Ruhelosigkeit und Angst, die *Aconit* charakterisieren. Dieses Mittel zusammen mit *Kalium muriaticum* bildet die Behandlung von Schüssler bei dieser Erkrankung.

Jodum paßt sowohl für das erste als auch für das zweite Stadium der Pneumonie, besonders bei der kruppösen Form. Es hat hohes Fieber und Ruhelosigkeit wie *Aconit,* aber die Hepatisation breitet sich rasch aus. Es besteht ein entschiedener Husten und große Atemschwierigkeiten, als ob die Brust sich nicht ausdehnen wollte. Das Sputum ist blutdurchzogen. *Jodum* kann auch bei den späteren Stadien nützlich sein, wenn die Lösung nicht richtig vorangehen will und die Lunge mit hektischen und eitrigen Symptomen zusammenzubrechen droht. Dr. Kafka, unser berühmter deutscher Kollege, verordnete tropfenweise *Jodum* in der 1., 2., 3. Dilution alle Stunde oder so ähnlich, sobald sich die klinischen Zeichen der Pneumonie zeigen, und er behauptet, daß er damit den Prozeß der Hepatisation innerhalb von 24 Stunden zu Ende bringt. Er meint, daß *Aconit* vollständig unnötig bei der Behandlung der Pneumonie sei. *Jodum* wird ebenso hervorragend von Prof. T.F. Allen besprochen.

Veratrum viride. Bei heftigen Kongestionen über der Brust, die der Pneumonie vorangehen, ist *Veratrum viride* wahrscheinlich das Mittel, und hierbei sieht man, daß es mehr am Beginn der Erkrankung gebraucht wird, besonders, wenn heftige arterielle Erregung vorhanden ist, Atemnot, Druck auf der Brust und Magensymptome mit Übelkeit und Erbrechen. Die Erkrankung sitzt sehr tief und insofern ähnelt es *Sanguinaria*. Aber es unterscheidet sich von diesem Mittel, indem es von wenig Nutzen nach der Hepatisation ist. Es findet sich hohes Fieber, heftige Herzaktion, der Puls ist voll, hart und rasch und die Zunge hat einen roten Strich in der Mitte. Dieses letztere Symptom ist das charakteristische Führungssymptom des Mittels. Die Alveolen an den unteren Lungenlappen sind mit schaumigem Schleim gefüllt. Der Puls läßt es unterscheiden, weil er voll und hart ist; hart, rasch und klein indiziert *Aconit*. Schreit Ceter und Mordio und beginnt ein scheußliches Delirium mit tiefrotem, gedunsenem Gesicht und Kopfschmerzen. So stellt sich *Veratrum viride* dar. Man muß sich davor hüten, eine cardiale Dekompensation mit diesem Mittel zu verschlimmern.

Bryonia ist *das* Mittel für die Pneumonie. Es bietet wie kein anderes Mittel das pathologische Bild dieser Erkrankung, und es folgt auf *Aconit, Ferrum phosphoricum* und *Veratrum viride*. Das Fieber hält an, aber die Haut ist nicht so heiß und der Patient ist nicht so ruhelos wie bei *Aconit*. Der Husten von *Bryonia* ist leiser und meistens feuchter als bei *Aconit* und meistens finden sich scharf stechende Pleuritisschmerzen. Der Husten von *Bryonia* ist zuweilen hart und trocken und der Auswurf spärlich und rostrot, also typisch für Pneumonie. Es findet sich umschriebene Röte der Wangen, leichtes Delirium und Apathie. Die Zunge ist meistens trocken und der Patient möchte völlig in Ruhe gelassen werden. Es ist ein rechtsseitiges Mittel und attackiert das Parenchym der Lunge und ist wahrscheinlich eher bei der kruppösen Form der Pneumoniee indiziert. Der Patient fürchtet, husten zu müssen und hält den Brustkob mit den Händen, um auf diese Weise dem Schmerz, der durch diesen Husten verursacht wird, vorzubeugen. Es kommt ihm vor, als ob die Brustwand in Stücke zerreißen würde. Die Schmerzen in der Brust, schlimmer durch Bewegung und tief Durchatmen, sind durch Liegen auf der rechten oder schmerzhaften Seite erleichtert, da dieses die Bewegung der Seite vermindert. Ein Husten, welcher auch entferntere Teile des Körpers zum Schmerzen bringt, verlangt nach *Bryonia*. *Phosphor* folgt meistens der *Bryonia* bei Pneumonie und ist komplementär. Pneumonien, die durch Pleuritis kompliziert sind, finden in *Bryonia* ein excellentes Mittel. Heilbert glaubt, daß *Cantharis* die schmerzhaften Züge der frühen Entwicklung der Exsudation besser als irgendein sonstiges Mittel erleichtert, ein Wink, der von Dr. Jousset stammt, der dieses Mittel vielfach anwandte.

Kalium muriaticum. Seit Schüsslers Wirken ist dieses ein bevorzugtes Mittel einiger Ärzte geworden und das nicht ohne Grund. Die klinischen Erfahrungen haben gezeigt, daß dieses Mittel, im Wechsel mit *Ferrum phosphoricum* gegeben, eine Behandlung der Pneumonie bildet, die in vielen Fällen erfolgreich war.

Die Symptome, die nach *Kalium muriaticum* verlangen, sind so, wie Schüssler sie beschrieben hatte, sehr mager. Es wird nur deshalb gegeben, weil fibrinöse Exsudation in den Lungen stattfindet. Es findet sich ein weißer, zäher Auswurf und die Zunge ist weiß belegt. Es paßt besser auf das zweite Stadium, denn wenn das dritte Stadium mit dickem, gelbem Auswurf erscheint, wird es durch *Kalium sulfuricum* in der biochemischen Nomenklatur ersetzt.

Phosphorus ist „der Groß-Mogul für die Lobärpneumonie." Man soll sich daran erinnern, daß *Phosphor* nicht wie

Bryonia das Mittel ist, wenn die Lungen vollständig hepatisiert sind, obwohl es eines der wenigen Mittel ist, welche tatsächlich bei der Prüfung Hepatisation hervorgerufen haben. Wenn Bronchialsymptome vorhanden sind, so ist es das Mittel, und cerebrale Symptome während einer Pneumonie verlangen eher *Phosphorus* als *Belladonna*. Es findet sich Husten mit einem Schmerz unter dem Sternum, als ob etwas losgerissen sei. Es besteht ein Druckgefühl über dem oberen Teil der Brust und Zusammenschnüren des Kehlkopfes. Es finden sich Schleimrasseln, mühevolle Atmung, gelblich-schleimiges Sputum mit Blutspuren darin oder rostigfarben wie bei *Bryonia*. Nach *Phosphor* folgt *Hepar sulfuris* ganz natürlich, sobald sich das Exsudat zu lösen beginnt. Es ist das Mittel des 3. Stadiums und das Fieber ist nicht mehr so hoch.

Tuberculinum. Arnulphy sagt, daß dieses Mittel bei der Lobärpneumonie sowohl *Phosphor* als auch *Antimonium tataricum* übertrifft und kompetente Beobachter sind überzeugt, daß es eine wichtige Rolle bei der Behandlung der Pneumonie spielt, und einige verwenden es in jedem Fall als Zwischenmittel. Die Dosierung variiert zwischen der 6. und 30. Potenz.

Wenn typhoide Symptome während einer Pneumonie auftreten, dann hilft *Phosphor* ausgezeichnet. *Phosphor* folgt gut auf *Bryonia,* indem es komplementär dazu ist. Es findet sich das Gefühl, als ob die ganze Brust voller Blut wäre, was eine Beengung der Atmung verursacht, ein Symptom, welches man häufig genug bei der Pneumonie vorfindet. Hughes meint, daß *Phosphor* bevorzugt bei fast allen Lungenaffektionen junger Kinder gegeben werden sollte. Lilienthal sagt, daß *Phosphor* unser großes Tonicum für Herz und Lungen ist.

Hyoscyamus. Dr. Nash betrachtet dieses Mittel als eines der besten bei der typhoiden Pneumonie und er meint, daß es häufiger als irgendein anderes Mittel dabei angezeigt sei.

Sanguinaria. Wenn Sanguinaria bei einer Pneumonie angezeigt ist, so zeigt sich Fieber, Brennen und Völlegefühl im
oberen Teil der Brust, trockener Husten, scharfe stechende
Schmerzen mehr rechts, Atemnot, und der Auswurf ist rostfarben und ähnelt insofern *Phosphorus.* Es hat umschriebene
Röte und brennende Hitze der Backen, besonders am Nachmittag. Die Hände und Füße sind entweder sehr heiß oder
kalt, und das Herz ist schwach und unregelmäßig. Es findet
sich eine starke Anschoppung der Lungen, und die Kongestion ist sehr heftig. Insofern erinnert es an *Veratrum viride,*
aber die arterielle Erregung ist bei *Veratrum viride* stärker.
Sanguinaria hat eine unvollkommene Lösung und eitrigen
Auswurf, wie *Sulfur,* aber dieser ist stinkender, welches sogar
dem Patienten so vorkommt.

Chelidonium. Bei der biliösen Pneumonie wird selten ein
anderes Mittel häufiger angewendet werden als *Chelidonium.* Es finden sich stechende Schmerzen unter der rechten
Skapula, loser, rasselnder Husten und schwierige Expectoration, Druck auf der Brust, wie bei *Antimonium tataricum*
und fächernde Atembewegungen der Nasenflügel wie bei *Lycopodium.*

Mercurius ist der biliösen Pneumonie ähnlich. Die Stühle
werden es unterscheiden lassen, indem die von *Mercurius*
eher schleimig und von Tenesmus begleitet auftreten. Der
Auswurf ist meistens blutstreifig, bei *Chelidonium* findet sich
eine starke Sekretion der Luftröhre, ähnlich wie bei *Antimonium tataricum* und die Unmöglichkeit, dieselbe herauszuhusten. Man hat es sehr bei der katarrhalischen Pneumonie junger Kinder empfohlen, wo reichliche Sekretion vorhanden ist
und die Unfähigkeit, dieselbe herauszuhusten. Die rechte
Lunge ist bei Fällen, die nach *Chelidonium* verlangen häufiger befallen.

Antimonium tartaricum ist besonders bei der Pneumonie
und der Pleuropneumonie im Stadium der Lösung angezeigt.

Es finden sich feine, feuchte Geräusche, die man über allen Teilen der hepatisierten Lunge finden kann. Sie sind deutlich unterschieden von den Geräuschen bei *Ipecac.* Sie sind fein, während die von *Ipecac* grob sind. Bei *Antimonium tartaricum* findet sich starke Beengung der Atmung, schlimmer gegen Morgen, was den Patienten zwingt, sich zum Atmen aufzusetzen. Es finden sich ebenfalls scharfe, stechende Schmerzen und hohes Fieber, wie bei *Bryonia,* und wahrscheinlich paßt es eher zu der katarrhalischen Form als zu der kruppösen. Biliäre Symptome — falls vorhanden — kontraindizieren nicht, weil im Arzneimittelbild sich viele derselben finden. Es findet sich ein besonderes Symptom: Der Patient ist sicher, daß der nächste Husten den Schleim herausbringt, aber es geht nicht. Wenn eine mangelnde Reaktion vorhanden ist, wie bei alten Leuten oder sehr jungen Kindern, ist dieses Mittel ganz besonders indiziert.

Kalium carbonicum ist vielleicht dem *Bryonia* ähnlicher, als sonst irgendein Mittel durch das Symptom seiner scharfen, stechenden Schmerzen in der Brust. Sie werden durch Bewegung verschlimmert, aber anders als bei *Bryonia,* kommen sie nicht, wenn der Patient sich bewegt, und finden sich mehr in den unteren Partien der rechten Lunge. Bei Pneumonie mit starker Dyspnoe und viel Schleim in der Brust, der, wie bei allen Kalisalzen, schwierig abzuhusten ist, mit schnaufender und pfeiffender Atmung, ist *Kalium carbonicum* das Mittel, besonders wenn der Husten sehr quälend ist. Es kommt häufig infrage, wenn *Antimonium tartaricum* und *Ipecacuanha* versagt haben, den Auswurf herauszubringen.

Kalium bichromicum ist durch seinen wohlbekannten, zähen, fadenziehenden Auswurf indiziert.

Sulfur ist ein Mittel, welches in jedem Stadium der Pneumonie gebraucht werden kann. Im Beginn bestimmter Stadien kann es eine schlimme Entwicklung verhüten, wenn die Symptome es indizieren. Es verhütet Hepatisation und führt die Reaktion wieder herbei, wenn sich ein unvollständige oder langsame Lösung einstellt. Wenn der Fall sich typhös entwikkelt und die Lunge zusammenzubrechen droht, wenn sich Rasselgeräusche finden und ein schleimig-eitriger Auswurf, langsame Sprache, trockene Zunge und Symptome hektischen Fiebers, so ist *Sulfur* das Mittel. Schwäche und Hinfälligkeit sind charakteristische Symptome. Jones sagt, daß Atemnot, die nachts zwischen 12 und 2 Uhr auftritt und den Patienten zwingt sich aufzusetzen, ein wertvolles Symptom ist. Sein Gebiet ist vor allen Dingen die vernachlässigten Pneumonien bei psorischen Konstitutionen, die die Tendenz haben, sich zur Tuberkulose zu entwickeln.

Bei eitrigem Auswurf ist *Sanguinaria* das bessere Mittel, besonders wenn er stinkt und dieses sogar dem Patienten so vorkommt. Wenn die Lunge hepatisiert ist, und der Patient in der Nacht ruhelos und fiebrig ist, wenn Geschwüre drohen und wenn sich keine Tendenz zur Erholung zeigt, dann kann man sich auf *Sulfur* verlassen.

Lycopodium ist ebenso ein nützliches Mittel bei der verzögerten oder nur teilweisen Lösung. Es findet sich Enge über der Brust, Schmerzen über der Lunge, allgemeine Schwäche. Hughes sagt, daß es das beste Mittel sei, wenn Fälle in eine akute Tuberkulose einzumünden drohen.

Pocken

Aconit. Plötzlicher Anstieg der Temperatur mit hohem Fieber, Durst und Ruhelosigkeit sind die Hauptindikationen für *Aconit*. Viele drücken ihre Enttäuschung vom Gebrauch dieses Mittels aus und bevorzugen *Gelsemium* am Beginn, und tatsächlich paßt sein Bild bei dieser Erkrankung häufiger, als das von *Aconit*. Der Schmerz im Rücken, in den Gliedmaßen und der Kopfschmerz, wie ein Band um den Kopf, finden sich unter *Gelsemium*, und wenn Dumpfheit und Apathie vorhanden sind, so ist es um so mehr indiziert.

Belladonna paßt auf die kongestiven Typen mit schweren Kopfschmerzen, Rückenschmerzen und purpurrotem Gesicht, was man besonders bei kleinen Kindern sieht. Hughes stimmt mit Baehr überein, daß *Belladonna* beim Beginn des Fiebers homöopathischer ist als *Aconit*.

Veratrum viride mag in Fällen angezeigt sein, wo der Kopf heiß und die Extremitäten kalt und cyanotisch sind. Rückenschmerzen, Fieber und Schweiß.

Bryonia ist auch ein Mittel des ersten Stadiums. Es hat Übelkeit, Erbrechen, schweren Kopfschmerz und hohe Temperatur. Der Ausschlag kommt langsam heraus und alle Symptome werden durch Bewegung verschlimmert. Es paßt besonders bei Negern.

Cimicifuga paßt gemäß einem Beobachter gut bei starken Rückenschmerzen und rheumatischen Beschwerden. Der Körper fühlt sich zerschlagen an, das Bett ist zu hart, die Muskeln fühlen sich so an, als ob sie zerstoßen wären.

Rhus tox. hat ähnliche Symptome wie Ruhelosigkeit, Kopfschmerzen und ist ein gutes Mittel am Beginn der Bläschenbildung, wenn diese noch klein sind und wenn die Pusteln schwarz werden von dem Erguß, der sich in ihnen bildet und wenn Diarrhoe und dunkelblutige Stühle auftreten. Starkes Jucken und Schwellungen verlangten *Apis*.

447

Antimonium tartaricum paßt besser bei Pocken, als irgenein anderes Mittel der Materia medica. Rokitansky bestätigte die Ähnlichkeit zwischen den Pusteln von Pocken und denen, die durch *Tartarus emeticus* gebildet worden waren. Hughes betrachtet es sogar als ein Routinemittel. Bei diesem Mittel steht die Blasen- und Pustelbildung im Vordergrund. Die Schleimhäute sind beteiligt und Bronchitis oder Bronchopneumonie sind gewöhnlich vorhanden mit dem charakteristischen Husten und den Symptomen des Auswurfs. Es finden sich quälende Schmerzen in den Lenden. Es paßt besonders gut bei Fällen, die gleichzeitig eine Gastritis haben. Man hat es sogar als ein Präventivmittel betrachtet. Es paßt ebenso in Fällen, wo der Ausschlag nicht richtig herauskommt. Es übt tatsächlich einen abortiven Einfluß auf den Pockenprozeß aus und deckt häufig den Fall von Anfang bis Ende.

Thuja. Boenninghausen hat dieses Mittel mit Erfolg gebraucht und glaubt, daß es das beste kurative und präventive Mittel für die Pocken ist. Es paßt am besten im Sadium der Eruption mit milchigen, flachen, schmerzhaften Pusteln, auf einer dunkel entzündeten Umgebung. Die Pusteln stinken. Das Mittel paßt besonders bei strumösen und sykotischen Kindern. Hartmann empfahl *Sulfur* sowohl präventiv als auch kurativ. Es paßt nicht nur zum eitrigen Stadium, sondern ebenso, wenn sich Gehirnsymptome als Folge zeigen. Dr. Wilkinson betrachtet *Hydrastis* als so spezifisch bei den Pocken, wie *Belladonna* beim Scharlachfieber. *Variolinum* C30 wurde von manchen als spezifisch für das Stadium angesehen, bei dem die Bläschen sich in Pusteln verwandeln. Dr. Bishop glaubt, daß dieses Mittel in allen Fällen völlig ausreicht. Es würde alle gefährlichen Symptome rasch zurückbringen, die Bläschen würden eintrocknen und Narbenbildung würde verhütet. Dr. Zopfy braucht nur *Variolinum* und *Hepar sulfuris* bei dieser Erkrankung. Arndt empfiehlt es in der 6. oder 12. Trituration.

Vaccinium C30 wurde ausgiebig mit gutem Erfolg benutzt.

Arsenicum. In schlecht verlaufenden und hämorrhagischen Fällen, bei denen sich große Schwäche findet, brennende Hitze, Ruhelosigkeit und ein sich unregelmäßig entwickelnder Ausschlag, wo die Pusteln flach, livide, dunkel und hämorrhagisch werden, ist *Arsenicum* das Mittel. Es besteht gleichzeitig Diarrhoe. Dieses zusammen mit anderen *Arsenicum*-Symptomen wird die Wahl leicht ermöglichen. *Lachesis, Crotalus* und *Baptisia* sind ebenso Mittel, an die man denken muß, wenn typhoide oder hämorrhagische Symptome auftreten. Dr. Williams berichtet von einem ausgezeichneten Erfolg bei einer Epidemie, die 1872 in England auftrat. *Hamamelis* ist ebenso dienlich bei hämorrhagischen Formen.

Anacardium. Ein Ausschlag, der den Variola ähnlich ist, wird von *Anacardium* hervorgerufen und es ist oftmals bei Gedächtnisverlust als Folge der Pocken hilfreich. *Sarracenia purpurea* hat auch einen beträchtlichen Ruf bei der Behandlung der Pocken erlangt.

(Anm. d. Übers.: Es mag heute obsolet erscheinen, über die Behandlung der Pocken überhaupt noch etwas zu veröffentlichen. Aber man kann nicht wissen, welche Zeiten auf uns zukommen und ob nicht vielleicht doch eines Tages das Bedürfnis besteht, zu wissen, wie man Pocken homöopathisch behandeln kann!)

Prostataerkrankungen

Sabal serrulata wurde für die verschiedensten prostatischen Beschwerden empfohlen, aber der homöopathische Gebrauch scheint sich auf die akuten Fälle einer vergrößerten und entzündeten Prostata zu beschränken. Die Drüse ist heiß, geschwollen und schmerzhaft. Hier bewähren sich ebenso unsere regulären Entzündungspolychreste, wie *Aconit* und *Belladonna,* und es ist sicherlich nicht nötig von ihnen abzuweichen. *Sabal* ist durchaus nicht unnütz bei der Altershypertrophie. Der Verfasser hat verschiedene Palliativwirkungen gesehen, durch die man einen chirurgischen Eingriff vermeiden konnte.

Conium ist hilfreich bei der chronischen Hypertrophie der Prostata mit erschwertem Harnlassen, welcher mit Unterbrechungen fließt, und meistens findet sich ein Blasenkatarrh als Begleitsymptom. *Conium* paßt zu den Beschwerden älterer Patienten, was beachtet werden sollte. Dr. Bessey empfiehlt *Cimicifuga* wärmstens bei der Prostatahypertrophie.

Ferrum picrinicum ist eines unserer besten Mittel für die Prostatahypertrophie der alten Männer. Die D3 wird empfohlen.

Chimaphila gibt manchmal gute Resultate, indem es den Tenesmus, das häufige Urinieren, die Mißempfindungen bei der Prostatahypertrophie erleichtert. *Spongia* paßt ebenso bei diesen Erkrankungen.

Thuja. Häufiger Urindrang mit wenig Absonderung, der Patient muß stark drücken. Stiche vom Rectum in die Blase ausstrahlend. Absonderung von Prostatasekret morgens beim Erwachen.

Lycopodium. Druckgefühl im Perineum in der Nähe des Anus während des Urinierens.

Rheumatismus

Rhus toxicodendron. Von Anbeginn der Homöopathie ist *Rhus* das große Rheumamittel der Schule, wobei man es höchstens noch mit *Bryonia* vergleichen kann. Der Unterschied zwischen beiden Mitteln muß hier nochmals wiederholt werden.

Rhus	*Bryonia*
Ruhelosigkeit und Verlangen sich ständig zu bewegen weil es die Schmerzen und Leiden erleichtert.	Möchte sich vollständig still halten, weil Bewegung eine Verschlimmerung aller Schmerzen verursacht, und trotzdem zwingen die Schmerzen manchmal den Patienten sich zu bewegen.
paßt besonders bei Rheumatismus der Bänder, der Muskelscheiden usw.	paßt bei Rheumatismus der Gelenke und der Muskelgewebe selber.
Rheumatismus nach Einwirkung von Nässe, wenn man überhitzt und verschwitzt war.	Dies ist nicht die ausgesprochene Ursache für *Bryonia*, obwohl auch *Bryonia* Rheumatismus nach einer solchen Einwirkung haben kann.

Alle rheumatischen Symptome von *Rhus* werden durch Bewegung gebessert. Sie werden schlimmer im Sitzen und schlimmer beim Aufstehen vom Sitzen und im Beginn der Bewegung. Anhaltende Bewegung dagegen bessert. Ebenso bessert Wärme den *Rhus*-Rheumatismus. Feuchtes Wetter und aufziehender Sturm verschlimmert. Ebenso verschlimmert Kälte. Der Charakter der *Rhus*-Beschwerden ist zunächst Steifheit und Schmerzhaftigkeit. Es finden sich ziehende

Schmerzen, ziehende und lähmungsartige Empfindungen und sogar Stiche. Der plötzliche Schmerz im Rücken, den man als Hexenschuß bezeichnet, wird durchaus von *Rhus* gedeckt. *Rhus* hat eine besondere Affinität zu den tiefen Muskeln des Rückens. Es ist wahrscheinlich eines der am häufigsten angezeigten Mittel bei Lumbago. Nebenher sollte man sich daran erinnern, daß es ein Mittel für die Folgen von Überanstrengung ist, ebenso von Zerrungen, Verrenkungen usw., weil es das gleiche für die bindegewebigen Strukturen ist, was *Arnica* für die weicheren Strukturen darstellt. Der Rheumatismus, der nach Rhus verlangt, kann in den verschiedensten Partien des Körpers auftreten. Die unteren Extremitäten scheinen bei den Prüfungen am meisten gelitten zu haben. Die bedeutenden Führungssymptome von *Rhus* sind folgende:

1. Erleichterung durch fortgesetzte Bewegung, obwohl der Lumbago noch durchaus durch Bewegung verschlimmert werden kann.
2. Steifheit und Empfindlichkeit.
3. Verschlimmerung am Beginn der Bewegung.
4. Verschlimmerung durch feuchtes Wetter und Kälte. Kalte Luft wird nicht ertragen, es scheint die Haut schmerzhaft zu machen.
5. Besserung aller Symptome durch Wärme.

Rhus wird nicht jeden Fall von Rheumatismus heilen, aber es wird einen guten Teil derselben in Ordnung bringen.

Bryonia. Der Rheumatismus von *Bryonia* greift die Gelenke direkt an, indem es Gelenkrheumatismus erzeugt, aber ebenso entzündet es das Muskelgewebe, indem es Muskelrheumatismus verursacht. Die Muskeln sind empfindlich und geschwollen, die Gelenke sind heftig entzündet, rot, geschwollen, glänzend und sehr heiß. Die Schmerzen sind scharf, stechend und schneidend in ihrem Charakter, und das Hauptsymptom des Mittels sollte immer vorhanden sein, nämlich die Verschlimmerung durch die leichteste Bewegung. Ebenso verschlimmert Berührung und Druck.

Bei dem Rheumatismus von *Bryonia* besteht wenig Neigung, hin und her zu wandern, wie bei *Pulsatilla* oder *Kalmia*. Man kann es eigentlich kaum mit einem anderen Mittel verwechseln. *Ledum* hat einige ähnliche Punkte. Es kommt dann bei Gelenkrheumatismus infrage, wenn sich nur ein geringer Erguß zeigt, während *Bryonia* zu einem reichlichen Erguß neigt. *Bryonia* scheint gut zu einer sauren Beschaffenheit des Blutes zu passen, welches den Grund abgibt für Rheumatismus. Es hat sauren Schweiß. Ebenso hat *Kalium carbonicum* stechende Schmerzen, jedoch kein Fieber, welches es von *Bryonia* unterscheidet.

Bryonia, Ledum, Nux und *Colchicum* sind die Hauptmittel, die Verschlimmerung durch Bewegung haben. Die Allgemeinsymptome sind meistens vorhanden, wenn der Fall nach *Bryonia* verlangt.

Ausgesprochene Empfindlichkeit der Fußsohlen bei Rheumatismus lassen an *Antimonium crudum* denken.

Causticum ähnelt dem *Rhus* in mancher Beziehung. Im Folgenden sind einige Unterschiede aufgezeigt:

Causticum	*Rhus*
Die Ruhelosigkeit des Mittels erscheint nur nachts.	Ständige Ruhelosigkeit.
Rheumatismus von trockener, kalter und rauher Luft.	Rheumatismus von feuchtem, nassem Wetter.
Die Schmerzen verursachen ständige Bewegung, die aber nicht bessert.	Bewegung bessert die Patienten vorübergehend.

Das Symptom Steifheit der Gelenke verlangt nach *Causticum*. Die Sehnen scheinen zu kurz zu sein, und die Gliedmaßen sind aus ihrer Lage gezogen. Es ist eine bestimmte Art von rheumatischer Arthritis. Wie bei *Rhus* wird es durch Wärme gebessert. Es finden sich ziehende Muskelschmerzen und Empfindlichkeit der Teile, auf denen der Patient liegt. Es wurde als nützlich für den Rheumatismus der Kiefergelenke gefunden. *Rhus* hat ein Knacken des Unterkiefers beim Kauen.

Colocynthis hat Steife der Gelenke und ist ein nützliches Mittel beim Gelenkrheumatismus. *Causticum* hat wie *Guajacum* und *Ledum* gichtische Ablagerungen in den Gelenken. Es findet sich bei *Causticum* viel Schwäche und Zittern, wie alle Präparationen der Pottasche, und es ist selten zu gebrauchen, wenn bei arthritischen Beschwerden Fieber vorhanden ist. Schwäche der Gelenke, kontrahierte Sehnen und ein verstauchtes Gefühl im Hüftgelenk gehörten zu den wichtigen Symptomen.

Ledum ist eines unserer besten Mittel für Rheumatismus und Gicht, vor allen Dingen für die letztere. Das Hauptsymptom, welches immer wieder als besonders charakteristisch beobachtet wurde, ist die Richtung, die der Schmerz nimmt, er geht nämlich von unten nach oben. Wie *Chaulophyllum* oder einige andere hat *Ledum* eine Bevorzugung der kleinen Gelenke. Es bilden sich Knötchen, und die Schmerzen ziehen die Gliedmaßen hinauf. Die Schmerzen werden schlimmer in der Bettwärme. Der Erguß in den Gelenken ist spärlich und wird bald hart in Form von Knötchen, die bereits oben erwähnt wurden. *Ledum* verursacht wie *Colchicum* akute, ziehende Schmerzen in den Gelenken. Schwäche der Gliedmaßen, Taubheit und Kälte des Gesichtes.

Kalmia hat auch Schmerzen, die nach oben ziehen, aber der Charakter der Schmerzen läßt es unterscheiden. Es sollte daran erinnert werden, daß *Ledum* ein ausgezeichnetes Mittel beim Erythema nodosum rheumatischen Ursprungs ist. *Ledum* verursacht und heilt in bestimmten Fällen eine hartnäckige Schwellung der Füße. Wein verschlimmert alle Symptome des Mittels. Zusammengefaßt hat *Ledum* folgende charakteristische Symptome:

1. Erstreckung der Schmerzen nach oben.
2. Neigung, Knötchen an den kleinen Gelenken zu bilden.
3. Verschlimmerung in der Bettwärme.
4. Verschlimmerung durch Bewegung.

Es ist nützlich nach dem Mißbrauch von *Colchicum* in großen Dosen.

Pulsatilla kommt einem gewöhnlich dann in den Sinn, wenn sich eine Neigung des Rheumatismus zeigt, von einem Gelenk zum anderen zu wechseln, wandernde rheumatische Schmerzen sind ein Leitsymptom. Allerdings haben auch andere Medikamente dieses Symptom, vor allen Dingen *Kalmia, Bryonia, Colchicum, Sulfur, Kalium bichromicum* und *Kalium sulfuricum* als das Gewebemittel, welches dem Pulsatilla am ähnlichsten ist. Es bestehen wenig Schwierigkeiten, *Pulsatilla* von allen diesen anderen deutlich durch seine Allgemeinsymptome zu unterscheiden. *Kalium sulfuricum* wird dabei die meisten Schwierigkeiten machen, aber es ist ein nicht genügend geprüftes Mittel und man sollte nur dann daran denken, wenn *Pulsatilla* das Mittel zu sein scheint und trotzdem versagt. Andere Charakteristika von *Pulsatilla* bei Rheumatismus sind die Verschlimmerung durch Wärme, die Verschlimmerung am Abend und die Erleichterung durch Kälte. Die Knie, Knöchel und Fußwurzelgelenke sind gewöhnlich der Sitz der Beschwerden, wenn *Pulsatilla* indiziert ist. Ferner findet sich Ruhelosigkeit bei dem Mittel, die Schmerzen sind so stark, daß der Patient gezwungen ist, sich zu bewegen, wobei eine langsame und leichte Bewegung erleichtert, wie wir es auch bei *Lycopodium* und *Ferrum* finden. *Pulsatilla* ist besonders bei der gonorrhoeischen Rheumaform angezeigt. Die

Gelenke sind geschwollen und die Schmerzen sind scharf, stechend und mit dem Gefühl einer geschwürigen Unterhaut. *Kalium bichromicum* ist ein weiteres Mittel des Tripperrheumatismus, ebenso für wandernde rheumatische Schmerzen. Es hat Erleichterung im warmen Zimmer, welches es deutlich von *Pulsatilla* unterscheidet. *Thuja* ist ein weiteres Mittel für den Tripperrheumatismus. Rheumatismus, der auf Störungen der Leber oder des Magens beruht, ist gewöhnlich durch *Pulsatilla* zu bessern.

Kalmia ist auch eines der Mittel, die wandernde rheumatische Schmerzen haben, und es ist besonders hilfreich beim Rheumatismus, der die Brust befällt, oder wenn Rheumatismus von den Gelenken zum Herz metastasiert, was möglicherweise durch äußere Anwendungen begünstigt wird. Es hat ebenfalls ziehende Schmerzen in den Beinen ohne Schwellung und ohne Fieber, aber mit großer Schwäche, und insofern ähnelt es *Colchicum*. Die Schmerzen in der Brust bei *Kalmia*-Fällen schießen in den Magen und in den Bauch. Die Muskeln des Nackens sind empfindlich und der Rücken ist lahm. Hering sagt, daß der Rheumatismus von *Kalmia* im allgemeinen von den oberen nach den unteren Körperpartien wandert, während Farrington sagt, daß der *Kalmia*-Rheumatismus wie der von *Ledum* beinah immer nach oben wandert. Trotz allem sind die rheumatischen Schmerzen meistens in den oberen Partien der Arme und in den unteren Partien der Beine lokalisiert. Sie werden schlimmer, sobald man einschlafen möchte. Entzündlicher Rheumatismus, der von einem Gelenk zum anderen wandert mit einer Tendenz das Herz anzugreifen, hohes Fieber, marternde Schmerzen, die durch Bewegung verschlimmert werden, passen zu *Kalmia*. Bei Ablagerungen an den Herzklappen sind *Kalmia* und *Lithium carbonicum* unsere besten Mittel.

Die *Rhododendron*familie bietet uns ein weiteres nützliches Rheumamittel neben *Ledum* und *Calmia,* nämlich *Rhododendron* selbst. Sein Hauptsymptom ist Empfindlichkeit ge gen Wetterwechsel, Barometerschmerzen und Schmerzen wie bei *Rhus,* schlimmer in der Ruhe. Es paßt besonders für Rheumatismus der kleinen Gelenke, wie wir schon bei *Ledum* gesehen haben. Obwohl *Kalmia* auch eine Beziehung zu den kleinen Gelenken hat, so ist dieses Symtom nicht so ausgeprägt, wie bei *Ledum* oder *Rhododendron.*

Dulcamara ist ein hervorragendes Mittel für Rheumatismus, der sich durch plötzlichen Wetterwechsel verschlimmert, besonders wenn es kalt und feucht wird.

Cimicifuga ist ein anderes Beispiel einer Familienverwandtschaft bei rheumatischen Beschwerden innerhalb der Familie der Ranunculcaceen. *Aconit* ist manchmal das beste Mittel im ersten Stadium des rheumatischen Fiebers. Es ist ähnlich nicht nur im Hinblick auf das Fieber, sondern auch durch die lokalen Erscheinungen, die vom Gift des Rheumas verursacht wurden. Es ist in vielen Fällen das spezifische Antidot zur gesamten Erkrankung. Dr. Jousset besteht auf der Wirksamkeit der *Aconit*-tinktur beim akuten Rheumafieber. *Ranunculus bulbosus* ist besonders nützlich beim Rheumatismus der Muskeln von Brust und Rumpf. Es findet sich starke Empfindlichkeit, die Muskeln haben ein gequetschtes Gefühl und wechselhaftes, feuchtes Wetter verschlimmert.

Cimicifuga ist ein rheumatisches Mittel. Das Hauptsymptom sind erhebliche Schmerzen in den Muskeln, und das besonders in den fleischigen Partien der Muskeln, am Muskelbauch eher als an den Muskelenden. Man sieht es auch eher die großen Muskeln des Rumpfes befallen als die kleinen Muskeln der Extremitäten, und es ähnelt hier *Nux vomica.* Es unterscheidet sich von *Rhus* durch den Nichtbefall der Bindegewebestrukturen, und ist so eher ein Mittel für Muskelrheumatismus. Muskelrheumatismus, der sehr plötzlich auftritt und von großer Heftigkeit ist, schlimmer nachts und bei nassem und windigem Wetter, findet sein Mittel in *Cimicifuga.*

Actea spicata. Ein anderes Mittel der gleichen Familie wirkt ganz im Gegenteil auf die kleinen Gelenke der Hände und der Füße. Die Gelenke schmerzen und schwellen, während der Patient geht.

Cimicifuga hat große Ruhelosigkeit, aber Bewegung verschlimmert.

Caulophyllum ist in vieler Beziehung ähnlich und es unterscheidet sich von *Cimicifuga,* indem es Rheumatismus der Mittelhand und Endgliedgelenke der Hand hat.

Colchicum. Obwohl man gewöhnlich bei der Gicht an dasselbe denkt, ist *Colchicum* kein kleines Mittel bei Rheumatismus. Es hat eine spezielle Affinität zum Bindegewebe, zu den Sehnen, Aponeurosen, Ligamenten und zum Periost. Es hat wechselnden Rheumatismus wie *Kalmia, Pulsatilla* usw. Die Schmerzen sind schlimmer am Abend. Die kleinste Bewegung verschlimmert, der Patient ist reizbar, der Schmerz scheint unerträglich. Manchmal ist es hilfreich, wenn der Rheumatismus die Brust ergreift mit Schmerzen in der Herzgegend und dem Gefühl, als ob das Herz durch ein breites Band gequetscht würde. Es findet sich starke Verschlimmerung am Abend. Die Gelenke sind geschwollen und dunkelrot. *Colchicum* ist besonders hilfreich bei rheumatischen Beschwerden von geschwächten Personen. Schwäche ist ein Hauptzug. Es ist ebenfalls ein Mittel für die kleineren Gelenke. Wie wir bereits gesehen haben, finden sich eine ganze Reihe von Mitteln, die die kleinen Gelenke von Händen und Füßen befallen z.B. *Actea spicata, Caulophyllum, Ledum* und *Rhododendron.* Aber es gibt noch einige mehr: *Acidum bencoicum* hat Rheumatismus der kleinen Gelenke, Gichtknötchen, Sehnenreizungen, Krachen in den Gelenken, Gichtknötchen verbunden mit dem deutlichen Symptom eines extrem stinkenden Urins.

Ammonium phosphoricum hat Knoten und Ablagerungen in den kleinen Gelenken.

Lithium carbonicum hat Rheumatismus der Fingergelenke mit einer Neigung zu Herzkomplikationen, und es muß mit *Kalmia, Ledum* und *Acidum bencoicum* in dieser Hinsicht verglichen werden. Es hat rheumatische Schmerzhaftigkeit in der Gegend des Herzens, wiederholte Attacken indizieren es ebenfalls.

Viola odorata und *Ruta* haben Rheumatismus des Fußrükkens. Ferner sollte man sich daran erinnern, daß *Colchicum* selten in den frühen Stadien des Rheumatismus angezeigt ist, sondern später, wenn der Patient schwach und erschöpft ist, dann hilft es gut.

Sanguinaria entzündet das Muskelgewebe und gibt so das Bild des akuten Muskelrheumatismus ab. Die Muskeln sind empfindlich und steif mit fliegenden, umherschießenden Schmerzen oder Stechen. Besonders die Muskeln des Rückens und des Nackens sind befallen. Das Hauptgebiet für dieses Mittel scheint der Rheumatismus des rechten Musculus deltoides zu sein. Es wird ein rheumatischer Schmerz im rechten Arm und in der rechten Schulter beschrieben, schlimmer nachts und beim Umdrehen im Bett. Der Schmerz ist so schlimm, daß der Patient den Arm nicht mehr heben kann.

Magnesium carbonicum ist ähnlich, weil es auch Rheumatismus in der rechten Schulter hat. Die Schmerzen bessern sich durch Wärme und sind schlimmer im Bett.

Ferrum hat lähmungsartige, ziehende Schmerzen in der Schulter und in den Muskeln des Oberarms, so daß ein Heben des Armes unmöglich ist. Aber es bessert sich nach und nach durch leichte Bewegung. Obwohl Farrington sagt, daß es besonders am linken Deltoid lokalisiert ist, weisen doch viele Symptome auf die rechte Schulter.

Nux moschata tritt besonders am linken Deltoidmuskel auf.

Ferrum phosphoricum ist ein sehr nützliches Mittel beim Rheumatismus der Schultern, besonders der rechten.

Urtica urens hat hartnäckige Fälle von Rheumatismus des Deltoid geheilt mit einer Dosis von 10 Tropfen der Tinktur. Man könnte denken, daß dieses Mittel die Macht hat, Ablagerungen von Uraten in den Muskeln aufzulösen.

Phytolacca paßt bei Erkrankungen des syphilitischen Formenkreises. Es ist besonders nützlich bei Schmerzen unterhalb der Ellenbogen und der Knie. Es findet sich Steifheit und Lähmigkeit der Muskeln. Die Schmerzen scheinen umherzufliegen, sie sind schlimmer nachts und werden besonders durch feuchtes Wetter verschlimmert. Rheumatische Erkrankungen der Nervenscheiben. Periostrheumatismus oder Rheumatismus des Bindegewebes wird oftmals durch *Phytolacca* gebessert. Rheumatismus der Schultern und der Arme, besonders bei syphilitischen Fällen, verlangen nach diesem Mittel. Es besserte einen Fall von rechtsseitigem Rheumatismus des Deltoid nach 27jährigem Bestehen.

Kalium hydrojodatum hat Rheumatismus der Gelenke, besonders der Knie. Die Knie sind geschwollen und haben ein teigiges Gefühl, und der Schmerz verschlimmert sich nachts. Gewöhnlich ist das Leiden syphilitischen oder mercuriellen Ursprungs.

Mercurius hat einige rheumatische Schmerzen, die schlimmer bei Nacht sind, und Schweiß, den der Patient meistens hat, wenn das Mittel indiziert ist, verschlimmert.

Silicea ist das Mittel, an welches man bei vererbtem Rheumatismus denken sollte. Die Schmerzen sind schlimmer nachts und durch Abdecken, besser durch Wärme.

Guajacum ist ein Mittel mit viel rheumatischen Symptomen. Es paßt bei den chronischen Formen des Gelenkrheumatismus, bei dem die Gelenke verformt sind mit Verwachsungen. Wenn man es rechtzeitig gibt, so beugt es diesen Verwachsungen vor. Es paßt gut als Folgemittel nach *Causticum*. Ein typisches Symptom ist eine Verkürzung der Sehnen, die die Gliedmaßen aus deren Lage bringt, wobei Bewegung verschlimmert. Wir haben bereits eine Reihe von Mitteln gesehen, die Ablagerungen in den Gelenken haben, aber keines, welches diese Verwachsungen hat. Steife und Schmerzhaftigkeit der Gelenke und Schmerzhaftigkeit der Muskeln findet sich ebenso. Sowohl syphilitischer als auch mercurieller Rheumatismus wird von *Gujacum* gedeckt. Gonorrhoischer Rheumatismus, bei dem mehrere Gelenke befallen sind, wobei dieselben hart, heiß, geschwollen und schmerzhaft sind und wo Verwachsungen vorhanden sind. Die Muskeln scheinen zu kurz zu sein.

Calcium carbonicum. Rheumatische Erkrankungen, die durch Arbeiten in Wasser entstanden sind, verlangen *Calcarea*. Wenn *Rhus* nicht mehr hilft, so bringt oftmals *Calcarea* die Heilung. Es finden sich ebenso Gichtknötchen an den Fingern.

Calcium floricum hat sich beim Lumbago bewährt. Es hat die gleichen Symptome wie *Rhus*. Der Patient verschlimmert sich bei Beginn der Bewegung, aber fortgesetzte Bewegung bessert.

Arnica hat Rheumatismus, der durch Einwirkung von Feuchte, Kälte und mäßiger muskulärer Überanstrengung herrührt. Die Teile sind wund und schmerzhaft. Rheumatismus der Interkostalmuskeln findet sich ebenso. Rheumatische Steife, die durch Naßwerden des Kopfes und des Nackens hervorgerufen wurde, wird durch *Belladonna* gebessert. Ein anderes *Calcium*salz, *Calcium phosphoricum,* ist nützlich beim Rheumatismus, der bei jedem Wetterwechsel auftritt. Schmerzen besonders in der Sakralregion, die in die Beine ausstrahlen. Diese Symptome weisen auch auf *Dulcamara* hin.

Ruhr

Mercurius corrosivus. Alle Verbindungen von Mercur rufen
Veränderungen im Darmbereich vor, indem sie blutige Stühle
mit Verkrampfungen verursachen, und deshalb sind alle bei
der Ruhr möglicherweise indiziert. Bei dieser Erkrankung
denkt man an *Mercurius corrosivus*, da seine Symptome auf
viele schwere Fälle zutreffen. Zuerst haben wir starke und
heftige Tenesmen. diese sind besonders charakteristisch für
das Mittel. Es ist wesentlich mehr als das »Nichtfertigeinge-
fühl« von *Mercurius solubilis*, es ist ein intensiver, schmerz-
voller Krampf, und gleichzeitig besteht ein Tenesmus der Blase, die Stühle sind spärlich, mit schleimigen Fetzen und Blut
und einem heftigen Brennen am After. *Mercurius solubilis*
entspricht mehr den sporadischen Fällen und ist bei den
schweren Fällen selten indiziert. In leichten Fällen ist *Mercurius dulcis* ein ausgezeichnetes Mittel, wenn Tenesmus und
Schmerzen nur leicht sind. *Capsicum* hat häufige kleine
Stuhlentleerungen, die von Tenesmus und Brennen im Rectum begleitet sind, aber wenn *Capsicum* deutlich angezeigt
sein soll, so sollte das Symptom des Schauerns beim Trinken
beim Patienten nicht fehlen.

Arsenicum ist bei Ruhr ein gutes Mittel. Es finden sich
spärliche Stühle, Brennen im Rectum, Durst und nach dem
Stuhl große Schwäche. Aber es findet sich nicht die tympani-
tische Auftreibung des Abdomen wie bei *Lycopodium* und
Carbo vegetabilis. Obwohl der Patient ruhelos und durstig
ist, wird Wasser schlecht vertragen. Die Stühle sind unverdaut, schleimig und blutig. Ebenso finden sich schwarz-brau-
ne, fürchterlich stinkende Stühle bei diesem Mittel. Der Tenesmus und das Brennen an Anus und Rectum setzen sich
nach der Stuhlentleerung fort. Bei *Arsenicum* sollte auf alle
Fälle Durst und Ruhelosigkeit vorhanden sein.

Cantharis verursacht einen intensiven Blasenkrampf, und
genau das gleiche verursacht es im Rectum. Es finden sich blu-

tige und schleimige Absonderungen, die aussehen, als ob sie
von den Därmen abgeschabt worden wären, und die nichts
anderes darstellen, als die fibrinösen Exsudationen bei dieser
Erkrankung. Der Tenesmus ist besonders ausgeprägt, und es
findet sich, wie immer bei *Cantharis*, ein schmerzhaftes
Harnlassen. Ferner findet sich ein kolikartiger Schmerz, der
den Patienten zwingt, sich zusammenzukrümmen, ähnlich
Colocynthis. Beide haben dieses Symptom das Zusammen-
krümmens durch den Schmerz, beide haben schleimigen und
blutigen Stuhl, der sich durch Essen und Trinken verschlimmert. Aber bei *Colocynthis* hören die Schmerzen nach dem
Stuhl auf und der Patient wird durch das Zusammenkrümmen gebessert. *Cantharis* hat mehr Entzündung, *Colocynthis*
mehr nervöse Symptome. *Colchicum* ist ähnlich, aber der Tenesmus und das Zusammenschnüren des Afters nach dem
Stuhl ist quälender als der Drang während des Stuhls. Trom-
melartiges Aufgetriebensein ist typisch für *Colchicum*. *Kalium bichromicum* folgt gut auf *Cantharis,* wenn die Schabsel
gelblich werden. Der Durst von *Cantharis* ist unstillbar.

Aconit hat sich in den ersten Stadien der Ruhr bewährt. Es
paßt besonders dann, wenn die Tage warm und die Nächte
kalt sind. Die Stühle sind häufig, spärlich, mit Tenesmus, die
Haut ist heiß und trocken und die Allgemeinsymptome von
Aconit fehlen nicht. *Ferrum phosphoricum* hilft in Fällen, die
nicht so akut auftreten, wie *Aconit*. Es findet sich mehr Blut
im Stuhl, aber Tenesmus kontraindiziert das Mittel. *Mercurius* folgt beiden gut. *Belladonna* ist besonders bei der Ruhr
von Kindern und plethorischen jungen Personen passend.

Sulfur ist bei anhaltenden oder chronischen Fällen von
Ruhr das Mittel. Der Tenesmus hält an, es ist tatsächlich ständig ein gewisser Tenesmus vorhanden, der Stuhl ist schleimig
und es findet sich ein plötzlicher Stuhldrang. Letzterer findet
sich manchmal sogar ohne Tenesmus. Bei *Nux vomica* hört
Tenesmus nach dem Stuhl auf und die Schmerzen werden für
eine kurze Zeit gebessert. Es ist dem *Sulfur* ähnlich durch den

häufigen Drang, die Stühle sind blutig, schleimig, spärlich und wässrig, und der Patient fühlt sich morgens schlechter. Heftige Schmerzen die Oberschenkeln hinunter bei Ruhr weisen auf *Rhus toxicodendron* hin. Starker Gestank der Stühle und Zusammenschnüren des Afters lassen an *Lachesis* denken. *Baptisia* hilft bei Tenesmus ohne Schmerz, welches auf allgemeine Lebensschwäche hindeutet, stinkende Absonderungen finden sich ebenfalls. Es ist besonders nützlich bei der Ruhr alter Leute mit geringem Fieber. *Aloe* ist ebenfalls nützlich bei der Ruhr. Die Stühle haben einen gelblichen Schleim, der mit Blut bedeckt ist und der von kneifenden Schmerzen in der epigastrischen Region begleitet sind. Es werden große Mengen von Schleim entleert. Es ist ebenfalls bei chronischen Fällen nützlich, und ist ein ausgezeichnetes Mittel bei der reinen entzündlichen Ruhr und folgt gut auf *Aconit. Ipecacuanha* ist möglicherweise nützlich, wenn große Mengen von Schleim entleert worden. Bei der hömorrhoidalen Ruhr, die tatsächlich eine Phlebitis der Hämorrhoidalvenen darstellt, sind *Aloe* und *Hamamelis* die Mittel.

Erkrankungen des Rückenmarks

(Siehe auch Ataxie)

Cimicifuga paßt besonders zur reflektorischen Form der Rückenmarksreizung, die von Uteruserkrankungen herrührt, und bei denen die Lumbalregion besonders betroffen ist. Es zeigt sich eine Empfindlichkeit gegenüber Druck in den oberen und unteren Cervicalwirbeln. Der Patient kann sich nicht im Sessel zurücklehnen. Die Schmerzen wechseln von einem Teil zum anderen. Druck verursacht manchmal Übelkeit, und es findet sich Schwäche in den unteren Extremitäten und Schmerzhaftigkeit der Lumbalregion. Amenorrhoe ist manchmal mit diesen Symptomen vergesellschaftet.

Sulfur. Rückenmarksreizung nach Unterdrückung des Menstrualflusses. Erschütterung verursacht Schmerzen im Rückenmark. Trockene Hitze im Rückenmark.

Belladonna. Brennende Hitze im Rückenmark. Stiche in den Ovarien, Herabdrängen und ständiger Rückenschmerz.

Gelsemium. Steifheit in Nacken und Genick, mit Müdigkeit und Depression. Tiefsitzende Muskelschmerzen, taubes Gefühl als ob die Füße einschlafen würden.

Hypericum. Rückenmarksaffektionen nach Verletzungen. Die Teile neigen zu Atrophie. Schmerzen und Spasmen.

Natrium muriaticum. Hier findet sich große Empfindlichkeit zwischen den Wirbeln, welche durch Liegen auf etwas Hartem gebessert wird, indem Druck erleichtert. Paralyse von Schwäche der Wirbelsäule, Morgenverschlimmerung, verschleierter Blick, Ruhelosigkeit und Schwäche.

Pulsatilla. Der Körper fühlt sich steif an, das Kreuz fühlt sich an, als ob es eng zusammengebunden sei, die Gelenke sind schwach.

Lathyrus sativus hat Lateralsklerose und spastische Paraplegie mit stark erhöhten Reflexen. Keine Schmerzen, aber motorische Paralyse der unteren Extremitäten mit Fehlen von Atrophie. Der Autor hat mit diesem Mittel in der 3. Potenz bemerkenswerte Erfolge gehabt, ebenso in der 30. und Boyd berichtet eine Behandlung einer typischen spastischen Paralyse.

Physostigma hat Reizung des Rückgrats. Es hat Brennen und Zwicken, die vom Rückgrat herrühren. Jeder Nerv scheint gereizt zu sein. Taubheit der Füße und Hände. Krampfende Schmerzen. Die Muskeln des Rückens sind rigide und, wie bei *Sulfur,* wird der Schmerz durch Druck zwischen den Wirbeln hervorgerufen.

Theridion. Schmerzen im Rückgrat. Man muß seitlich sitzen, um den Druck zu vermeiden.

Agaricus. Kribbeln und Brennen im Rückgrat, wie von Frost, sind charakteristische Symptome dieses Mittels, ferner das Zucken der Muskeln in den verschiedenen Teilen des Körpers, besonders der Augenlider. Die Empfindungen werden so beschrieben, als ob Eisnadeln in die Haut gesteckt würden. Es kommen flüchtige Schmerzen entlang der Spinalnerven vor. So weisen alle Symptome des Mittels in der nervösen Region tatsächlich auf eine Rückgratsreizung hin. Empfindlichkeit der Wirbelsäule gegen Berührung. Lumbago. Schlimmer beim Gehen in der frischen Luft.

Zincum ist ein Mittel der empfindlichen Wirbelsäule. Es findet sich Schmerzhaftigkeit, besonders am letzten Rückenwirbel. Schlimmer vom Sitzen als vom Gehen. Brennen entlang der Wirbelsäule mit Zittern der Beine.

Zincum valerianicum. Rückgratsreizung durch Reflexe.

Sepia hat Schmerzen des letzten Rückenwirbels, aber nicht die gleiche Verschlimmerung wie Zincum.

Phosphorus. Das Rückgrat ist gegen Berührung empfindlich. Schwäche des Rückgrats, die Gliedmaßen sind schwach. der Patient stolpert, progressive Muskeldystrophie.

Tellurium. Starke Schmerzen und Empfindlichkeit des Rückgrates.

Chininum sulfuricum. Reizung des Rückgrats mit großer Empfindlichkeit der Wirbelsäule im Thorakalbereich. Der letzte Cervical- und der erste Throakalwirbel sind gegen Berührung empfindlich.

Coccolus. Lähmungsartige Schmerzen im Kreuz. Leerheitsgefühl im Abdomen. Steifheit des Nackens. Kopfschmerzen, Schlaflosigkeit und Überempfindlichkeit aller Sinne. Häufiges Schwindelgefühl. Zittern der Beine. Empfindlichkeit des Rückgrats.

Secale. Empfindlichkeit über den Dornfortsätzen.

Argentum nitricum hat sich als sehr hilfreich bei der amyotrophen Lateralsklerose gezeigt.

Nux vomica. Rückgratsreizung durch sexuelle Exzesse. Plötzliches Versagen der Beine am Morgen. Hände und Füße schlafen leicht ein. Steifheit der Knie. Taubheit und Ameisenlaufen im Rückgrat und in den Extremitäten.

Kobald. Reizung des Rückgrats und des Rückens durch sexuelle Exzesse.

Staphisagria. Rückgratsreizung als Reflex bei sexuellen Ursachen.

Strychninum phosphoricum. Schmerzhaftigkeit und Empfindlichkeit entlang des Rückgrats. Müdes, zerschlagenes Gefühl der Extremitäten. (Anm. d. Übers. *Strychninum phosphoricum* hat sich bei der Behandlung der spastischen Cerebralparese kleiner Kinder bestens bewährt. Von Dr. Hauptmann aus Augsburg wurde die Behandlung eines kleinen Kindes mit einer einzigen Dosis *Strychninum phosphoricum* C30 beschrieben, die zu einer vollständigen Heilung der bestehenden und bestätigten Sp. C. eines bei Beginn der Erkrankung 7 Monate alten Bubens beschrieben. Münster 1984.)

Tarentula. Anämie der Wirbelsäule mit spastischen Schmerzen. Es finden sich Kontraktionen und Frostschauer mit einem brennenden Gefühl über dem ganzen Körper und krampfartigen Bewegungen.

Ignatia. Reizung des Rückgrates, Hysterie, Kopfschmerzen, Gefühl eines Gewichtes im Hinterkopf.

Kalium carbonicum. Reizung des Rückgrates, Druck im Kreuz wie von einem schweren Gewicht, Brennen des Rückgrates mit einem herabdrängenden Gefühl in der Uterusregion. Schmerzen werden durch Gehen schlimmer.

Acidum oxalicum zeigt Reizung des Rückgrates, Schmerzen an den Wurzeln der Spinalnerven, Schmerzen an kleinen Stellen, Überempfindlichkeit.

Scharlach

Belladonna paßt zu asthenischen Typen mit einem hellrot-rosa Schein der Haut, hellrotem Rachen, Schmerzen im Epigastrium, mit der Himbeerzunge und Schwellung der Drüsen. Dadurch weist es auf die Sydenham'sche Varietät des Scharlachs mit seiner schwach-hellroten Farbe hin. Es paßt nicht beim kleinfleckigen Ausschlag oder bei bösartigen Symptomen. Bei gut ausgeprägten *Belladonna*-Fällen finden sich immer Zeichen der Hirnbeteiligung, z.B. Delirium, Muskelzuckungen und unruhiger Schlaf. *Mercurius* ist bei manchen Epidemien durch seine charakteristische Halssymptome angezeigt, aber *Belladonna* wird sicherlich häufiger nötig sein. *Aconit* mag am Anfang angezeigt sein, wenn seine Symptome vorhanden sind, obwohl dieses Mittel gewöhnlich keinen Stellenwert in der Behandlung der echten Blutinfektion hat. Hahnemanns Entdeckung, daß *Belladonna* beim Scharlachfieber als Prophylaktikum wirkt, hat sich in der Praxis überreichlich bewährt. *Sulfur* ist ebenso ein nützliches Mittel beim Scharlachfieber, aber sein spezielles Gebiet sind die Folgekrankheiten, die auf Grund einer skrofulösen Diathese (Anm. des Übersetzers: Man würde heute von einer miasmatischen Belastung sprechen.) ausbrechen.

Gelsemium hilft bei ruhigen und lustlosen Patienten. Sie sind geschwächt und machen einen etwas blöden Eindruck. Der Puls ist klopfend, aber leicht zu unterdrücken, und am Beginn der Krankheit paßt es auf Fälle, die weder *Aconit* noch *Belladonna* indizieren. Die schwächende Form mit großer Hinfälligkeit findet sich oftmals bei schlecht ernährten Kindern, und hierbei ist *Gelsemium* oftmals das Mittel. Wenn der Fall sich zu irgendwelchen bösartigen Symptomen hin entwickelt, werden andere Mittel benötigt.

Bryonia ist oftmals von großem Wert. Wenn wir uns seinen Kopfschmerz ins Gedächtnis rufen, seine zuerst weiße und dann braune Zunge, den charakteristischen Durst, die schar-

fen Brustschmerzen, die langsame Entwicklung des Ausschlags, der unter Umständen in Form von Pusteln erscheint
und manchmal den Masern ähnelt, oder wenn der Ausschlag
verschwindet, mit der Möglichkeit eines Deliriums mit
wachem Bewußtsein, so ist *Bryonia* gut angezeigt.

Ailanthus ist ein sehr wirksames Antidot bei bösartigem
Scharlach und paßt besonders auf schwere Fälle. Der Patient
liegt in einem Stupor, der Ausschlag ist unvollständig, dunkel
und purpurrot. Der Rachen ist geschwollen und livide, und es
findet sich eine Infiltration des cellulären Gewebes im Nakken. Wundmachender Schnupfen, Schläfrigkeit und Hinfälligkeit, heftiges Atmen, starker Kopfschmerz und Schwindel,
kleiner, rascher Puls, dünner Stuhl, der blutig und stinkend
ist. Alle Absonderungen stinken außerordentlich. Es rettet
oftmals in den hoffnungslosesten Fällen das Leben.

Arum triphyllum hat wundmachende Ausflüsse der Nase,
geschwollene Zunge und wunden Rachen. Das Kind ist ruhelos, empfindlich und es hustet ständig. Die außerordentliche
Schmerzhaftigkeit des Rachens ist charakteristisch für
Arum. Lippen und Nase sind empfindlich und das Kind zupft
an ihnen, bis sie bluten.

Rhus toxicodendron ist ein gutes Mittel bei den adynami-
schen Formen von Scharlach. Das Kind ist ruhelos, schläfrig
und hat eine rote und weiche Zunge, eine ödematöse Rachenhinterwand, die Parotis ist oftmals geschwollen oder sie eitert, der Ausschlag kommt nicht richtig heraus, und wenn er
herauskommt, so ist er kleinfleckig. Die große Depression,
Schwäche und körperliche Unruhe und das gleichzeitige Vorhandensein von rheumatischen Symptomen in den späteren
Stadien der Krankheit leiten uns auf *Rhus*.

Apis mellifica muß sorgfältig von *Rhus* unterschieden werden. Das Mittel hat hohes Fieber, Ruhelosigkeit und nervöse
Unruhe. Der Mund und der Rachen sind rot und die Zunge
blassig. Es findet sich eine frühzeitige Erschöpfung, wenig

Urin, Schläfrigkeit, und ein kleinfleckiger Ausschlag. Dieses
Mittel ist nur gelegentlich beim Scharlach nützlich. Es steht
zwischen *Belladonna* und *Rhus tox.* Meistens findet sich eine
ödematöse Beschaffenheit der Haut und des Rachens, wobei
die Haut sticht und prickelt. Es paßt natürlich gut, wenn eine
Albuminurie nach dem Scharlach auftritt.

Lachesis paßt bei Formen dieser Erkrankung, die einen bösartigen Verlauf nehmen. Das Kind ist schläfrig und der Ausschlag kommt nur unvollständig und langsam heraus, er ist
dunkel, durchsetzt von Stellen eines kleinfleckigen Ausschlags. Der Rachen ist entzündet, die Halsdrüsen sind geschwollen, die Zunge ist dreckig-gelb. Es paßt mehr bei ady-
namischen Formen, als bei solchen, die nach *Rhus* verlangen.
Acidum hydrocyanicum ist manchmal beim Scharlachfieber
des bösartigen Typs angezeigt, und *Acidum muriaticum* paßt
manchmal auf die bösartigen Fälle besser als sogar *Rhus* und
Lachesis. Bei diesen Säuren kommt der Ausschlag auch nur
spärlich heraus und wird durchsetzt von Petechien und blau-
en Flecken. Das Kind ist ruhelos und wirft die Bettdecken
weg. Die Haut bekommt einen purpurartigen Schein, und es
findet sich große Schwäche und Hinfälligkeit, Delirium, ein
rascher, aussetzender Puls, fauler Atem, scharfer Nasenausfluß, wunde, blutende Ulcerationen im Mund. Bei *Arsenicum* kommt der Ausschlag auch schlecht heraus. Das Kind
bekommt Krampfanfälle und fällt dann in einen stuporösen
Zustand.

Ammonium carbonicum ist ein hilfreiches Mittel beim
Scharlach. Der Hals ist innerlich und äußerlich geschwollen,
die Drüsen sind vergrößert, die Tonsillen sind geschwollen
und bläulich und das Kind ist schläfrig. Die Schläfrigkeit,
klein-fleckiger Ausschlag und der dunkle Hals läßt es deutlich
von *Belladonna* unterscheiden.

Zincum wird bei bestimmten nervösen Kindern notwendig
sein, die ruhelos und delirös werden, oder wenn sie ruhig, bewußtlos und sehr schwach sind, so schwach, daß sie tatsä-

chlich keinen Ausschlag mehr herausbringen, und die als Ergebnis dieses nicht herauskommenden Ausschlags Hirnsymptome entwickeln, z.B. Meningitis mit scharfen Schmerzen durch den Kopf. In solchen Fällen bringt *Zincum* den Hautausschlag heraus und rettet das Kind. *Cuprum* ist notwendig bei Beschwerden, die durch einen unterdrückten Ausschlag entstehen, und an *Calcium carbonicum* muß man bei skrofulösen Kindern mit einem unentwickelten oder wieder zurücktretenden Ausschlag denken. *Kalium sulfuricum* ist ein Mittel für das Stadium des Schälens.

Anmerkung des Übersetzers:

Lycopodium sollte nicht vergessen werden, da es bei einem komplizierten Scharlach die im Anschluß an das akute Fieber auftretenden Komplikationen manchmal in Ordnung bringt. Wenn sich eine Otitis auf der rechten Seite entwickelt und nach links hinüber geht und mit einer starken Schwerhörigkeit verbunden ist, so ist *Lycopodium* das Mittel. Auch bei Schwerhörigkeit, die nach dem Scharlach zurückbleibt ist *Lycopodium* angezeigt. Manchmal findet sich bei solchen Kindern ein unruhiger Schlaf, der durch ein lautes Aufschreien aus schreckhaften Träumen gekennzeichnet ist.

Schlaflosigkeit

Belladonna. Die Umstände einer Schlaflosigkeit, die *Belladonna* erfordert hängen vom Zustand der Kongestion ab. Der Schlaf ist außerordentlich ruhelos, gewöhnlich wird er durch Reden, Hochfahren, Muskelzuckungen und spatische Bewegungen unterbrochen. Schreckliche Bilder erscheinen, sobald man die Augen schließt, und deshalb hat der Patient Angst einzuschlafen. Die Kinder fahren erschreckt aus dem Schlaf hoch. Manchmal findet sich auch ein heftiges Klopfen im Kopf, welches den Schlaf verhindert. Die Träume, die man bei *Belladonna* findet, sind voller Schrecken und sie wecken den Patienten ständig auf. Es ist sicher unser bestes Mittel für Schlaflosigkeit, die durch eine cerebrale Hyperämie hervorgerufen wurde, d.h., es wird hauptsächlich dann indiziert sein, ebenso nach Morphium, welches eine cerebrale Hyperämie einer passiven Spielart hervorruft.

Aconit. Hier kommt auch *Aconit* in Frage, aber bei *Aconit* ist starke Angst und Ruhelosigkeit vorhanden. Angst vor einem Unglück oder vor dem Tod.

Cuprum, Stramonium und *Zincum* haben das Symptom, daß der Patient erschrocken aus dem Schlaf aufwacht.

Lycopodium. Hier wacht das Kind sehr mißmutig auf. Schläfrigkeit während des Tages.

Belladonna ist nützlich bei ruhelosem Schlaf während der Zahnung. Schläft mit den Augen halb offen. Plötzliches Hochfahren, Zucken, heißer Kopf und erweiterte Pupillen zeigen es an.

Nux vomica. Charakteristisch für dieses Mittel ist, daß der Patient abends sehr schläfrig ist, er kann sich nicht mehr wachhalten. Trotzdem ist der Schlaf nicht gesund und erholsam, und der Patient erwacht nachts mit Angst und von schrecklichen Träumen. Er wacht morgens zwischen 4 und 5 Uhr mit dem Gefühl auf, daß er etwas erholt sei, aber dann schläft er wieder ein, erwacht zur gewöhnlichen Zeit und fühlt sich dann schlimmer als sonst. Es ist besonders das Mittel für solche, die zuviel trinken, welche übertrieben Kaffee und Tee trinken, welche Bauchbeschwerden haben und eine träge Pfortaderzirkulation. Schlaflosigkeit von geistiger Überanstrengung, von andauerndem Studieren, besonders nachts. Der Morgenschlaf verschlimmert alle Erscheinungen.

Pulsatilla ist schlaflos am Abend und schläft spät ein. Der Schlaf ist erholsam, mit häufigem Erwachen und unangehmen Träumen. Schlaflosigkeit nach *Chinin, Eisen, Strychnin* oder *Chloralhydrat.*

Calcium carbonicum hat stundenlanges Wachsein.

Cocculus hat Schlaflosigkeit von geistiger Aktivität.

Sulfur. Katzenschlaf, das leiseste Geräusch weckt, und dann kann man schlecht wieder einschlafen. Schläfrig zur Tageszeit.

Calcium bromatum. Dr. Deschere verläßt sich bei typischen *Calcium carbonicum*-Kindern auf dieses Mittel, wenn nervöse Erregbarkeit, Schlaflosigkeit und Überempfindlichkeit zur Nacht vorherrschen.

Hyoscyamus. Schlaflosigkeit von nervöser Erregung. Der Kopf ist voll von wilden Ideen und Einbildungen. Nach langen Krankheiten, wenn die Gehirnzellen schlecht ernährt worden sind, ist dieses Mittel sehr nützlich. Es ist besonders bei der Schlaflosigkeit von Kindern angezeigt, welche zucken, erschreckt aufschreien und zittern. Schlaflosigkeit von überarbeitetem Geist und ohne ersichtlichen Grund wird durch *Hyoscyamus* gebessert. Talcott sagt: „*Hyoscyamus* malt die geistigen Bilder seines Opfers in einem strahlenden und glänzenden Rot." Der Patient ist lustig und hellwach. Bei Hyoscyamus fehlt die Angst von *Aconit,* die heftigkeit von *Belladonna,* der Pessimismus von *Nux vomica* und der Stumpfsinn von *Gelsemium.*

Coffea. In Fällen, wo sich eine außerordentliche Erregung des Körpers und des Geistes zeigt, wo sich Gedanken dem Bewußtsein aufdrängen, ist *Coffea* das Mittel und man sollte seinen Gebauch als Getränk vermeiden. Man wird sehen, daß das Mittel besser in höheren Potenzen wirkt. Hale sagt: „Wenn es irgendeinen Anlaß für höhere Potenzen gibt, dann ist es die Schlaflosigkeit." Der Patient ist hellwach, ohne die geringste Neigung zu schlafen, und alle Sinne sind gespannt. Es ist dann das Mittel, wenn Aufregung oder gute Nachrichten, Freude oder Nachtwachen die Schlaflosigkeitt verursacht. Es paßt gut bei der Schlaflosigkeit von zahnenden Kindern, während *Opium* bei Erwachsenen besser paßt. Schlaflosigkeit von den üblen Folgen zu freudiger Nachrichten. *Platina*. Schlaflosigkeit von außerordentlicher nervöser Erregbarkeit.

Chamomilla. Bei Schlaflosigkeit von Kindern infolge schwerer Schmerzen ist *Chamomilla* das überragende Mittel. Es beruhigt die Reizbarkeit, die gefühlsmäßige Erregung und der Patient schläft. Es paßt auch bei schwachen, nervösen Frauen. Der Schlaf wird durch Träume gestört, die phantasievoll, lebendig und ängstigend sind. Der Patient ist heiß und durstig. Stöhnen im Schlaf. Es ist ein Mittel, welches in höheren Potenzen besser wirkt.

Ignatia hat Schlaflosigkeit von schlechten Nachrichten, frischem Kummer und verursacht eine Hyperämie.

Coffea. Schlaflosigkeit von guten Nachrichten.

Opium paßt bei Schlaflosigkeit, wenn der Patient schläfrig ist aber nicht einschlafen kann. Er bleibt wach, weil er ganz gewöhnliche Geräusche hört, z.B. das Ticken der Uhr oder das Krähen der Hähne. Große Schläfrigkeit ist für das Mittel charakteristisch.

Gelsemium. Für die Schlaflosigkeit der Gehirnarbeiter. Es paßt zu Geschäftsleuten, die ruhelose Nächte haben, die morgens früh erwachen und sich Gedanken über ihre Geschäfte machen. Es ist ebenso hilfreich, wenn der Zustand zwischen Erregung und Depression wechselt.

Bryonia ist nützlich, wenn einem die Geschäftsangelegenheiten vom Vortage wachhalten.

Gelsemium hat Schlaflosigkeit von emotionalen Störungen und nach Abendgesellschaften.

Ambra grisea ist ein weiteres Mittel für Schlaflosigkeit von Sorgen und geschäftlichen Schwierigkeiten. Der Patient geht müde zu Bett und wird dann immer wacher. Es paßt am besten bei dünnen, spärlichen Menschen, die nervös sind und unter nervösem Frieren leiden.

Sulfur. Schlaflosigkeit von nervöser Erregung, Hautreizungen und äußerer Hitze. Der Patient ist den ganzen Tag schläfrig und schlaflos in der Nacht. Er hat einen Katzenschlaf und wacht häufig auf.

Arsenicum ist ein nützliches Mittel bei Schlaflosigkeit nach Mangelernährung, wenn sich allgemeine Degeneration des Blutes findet und eine Erschöpfung des nervösen Systems. Ruhelosigkeit durch anämischen Reizbarkeit.

China hat Schlaflosigkeit nach erschöpfenden Krankheiten. Der Geist ist aktiv und der Patient neigt dazu, Luftschlösser zu bauen.

Phosphorus. Schlaflosigkeit nach intensiver geistiger Anstrengung, mit Ängstlichkeit und Verwirrung verbunden, sowie Schwindel und Kopfweh.

Cannabis indica. Bei hartnäckigen und unerträglichen Formen von Schlaflosigkeit ist *Cannabis* eines unserer besten Mittel, um Schlaf herbeizuführen. Ein unregelmäßiger Schlaf ist häufiger die Indikation, als absolute Schlaflosigkeit. Es ruft einen ruhigen Schlummer hervor, bessert die Nervosität und die neuralgischen Schmerzen, und wenn man es in Dosen von 5 bis 15 Tropfen Tinktur in etwas Wasser gibt, so hinteläßt es keine schlechten Nachwirkungen. (Anm. d. Verf.:

Diese Empfehlung dürfte heutzutage in der Durchführung auf Schwierigkeiten stoßen.) Halbert sagt, daß er es nicht niedriger als in der 3. Potenz gibt, was ein empfehlenswerter Vorschlag ist. Andere Mittel für Schlaflosigkeit sind folgende, die sich empirisch bewährt haben und die noch weit entfernt von den Hypnotika der allopathischen Schule sind:

Passiflora incarnata in der Dosierung von 30 bis 60 Tropfen der Tinktur, was man wiederholen kann, wenn es nötig erscheint, führt den Schlaf herbei, wenn geistige Erregung oder Schmerzen der Grund des Wachseins ist.

Camphora monobromata ist nützlich bei der Schlaflosigkeit, die sich bei ständigem Gebrauch von Tee einstellt. Bei Schlaflosigkeit der lokomotorischen Ataxie oder Epilepsie soll man es in der 3. Potenz geben.

Coca. Schlaflosigkeit von geistiger Erschöpfung und Anämie, ein nützliches Mittel bei erschöpften Kopfarbeitern, Nachtwächtern und solchen, die zuwenig Schlaf gehabt haben.

Avena sativa in der Dosierung von 10 bis 15 Tropfen der Tinktur führt oftmals einen friedlichen, traumlosen Schlaf herbei bei denjenigen, die nervös und erschöpft sind. Es dürfte kaum nötig sein, daß eine komplette Prüfung der letzteren Mittel noch einen zusätzlichen Beweis ihrer Wirksamkeit bei Schlaflosigkeit bringen könnte.

Arnica und *Gelsemium* sollten bei der Schlaflosigkeit infolge von Überanstrengung nicht übersehen werden.

Von größter Wichtigkeit sind die kausalen Indikationen der Schlaflosigkeit und diese sind Legion. (Kummer, Sorgen, Schreck usw.)

Erkrankungen in der Schwangerschaft

Pulsatilla paßt bei vielen Beschwerden der Schwangerschaft. So ist es nützlich bei drohendem Abort, wenn der Charakter der Schmerzen wechselhaft ist und sich Schwäche und Durck auf der Brust findet. Bei fehlender Placentalösung durch schwache Kontraktionen des Uterus. Ferner wird ihm nachgesagt, daß es durch seine Wirkung auf die Uteruswand deren Wachstum anregt und dadurch unregelmäßige Entwicklungen und daraus folgend unregelmäßige Kontraktionen verhütet und sie zu einer normalen Tätigkeit hin entwickelt. Ferner ist es ein nützliches Mittel bei falschen Wehen. Blasenbeschwerden während der Schwangerschaft verlangen *Pulsatilla*. Es hat ebenso wie *Hamamelis* die Tendenz, ungewöhnliche Schmerzhaftigkeit des Uterus und der Bauchwände zu bessern. Nach der Entbindung ist es gut, wenn die Brüste geschwollen und schmerzhaft sind, mit spärlichem, beinah unterdrücktem Milchfluß, verbunden mit einer weinerlichen, tränenreichen Gemütslage.

Bryonia. Bei Milchfieber, wenn die Brüste steinhart werden und außerordentlich empfindlich gegen Berührung sind und schwer werden, ist dieses Mittel sehr nützlich. Es finden sich Fröste, stechender Kopfschmerz, Fieber, belegte Zunge, bitterer Geschmack, Schmerzen in Rücken und Gliedmaßen.

Aconit wird durch seine geistigen Symptome indiziert. Todesangst, Schlaflosigkeit in der Schwangerschaft, drohender Abort, der durch einen Ärger hervorgerufen wurde.

Magnesium carbonicum. Zahnschmerzen der Schwangeren wurden durch dieses Mittel erleichtert. Die Schmerzen sind nachts schlimmer und zwingen die Patientin aufzustehen und umherzugehen. *Nux* hat Zahnschmerzen bei mißmutigen, verdrießlichen Frauen.

Sepia ist häufig bei der Verstopfung der Schwangeren angezeigt. Die 200. Potenz wirkt gut. In Fällen, wo *Sepia* nicht hilft, wirkt oftmals *Opium* heilend.

Hamamelis. Das Mittel ist ausgezeichnet für Phlegmasia alba dolens.

Nux vomica. Morgenübelkeit. Die Patientin ist hager und morgens übel. Aufstoßen ist eher vorhanden als Erbrechen.

Anacardium ist ähnlich, charakteristisch ist die Erleichterung durch Essen.

Cerium oxalat hat sich bei Übelkeit und Erbrechen in der Schwangerschaft bewährt.

Symphoricarpus wird von manchen Ärzten als spezifisch für die Übelkeit angesehen. Es hat tödliche Übelkeit und Erbrechen, und es hilft sicherlich in vielen Fällen als Palliativum. Die 1. Dilution wird empfohlen. Dr. Burdick benutzte die 200. Potenz.

Natrium phosphoricum ist ein sehr hilfreiches Mittel bei der Nausea in den ersten Monaten der Schwangerschaft.

Acidum carbonicum heilt Erbrechen bei Schwangeren, die zur selben Zeit einen wahnsinnigen Kopfschmerz haben und sehr reizbar sind.

Schwindel

Conium paßt besonders beim Schwindel der alten Leute oder bei einem solchen, der durch Exzesse oder durch den übermäßigen Gebrauch von Tabak entsteht. Es paßt auch beim Schwindel der cerebralen Anämie. Wenn jemand ein Objekt fest betrachtet, so entsteht das Gefühl, als ob dasselbe sich im Kreise drehen würde. Schwindel beim Aufstehen oder beim Treppen hinabgehen mit großer Schwäche und einer Neigung einzuschlafen. Es findet sich ein dumpfes Gefühl im Kopf, wie betäubt, schlimmer beim Umdrehen im Bett.

Ambra grisea ist besonders beim nervösen Schwindel alter Leute nützlich.

Jodum paßt ebenso bei alten Leuten, die an einem chronischen, kongestiven Schwindel leiden.

Ferrum metallicum paßt bei anämischem Schwindel, der sich verschlimmert, wenn man sich plötzlich vom Sitzen oder vom Liegen erhebt. Er tritt auf, wenn man einen Berg hinunter geht oder wenn man ein Wasser überquert, auch wenn das Wasser ruhig ist.

Bromum hat Schwindel beim Blicken auf strömendes Wasser.

Aconit hat einen hyperämischen oder Gehörschwindel. Er tritt beim Heben des Kopfes auf oder wenn man sich vom Bücken oder aus einer liegenden Haltung aufrichtet.

Coccolus hat seine Hauptwirkung auf den Solarplexus, und Schwindel in Verbindung mit Verdauungsbeschwerden paßt auf dieses Mittel. Es entwickelt den neurasthenischen Typ mit Hinterhauptskopfschmerzen und lumbosakralen Beschwerden. Es findet sich ein gerötetes Gesicht und ein heißer Kopf, schlimmer durch Aufsitzen und Fahren in einem Wagen. Verschlimmerung nach Essen.

Bryonia hat gastrischen Schwindel mit Erbrechen und Neigung zu Ohnmacht, schlimmer durch Aufstehen vom Liegen und bei Bewegung.

China hat gastrischen Schwindel, verbunden mit Schwäche oder Anämie. Ebenso Schwindel infolge Schwäche. Verlust von Körpersäften usw.

Nux vomica und *Pulsatilla* passen beim gastrischen Schwindel.

Phosphorus sagt Dr. Boericke, spielt eine große Rolle bei jedem denkbaren Fall von Schwindel, besonders beim nervösen Schwindel, wenn er durch nervöse Schwäche hervorgerufen wurde, durch sexuelle Überbeanspruchung. Er tritt am Morgen auf, wenn der Magen leer ist, mit einer Neigung zu Ohnmacht und Zittern.

Rhus toxicodendrum paßt besonders beim Schwindel alter Leute, der immer dann auftritt, wenn der Patient sich vom Sitzen erhebt. Er wird von schweren Gliedern begleitet und wird möglicherweise durch die senilen Veränderungen des Gehirns hervorgerufen.

Causticum paßt beim Schwindel, der der Paralyse vorangeht. Es findet sich eine Neigung nach vorne oder zur Seite zu fallen. Es besteht große Angst und Schwäche des Kopfes. Es paßt deshalb beim Schwindel durch organische Hirnerkrankung.

Argentum nitricum. Schwindel mit Schwäche und Zittern wird durch dieses Mittel geheilt, wenn gleichzeitig erhebliche geistige Verwirrung und das Gefühl der Ausdehnung besteht. Er hat das Gefühl, als ob die Häuser auf ihn stürzen wollten, wenn er durch die Straße geht. Es paßt ebenso beim Schwindel, der durch Erkrankungen des Gehirns und der Augen hervorgerufen wurde.

Natrium salicylicum paßt besonders beim Schwindel der Gehörnerven, wobei noch folgende Mittel beachtet werden sollten: *Chininum sulfuricum, Gelsemium* und *Causticum.*

Theridion hat rein nervösen Schwindel, besonders beim Schließen der Augen. Es wird von Übelkeit begleitet und wird durch Geräusche oder Bewegung verschlimmert.

Seekrankheit

Petroleum ist von allen das am häufigsten indizierte Mittel bei der Krankheit. Dr. Bayes sagt, daß es das einzige Mittel sei, welches er von Nutzen bei dieser Erkrankung gefunden hat. Er benutzte die 3. Potenz. Hughes empfiehlt es ebenfalls und der Autor hat es mit Erfolg benutzt. Die besonderen Symptome sind Übelkeit, die von Schwindel begleitet ist, der Schwindel tritt besonders dann auf, wenn der Patient den Blick nach oben richtet. Die Symptome werden durch Bewegung und durch Reiten verschlimmert. Es findet sich eher eine ständige Übelkeit und ein Unwohlsein, als Erbrechen, obwohl auch Galleerbrechen vorkommen kann. Es hat zweifellos prophylaktischen Wert und sollte abends und morgens eine Woche vor Antritt der Reise genommen werden.

Coccolus ist sicherlich eines der ältesten homöopathischen Mittel bei der Seekrankheit. Starke Übelkeit ist eines seiner charakteristischen Symptome. Es wird durch Bewegung hervorgerufen, durch Wechsel der Lage und besonders durch Fahren in einem Wagen, in einer Kutsche oder in einem Boot. Die Übelkeit ist von Schwindel begleitet mit einer Neigung zu Ohnmacht.

Apomorphin hat einen guten Ruf bei der Heilung der Seekrankheit gewonnen. Es gibt keine besonderen Indikationen für seinen Gebaruch, außer, daß es Erbrechen cerebralen Ursprungs hat. Man sollte es nie unter der 6. Potenz verabreichen.

Theridion hat sich bei der Seekrankheit von nervösen Frauen bewährt. Sie schließen die Augen, um die Bewegung der Fahrzeuge los zu werden und werden todkrank.

Staphisagria hat auch einen gewissen Erfolg bei der Behandlung der Seekrankheit zu verzeichnen.

Glonoin ist dann das Mittel, wenn sich Schwindel und ein warmes, krankes Gefühl in Brust und Magen und eine Neigung zu Ohnmacht zeigt.

Tabacum hat eine erstaunliche Ähnlichkeit mit der See-krankheit oder Fahrkrankheit, und in höheren Potenzen ist es manchmal sehr erfolgreich.

(Anm. d. Übers.: In vielen Fällen einer *Sepia*konstitution be-steht auch eine Neigung zur Fahrkrankheit.)

Sepsis

Lachesis hat die beste Wirkung bei einer örtlichen Blutver-
giftung, bei der traumatischen Gangrän und bei Karbunkeln.
Die Indikationen sind blaue Haut, empfindliche Teile, große
Schwäche und spärliche Absonderungen. Es hat die gleiche
Schwäche wir *Arsenicum,* aber nicht die Ruhelosigkeit.

Rhus toxicodendron verursacht ein vollständiges Bild von
Blutvergiftung mit Röte und Schmerzhaftigkeit an der Infek-
tionsstelle. Fröste, offene Zunge, Diarrhoe, Ruhelosigkeit.

Echinacea. Blutvergiftung, dumpfe Schmerzen in Kopf und
Extremitäten. Infektionen, die vom Uterus ausgehen, mit
Auftreibung, empfindlichem Abdomen und faulen Absonderungen. Es scheint die Blutvergiftung durch Absorption zu
überwinden.

Acidum carbolicum. Dieses ist, ganz unter uns gesagt, ein zu
wenig beachtetes Mittel bei der Blutvergiftung. Hinfälligkeit,
Erschöpfung bis zum Kollaps sind die Indikationen. Der Patient schläft vor Schwäche ein und erwacht unausgeschlafen.

Arnica. Anämie und Blutvergiftung, das Gefühl von Zerschlagenheit, unwillkürlicher Stuhlabgang, fauler Geruch.

Baptisia hat stinkende Exsudate, wirkt gegen Streptokokkeninfektion, *Arnica* verhält sich still, aber hat geistige Ruhelosigkeit.

Arsenicum ist häufig bei septischen Zuständen indiziert.
Ruhelosigkeit, Ängstlichkeit, lokales und allgemeines Brennen, Erbrechen und Schwäche.

Pyrogenium hat einen guten klinischen Ruf. Wir können
seine speziellen Indikationen nicht angeben, da es offensichtlich eine gemischte Vakzine ist. Boericke sagt, daß man Strep-
tokokkzin und Staphylokokkzin gut mit ihm vergleichen
könnte. (Anm. d. Übers.: *Pyrogenium* hat natürlich ganz
genaue Indikationen, wie jedes homöopathische Mittel.

Im Vordergrund stehen die abscheulich stinkenden Absonderungen − Menses, Lochien, Durchfall, Erbrechen, Schweiß,
Atem usw. − starker Schmerz und heftiges Brennen bei Abszessen, chronische Beschwerden, die auf septische Zustände
zurückgehen, zu rascher Puls, unangemessen im Verhältnis
zur Temperatur, Schwitzen bringt keinen Temperaturabfall.)

Skrofulose (siehe auch Tuberculose)

Calcium carbonicum, unser Hauptmittel bei Skrofulose, die der Hahnemannschen Psora entspricht, was in der modernen Sprache heute als Arthritismus bezeichnet wird. Die Symptome bezeichnen eine Diathese, die ein vollständiges Bild darstellt. So findet sich Kopfschweiß, der hauptsächlich auf die Kopfhaut beschränkt ist und sauer und übelriechend ist. Die Drüsen schwellen regelrecht an und neigen zu Vereiterung. Das Gesicht ist blaß, die Patienten sind langsam und träge. Die Fontanellen sind offen, der Bauch ist dick und die Oberlippe ist geschwollen. Das sind die Charakteristika. Die Zahnung verläuft langsam, die Füße sind kalt und feucht. Es findet sich Verstopfung mit Kalkstühlen. Partielle Schweißbildung ist charakteristisch, z.B. am Kopf während der Nacht. Abmagerung, die Haut hängt in schlaffen Falten herunter. Kinder von diesem Typ lernen langsam sprechen und gehen. Arthritische Beschwerden im Rückgrat und Hüftgelenk, schlechte Ernährung durch mangelnde Assimilation, Neigung zu Entzündungen. Die Ophthalmien und Ohrentzündungen von *Calcium* sind entschieden skrofulös. Verlangen nach Eiern ist ein Führungssymptom.

Phosphorus. Hier ist der psorische Patient zart und fein. Das Kind ist hübsch mit einer sich verzehrenden Anlage.

Causticum. Mangelernährung des gesamten Nervensystems.

Calcium phosphoricum paßt sicherlich zu solchen Fällen, wo die tuberkulöse Veranlagung stärker hervortritt und die Knochen beteiligt sind.

Alnus rubra. Drüsenvergrößerungen, ungesunde Haut, Ekzem, mangelhafte Verdauung durch Mangel an Magensaft und anschließende Abmagerung. Man verwendet die Tinktur.

Sulfur. Der König der Mittel und eines der Hauptmittel bei der Behandlung der Skrofulose. Das Kind ist aktiv, nervös und rasch, schwitzt am Kopf und hat eine rauhe, trockene Haut mit einer Veranlagung zu Entzündungen. Der Kopf ist groß, die Fontanellen sind offen, es findet sich ein mangelhaftes Knochenwachstum, Tendenz zu Rachitis und Karies der Wirbelsäule, der Appetit ist gefräßig, die Drüsen sind krankhaft, der Patient ist hungrig und abgemagert. Das Kind sieht wie ein vertrockneter, alter Mann aus, die Haut ist gelblich-runzlig, schlaff und schmutzig.

Barium carbonicum. Abgezehrt, dicker Bauch, Hunger und Auszehrung. Geistige und körperliche Schwäche. Es finden sich Pickel, feuchte und wunde Stellen und andere Hauterkrankungen. Steinharte Verhärtungen sind ebenfalls bezeichnend.

Silicea paßt gut zu skrofulöser Diathese, Schwellungen und Eiterungen der Drüsen. Schlechte Ernährung durch schlechte Assimilation, nicht durch Nahrungsmangel. Kopfschweiße und stinkende Schweiße der Füße indizieren Silicea. Veranlagung zu Furunkeln, Verhärtungen und Karbunkeln.

Magnesium muriaticum. Fußschweiß, vergrößerte Leber und Hautentzündungen.

Bromum. Verhärtete Drüsen mit Eiterungsneigung, Härte der Drüsen.

Jodum. Hungrig, ißt ständig und nimmt trotzdem ab, schmerzlose Schwellung der Drüsen, sie sind hart und schmerzlos, Torpor und Schlaffheit bezeichnen den Patienten. Das gesamte lymphatische System scheint befallen.

Jodoform. Dr. C.S. Raue empfiehlt dieses Mittel wärmstens in der 3. Potenz, um Drüsenschwellungen zu bessern. Er hat es empirisch bei einer großen Zahl von Fällen mit Erfolg verwendet.

Graphites. Vergrößerung der Drüsen der Axilla, der Leistenbeuge und im Nacken, Hautsymptome, Durchfall, der dünn, stinkend und teilweise unverdaut ist. Der Bauch ist

dick und hart. Es ist besonders bei ungesunder Haut angezeigt. Es verursacht Hautausschläge und Anämie. Die Anämie ist wesentlich stärker als die von *Ferrum*. *Graphit*-Patien-
ten sind besonders empfindlich gegen Erkältungen. Veranlagung zu einer Infiltration der Gewebe.

Mercurius verursacht skrofulöse Dyspepsie und Anämie
und paßt gut zu der skrofulösen Veranlagung, die sich an den
Drüsenstrukturen lokalisiert, sowie an Schleimhäuten, z.B.
skrofulöse Entzündungen der Augen, der Nase und des Mundes. Eine spezielle Indikation ist der ölige und saure Schweiß,
besonders der Kopfhaut, die kalten und feuchten Gliedmaßen, die geschwollenen Drüsen und die reichlichen Eiterungen. Ein solches Kind hat offene Fontanellen, unvollständige
Zähne, schleimige Diarrhoe mit viel Schmerzen, schmutzige
Farbe der Haut usw.. Es paßt gut nach *Sulfur*. Es scheint die
Wirkung von Sulfur anzuregen, wenn dieselbe nachläßt. Diese skrofulösen Erscheinungen sind Teil der Hahnemannschen
Psora. *Mercurius* unter dem Regiment von *Sulfur* rottet die
psorisch-skrofulösen Veranlagungen aus.

Hepar sulfuris. Eiterungen bei skrofulöser Karies der Wirbel usw.

Sonnenstich

Glonoin ist unser wirksamstes Mittel. Es stimuliert rasch das Herz und die vasomotorischen Zentren in der Medulla. Seine Indikationen sind blasses Gesicht, starre Augen, weiße Zunge, voller, runder Puls, mühevolle Atmung, cerebrales Erbrechen und ein Leeregefühl am Mageneingang. Die Temperatur ist hoch und manchmal besteht Bewußtlosigkeit. Es paßt auch gut für die Spätfolgen von Sonnenstich.

Aconit ist ein nützliches Mittel beim Sonnenstich, wo die große Hitze einen lähmenden Einfluß auf den Kreislauf ausgeübt hat.

Lachesis. Die Sonnenhitze macht den Patienten faul und schwach. Heißes Wetter ermüdet sehr.

Belladonna ist ein Mittel, welches dem *Glonoin* sehr ähnelt. Es findet sich Schläfrigkeit, Bewußtlosigkeit, Pfeifen in den Ohren und Beklemmung der Brust.

Gelsemium ist beim Sonnenstich u. U. auch nützlich. Es hat cerebrale Kongestionen, Delirium, Kopfschmerzen, hohe Temperatur und Tendenz zum Koma.

Natrium carbonicum ist besonders bei chronischen Folgen eines Sonnenstiches wirksam, und bei Kopfschmerzen, die bei heißem Wetter auftreten. *Natrium carbonicum* beruhigt sehr aufgeregte und nervöse Personen während eines Gewitters. Man soll also immer bei Schwäche und Kopfschmerzen durch Sonne an dieses Mittel denken.

Spermatorrhoe

(Pollutionen, Folgen übermäßigen Geschlechtsverkehrs
oder Onanie, Impotenz)

Acidum phosphoricum paßt bei den chronischen Folgen
nach Verlust von Samenflüssigkeit, während *China* eher bei
den akuten Folgen hilft, z.B. nach Ergüssen in 3 oder 4 Näch-
ten hintereinander, die den Patienten sehr geschwächt haben.
Bei *Acidum phosphoricum* ist das gesamte System geschwächt. Die Beine sind schwach und es findet sich ein Brennen im Rückenmark, welches nachts schlimmer ist, die Genitalien sind zurückgezogen, das Skrotum und die Testikel sind
schlaff, der Penis hat keine Kraft zu erigieren, die Erektionen
sind unvollkommen und der Samenerguß erfolgt zu früh während des Koitus. Manchmal findet sich auch das Gefühl von
Ameisenlaufen oder von Krabbeln auf dem Skrotum. Impotenz durch außerordentliche Empfindlichkeit, der Samen
wird bereits kurz nach der, oder sogar noch vor der Erektion
entleert. Es kommt auch eine plötzliche Erschlaffung des Penis während des Koitus vor, was eher auf Erschöpfung, als
auf einen Spasmus zurückzuführen ist, wie man es bei *Nux
vomica* findet. Hughes betrachtet *Acidum phosphoricum* als
das wahrscheinlich beste Mittel aus der ganzen Materia medica bei der Spermatorrhoe, aber es hängt viel davon ab, welche
Potenz man verwendet, denn die niedrigen Potenzen versagen
oftmals. Es findet sich ein Ziehen in den Hoden und auch die
geistige Situation ist wichtig. Der Patient ist gequält von
Schuldgefühlen über seine Tätigkeit, er ist ängstlich über die
Zukunft seiner Gesundheit, oder es findet sich völlige Gleichgültigkeit. Es ist niemals angezeigt, wenn allgemeine Reizbarkeit vorhanden ist und wahrscheinlich sind viele Versager auf
diese Falschanwendung zurückzuführen.

Phosphorus hat Impotenz, der eine Übererregbarkeit des Geni-
talorgans vorausgeht. Es hat Absonderung von Prostataflüssigkeit bei hartem Stuhl und häufige, unwillkürliche Samenergüsse.

Acidum picrinicum hat Erektionen, die den Schlaf stören und häufige Samenergüsse. Spermatorrhoe mit großem Verlangen und von großer Schwäche gefolgt. King empfiehlt in seinem Werk über die Spermatorrhoe die höheren Potenzen, da die niedrigeren eher verschlimmern.

Gelsemium. Charakteristisch für *Gelsemium* sind die häufigen, unwillkürlichen Ergüsse nachts mit Erschlaffung des Organs. Das gesamte System ist erschlafft und die Ergüsse erfolgen durch die geringste Berührung oder Reizung. Es finden sich keine lasziven Träume, und es ist besonders ein Mittel bei Fällen, die durch Masturbation entstanden sind.

Dioscorea hat atonische Samenergüsse. Es ist ein passiver Zustand und der Patient hat 2 oder 3 mal nachts Träume mit Samenergüssen, und am darauffolgenden Tag fühlt er sich sehr schwach in den Knien. Farrington empfiehlt es zuerst in der 12. und dann in der 30. Potenz.

Eryngium aquaticum. Allgemeine Schwäche, Samenergüsse ohne Erektion.

Digitalis hat ebenfalls unwillkürliche Ergüsse während des Schlafes, ohne Träume, gefolgt von großer Schwäche. Baehr empfiehlt *Digitalis* in der 3. Trituratio bei der Spermatorrhoe und meint, daß es gewöhnlich genügt. Es sollte schon morgens früh gegeben werden. Dickinson glaubt von diesem Mittel bessere Resultate als von irgendeinem anderen gesehen zu haben.

Calcium carbonicum. Wenn jeder Emission ein Nachtschweiß folgt, und wenn nach dem Koitus Schwäche von Geist und Körper zurückbleibt, so ist *Calcium* das Mittel. Es ist besonders nützlich bei zerrütteten Konstitutionen, wenn der Patient bei jeder Anstrengung schwitzt. Das sexuelle Verlangen ist außerordentlich stark und die nächtlichen Ergüsse erfolgen gegen 3 Uhr morgens oder etwas später. Die Erektionen sind schwach und leicht erregbar, es findet sich eine Empfindlichkeit in der Urethra und reizbare Impotenz. Nach dem

Erguß findet sich oftmals ein kalter Handschweiß, Rückenschmerz, Kopfschmerz und Zittern der Beine. Jeder Zügel-
losigkeit folgt große Schwäche. *Calcium* hat diesen Zustand
bei jungen Männern, die zu rasch wachsen.

Caladium. Hier findet sich nach der Masturbation ein Penis, der so schlaff ist wie ein Lumpen, die Vorhaut hat keinerlei Kontraktionskraft, wieder an ihren Platz zurückzukehren,
wenn sie hinter die Eichel zurückgezogen wurde. Nächtliche
Ergüsse treten ohne Träume auf. Es paßt zu den fortgeschrittenen Stadien, wenn überhaupt keine Erektionen mehr erfolgen. Die Emissionen erfolgen ohne irgendeine sexuelle Erregung, welches immer eine gute Indikation für *Caladium* ist.
Kältegefühl und kaltes Schwitzen im Bereich der Genitalien
ist auch ein gutes Symptom für dieses Mittel.

Staphisagria ist ein gutes Mittel für die schlechten Folgen
der Masturbation, wenn sich starke Schwäche mit dunklen
Ringen unter den Augen findet, blasses Gesicht, Verdrießlichkeit und scheues Wesen. Der Patient ist ein Hypochonder
und hängt ständig sexuellen Gedanken nach. Der Junge wird
apathisch und schwermütig, hat ein eingesunkenes Gesicht
und wird unruhig über seinen Gesundheitszustand. Es findet
sich auch eine Reizung des prostatischen Teiles der Urethra.
Bei Frauen ist *Staphisagria* das Mittel, wenn eine Reizbarkeit
der Organe vorhanden ist. Es ist ein Mittel für fortgeschritte-
ne Fälle und lange bestehende Beschwerden. Es ist das beste
Mittel bei ängstlichen und hypochondrischen Personen, die
sich über ihren Gesundheitszustand Sorgen machen.

Agnus castus paßt bei alten Männern, die den größten Teil
ihres Lebens einem starken Geschlechtsleben gefröhnt haben.
Diese sogenannten „alten Sünder" sind in ihrer sexuellen Pas-
sion mit 60 noch genauso erregbar wie mit 18, aber nun sind
sie physisch impotent. Ebenso ist es nützlich bei der gelähmten Impotenz, wo sich sowohl das sexuelle Verlangen als auch
die Erektion verloren haben, und wo sich das Glied kalt an-

fühlt. Dieser Zustand kommt oftmals von Gonorrhoe und Tripper.

Nuphar lutea hat Fehlen des Sexualverlangens. Geile Gedanken verursachen keine Erektionen. Es findet sich Samenverlust während des Schlafes. Atonische Spermatorrhoe als Folge der Schwäche der Sexualorgane.

Agnus castus ist ebenso ein Mittel der sexuellen Melancholie und der einfachen Impotenz.

Nux vomica. Für die schlechten Folgen der frühen Masturbation ist *Nux* ein wichtiges Mittel. Es sollte dann gegeben werden, wenn der Patient Kopfschmerzen hat und häufige unwillkürliche Ergüsse nachts, besonders gegen morgen und die Verdauungsorgane schwach sind. Es findet sich ein gereizter Zustand durch sexuelle Exzesse, es treten Erektionen auf, die aber nicht unter Kontrolle des Geistes sind, und sie treten bei jeder Umarmung auf. Das ist eine häufige Klage von Stadtmenschen, die ständig ein ausschweifendes Leben geführt und viel getrunken haben.

Strychnin ist vielleicht besser als *Nux vomica,* wenn große Rückenmarkserschöpfung besteht. Spermatorrhoe bei Plethora. Ununterdrückbares Verlangen zu masturbieren. Die höheren Potenzen wirken besser als die niedrigen.

Sulfur. Bei sexuellen Problemen ist Sulfur nützlich, wenn der Patient schwach und geschwächt ist, an Magenbeschwerden leidet und häufige unwillkürliche Ergüsse nachts hat, die ihn sehr schwächen. Der Samenerguß ist sehr dünn, wässrig und hat seine charakteristischen Eigenschaften verloren. Die Genitalorgane sind erschlafft. Skrotum und Penis sind schlaff, der Penis ist kalt und die Erektionen sind selten und in langen Abständen. Beim Koitus kommt der Samen zu früh, schon beinah beim ersten Kontakt. Der Patient leidet an Rückenschmerzen und Schwäche der Beine, er ist niedergeschlagen und hypochondrisch. Vollständige Hinfälligkeit, Verlust des sexuellen Verlangens sind ein hervorragendes Symptom von *Sulfur.*

Conium ist ein Mittel, welches durch seine geistigen Symptome von großem Nutzen bei der Behandlung sexueller Exzesse ist. Es bietet das vollständige Bild der Hypochondrie. Der Patient ist melancholisch, natürlich reizbar, aber er ist in einen Schwächezustand gefallen. Es findet sich keine Lokalreizbarkeit wie bei *Zincum*.

Sepia hat Samenschwäche mit Erregbarkeit und zu frühem Erguß.

Conium ist besonders dann das Mittel, wenn sich nächtliche Ergüsse durch Unterdrückung des natürlichen Verlangens und Schmerzen in den Testikeln einstellen. Ergüsse durch die leichteste Provokation.

Zincum ist ein Mittel, welches bei langanhaltendem Mißbrauch der Genitalorgane angezeigt ist, bei starker Hpyochondrie. Der Patient hat ein blasses, eingefallenes Gesicht mit dunklen Ringen unter den Augen und er hat eine starke lokale Reizbarkeit, wobei die Hoden bis zum äußeren Leistenring hochgezogen sind.

Aurum ist nützlich, wenn Verzweiflung vorherrscht.

Lycopodium ist das Mittel in Fällen, bei denen es zur vollständigen Impotenz gekommen ist. Die Erektionen fehlen vollständig oder sind unvollkommen, die Genitalorgane sind kalt und geschrumpft. Erschöpfende Pollutionen ohne Erektion. Lilienthal bezeichnet *Lycopodium* als den Balsam alter Männer. Es paßt besonders zu der Impotenz der alten Männer, die sehr verzagt sind.

Kobalt hat Rückenschmerzen nach Samenergüssen.

Sarsarparilla hat nächtliche Erektionen mit lasziven Träumen, die von Rückenschmerzen gefolgt sind, die sich bis in den Samenstrang erstrecken. Hinfälligkeit, die leichteste Erregung verursacht einen Erguß ohne sexuelle Gefühle.

Selenium. Samenergüsse bewußt oder unwillkürlich verschlimmern den Patienten. Der Patient ist so schlaff, daß der

Samen unwillkürlich heraustropft. Verlust des Selbstvertrauens ist ebenso ein Faktor. Das geistige Symptom der Unfähigkeit ist nach Halbert eher ein Führungssymptom, als das der Furchtsamkeit. Auch dieser Autor legt großen Wert auf die geistigen Symptome dieses Mittels.

Graphites hat Mangel an Gefühl während des Koitus ohne Samenerguß.

Selenium hat das Symptom, daß sich Prostataflüssigkeit während des Sitzens absondert, auch während des Schlafens, beim Spazieren und während des Stuhlganges. Es ist bei fortgeschrittenen Fällen nützlich, wo die Organe in einem Stadium der Reizbarkeit sind.

Synovitis

Apis mellifica zeigt das perfekte Bild einer Synovitis, besonders des Kniegelenkes. Es finden sich scharfe, stechende Schmerzen, die durch das Gelenk schießen und sich bei der leichtesten Bewegung verschlimmern. Es findet sich ein Gelenkerguß, eine sogenannte weiße Schwellung, und die Schmerzen werden durch kalte Anwendungen gebessert. Es paßt besonders bei skrofulöser Veranlagung.

Jodum folgt gut auf *Apis,* besonders bei skrofulösen Kindern mit Schwellungen der Kniegelenke.

Kalium jodatum ist bei einer gewebeartigen Schwellung des Gelenkes angezeigt, mit einem Hitzegefühl innerhalb des Gelenkes und einem nagenden, bohrenden Schmerze, der sich nachts verschlimmert und von Ruhelosigkeit begleitet ist.

Bryonia. Hier ist die Gelenkssynovitis blaß-rot und prall, mit scharfen, stechenden Schmerzen, die durch Bewegung stark verschlimmert und durch Bettwärme gebessert werden. Es paßt bei der rheumatischen oder auch traumatischen Synovitis. Ihm geht *Aconit* voran, welches zum heftigen Allgemeinfieber paßt, besonders wenn es bei kräftigen, gesunden Konstitutionen eintritt, oder *Belladonna,* wenn die Schmerzen stark und sehr plötzlich und von einer heißen, trockenen Haut mit Rötung und Schwellung begleitet sind.

Ledum folgt der akuten traumatischen Synovitis, bei der ein Erguß im Gelenk besteht. Die Teile sind empfindlich, die Schmerzen sind ziehend und reißend, es besteht nur geringes Fieber. Es paßt besonders bei subakuten Erkrankungen des Kniegelenkes.

Causticum hat starke Schwellung der Gelenke, die Fluktuation und Indolenz zeigen. Steifigkeit der Gelenke und eine Neigung zu Hydrarthrosis.

Sulfur ist besonders bei strumösen Patienten angezeigt, wenn ein Erguß eingetreten ist. Es ist insbesondere hilfreich, wenn das Knie befallen ist und kommt nach *Apis* und *Bryonia.*

Pulsatilla paßt bei gichtischer, rheumatischer oder blenoor-
hagischer Synovitis. Die Gelenke sind geschwollen und haben
scharfe, stechende Schmerzen die den Patienten zwingen, den
Körperteil zu bewegen. Es besteht ein Gefühl von tiefsitzen-
dem Schmerz, wie von einem subkutanen Geschwür.

Mercurius paßt bei syphilitischer oder strumöser Synovitis
mit einer Neigung zur vollständigen Zerstörung des Gelenkes.
Die Allgemeinsymptome begründen die Wahl des Mittels,
z.B. die Verschlimmerung nachts, das starke Schwitzen, das
Gefühl der Kälte, des Frierens, die Ruhelosigkeit, die drohende Eiterung und die charakteristische Kachexie.

Calcium carbonicum ist bei skrofulösen Kindern angezeigt,
um die Kachexie zu bessern, denen die *Calcium carbonicum*-
Kinder in charakteristischer Weise unterworfen sind.

Syphilis

Mercurius. Die *Mercur*-Verbindungen wurden als erste bei der Syphilisbehandlung angewandt, und auf homöopathischen Hintergrund entspricht in der Mehrzahl der Fälle die Pathogenese dieser Verbindungen der Syphilisinfektion.

Mercurius paßt zur Mehrzahl der Symptome der sekundären Syphilis, so zum syphilitischen Fieber, zum weichen Schanker und zu den Bubonen. Der Halsschmerz und die nächtlichen, syphilitischen Schmerzen, die den Schlaf verhindern, sobald der Patient ins Bett geht, werden durch dieses Mittel gut gedeckt. Der Schanker und die Ulcerationen haben einen schmutzigen, speckigen Grund und stinkende Absonderungen. Es paßt besonders auf die fressenden, wunden Stellen, die leicht bluten. Jahr empfiehlt bei dieser Erkrankung keine tiefere Potenz als die C2 als Trituratio.

Mercurius jodatus flavus entspricht dem Hunter'schen oder harten Schanker mit seiner Schmerzlosigkeit und seiner mangelnden Eiterungsneigung. Es paßt ebenfalls gut zu den Sekundäreruptionen. Hellmuth zieht dieses Mittel in den frühen Stadien den anderen vor.

Mercurius bijodatus ist bei Schanker und Bubonen nützlich, wenn sie besonders schmerzlos sind. Es ist ebenso bei der Syphilis nützlich.

Mercurius corrosivus als die aktivste Verbindung von *Mercurius* paßt zu den aktiven und destruktiven Fällen, z.B. syphilitischen Ulcerationen, die sehr destruktiv sind, sich ausbreitenden Ulcerationen mit eingerissenen Rändern, phagedänische Ulcerationen und akuten Bonbonen.

Cinnaberis ist eine der nützlichesten Verbindungen von *Mercurius* im Sekundär- und Tertiärstadium und es ist besonders bei skrofulösen Patienten angezeigt.

Mercurius dulcis wird oft vernachlässigt. Es paßt zu den phagedänischen Ulcera in Mund und Rachen. Kindliche Syphilis verlangt oft gerade nach diesem Mittel. Man sollte die niedrigeren homöopathischen Präparationen verwenden.

Arsenicum wurde bei der Syphilis bereits in den frühen homöopathischen Zeiten benutzt. Teste hat es in seiner Materia medica 1854 publiziert und schreib von einer *Arsenicum*-Zubereitung, die dann später als das Feltz'sche Antisyphiliticum in Mode kam und das sich einer großen Volkstümlichkeit erfreute. Man stellte fest, daß die Krankheit wie durch Magie heilte, wo es dem *Mercurius* widerstanden hatte. Dieses antisyphilitische *Arsenicum*-Pulver von vor 60 Jahren hat sich im Salvarsan von heute wiederholt, auf das man soviel Hoffnung gesetzt hatte, von dem man aber heute zugeben muß, daß es bei der Erkrankung praktisch nutzlos ist, wenn man nicht *Mercurius* zur selben Zeit gibt. Teste sagt, daß *Arsenicum* ein bei der konstitutionellen Syphilis nützliches Mittel ist und Berjeau gibt präzise Indikationen dafür. Es ist unersetzlich bei der phagedänischen Varietät der Ulcerationen mit heftigen, brennenden Schmerzen und in hoffnungslosen Fällen von syphilitischen Infektionen mit allgemeinen konstitutionellen Symptomen des Mittels, die in vielen Fällen dieser Erkrankung entsprechen.

Kalium bijodatum hilft nicht im Primär- oder Sekundärstadium der Syphilis. Alle seine Manifestationen gehören zum tertiären Stadium. Es hat nagende Knochenschmerzen, ziehend und brennend in Nasen- und Stirnknochen. Papeln, die ulcerieren und Narben hinterlassen, Rupia. Die Geschwüre fressen sich tief ein. Es paßt auch bei den Nervenerkrankungen der tertiären Syphilis. Es ist ein gutes Mittel, um den Mißbrauch von *Mercurius* zu antidotieren.

Kalium bichromicum hat Ulcerationen mit der Neigung, tief in die Gewebe einzudringen und ist nützlich bei syphilitischen Affektionen des Mundes und des Rachens.

Kalium jodatum paßt beim kindlichen Schnupfen von syphilitischen Kindern und den schuppigen Syphilides. Skrofu-

löse Patienten, bei denen die Ulcerationen sehr bemerkenswert sind, verlangen dieses Mittel.

Hepar sulfuris ist unersetzlich, wenn *Mercurius* mißbraucht
worden ist. Es ist tatsächlich eher ein Antidot zu *Mercurius*
als zur Syphilis selbst. Es muß, wie alle Medikamente bei dieser Erkrankung, durch spezielle Symptome indiziert sein. Bei
Hepar ist es ein Schanker mit undeutlichen Rändern und einem roten Grund, mit stechenden Schmerzen in denselben,
sie sondern einen wässrigen Eiter ab und haben geschwollene
Drüsen mit einer Neigung zu Vereiterung. Es finden sich
nächtliche Schmerzen, Frostschauer, und die wunden Stellen
sind sehr empfindlich. Es findet sich noch Haarausfall.

Acidum nitricum paßt besonders auf die mercuriellen, syphilitischen Fälle und auf die sekundäre Syphilis, phagedänischen Schanker mit wuchernden Granulationen, die leicht
bluten, ebenso Ulcerationen und Schleimstellen. Die Ulcera
haben erhobene und eingerissene Ränder mit splitterartigen
Schmerzen. Die Bubonen drohen zu vereitern. Es findet sich
Schmerzhaftigkeit der Haut und der Schädelknochen, schlimmer bei feuchtem Wetter. Es finden sich Ulcera im Hals mit
unregelmäßigem Rand und mit stechenden Schmerzen, gelb-
lich-braune oder kupferfarbige Flecken am Körper.

Lycopodium hat Ulcera im Hals und dunkelgraue, kupfe-
rartige Ausschläge an der Stirn. Es paßt auch zum schmerzlosen Schanker. Jahr empfiehlt dieses Mittel bei solchen Erscheinungen.

Aurum. Sekundäre Syphilis mit Ulcerationen im Mund, besonders wenn die Fälle mit mercuriellen Symptomen kompliziert sind, verlangen *Aurum*. Besonders ist es angezeigt, wenn
die Nase befallen ist und wenn sich Karies der Knochen bildet, wobei ein stinkender Ausfluß und Knochenstücke abgesondert werden. Es finden sich ebenso Schmerzen in den Ge-
sichtsknochen. Es paßt bei vielen tertiären Manifestationen.
Aurum muriaticum mag sich in manchen Fällen besser be-

währen als *Aurum metallicum*. Meistens findet sich bei diesem Mittel eine melancholische, niedergeschlagene Stimmung.

Mezereum ist von großem Wert, indem es die nächtlichen Knochenschmerzen der Syphilis mildert. Das Schienbein schmerzt und schwillt an. Syphilitische Periostitis. Die Teile sind gegen die geringste Berührung sehr empfindlich. Es ist auch heilsam bei syphilitischer Neuralgie und pustelartigen Ausschlägen.

Asa fötida paßt bei Syphilis der Schienbeine mit nächtlichen Schmerzen. Die Ulcera sind sehr empfindlich und sondern einen dünnen, stinkenden Eiter ab. Syphilitische Karies und Nekrose mit starken nächtlichen Schmerzen verlangen *Asa fötida*.

Stillingia paßt bei starken Knochenschmerzen, besonders der langen Knochen, Knotenbildungen am Kopf und am Schienbein, die große Qual bereiten.

Carbo animalis ist bei konstitutioneller Syphilis nach Mißbrauch von *Mercur* angezeigt. Es hat kupferfarbene Flecken auf der Haut, besonders im Gesicht. Es findet sich eine Verhärtung der inguinalen und axillären Drüsen, die hart wie Stein sind, und diese Härte erstreckt sich auch auf die umgebenden Gewebe. Es handelt sich um den verhärteten Bubo.

Thuja. Obwohl es eigentlich ein ausgesprochen sykotisches Mittel ist, hat es doch ein nützliches Feld bei der Syphilis. Feuchte Absonderungen an der Vorhaut und Glans penis oder weißer Schanker indizieren es.

Staphisagria hat milde, feuchte Absonderungen an den Genitalorganen und trockene Feigwarzen.

Silicea kann bei eitrigen Erkrankungen in der Gegend der Genitalien indiziert sein.

Phytolacca hat zahlreiche syphilitische Manifestationen. Es ist besonders beim syphilitischen Rheumatismus angezeigt mit Schmerzen an den Muskelansätzen, schlimmer nachts und bei feuchtem Wetter.

Tetanus

Nux vomica ist das Hauptmittel. Es hat tetanische Krämpfe mit Opisthotonus, Verzerrungen der Augen und des Gesichtes, Atemnot, die durch jeden äußeren Eindruck hervorgerufen wird. *Strychnin,* das Alkaloid von *Nux vomica* macht das vollständige Bild des Tetanus mit seinen Muskelkonvulsionen, die durch den leichtesten äußeren Eindruck erneuert werden, den „risus sardonicus" mit seinen respiratorischen Krämpfen, dem blauen Gesicht und dem vollständig klaren Verstand. Der Wert von *Strychnin* bei Tetanus, der von Trousseau und Stille beobachtet worden ist, ist ein schlagender Beweis für die Homöopathie, wie sie manchmal von den Allopathen betrieben wird.

Ignatia paßt zu einem emotionalen Trismus oder Opisthotonus.

Acidum hydrocyanicum ist dem Tetanus sehr ähnlich. Es verursacht einen ständigen tonischen Spasmus durch seine direkte Wirkung auf das Rückenmark. Das zeigt sich sogar an den Muskeln des Gesichtes, der Kiefer und der Wangen. Es findet sich Trismus und zusammengebissene Kiefer, risus sardonicus, verhinderte Atmung, mit Blauverfärbung und Schaum vor dem Mund. Die Starrheit ist fest, der Körper beugt sich rückwärts, die Anfälle sind plötzlich, und es findet sich weniger Relfexerregbarkeit als bei Strychninfällen.

Angustura macht tetanische Steifheit der Muskeln, eine schmerzhafte Steifheit mit Strecken der Gliedmaßen. Die Lippen sind zurückgezogen und zeigen die Zähne, und die Kiefer sind geschlossen.

Cicuta virosa ist ein nützliches Mittel bei tetanischen Krämpfen mit plötzlicher Steifheit und Zuckungen, die von Schwäche gefolgt werden. Starke Atembeengung, geschlossene Kiefer, Opisthotonus, der durch Berührung hervorgerufen wird. Es finden sich Spasmen des Oesophagus, und ein hervorstechendes Symptom sind die fixierten Augen, die auf einen einzigen Punkt starren.

Physostigma. Hier sind die sensiblen Nerven sehr reizbar. Es finden sich tetanische Spasmen, Steifheit der Wirbelsäule und der Beine wechselt ab, ebenso Dilatation und Kontraktion der Pupillen. Das scheint charakteristisch zu sein.

Acidum carbolicum wurde mit Erfolg beim Tetanus angewendet. Man hat gefunden, daß *Phenol* besser hilft als Tetanusserum, welches nämlich mit *Phenol* konserviert ist. Es ist keine Frage, daß es ein wirksames Mittel ist.

Passiflora hat Tetanus in heißen Ländern geheilt, sowie bei Pferden. Man muß es in starker Dosierung geben.

Cuprum. Blasses Gesicht, Zuckungen, Opisthotonus, der Patient verliert das Bewußtsein bei jedem Anfall.

Stramonium. Tetanische Krämpfe, Spasmen in der Glottis, der Brust, schlimmer durch Licht und durch Berührung.

Aconit. Tetanus mit Fieber, Dumpfheit und Kribbeln nach Einwirkung von Kälte, Verletzung. Das Gesicht wechselt die Farbe.

Hypericum. Trismus nach Verletzung der Nerven. Man sieht es als Prophylaktikum bei Wunden der Handflächen und der Sohlen an. Besonders nützlich bei Verletzungen der Wirbelsäule, bei denen es einen wachsenden klinischen Ruf genießt. Dr. Zopfy bestätigt den Gebrauch von *Hypericum* bei Tetanus durch praktische Erfahrung seit 60 Jahren.

Magnesium phosphoricum C3 besserte einen Fall des Dr. Raue.

Belladonna. Tetanus der Kinder. Steifheit der Kiefer.

(Anm. d. Übers.: Es ist klar, daß heutzutage allein schon aus forensischen Gründen die Gabe von Tetanusantitoxin und die Tetanusimpfung auch von homöopathischen Ärzten verlangt und durchgeführt wird. Da es aber immer wieder Fälle von

Tetanus gibt, trotz Prophylaxe, trotz Impfung, ist es vielleicht doch gut, wenn man an die Erfahrungen der alten Homöopathen erinnert, denen Impfung etc. noch nicht zur Verfügung standen.)

Tonsillitis

Barium carbonicum. Hughes betrachtet dieses Mittel als eines der wichtigsten bei der akuten Tonsillitis und er sagt, daß es in seiner Hand fast immer von unfehlbarer Wirksamkeit war. Er benutzt die C6. Es ist besonders dann nützlich, wenn die Krankheit direkt im Parenchym der Drüse sitzt, wobei selten Eiterung nach seinem Gebrauch auftritt. Es paßt bei vergleichsweise milden Fällen, die bei jeder Kleinigkeit eine Erkrankung bekommen. Es heilt die Disposition zu Neuerkrankungen. *Belladonna* ist mehr oberflächlich und *Apis* hat Ödem. Es ist besonders dann nützlich, wenn jede Erkrankung sich sofort an die Tonsillen setzt, besonders bei Kindern, die eine chronische Vergrößerung der Tonsillen haben. Die Hauptindikation für *Barium* war bisher trotz allem die chronische Vergrößerung der Tonsillen und hier ist es zweifellos sehr häufig falsch verschrieben worden, da es nur zu relativ wenigen Fällen paßt. Bei einer Neigung skrofulöser Kinder zu Tonsillitis mit Vergrößerung auch anderer Drüsen ist es manchmal von Nutzen. Wie *Belladonna* scheint es eine besondere Affinität zur rechten Seite zu haben. *Barium carbonicum*-Kinder sind zurückhaltend und schüchtern.

Barium jodatum wird von Goodno bevorzugt und Tooker empfiehlt *Fucus vesiculosos* bei chronischen Fällen.

Calcium phosphoricum. Bei chronischer Vergrößerung der Tonsillen strumöser Kinder paßt das Mittel gut bei typischen *Calcium*-Fällen. Die Tonsillen sind schlaff und blaß, und es findet sich eine chronische, follikuläre Entzündung und vermindertes Hörvermögen. Seine Wirksamkeit bei adenoiden Vegetationen ist wohl bekannt und bewährt.

Calcium jodatum. Vergrößerung der Tonsillen ähnlich wie *Barium*. Sie sind hart, rot und knotig.

Bromum. Rote, geschwollene Tonsillen, die mit einem Netz von Kapillaren überzogen sind.

Lycopodium. Chronische Vergrößerung der Mandeln, die mit kleinen Ulcerationen bedeckt sind.

Ferrum phosphoricum. Chronisch vergrößerte, hyperämische Tonsillen, weiche Schwellung.

Belladonna ist das Hauptmittel am Beginn der Erkrankung, wenn der Fall das Stadium von *Aconit* und *Ferrum phosphoricum* hinter sich gelassen hat. Es findet sich Röte und Schwellung, aber je tiefer die Röte und je größer die Schwellung, umso weniger ist *Belladonna* indiziert. Am Beginn der Erkrankung übertrifft es *Apis* an Wert, da *Apis* nur die Schleimhautoberfläche befällt. Der Nacken ist geschwollen und äußerlich steif, es bilden sich rasch Ulcerationen und rechts sind die Beschwerden schlimmer. Bei akuten Anfällen der chronischen Form ist *Belladonna* durchaus nützlich.

Gelsemium. Schmerzhafte Stellen tief in der Mandel, der Schmerz steht in keinem Verhältnis zur eigentlichen Schwellung, roter, entzündeter Rachen, der Schmerz strahlt zum Ohr aus, rasche Verschlimmerung. Manchmal ist die C2 in der Lage, die Krankheit im Froststadium zum Stehen zu bringen.

Amygdala persica hat dunkle Röte der hinteren Rachenwand, scharfe Schmerzen und schwieriges Schlucken.

Phytolacca ist besonders bei der follikulären Form mit Schmerzen an der Zungenwurzel indiziert, die bis zu den Ohren beim Schlucken ausstrahlen. Die Teile sind dunkelblau. Die Tonsillen sind rot und blau, es findet sich erhebliche Trockenheit, Schmerzhaftigkeit und Brennen im Hals.

Ignatia wird von Raue als spezifisch bei der follikulären Tonsillitis angezeigt. Kleine, oberflächliche, gelblich-weiße Ulcerationen, Pflockgefühl im Hals, schlimmer beim Nichtschlucken.

Gujacum ist eines der besten Mittel am Beginn der Erkrankung, besonders bei der katarrhalischen Tonsillitis. Charakteristisch sind heftiges Brennen, Kopfschmerzen, heißer Hals,

Frostschauer und Schmerzen in Rücken und Gliedern. Abzesse bilden sich sehr rasch. Häufig in der C1 wiederholt führt es oft zu einem abortiven Verlauf.

Hepar sulfuris hat stechende Schmerzen wie von Splittern, heftiges Klopfen mit Fieberfrost, welches anzeigt, daß der Abszeß sich zu bilden beginnt. Wenn man die Einschmelzung beschleunigen will, so ist *Hepar sulfuris* indiziert. Die Teile sind sehr berührungsempfindlich. Die Schmerzen schießen in die Ohren.

Silicea. Wenn der Abszeß aufgebrochen ist und nicht recht heilen will, besonders bei rachitischen Kindern. Zurückbleibende Fisteln.

Mercurius ist selten am Beginn angezeigt, eher in den fortgeschrittenen Stadien nach *Hepar sulfuris,* wenn sich der Eiter gebildet hat. Erhebliche Schwellung, der ganze Rachen ist tiefrot, die Tonsillen sind dunkler, als die übrigen Teile. Es bilden sich Geschwüre. Zäher Speichel, fauler Atem, die Schmerzen sind nicht so groß wie bei *Belladonna,* aber der Allgemeinzustand ist schlecht. Stechende Schmerzen und schwierige Atmung durch die Anschwellung. Pseudomembranen bilden sich auf den Tonsillen und im Pharynx.

Anm. d. Übers: Beim beginnenden Halsabszeß hat sich mir eine Gabe Mercurius sol. C1000 bewährt, womit man den Abszeß ohne Einschmelzung rasch zur Abheilung bringt.

Apis mellifica. Ödem ist das Hauptsymptom dieses Mittels, besonders bei der einfachen Form, nicht bei der parenchymatösen. Der Hals ist geschwollen, sowohl äußerlich als auch innerlich. Es sind lediglich die oberflächlichen Gewebe beteiligt, nicht das Parenchym selber, welches nach *Belladonna* verlangen würde. Es finden sich zahlreiche Punkte, wo eine follikuläre Sekretion beginnt.

Lachesis. Dunkel, böse aussehende Teile. Es ist eine große Schwellung vorhanden und äußerlich besteht große Empfindlichkeit. Tonsillitis links mit der Neigung nach rechts zu gehen, die Schmerzen schießen zum Ohr, wenn man versucht zu schlucken, Verschlimmerung durch heiße Getränke. Peritonsillarabszeß. Es ist auch ein gutes Mittel bei schweren Formen rheumatischer Beschwerden nach Tonsillitis. Der Eiter degeneriert, wird dünn und stinkend.

Kalium muriaticum ist beinahe spezifisch für die follikuläre Tonsillitis. Kein Mittel sonst hat dem Autor so viel Befriedigung verschafft. Der Hals hat ein graues Aussehen und ist mit weißen Flecken bedeckt. Es ist ein gutes Mittel, sowohl bei der akuten als auch bei der chronischen Tonsillitis mit starker Schwellung. Die C6 ist als Trituratio die empfehlenswerte Stärke.

Tuberkulose

Phosphorus wurde bei den älteren Autoren unserer Schule als beinahe spezifisch für die Lungentuberkulose betrachtet und man hat es zum König der tuberkulösen Mittel hochstilisiert. Zur Zeit ist es nicht so klug, soviel von *Phosphorus* zu reden. Die Wahl dieses Mittels muß sehr sorgfältig geschehen, und es ist eine allgemeine Erfahrung, daß die Gaben nicht zu oft wiederholt werden dürfen. Baehr sagt, daß kein anderes Mittel so leicht eine Hämoptoe verursacht wie *Phosphor*. Man soll also jedesmal das Mittel genauestens studieren. Es ist allgemein anerkannt, daß sowohl *Arsenicum* als auch *Sulfur* und *Phosphor* bei der Tuberkulose niemals gegeben werden dürfen, bevor man es nicht sehr sorgfältig geprüft hat.

Phosphor hilft besonders bei der Tuberkulose von rasch wachsenden, jungen Leuten, die intelligent sind, die aber eine ererbte Veranlagung zu Lungenerkrankungen haben, die engbrüstig sind, groß und phthisisch, und solche, die sich leicht erkälten, weil sie eine allgemeine Schwäche des Organismus aufweisen. Folgende Symptome sind führend: Starke Heiserkeit mit Verschlimmerung abends, schwache Brust, Husten, reichliches Sputum und hektische Fieber. Insbesondere hat es einen Auswurf mit Blutspuren und Enge über dem Brustkorb.

Die Heiserkeit ist anhaltend und wird von einem Wundheitsgefühl im Kehlkopf und in der Trachea begleitet. Sie wird durch Sprechen verschlimmert, manchmal bis zum vollständigen Verlust der Stimme. Es finden sich Schmerzen in der linken Lungenspitze und der Patient kann nicht auf der linken Seite liegen. Das Engegefühl auf der Brust ist nachts schlimmer und zwingt den Patienten sich aufzusetzen. Der Husten ist manchmal kurz und trocken, verschlimmert sich beim Gehen von der warmen in die kalte Luft, durch Liegen auf der linken Seite oder auf dem Rücken. Der Auswurf ist meistens morgens, ist weiß und zäh und manchmal blutgestreift. Es bilden sich rasch Kavernen, es zeigt sich ein steigendes, hektisches Fieber und Rötung gegen Abend. Ein anderes nützliches Symptom ist ein Brennen zwischen den Schulterblättern.

Ammonium muriaticum hat Kälte zwischen den Schulterblättern, und dieses Symptom sollte die Aufmerksamkeit bei einem Fall von Tuberkulose auf dasselbe lenken.

Phosphor hat eine Diarrhoe, die es weiterhin in den späteren Stadien der Tuberkulose indizieren. Sie zeichnet sich dadurch aus, daß eine Unverträglichkeit des Rectums gegen die Anwesenheit von Faeces besteht. Sobald irgendwie etwas in das Rectum gelangt, wird es sofort ausgeschieden. Vermehrtes sexuelles Verlangen bei Tuberkulose ist ebenso ein gutes *Phosphor*symptom.

Calcarea kann von *Phosphor* folgendermaßen unterschieden werden:

Calcarea	*Phosphorus*
skrofulös und fett.	schlank und großwüchsig, engbrüstig.
Schwellung der Oberlippe.	
schlimmer im Freien.	besser im Freien.
Keine Überempfindlichkeit gegen Schmerzen.	Überempfindlichkeit gegen Schmerzen.

Calcium carbonicum. Bei der Behandlung der Tuberkulose ist es von überragender Wichtigkeit, das reine, konstitutionelle oder Basismittel zu verordnen. Sie ist eine konstitutionelle Krankheit und erfordert ein konstitutionelles Mittel, weit eher, als eines, welches auf die besonderen Symptome gerichtet ist. *Calcium* paßt auf blasse, bleiche, wenig wiedersstandsfähige Patientinnen von leuko-phlegmatischem Temperament, oder solche, deren Verfassung durch häufige und starke Menstruationen oder durch häufige Fehlgeburten zusammengebrochen ist. Der Patient erkältet sich leicht, und es paßt besonders auf das 3. Stadium der Erkrankung, wenn sich große Kavernen bilden. Der spezielle Sitz seiner Wirksamkeit scheint der mittlere Lappen der rechten Lunge zu sein. Man hört laute Rasselgeräusche über der ganzen Brust, meist über der Mitte der rechten Lunge. Der Husten ist lose und rasselnd, oder kurz und trocken am Abend. Es findet sich Schmerzhaftigkeit der Brust, große Müdigkeit und Kurzatmigkeit beim Treppaufgehen, oder bei jeglicher Steigung. Die Brust fühlt sich an, als ob sie geschlagen worden sei und es besteht eine anhaltende, schmerzlose Heiserkeit. Der Auswurf ist von eitriger, gelblich-grüner und blutiger Beschaffenheit. Es besteht starke Abneigung gegen Fleischnahrung. Durchfall schlimmer am Abend, wobei Fleisch unverdaut abgeht. Es findet sich starke Auszehrung, Schweiß, Amenorrhoe, wobei diese Symptome das Mittel bei der beginnenden Tuberkulose junger Mädchen vom anämischen Typ indizieren. Es hat folgende Symptome der tuberkulösen Dyskrasie, welche nach konstitutionellen Gesichtspunkten zu seiner Wahl führen:

1. Nasenbluten.
2. Halssymptome, Reizbarkeit und Rauhigkeit.
3. Hautausschläge, Flechten, Pusteln, Jucken, Bläschen.
4. Schweiß bei der geringsten Anstrengung, reichlich und erschöpfend.
5. Starke Erkältungsneigung.

Alle Symptome werden durch Kälte verschlimmert. (Weshalb man keine *Calcium*-Patienten in kalte Klimate senden sollte).

6. Seelischer Zustand der Hoffnung.
7. Augen- und Ohrensymptome.
8. Haarausfall.
9. Fülle der Brust mit Blutspucken.

Calcium phosphoricum paßt besser bei noch rascherem und noch deutlicherem Verfall, bei dem sich grünlich-eitriger Auswurf einstellt, Kopfschmerzen und Schlaffheit. Manchmal meningeale Komplikationen.

Calcium jodatum ist zu bevorzugen, wenn Drüsenkompli-
kationen vorhanden sind, bei jungen Patienten, die rasch
wachsen und einen kitzelnden, quälenden Husten haben, einen raschen Puls, hohes Fieber und rasche Hepatisation. Es
paßt mehr zur miliaren Form der Tuberkulose.

Sepia. Hirschel meint, daß dieses Mittel *Calcium* bei trok-
kenem, ermüdendem Kitzelhusten am nächsten steht. Es hat
zahlreiche Symptome der tuberkulösen Kachexie.

Tuberculinum oder *Bacillinum.* Diese Mittel sind von Homöopathen bereits seit mehr als 50 Jahren im Gebrauch und
es wurden zahlreiche hervorragende Ergebnisse beobachtet.
Dr. Burnett, ein sehr sorgfältiger Beobachter, hat viele Fälle
berichtet, die durch *Bacillinum* geheilt oder gebessert wurden.
Die Indikationen sind aber trotzdem nicht ganz klar. Dr.
Rabe denkt, daß die Indikationen denen von *Pulsatilla* etwas
ähneln. Ein Symptom scheint das Verlangen des Patienten,
sich an der frischen Luft aufzuhalten, zu sein. Wieder andere
sind besonders erfolgreich mit verschiedenen Präparaten gewesen.

Acidum nitricum ist ein mächtiges, antituberkulöses Mittel
vor der Bildung von Kavernen, und es ist bei der Tuberkulose
sehr nützlich. Es hat plötzlichen Blutandrang zur Brust, hektisches Fieber, Schmerzhaftigkeit der Brust, häufige Blutungen, die reichlich und von hellrotem Blut sind, Atemnot, Heiserkeit, die morgens schlimmer ist, Diarrhoe, ebenfalls morgens verschlimmert und scharfe, stechende Schmerzen durch
die rechte Brust zum Schulterblatt. Es findet sich ein schwaches Herz und viel Herzklopfen. Der Schweiß verschlimmert
sich nachts und gegen Morgen und erschöpft den Patienten
ganz besonders, womit es die charakteristische Schwäche der
Säuren zeigt. Die Haut wird gegen Morgen kalt, es findet sich
ein Kitzelhusten, der den Patienten die ganze Nacht stört.
Manchmal ist der Husten trocken, manchmal ist er lose und
rasselnd. Die Rasselgeräusche sind laut. Der Auswurf stinkt,
ist schmutzig-grün, blutig und besonders eitrig. *Acidum nitri-*

cum hat eine stärkere Betonung der Halssymptome als irgendein anderes Mittel. Alle *Acidum nitricum*-Symptome werden durch Wärme verschlimmert, weshalb man solche Patienten nicht in warme Klimate schicken darf.

Lycopodium und *Pulsatilla* haben weichen und gelblichgrünen Auswurf. Der *Acidum nitricum*-Patient ist dünn, hat dunkle Haare und Augen und kann von *Calcium carbonicum* auf folgende Weise unterschieden werden.

Calcium carbonicum	*Acidum nitricum*
Patient fett, blond, blauäugig.	Patient dünn, dunkle Haare und Augen.
Durchfall, morgens schlimmer.	Diarrhoe, abends schlimmer.
Husten meist lose.	Husten meist trocken.
Schlimmer bei kaltem Wetter.	Schlimmer bei warmen Wetter.
Besser in der warmen Luft.	Schlimmer bei warmer Luft.

Silicea ist im eitrigen Stadium der Tuberkulose eines unserer Hauptmittel. Es paßt besonders bei mangelhafter Vitalität von Patienten, die nicht warm werden können. Es ist ein ausgezeichnetes Konstitutionsmittel und paßt zu der langsam sich entwickelnden, mukösen Tuberkulose alter Leute. Der Husten ist anfangs trocken und quälend und löst sich dann später. Es findet sich reichliches Rasseln über der Brust und Auswurf eines stinkenden, schleimigen Eiters. Typisch ist der eitrige Charakter des Auswurfs, der auf die Abszeßbildung in der Lunge hinweist, und der durch Anstrengung verschlimmert wird. Es finden sich große Kavernen in der Lunge, reichliche Nachtschweiße und hektische oder eitriges Fieber. Es gibt kein besseres Mittel für die Behandlung der erschöpfenden Nachtschweiße. Ungefähr 70 Fälle wurden mit befriedigenden Ergebnissen durch Dr. Snader geheilt.

Phellandrium hat schrecklich stinkenden Auswurf und es ist in den letzten Stadien der Tuberkulose von Nutzen. Die Expectoration von *Silicea* ist eitriger.

Jodum paßt nur, wenn der Auswurf eitrig geworden ist, und ist besonders nützlich, wenn die Tuberkulose das Ergebnis von Skrofulose ist. Wenn Diarrhoe vorhanden ist, so ist Jodum im allgemeinen nicht nützlich.

Silicea ist ein Mittel für die Krankheit, die man als „Steinklopfertuberkulose" bezeichnet, bei der sich starke Nachtschweiße und eine blasse, wächserne Haut zeigt. Ebenso ist stinkender Schweiß eine Indikation für *Silicea*. Es findet sich ein krampfhafter Husten, ähnlich dem von *Drosera,* aber das Kitzeln findet sich im tieferen Anteil des Kehlkopfs oder in der Suprasternalgrube, währenddessen der von *Drosera* sich in den oberen Teilen des Kehlkopfes und im Hals findet. Jousset empfiehlt die 30. Potenz.

Stannum metallicum. Obwohl die niedergeschlagene, depressive Stimmung von *Stannum* gewöhnlich nicht bei der Lungentuberkulose gefunden wird, ist es doch oftmals ein nützliches Mittel. Es paßt besonders bei den katarrhalischen Fällen, die sich auf einer skrofulösen Grundlage entwickelt haben. Es findet sich deutlich ausgeprägtes, hektisches Fieber, Fieberfröste um 10 Uhr vormittags, Fieberanstieg und Hitze am Abend, Verschlimmerung durch jede Anstrengung und starke Nachtschweiße, die um 4-5 Uhr morgens am schlimmsten sind. *Schwäche* ist das Hauptsymptom und muß vorhanden sein. Der Patient ist so schwach, daß er nicht einmal 2 oder 3 Minuten hintereinander sprechen kann. Gewöhnlich findet sich Heiserkeit. Der Husten ist anfallsweise und scheint meistens durch Schleim in der Brust hervorgerufen worden zu sein. Der Auswurf ist reichlich und besteht aus gelbem oder gelblich-grünem, *süßlichem* Schleim. Schlüsselsymptome sind die sehr starke Schleimbildung und ein Leeregefühl in der Brust. Ein blutstreifiger Auswurf ist eine Kontraindikation.

Lycopodium hat gräulichen und salzigen Auswurf.

Perubalsam ist ein nützliches Mittel bei der katarrhalischen Lungertuberkulose mit reichlichem, eitrigem Auswurf.

Coccus cacti ist bei der katarrhalischen Lungentuberkulose nützlich, es hat einen fadenziehenden Schleim und scharfe, stechende Schmerzen unter den Schlüsselbeinen.

Yerba santa oder *Eryodiction californicum* ist bei der Bronchiallungentuberkulose mit Nachtschweißen, Abmagerung, Unverträglichkeit von Nahrung erfolgreich gewesen, und es wird sehr häufig ein freies Abhusten des Schleimes bewerkstelligen und auf diese Weise die asthmatische Atmung erleichtern. Lungentuberkulose nach Bronchialkatarrhen.

Man erinnere sich, daß *Stannum* bei vernachlässigten Erkältungen paßt, die in eine Lungentuberkulose überzugehen drohen.

Sulfur paßt gut zu den Frühstadien der Lungentuberkulose, bei der sich eine Vermehrung der Blutmenge in der Brust findet, beginnende Dämpfung über den Lungenspitzen bei der Percussion und verminderte Atembewegungen. Das Führungssymptom ist ein Hitzegefühl im Körper, Verlangen nach Luft, Hitzewallungen und Schmerzen von der linken Brustwarze zum Rücken ausstrahlend. Sobald sich Tuberkel festgesetzt haben, ist *Sulfur* ein gefährliches Mittel. Der Husten ist meistens trocken, schlimmer am Abend, wird durch Sprechen hervorgerufen und bringt manchmal erhebliche Mengen von Schleim herauf. Es finden sich starke Nachtschweiße und der Geruch ist unangenehm. Es findet sich Abmagerung, Schwäche und Schlaffheit, sowie Brennen der Fußsohlen und der Handflächen. Wenn *Sulfur* nicht vorsichtig benutzt wird, kann es den latenten tuberkulösen Funken wecken und entzünden und die Krankheit beschleunigen. Diese Tatsache scheint gut begründet zu sein. Man sollte es in höheren Potenzen verwenden.

Arsenicum ist ein weiteres Mittel, welches bei der Tuberkulose vorsichtig verwendet werden muß. Seine Wirkung auf das Blut ist dem tuberkulösen Prozeß sehr ähnlich und seine Pathagonese ist hektisch. Das Fieber, die Schweiße, die Diarrhoe, die dyspeptischen Symptome und die Schwäche machen es im allgemeinen der Lungentuberkulose ähnlich. Es paßt zu der tuberkulösen Kachexie. Folgende Symptome passen zu ihm: Außerordentliche Schwäche, Auszehrung, Durst, hektische, beengte Atmung und scharfe Schmerzen von schießendem Charakter, durch Bewegung verschlimmert. Der Husten ist nachts schlimmer, beim Niederlegen und morgens beim Aufstehen. Die Hustenanfälle sind lang und anhaltend und Atemnot geht ihnen voran. Der Auswurf ist reichlich, grünlich und salzig, und es findet sich fast immer eine erhebliche, besorgte Angst. Wenn man sich daran hält, daß nicht die Lokalsymptome das homöopathische Mittel bestimmen sollten, so wird man *Arsenicum* richtig wählen.

Arsenicum jodatum paßt gut zu tuberkulösen Erscheinungen, zu der erheblichen Schwäche, zum raschen, unruhigen Puls, den immer wieder auftretenden Fiebern und Schweißen, der Abmagerung und der Neigung zu Diarrhoe. Der Patient ist kachektisch. Hackender Husten. Kavernen. Hektisches Fieber, Nachtschweiße. Große Schwäche.

Sanguinaria zeichnet das Bild einer floriden Lungentuberkulose. Es findet sich hektisches Fieber um 16 Uhr, eine helle, umschriebene Röte auf den Wangen, ein trockener Husten, der durch ein Kitzeln im Kehlkopf und im oberen Teil der Brust hervorgerufen wird, und sehr charakteristisch ist Brennen und Völlegefühl im oberen Teil der Brust, als ob sie voller Blut wäre. Es finden sich scharf stechende Schmerzen in der rechten Lunge über der Brustwarze, Wundheitsgefühl der großen Muskeln und Atemnot. Es ist ein Mittel bei der beginnenden Lungentuberkulose, ebenso beim prätuberkulösen Stadium, als auch beim 2. und 3. Stadium. Es findet sich ein chronischer, trockener Husten oder auch ein loser Husten, aber der Auswurf ist schwierig. Verschlimmerung durch Niederlegen. In den späteren Stadien paßt es, wenn Sputum und Atem übel riechen, ebenso der Patient selbst. Es macht den Auswurf leichter und die Atmung freier. Ständige Kälte der Extremitäten und Brennen in der Brust sind gute Symptome für *Sanguinaria*.

Ferrum metallicum. Blutungen in den Anfangsstadien der floriden Lungentuberkulose. Es findet sich allgemein eine Neigung zu Blutungen mit Schmerzen zwischen den Schulterblättern.

Lachesis. Tuberkulose nach Pneumonie.

Bryonia. Fast alle Fälle von Tuberkulose haben eine bestimmte Periode in ihrem Verlauf, in der pleuritische Komplikationen auftreten und obwohl *Bryonia,* wenn überhaupt, so doch recht selten bei der richtigen Tuberkulose nützlich ist, so ist es doch manchmal das richtige Mittel bei der fibroiden und interstitiellen Form mit Pleurakomplikationen. Sein charakteristisches Symptom ist folgendes: Ein trockener, quälender Husten, als ob der Kopf und die Brust zerspringen würden, als ob er aus dem Magen käme und den Patienten zwingt, sich aufzusetzen. Scharfe, stechende Schmerzen in den Seiten, schmerzhafter Kehlkopf, Ausschwitzungen und Schmerzen an den Lungenspitzen. Unfähigkeit, tief einzuatmen infolge der scharfen Schmerzen, ist eine wichtige Indikation.

Kalium carbonicum. Hahnemann sagt, daß Patienten, die an Geschwüren der Lunge leiden ohne den Gebrauch dieses Antipsoricums kaum gesund werden können. Es hat, wie *Bryonia,* stechende Schmerzen in der Brust mit einem trockenen Husten und großen Schwierigkeiten, den Auswurf heraufzubringen. Derselbe scheint ein wenig hochzukommen und rutscht dann wieder zurück, oder er fliegt in Klumpen aus dem Mund während des Hustens. Der Auswurf ist reichlich, eitrig und manchmal blutig. Der Husten ist von 3 Uhr bis 5 Uhr morgens schlimmer, und der Patient ist gewöhnlich kalt, besonders zur Mittagszeit. Es findet sich eine stark pfeiffende Atmung, die den Schlaf verhindert, und ein hervorstechendes Symptom ist die Schwäche der Brust. Es ist besonders dann das Mittel, wenn Herz-. und Ödemsymptome hinzukommen, wenn der Patient gedunsen ist, Schwellungen der Augenlider usw. hat. Beginnende Lungentuberkulose bei Frauen, die durch übermäßiges Stillen heruntergekommen sind, sind eine Indikation für dieses Mittel. Es ist aber ebenso ein wertvolles Mittel für die späteren Stadien.

Zopty empfiehlt *Kalium hydrojodatum* und *Cannabis sativa* bei der Tuberkulose. Durch 60jährige Erfahrung hat er den Nutzen erprobt. Er benutzte die C1 von beiden im Wechsel, und er versicherte, daß kein Mittel der gesamten Materia medica einen so guten Einfluß auf die Milderung des Hustens, des Auswurfs, der abmagernden Schweiße und des septischen Fiebers hat.

Drosera spielt bei der Heilung der Tuberkulose eine wichtige Rolle. Jousset empfiehlt es wärmstens als Heilmittel. *Drosera* ist ein Mittel für die Frühstadien und entspricht oftmals der beginnenden Lungentuberkulose junger Mädchen. Es finden sich häufige Hustenanfälle, die mit Erbrechen enden, schlimmer nachts oder beim Hinlegen. Morgens reichlicher gelber und bitterer Auswurf, Diarrhoe, erstickende Heiserkeit und Magenreizung, sowie Erbrechen durch Husten. Es paßt zur tuberkulösen Disposition, und Hahnemann betrachtet es als das einzige Mittel für die Kehlkopftuberkulose. Der typische Husten ist dunkelklingend, oder heiserbellend, er wird von Schmerzen in der Brust begleitet und hat eine nächtliche Verschlimmerung. Es ist ein anfallsweiser Husten, und der Auswurf tritt am Ende des Anfalls auf.

Laurocerasus hilft beim trockenen, quälenden Husten der Tuberkulösen in der Nacht. Im Auswurf finden sich kleine Blutflekken.

Codein paßt ebenfalls bei diesem trockenen, qälenden Husten, der den Patienten Tag und Nacht belästigt. Es ist ebenso ein homöopathisches wie ein palliatives Mittel.

Conium hilft bei der tuberkulösen Veranlagung, welche sich durch seine Wirkung auf die Drüsen zeigt. Es hat einen hackenden Husten, schlimmer nachts und beim Hinlegen.

Dulcamara ist eines unserer besten Mittel bei der katarrhalischen Lungentuberkulose. Der Patient hat Schmerzen in den Seiten bei der kleinsten Erkältung. Er hat eine Veranlagung, sich bei jedem feuchten Wetter zu erkälten. Der Husten ist meistens lose, hat einen starken schleimig-zähen Auswurf, der klebrig und grün ist. Es findet sich ebenso ein starkes Zusammenschnürungsgefühl auf der Brust. Der Husten von *Dulcamara* wird durch Niederlegen verschlimmert, ebenso in der Wärme des Zimmers und wird besser an der frischen Luft. Chronischer Husten nach Masern ist ebenso eine Indikation für *Dulcamara*.

Senega hat ebenso losen Husten und Schleimrasseln.

Lycopodium ist ein nützliches Mittel bei der Lungentuberkulose, wenn dieselbe nach einer nichtbehandelten Lungenentzündung auftritt und ein ständiger Husten vorhanden ist, der Tag und Nacht anhält und bei dem sich große Mengen von gelbem Eiter entleeren, welcher salzig schmeckt und faul riecht, oder der gelb ist mit Brustbeschwerden. Es finden sich hektische Fieber, Nachtschweiße und eine rasselnde Atmung. Die Abmagerung ist am oberen Teil des Körpers ausgeprägt. Verdacht auf Lungentuberkulose bei jungen Leuten ist eine Indikation, die von Hughes gegeben wird. Es findet sich ein besonderer Reiz, sich zu räuspern, mit einem Kitzeln im Hals. Der dauernde, trockene Husten verursacht Schmerzen in den Seiten des Bauches. Es findet sich morgens früh ein sauer riechender Schweiß und das hektische Nachmittagsfieber, heiße Hände und brennende Sohlen, Verstopfung und Hinfälligkeit. Kaum ein anderes Mittel ist so wertvoll bei der Linderrung des Hustens, der Magenbeschwerden, der Schwäche, der interkurrenten Pleuraattacken, als *Lycopodium.* Es ist tatsächlich das pflanzliche *Sulfur,* und es gibt kein besseres Mittel für den losen Auswurf, von dem der Patient den ganzen Mund voll auf einmal heraufbringt.

Stictam ist nach Hering auch ein nützliches Mittel bei kruppösem oder trockenem, quälendem Husten der Tuberkulösen. Der Autor hat dieses Mittel erprobt und empfiehlt es bei trockenem, quälendem Husten.

Digitalis. Baehr empfiehlt dieses Mittel als außerordentlich wichtig bei den hektischen Fiebern dieser Erkrankung.

Tumoren

Calcium fluoricum ist ein sehr gutes Mittel für Knoten, Verhärtungen oder harte Klumpen in der weiblichen Brust, die von steinharten Drüsen begleitet werden. Die Vergrößerungen sitzen manchmal in der Faszie. Es beugt der Entwicklung eines Krebses vor und sollte immer dann in Betracht gezogen werden, wenn die Brust verdächtige Knoten gebildet hat. Enchondrom.

Lapis albus. Zahlreiche Fälle eines beginnenden Scirrhus der Brustdrüse mit Retraktion der Brustwarze und anderen charakteristischen Symptomen sind durch dieses Mittel geheilt worden. Es ist von hervorragendem Nutzen bei vielen Fällen von Kropf. Dr. Jones empfiehlt *Lapis* bei bösartigen Erkrankungen des Uterus, bei denen die Absonderungen schwarz und stinkend sind und heftige, brennende Schmerzen der erkrankten Partien vorhanden sind.

Silicea lindert oftmals die Schmerzen bei Krebs. Lupus und Sarkom mit dicken, gelben, stinkenden Absonderungen.

Hecla lava. Knochentumoren, aber nicht die sogenannten Elfenbeintumoren, sondern solche von spongiöser Beschaffenheit.

Conium hat große Härte der infiltrierten Drüsen mit vorübergehendem Stechen, schlimmer nachts. Krebs, Mammatumoren oder beginnender Scirrhus. Hauptmittel, besonders nützlich nach Stößen und Quetschungen, es paßt besonders bei Drüsenquetschungen. Hier ist es absolut spezifisch und der Autor empfiehlt es in der 30. Potenz. Dr. Haines hat diese Erfahrungen bestätigt. Empfindlichkeit scheint chrakteristisch zu sein. Epitheliom, vergrößerte Hoden oder Uterus.

Condurango hat einen besonderen Ruf bei der Behandlung des Magenkrebses und zahlreicher anderer Formen von Karzinom bekommen. Viele Fälle wurden durch die C1 gebessert. Offene Krebse und kanzeröse Geschwüre. Es bessert die

Schmerzen. Bernstein findet das Wirkungsgebiet dieses Mittels beim Epitheliom, besonders bei offenen und geschwürigen Fällen. Er empfiehlt die 6. Potenz und hat bemerkenswert gute Ergebnisse gesehen.

Barium carbonicum. Lipome, die hier und dort am Körper erscheinen.

Barium jodatum. Harter Krebstumor in der Brust. Ovarialtumoren mit skrofulösem Anstrich.

Phytolacca hat eine Neigung zu Lipomen, und man sollte es bei Lipomen ebenso versuchen, wie bei harten, schmerzhaften Knoten der Brust. Brustkrebs mit harten Tumoren, die schmerzhaft und purpurrot sind. Es löst fibröse Tumoren des Uterus auf.

Plumbum jodatum. Entzündete, schmerzhafte Massen in der weiblichen Brust, die sich langsam entwickeln. Der harte, sich nicht ändernde Charakter, die langsame Entwicklung und das immer wieder Auftreten von schmerzhaften Entzündungen in diesem Gebiet sind die leitenden Symptome.

Arsenicum entspricht den allgemeinen Erscheinungen der kanzerösen Diathese, obwohl Bayes bemerkt, daß wir andere Mittel haben, die sicher mehr Macht über den Krebs haben, wenn sie angezeigt sind. Es wird gesagt, daß es beinah spezifisch für Lupus sei, und die eigentlichen Indikationen für jede Art von Tumoren, ob Krebs oder nicht, sind die scharfen, brennenden und stechenden Schmerzen, die Schwäche und Hinfälligkeit und die allgemeinen *Arsenicum*-Symptome, die wohlbekannt sind. Mit anderen Worten, man muß den Patienten behandeln und nicht die Erkrankung.

Bromum ist für manche Arten von Brustkrebs nützlich.

Jodum. Krebs des Uterus mit starken Blutungen. Verschlimmerung durch Wärme, starker Hunger.

Morphium. Wenn große Empfänglichkeit für Schmerzen besteht, ist es von Nutzen.

Phosphorus. Schwammige und blutende Gewächse. Blutschwamm.

Thuja. Blutender Schwamm. Es wird die Behandlung eines Schwammtumors der Orbita berichtet, wobei dieses Mittel und *Carbo vegetabilis* bei dem österreichischen Feldherrn Marschall Radetsky gegeben worden war. Es ist ebenso ein Mittel für polypöse Wucherungen in der Nase und in den Ohren. Es entsprechen ihm die epithelialen Formen des Krebses ebenso, wie die blumenkohlartigen Gewächse. Dr. Helmuth betrachtet *Thuja* als ein wirksames Medikament beim Sarkom. Ebenso gehören Papillome in sein Gebiet.

Hydrastis entspricht dem, was Jousset als die epitheliale Diathese bezeichnet, und es ist zweifellos von besonderem Wert bei Epitheliomen und Uteruskarzinomen. Unsere englischen Kollegen empfehlen dieses Mittel bei den einfachen Drüsentumoren der Brust. Hier mildert es die Schmerzen, verzögert das Wachstum und bessert den Patienten ganz allgemein. Die dyspeptischen Symptome des Mittels führen zu seiner Wahl. Die Behandlung mit Hydrastis ist eine der am meisten bekannten bei Krebs.

Cicuta. Epitheliom, honigfarbene Schorfe.

Kalium sulfuricum hat Gesichtsepitheliome geheilt, bei denen eine Operation verweigert wurde.

Cuprum aceticum bessert das quälende Erbrechen bei Karzinomen. Dr. Pope meint, daß kein Scirrhus der Brust aufgegeben werden sollte, bevor man nicht mit *Hydratis* einen Versuch gemacht hat.

Hydrastis entspricht der Diathese, der müde und matte Eindruck, die blasse Gesichtsfarbe, das kränkliche Aussehen der Haut, die Depression, Verlust des Appetits, Verstopfung, und es paßt ebenso auf das ulcerierende Stadium. Es hat Lupus geheilt, Epitheliom und bösartige Geschwüre. Magentumoren und solche des Pylorus sind unter der fortlaufenden Einnahme von *Hydrastis* verschwunden.

Radium. Der Gebrauch dieser Substanz wurde als Medikament gegen den Krebs hoch gelobt. Obwohl es tatsächlich diese Krankheit hervorruft, hat es den Krebs weder in irgendeiner Dosierung noch in irgendeinem Stadium der Erkrankung geheilt. Sein Gebrauch in jeglicher Dosierung außer der homöopathischen ist gefährlich und sollte vermieden werden. Allerdings haben die ausgezeichneten Prüfungen von Dieffenbach seinen Gebrauch präzisiert, und es ist deshalb zwar nicht für Krebs, aber für das, was Vannier so ausgezeichnet als kanzeröse Dyskrasie bezeichnet, womit abnorme Blutbeschaffenheiten gemeint sind, die zu dieser Krankheit hin tendieren, oder ihr vorausgehen. So wird sein Gebrauch für das präkanzeröse Stadium empfohlen, bei dem sich folgende Symptome zeigen: Schmerzhafte Beschwerden, Jucken am ganzen Körper, Schmerzen, die einer chronischen Arthritis ähneln, Furcht und Besorgnis, geistige Müdigkeit und reizbare Patienten. Bläschen auf der Haut und Stellen, welche jucken und brennen. Ruhelosigkeit, Hitze im Magen, Auftreibung und Verstopfung. Die 30. Potenz ist die niedrigste, die man benutzen soll. Man ist niemals sicher, ob der Patient nicht irgendwann einmal unbewußt einer Radiumstrahlung ausgesetzt worden ist, und wenn man das Mittel dann in niedrigen Potenzen gibt, vermehren wir die Beschwerden. Eine kürzliche Beobachtung des New Yorker Gesundheitsamtes (April 1932) sagt: In Gegengenden, in denen nach radioaktiven Mineralien gegraben wird, zeigt sich ein häufigeres Auftreten von Krebs, besonders von Lungenkrebs. Ebenso sollte man die sogenannten Radiumwässer als Gefahrenelement verbieten. Ein Studium der Präkanzerose oder der Symptome, die einem Krebs vorausgehen, sollte noch deutlichere Informationen für die Gefahr einer solchen Krankheit geben, ebenso wie wahlanzeigende Indikationen für die Mittel, die man benutzen kann, um den Krebs zu verhüten.

Carbo animalis. Brustkrebs, Scirrhus, knötchenartige Verdickungen der Drüsen, die befallenen Teile sind hart wie

Stein. Die Haut ist bläulich und gesprenkelt. Die Achseldrüsen sind geschwollen. Ziehende Schmerzen in der Mamma. Krebs der Cervix, mit Verhärtung und brennenden Schmerzen, mit einem dünnen, stinkenden Ausfluß aus der Vagina.

Acidum carbolicum wurde auch als ein wertvolles inneres Mittel beim Krebs gelobt.

Cedron. Helmuth lobt dieses Mittel für die stechenden Schmerzen beim Krebs.

Typhus

Baptisia. Es gibt sicher kein Medikament, welches das Bild des typischen Typhusfiebers besser zeichnet, als *Baptisia,* obwohl es fern liegt, daß es für jeden Fall indiziert ist. Seine Indikationen sind ziemlich klar bestimmt, aber manchmal muß man es sorgfältig von anderen Mitteln abgrenzen. So hat es ein aufgeschwemmtes, stumpfsinniges Stadium wie *Arnica,* es hat eine schwarze oder bräunlich belegte Zunge, wie man sie auch unter *Rhus* findet. Wie bei *Arnica* schläft der Patient beim Beantworten einer Frage ein und das Bett fühlt sich zu hart an. Man muß also besonders zwischen diesen beiden Mitteln unterscheiden. Es paßt bei Blutvergiftung und es ist in jedem Stadium der Erkrankung anwendbar, wobei es fraglos manchmal die Erkrankung abkürzt, wobei folgende Symptome typisch sind: Ein dumpfer, dümmlicher Gesichtsausdruck, wie vergiftet. Das ist sehr charakteristisch. Der Patient fühlt sich müde und vollständig zerschlagen. Wie bei *Arnica* ist er ruhelos und bewegt sich im Bett hin und her, um eine weiche Stelle zu finden, aber seine Ruhelosigkeit entspricht mehr seiner geistigen, als seiner physischen Verfassung. Die Augen sind schwer und ausdruckslos. Oft findet sich ein Delirium, und hier finden wir ein besonderes, sehr charakteristisches Symptom: Der Patient denkt, er sei in Stücke zerfallen, was ihn veranlaßt, im Bett herumzukriechen, um die Stücke zusammenzusuchen. Meistens findet sich auch eine große Schwäche. Die Zunge hat manchmal einen braunen Strich in der Mitte, die Zähne sind mit Sordes belegt und der Atem ist stinkend, jeder Atemzug und alle Absonderungen des Patienten sind außerordentlich stinkend. Die Temperatur ist hoch, ebenso der Puls, und es findet sich eine Empfindlichkeit der Ileozökalregion. Wenn der charakeristische Gesichtsausdruck, die charakteristische geistige Verfassung und der charakteristische Gestank aller Ausflüsse zusammengefaßt werden, so kann sich kein Fehler bei der Indikation von *Baptisia*

zeigen. Todesgewißheit und Hoffnungslosigkeit in Bezug auf
die Heilung wurde von Jahr als ein hervorragendes Symptom
bemerkt. Es scheint eine beruhigende Wirkung auf die Hirn-
tätigkeit zu haben. Man denke also an die Trias:

1. ungewöhnlicher Gestank,
2. närrischer Gesichtsausdruck,
3. geistige Depression.

Man sollte nicht vergessen, daß die besten Erfolge nicht
von der Tinktur, sondern von der 6. Potenz aufwärts erzielt
worden sind.

Rhus toxicodendron ist ein weiteres Mittel, welches durchaus beim Typhus angezeigt ist. Es kommt dann in Frage,
wenn ein eitriger Zerfall der Säfte eintritt. Es paßt aber auch
bereits im frühen Stadium. Es hat Ruhelosigkeit, braune Zunge und Muskelschmerzen, wie man sie auch bei *Baptisia* findet, aber die Ruhelosigkeit von *Rhus* fällt wegen der Besserung der Muskelschmerzen durch dieselbe auf. Das charakteristische, rote Dreieck an der Zungenspitze dieses Mittels findet sich bei *Baptisia* nicht. Wenn man den Grad des Gestanks
der Absonderungen betrachtet, so ist er unter *Rhus* geringer
als unter *Baptisia*. Die geistigen Symptome von *Rhus* sind ein
murmelndes Delirium, manchmal verweigert der Patient das
Medikament, weil er Angst hat, vergiftet zu werden. Die
Wahnvorstellungen sind von aktiver Natur und der Patient
wird durch deren verschiedene Phasen gestört. Es finden sich
häufig Kopfschmerzen und Nasenbluten, welches den Kopfschmerz bessert. Es findet sich ein Durchfall von gelblich-
braunen Stühlen mit einem stinkenden Geruch, und sie sind
wie bei *Hyoscyamus* u.U. unwillkürlich. Das Abdomen ist
über der Ileosakralregion aufgetrieben und empfindlich. Es
finden sich Schmerzen im Rücken und in den Gliedmaßen,
und es ist besonders dann angezeigt, wenn der Rückenschmerz sehr stark ist. Die Milz ist auch empfindlich.
Meistens findet sich bei der Indikation für *Rhus* auch eine

Anschoppung der Lunge. Charakteristisch sind also die Ruhelosigkeit, die rote Spitze der Zunge, die stinkenden Absonderungen, das Zittern des Kinns und unwillkürlicher Stuhlabgang.

Croton tiglium ist eines unserer besten Mittel bei der komplizierenden Diarrhoe mit Koliken vor dem Stuhlabgang, mit einer gußartigen Entleerung mit viel Gas. Wir benutzen die 6. Potenz.

Bryonia ist eines unserer großen Mittel beim Typhusfieber und es ist früher oder später in den meisten Fällen dieser Erkrankung indiziert. Charakteristische Symptome sind folgende: Große Schmerzhaftigkeit des Körpers, Müdigkeitsgefühl, jede Anstrengung ermüdet, Furcht vor jeglicher Bewegung. Ein splitterartiger, quälender Stirnkopfschmerz, schlimmer bei jeder Bewegung. Das Gesicht wird gegen Abend rot. Es findet sich morgens ein Völlegefühl im Kopf, welches von Nasenbluten gefolgt wird. Der Schlaf ist gestört und der Patient träumt von seinen Geschäften. Es findet sich manchmal ein Delirium, bei dem der Patient träumt, daß er von zuhause weg sei, weshalb der andauernd nach Hause gehen möchte. Der Patient trinkt große Mengen in langen Intervallen. Dieser Durst von *Bryonia* ist, wenn vorhanden, charakteristisch. Der Darm ist gewöhnlich verstopft, und so gibt es tatsächlich einige Autoren, die meinen, daß *Bryonia* nicht mehr angewendet werden sollte, wenn Diarrhoe eintritt. Aber es kommt doch vor, daß weiche, maismehlbreiartige Stühle vorhanden sind, die dieses Medikament nicht kontraindizieren. Man gibt dieses Medikament am besten möglichst früh, bevor die Vitalität erheblich abgesunken ist, sowohl bei Verstopfung als auch bei Diarrhoe. Wenn man es in diesem Stadium gibt, so besänftigt es die Magenreizung, die sich durch die Empfindlichkeit der epigastrischen Region zeigt, es macht die Zunge wieder feucht und bringt die gesamte Verfassung in eine günstige Lage. Jahr gibt es, sobald ein Schweregefühl der Gliedmaßen eintritt, Kopfschmerzen, weißbelegte Zunge, Verlust von Ap-

527

petit usw.. *Bryonia* kann in den frühen Stadien der Erkrankung mit *Belladonna* verglichen werden, aber die cerebrale
Erregbarkeit von *Belladonna* ist wesentlich heftiger als bei
Bryonia. *Rhus* und *Bryonia* sind so verschieden, daß ein Ver-
gleich nicht gemacht werden kann. Nur ein Punkt sollte ver-
gegenwärtigt werden, daß *Rhus* gewöhnlich Diarrhoe und
Bryonia gewöhnlich Verstopfung hat.

Arnica paßt oft ganz ausgezeichnet bei dieser Krankheit.
Wie wir schon bemerkt haben, hat es eine ganze Reihe von
Symptomen mit *Baptisia* und *Rhus* gemeinsam, obwohl seine
besonderen Symptome deutlich erkennbar sind. Es ist ein
Mittel, das nicht so früh, wie *Baptisia* indiziert ist. Es findet
sich Stupor, Gleichgültigkeit gegen alles, die Patienten wissen
nicht, daß sie krank sind und sie haben keinerlei Sorgen darüber. Sie schlafen bei der Beantwortung von Fragen ein, der
Kopf ist heiß, der Körper kalt und überall ist das Gefühl von
Zerschlagensein. Der Patient bewegt sich im Bett umher, um
eine weiche Stelle zu finden. Stuhl und Urin gehen unwillkürlich ab. Es finden sich Ecchymosen und wunde Stellen, am
ganzen Körper erscheinen Petechien. Zum Schluß entsteht ein
Zustand von Stupor, wofür das Herabfallen des Unterkiefers
charakteristisch ist. Der dreibeinige Stuhl von *Arnica* für diese Krankheit ist folgender:
1. Zerschlagenes und wundes Gefühl im ganzen Körper,
2. Ecchymosen,
3. unwillkürlicher Stuhl- und Urinabgang.

Kein anderes Mittel hat diese Trias von Charakteristika.
Baehr stellt das Mittel zwischen *Bryonia* und *Rhus*.

Arsenicum ist eines unserer Mittel beim Typhusfieber,
wenn der Fall anfängt, böse auszusehen. Es ist gewiß selten
am Beginn der Erkrankung angezigt, obwohl Dr. Mitchell es
gerade hierfür empfiehlt, aber die meisten Beobachter empfehlen es am Beginn des Endes, aber eine solche Routinepra-
xis ist weder homöopathisch, noch hat sie überhaupt einen
Sinn. Die schreckliche Hinfälligkeit bei dem Mittel ist so cha-

rakteristisch und sie ist von Reizbarkeit und Angst begleitet. Der Patient ist ermattet, schwach und erschöpft, manchmal mit kaltem Schweiß und Delirium. Mund und Zähne sind mit Sordes bedeckt, der Mund ist wund, es findet sich eine Diarrhoe von schwarzen, stinkenden Stühlen, intensives Fieber und der charakteristische Durst von *Arsenicum*. Wie *Rhus* findet sich Ruhelosigkeit, aber es ist mehr eine Ruhelosigkeit der Schwäche, als eine rheumatische Ruhelosigkeit. Alle Symptome von *Arsenicum* sind nach Mitternacht schlimmer. Die extrem rote Zunge war schon immer ein Führungssymptom und charakteristisch für dieses Mittel. Wenn der Durst, die Hinfälligkeit, die rote Zunge und das Bild der völligen Erschöpfung da ist, die Diarrhoe und die hinfällige Ruhelosigkeit vorhanden sind, ist in jedem Fall *Arsenicum* das einzige Mittel, an das man denkt. *China* hat Ähnlichkeit mit *Arsenicum* durch seine Schwäche, und es hat ebenso ein Aufgetriebensein des Abdomens. Auch *Colchicum* sollte nicht übersehen werden, es steht manchmal zwischen *Arsenicum* und *China*. Es zeigt die große Schwäche und Ruhelosigkeit von ersterem und das Aufgetriebensein des letzteren. Wenn abdominelle Symptome im Vordergrund stehen, sollte man an *China* denken. Es ist ebenso das Mittel in der Rekonvaleszenz.

Carbo vegetabilis ist ein weiteres Mittel des Schwächestadiums. Es ist dann angezeigt, wenn die Lebenskräfte sich erschöpft haben, der Patient am Rande der Auflösung steht und pulslos im Bett liegt. Füße und Beine, besonders unterhalb der Knie, sind kalt. Die Ausscheidungen stinken entsetzlich und schwächen sehr. Charakteristisch ist die große Schwäche, das Verlangen nach Luft, der Patient möchte ständig gefächelt werden, kalte Extremitäten, die oft mit kaltem Schweiß bedeckt sind. Eingesunkenes, hippokratisches Gesicht, Cyanose, Ecchymosen und Dekubitus.

Lachesis ist in den späteren Stadien des Typhusfiebers angezeigt, wenn der Patient in einen gewissen Stupor gefallen

ist. Der Unterkiefer hängt herunter, manchmal findet sich ein
leises Murmeln oder ein geschwätziges Delirium. Alles zeigt
die Tendenz einer Gehirnlähmung. Es findet sich Diarrhoe,
die, wie beim vorangegangenen Mittel, sehr stinkt. Die Zunge
ist trocken und bleibt an den Zähnen hängen, wenn sie vorge-
streckt wird, sie zittert und ist hier dem *Apis* ähnlich. Im Hinblick auf das Herabfallen des Unterkiefers und die Symptome
der Paralyse sollte es von *Opium* unterschieden werden, welches zusätzlich ein dunkelrotes Gesicht und eine stertoröse
Atmung, und von *Hyoscyamus,* welches besonders durch die
muskulären Zuckungen zu unterscheiden ist. Nash plaziert
Nux moschata neben *Opium* bei nervösen und stupiden Arten
des Fiebers, wobei sich der wohlbekannte, charakteristische,
außerordentlich trockene Mund findet, kein Durst und ein
stupider, ruhiger, unbeweglicher Ausdruck. Eine weitere Indikation für *Lachesis* sind Hämorrhagien. Das Blut aus dem
Darm ist dunkel, und es können tatsächlich Blutungen aus allen Körperöffnungen austreten. Die allgemeine Überempf-
findlichkeit des Mittels läßt, wenn sie vorhanden ist, die Wahl
ziemlich sicher erscheinen.

Acidum muriaticum. Große Schwäche charakterisiert dieses Mittel, sehr schlechter Geruch des Atems und Ulcerationen der Schleimhäute. Die Speicheldrüsen sind weich und
geschwollen, der Mund ist sehr wund. Es paßt bei den späteren Stadien, wo Vereiterung hervorstechend ist und die
Schwäche so ausgeprägt ist, daß der Patient zum Bettende
hinunterrutscht. Die Zunge ist so trocken, daß sie im Mund
rasselt. Die Diarrhoe ist wässrig und entleert sich oftmals
während des Urinierens. Das Herz ist schwach, unregelmäßig und setzt bei jedem dritten Schlag aus. Es bilden sich
Dekubitalgeschwüre, ferner Petechien und Ödeme der Knöchel.

Acidum muriaticum hat viele dem *Rhus* ähnliche Symptome. Aber die Zersetzung ist offensichtlicher als unter
Rhus, und die Säuren folgen dem *Rhus* eher als umgekehrt.

Acidum nitricum und *Millefolium* nehmen den ersten Platz bei Blutungen aus den Därmen ein.

Hamamelis ist ebenso ein wertvolles Mittel bei Hämorrhagien, ebenso *Therebinthina* und *China.* Trinks empfiehlt *Acidum muriaticum* bei erethischen Zuständen, die zu heftig für *Bryonia* sind und zu sthenisch für *Rhus* und nicht cerebral genug für *Belladonna.*

Kalium phosphoricum. Vom Standpunkt der Klinik her gesehen ist zum Schluß noch zu sagen, daß dieses Mittel einen Platz unter den großen Typhusmitteln einnimmt. Die Prüfungen dieses Mittels, soweit sie überhaupt stattgefunden haben, sind zumindestens sehr unsicher, da sie meistens mit Mehrglaspotenzen von unsicherer Stärke gemacht worden sind. Ausgehend von der Schüsslerschen Idee sind eine große Menge von Fällen mit diesem Medikament geheilt worden und folgende Symptome scheinen gut für *Kalium phosphoricum* zu sein: Eine trockene, braune Zunge, faulige Diarrhoe, große Schwäche, langsamer Puls, stinkender Atem, Beläge der Zunge und starke geistige Depression. Delirium. Das Blut scheint außerordentlich vergiftet zu sein, voller Typhusgift. Alle Absonderungen sind außerordentlich stinkend.

Gelsemium ist ein Mittel, welches häufig im ersten Stadium angezeigt ist, besonders bei den verhältnismäßig milden Fällen. Der Patient fühlt sich schmerzhaft und vollständig zerschlagen, wie geprügelt, weshalb er Bewegung vermeidet, Kopfschmerzen, Schläfrigkeit, rotes Gesicht. Die nervösen Symptome stechen hervor. Der Patient ist charakteristischerweise dumpf und apathisch und er sieht aus und fühlt sich, als ob er krank werden würde. Auf der anderen Seite kümmert er sich auch nicht sehr darum, und er schimpft niemals über seinen Zustand. Herabfallende Augenlider sind charakteristisch, sie zeigen allgemeine Schwäche und Kranksein. Zittern ist kaum weniger deutlich. Es finden sich Frostschauer, voller und weicher Puls, nicht so hart wie von *Aconit. Gelsemium*

geht gewöhnlich dem *Baptisia* voraus, seine Symptome sind
ähnlich, aber milder. Nash sagt, daß *Baptisia* führt, wenn
Wundheitsgefühl und *Gelsemium,* wenn *Hinfälligkeit* hervorragend ist. Das Gemüt ist bei *Baptisia* umwölkt, aber nicht so
sehr wie bei *Gelsemium.*

Acidum phosphoricum. Bei diesem Mittel findet sich eine
Depression des Gefühls, Gleichgültigkeit und vollständige
Apathie, aber außerhalb dieses Zustandes ist es leicht erregt
und völlig wach. Gewöhnlich findet sich Nasenbluten und
zahlreiche Bauchsymptome. Das Abdomen ist aufgetrieben
und gebläht, es findet sich viel Rumpeln, Gurgeln und
schmerzlose Diarrhoe, die Stühle enthalten oftmals Unverdautes. Möglicherweise finden sich auch intestinale Blutungen. Wie bei *Arsenicum, Baptisia* und *Colchicum* ist die
Zunge trocken und die Zähne mit Sordes bedeckt. Bei diesem Medikament findet sich eine Abneigung gegen Unterhaltung und der Patient liegt gewöhnlich mit einem stupiden, fixierten und glasigen Blick da. *Stramonium* zeigt genau das gegenteilige Bild, es wünscht zu reden und hat einen wilden Blick.

Phosphorus hat größere Reizbarkeit und Trockenheit der
Zunge als *Acidum phosphoricum.* Es verhält sich zu *Acidum
phosphoricum* wie *Arsenicum* zu *Rhus.* Es ist ebenfalls ein
Hauptmittel, wenn als Komplikation Pneumonie auftritt.

Hyoscyamus ist ebenfalls ein Mittel, welches früher oder
später bei Typhusfieber notwendig wird, zumindest bei einigen Symptomen, d.h., wenn sie zu gewissen Zeiten in der
Totalität mit ihm übereinstimmen. Im frühen Stadium der
Erkrankung ist es das Delirium und später die Symptome
der cerebralen Lähmung, die nach *Hyoscyamus* verlangen.
Wenn das Delirium wütend ist, oder schwach und murmelnd
mit Zupfen an der Bettdecke, und besonders wenn Sehnen-
hüpfen vorhanden ist, dann ist *Hyoscyamus* das Mittel. Später kommt dann noch das Herabfallen des Unterkiefers, der

Patient ist außerordentlich schwach unnd zittrig, und Muskelzuckungen sind ein hervorstechendes Symptom. Bei *Hyoscyamus* haben wir ebenfalls unwillkürliche Stühle. Beim Delirium bestehen große Ähnlichkeiten zwischen *Belladonna* und *Hyoscyamus,* aber das letztere Mittel hat mehr die Zeichen der Blutvergiftung als *Belladonna.* Dieses sollte man bei der Behandlung von typhösen Fiebern im Bewußtsein haben, und man sollte die Mittel nach der Totalität der Symptome auswählen. Aber man sollte den pathologischen Zustand in die Betrachtung der Totalität der Symptome mit einbeziehen.

Typhusvaccine, deren Gebrauch in bestimmten Gegenden obligatorisch ist und welche außerordentliches Krankheitsgefühl und Müdigkeit hervorruft, wurde mit Erfolg durch Watters in höheren Potenzen erprobt, wärend niedrigere Potenzen Verschlimmerungen bei beginnenden Fällen hervorgerufen haben. Sein Nutzen wurde überzeugend gefunden, sowohl präventiv, als auch zur Behandlung der akuten Erkrankung. Es finden sich aber keine charakteristisch indizierenden Züge, außer das es gut bei typhösen Zuständen sei.

Tripper

(Die angeführten Mittel dürften auch bei der unspezifischen Urethritis indiziert sein, d. Übers.)

Sulfur. Tripper bei katarrhalischen Patienten werden sich kaum ohne dieses Mittel bessern. Es ist besonders nützlich bei mißhandelten Fällen, bei denen große Reizung besteht, Wundheitsgefühl und Brennen in den befallenen Teilen. Es besteht immer ein schlechter Gesundheitszustand, wenn dieses Mittel gut indiziert sein soll. Die Nosode *Medorrhinum* ist hier wichtig.

Sepia ist nützlich bei hartnäckigen Fällen, wo der Ausfluß milchig grünlich und besonders spärlich ist. Manchmal erscheint er nur morgens. *Sepia* wird von Jahr bei dieser Krankheit besonders empfohlen.

Mercurius hat grünlich-gelben Ausfluß, schlimmer bei Nacht.

Pulsatilla paßt bei Tripper von phlegmatischen und skrofulösen Konstitutionen mit dickem, gelbem oder gelblich-grünem, mildem Ausfluß.

Hydrastis paßt, wenn ein Mangel an Tonus vorhanden ist, oder allgemeine Schwäche der Schleimhäute mit anhaltendem Ausfluß und keinen Schmerzen. Der Ausfluß ist dick und etwas zäh.

Natrium muriaticum. Chronische Gonorrhoe oder Tripper, verursacht durch den Mißbrauch von Silbernitratinjektionen. Der Ausfluß ist durchsichtig. Das ist ein allgemeines Symptom und das Mittel ist sehr hilfreich. Ein Nachträufeln und ein schneidender Schmerz während des Urinierens sind gute Symptome.

Kalium jodatum. Franklin empfielt dieses Mittel beim Tripper in der 3. Potenz.

Thuja paßt bei sich hinziehenden Fällen von Prostata-Trippern mit einem dünnen, gelben oder grünlichen Ausfluß.

Acidum nitricum folgt *Thuja* in diesen Fällen, besonders wenn schießende Schmerzen und Kondylome vorhanden sind.

Nux vomica. Tripper bei der charakteristischen *Nux*-Konstitution oder wenn die Beschwerden durch übermäßiges Essen und Trinken verschlimmert worden sind.

Verletzungen
(Incl. Nachbehandlung nach Operationen)

Arnica ist unser großes Wundmittel und es ist in der Homöopathie gut begründet. Es paßt besonders bei Verletzungen der Weichteile, welche Frakturen, Verstauchungen, Quetschungen, Blutungen usw. begleiten. Grauvogl empfielt einige Gaben von *Arnica D 3* vor und nach jeder blutigen Operation, sowohl bei chirurgischen, als auch ophthalmologischen oder geburtshilflichen Fällen. Sein Wert im Wochenbett kann nicht hoch genug geschätzt werden, und wenn man es vor und nach der Entbindung gibt, wird es fast mit Sicherheit Kindbettfieber verhindern. Es hat eine große Kraft, Eiterungen vorzubeugen und zu verhindern, und es ist besonders hilfreich nach Operationen im Bereich der Augen, insbesondere nach Staroperationen. Es beugt der Ausbreitung und dem Brand der Karbunkel vor. Es nutzt bei lange zurückliegenden Verletzungen. Es verhindert Sepsis. Bei Erschütterungen des Gehirns oder der Wirbelsäule, bei Verrenkungen und Blutungen durch Verletzungen ist es unser nützlichstes Mittel. Es sollte nach Frakturen gegeben werden, wenn die Gliedmaßen ständig plötzliche Bewegungen machen wegen der großen Empfindlichkeit. Der Gebrauch bei gequetschten Fingern nach der Methode von Bolle, die darin besteht, daß man den Finger mit der reinen Tinktur einwickelt und ihn damit praktisch versiegelt, hat sich sehr bewährt. (Anm. d. Übers.: Bei meiner zweijährigen Tätigkeit in einer chirurgischen Ambulanz habe ich nach der chirurgischen Sanierung der Fingerstümpfe und eventueller Nachamputation derselben die Finger ständig mit verdünnter *Arnica*-Tinktur 1 : 20 feucht halten lassen. Der Erfolg war eine rasche Schmerzfreiheit und ein komplikationsloses Abheilen, ohne einen einzigen Fall von Eiterung oder Osteomyelitis. Ich habe damals den inneren Gebrauch von *Arnica* noch nicht zu schätzen gewußt, bin jedoch mit dieser äußeren Behandlung allein immer sehr gut gefahren.)

Aconit. Postoperativer Frost, chirurgisches Fieber, Schüttelfrost nach Katheterisation. Wichtig nach Operationen der Augen.

Bellis perennis. Verstauchungen und Quetschungen. »Eisenbahnrückgrat«, (hiermit sind wohl die Leute gemeint, die ständig Schwellen und Schienen hochheben müssen, d. Übers.). Es hat viele Symptome, die *Arnica* ähnlich sind, aber seine Reichweite scheint noch einiges von *Echinacea* zu fassen, da es ein ausgezeichnetes Mittel bei Furunkeln, Akne usw. ist.

Calendula paßt auf zerfetzte Wunden mit oder ohne Verlust von Substanz, die von Wundschmerzen begleitet sind. Es bekämpft die Entzündung und fördert gesunde Granulationen. Von besonderem Nutzen ist es nach Schußverletzungen und ähnlichem. Es ist ein unschätzbares Mittel in der gynäkologischen Praxis. Dr. Lodlam empfielt es bei Lazarationen der Beckenorgane und des Perineums. Es scheint keinerlei Eiterung in seiner Gegenwart zu dulden, aber, um es am besten zur Wirkung zu bringen, sollte man es äußerlich anwenden und es gleichzeeitig innerlich geben. Zum äußeren Gebrauch sollte man die wäßrige Lösung verdünnen. mindestens 1 : 4 oder 1 : 6, und man sollte es warm anwenden. Man sollte niemals kalte Anwendungen auf irgenwelche Wunden tun. Es gibt kein besseres Mittel bei Abschürfungen.

Rhus toxicodendron paßt besonders bei Verletzungen der Bänder. Es ist wohl das beste Mittel bei Zerrungen nach Überanstrengung. Zerrungen einzelner Muskeln oder Muskelgruppen, nach Heben von schweren Gegenständen oder nach übermäßigem Ausstrecken der Arme nach oben, um irgendetwas zu erreichen. »Ein verrenktes Glied wird rascher heilen, wenn man ihm einen leichten Grad von Bewegung erlaubt« (Carleton). Hier haben wir die Besserung durch Bewegung.

Conium. Verletzungen und Quetschungen der Drüsen, besonders der Brustdrüse, Verletzungen der Augen.

Acidum sulfuricum. Langdauernde schwarze oder blaue Flecken mit Wundheitsgefühl, besonders bei geschwächten, kachetischen Individuen.

Lachesis. Vergiftete Wunden. Ebenso *Apis.*

Aranea diadema. Blutungen nach Schußverletzungen.

Sogar Verletzungen und Überanstrengungen der Stimme bei Sängern und Rednern werden durch *Rhus* ausgezeichnet gebessert.

Hypericum hat das gleiche Verhältnis zu Zerreißungen wie *Arnica* zu Prellungen. Bei Verletzungen von Nerven und Teilen, die mit Nerven reichlich versorgt sind, z. B. Fingerenden und Zehen, oder bei offenen Wunden, die außerordentlich schmerzhaft sind, paßt es hervorragend. Starke nervöse Depression, Blutverlust von zerrissen Wunden. Man kann es auch äußerlich anwenden als Lösung 1 : 20. Nägel oder Splitter in den Fußsohlen, Splitter unter den Nägeln, Hammerschläge auf die Finger, oder Quetschungen der Zehen durch Gegenstände, die darauf gefallen sind, werden durch *Hypericum* gebessert. Man kann es ebenfalls lokal anwenden, 1 : 10 der Tinktur in heißes Wasser. Es bessert oder stoppt die Nekrosen, und es ist wesentlich wertvoller zur Schmerzstillung nach chirurgischen Operationen als *Morphium*. Es ist ein gutes Mittel bei Verletzungen der Steißbeins bei der Entbindung. Aufsteigende Neuritis nach Frakturen oder irgendeine andere Form einer traumatischen Neuritis.

Ledum. Stichwunden, ebenso Wunden, wo Teile des Gewebes verloren gegangen sind. Es hat sich bei Mückenstichen, Insektenbissen und Stichwunden bewährt. Es scheint den Platz auszufüllen, der von *Arnica, Calendula, Staphisagria* und *Hypericum* übrig gelassen wird. So ist *Arnica* bei Quetschwunden, *Hypericum* und *Calendula* bei Rißwunden, *Stphisagria* bei Schnittwunden und *Ledum* bei Stichwunden angezeigt, z. B. durch Nägel, Ahlen usw., z. B. eine Wunde am Kopf, die durch einen Stich einer Schere entstanden ist und die dadurch Konvulsionen hervorruft, wurde durch *Led-*

um geheilt. Kälte während des Fiebers ist eine charakteristische Indikation. Es hat sich als nützlich erwiesen bei schweren Nadelgeschwüren, die durch einen Nadelstich hervorgerufen wurden, sowie nach Bissen von kleinen Tieren, z. B. Ratten oder Mäusen. Nash bemerkt, daß beim blauen Auge nach einem Faustschlag kein Mittel dem *Ledum* in der 200. Potenz gleicht.

Ruta. Alte Verstauchungen, quetschende Schmerzen in den Knochen, Gelenken und Knorpeln, gequetschtes Gefühl. Eines der besten Mittel sowohl äußerlich, als auch innerlich bei Verstauchungen der Knöchel und Handgelenke. Es ist für Sehnen, Schleimbeutel und Gelenke das, was *Arnica* für die Muskeln und die Weichteile ist. Entzündete Ganglien an Handgelenken, Zerrungen der Sehnen mit Schwäche, Bewegungseinschränkung und Verschlimmerung durch Wetterwechsel und bei feuchtem Wetter, sind zusätzliche Indikationen.

Symphytum. Verletzungen der Knochen, Brüche derselben oder Quetschungen verlangen dieses Mittel. Es fördert die Bildung von Kallus außerordentlich und es mildert immer die Empfindlichkeit am Punkt der Fraktur, wo das Zusammenwachsen der Knochen verhindert wird. Ebenfalls ist es nützlich bei Stumpfbeschwerden nach Amputationen, Periostschmerzen. Verletzungen des Augapsels durch Schneebälle. Verletzungen von Fremdkörpern, die ins Auge geflogen sind. Traumatische Verletzungen der Knochen und des Periosts der Orbita verlangen *Symphytum*.

Staphisagria paßt bei glatten Schnittwunden und bei Symptomen, die auf chirurgische Operationen zurückzuführen sind, besonders im Bereich des Bauches, wenn Koliken und schmerzhafte Zustände folgen. Ebenso nach Steinschnitt-, Glasschnittwunden usw., wenn die Schmerzen quälen, reißen und rasen und einen heftigen Todeskampf verursachen. Es ist ein ausgezeichnetes Mittel nach Operationen einer zerissenen Zervix.

Würmer

Cina zeigt das vollständige Bild des Wurmkindes. Der Patient ist mißlaunig, reizbar und hat ein krankhaft blasses Gesicht mit Ringen unter den Augen, knirscht nachts mit den Zähnen und hat eine Veranlagung zu Krämpfen. Es findet sich Wolfshunger oder wechselnder Appetit. Das Kind bohrt in der Nase und schreit während des Schlafes auf. Es findet sich Zucken der Hände und milchiger Urin. Es paßt nicht so gut zu Oxyuren, und ein bemerkenswertes Symptom ist die bläuliche Farbe in der Umgebung des Mundes.

Santonin ist das Alkaloid von *Cina,* und ist ebenso ein Wurmmittel. Es ist aber kein so sicheres Mittel wie *Cina* und durchaus nicht wirksamer. Der Autor hat Krämpfe beim Gebrauch von zu niedrigen Potenzen beobachtet.

Caladium ist nützlich, wenn Würmer über das Perineum in die Vagina kleiner Mädchen gelangen mit der Neigung, Masturbation zu verursachen.

Teucrium ist ein Mittel für Askariden und Oxyuren. Es verursacht eine starke Reizung des Rectum. Hughes bevorzugt die Tinktur oder die niedrigen Potenzen und er sagt, daß es dann selten versagt. Ein weiteres Mittel für Oxyuren ist *Sinapis nigra.*

Cina und *Cicuta* sind oftmals bei Krämpfen, die durch Würmer hervorgerufen werden, indiziert.

Spigelia. Schielen, Zuckungen mit Blässe des Gesichtes, blaue Ringe der Augen, Schwäche, Übelkeitsgefühle mit Koliken um den Nabel, was durch die Anwesenheit von Würmern hervorgerufen wird, indizieren *Spigelia.* Die Stühle bestehen aus Schleim, Faeces und Würmern. Die Tinktur auf ein Taschentuch und anschließend inhalieren bringt häufig die Konvulsionen, die durch Würmer hervorgerufen wurden, zum Stehen.

Ignatia ist nützlich, wenn das Kind sehr aufgeregt ist und ein Jucken und Kriechen am Anus verspürt.

Indigo ist ein Mittel für Askariden oder Fadenwürmer bei melancholischen Kindern, mit intensiven Schmerzen in der Nabelregion, ebenso Krämpfe durch Würmer.

Sabadilla hat Wurmsymptome mit Übelkeit, Erbrechen und Koliken.

Stannum. Nach Hahnemann betäubt *Stannum* die Würmer, so daß sie leicht durch Abführmittel herausgebracht werden. Es hat zahlreiche Wurmsymptome, z.B. das blasse, eingesunkene Gesicht und Augen, die von blauen Ringen umgeben sind. Schlaffe, träge Disposition, allgemeiner Torpor, schlecht riechender Atem und passive Fieber. Der Patient bevorzugt, auf dem Bauch zu liegen.

Calcium carbonicum ist ein nützliches Mittel, um die Veranlagung zu Würmern auszurotten.

Cuprum oxydatum nigrum. Zopfy versichert nach 60jähriger Praxis, daß dieses Mittel alle Arten von Würmern zum Verschwinden bringt, es heilt Trichinose und sogar den Bandwurm. Er gibt es in niedriger Dosierung, ungefähr in der C1, im Wechsel mit *Nux vomica* 4-5 mal täglich während 6 Wochen, welches genügt, den Bandwurm zu kurieren, ohne daß der Patient in irgendeiner Weise davon belästigt wird.

Zahnung

Chamomilla ist das spezifische Medikament für die kleineren Beschwerden der Zahnung. Zwar finden es einige Ärzte von zweifelhaftem Wert. Trotzdem ist es ein sehr nützliches Medikament und eigentlich nur diejenigen, die es in niedrigen Potenzen anwenden, werden von ihm enttäuscht. Es wirkt viel besser in der 6. oder 12. Potenz, als in denen darunter. Die Symptome sind gut bekannt. Das Kind ist reizbar und ärgerlich, die eine Backe ist rot und die andere blaß. Der Kopf und die Haut sind in Schweiß gebadet, und der grüne, stinkende Durchfall fehlt nicht. Die geistige Verfassung des Kindes wird unverwechselbar die Indikation für das Mittel hergeben. Das Zahnfleisch ist rot und weich.

Ferrum phosphoricum ist besonders nützlich, wenn die Atemwege beteiligt sind, mit rascher Atmung, Heiserkeit, trockenem und hartem Husten und großer Unruhe des Patienten. Anhaltender Durchfall als Folge der Zahnung mag *Ferrum* in irgendeiner Form indizieren.

Agaricus in niedriger Potenz ist ein nützliches Mittel für die einfachen Zahnungsbeschwerden, wie Reizbarkeit und Ruhelosigkeit der zahnenden Kinder. Es findet sich oftmals noch zusätzlich Jucken.

Belladonna. Dieses Mittel entspricht sowohl der fieberhaften Verfassung von *Aconit* als dem nervösen Aufgeregtsein von *Chamomilla*. Es ist besonders bei cerebraler Hyperämie, hohem Fieber und einer Neigung zu Krämpfen angezeigt, verbunden mit heftigem Hochfahren, Aufspringen, rotem Gesicht und anderen *Belladonna*-Symptomen.

Terebinthina. Raue empfielt dieses Mittel bei Zahnung mit Ruhelosigkeit bei Nacht, Schwellung und Reizung des Zahnfleisches. Es hilft rasch.

Calcium carbonicum paßt besonders bei schlecht ernährten, rachitischen Kindern mit offenen Fontanellen, die langsam zahnen und deren Zähne rasch kariös werden. Es handelt sich um eine Insuffizienz des ganzen Knochensystems. Eine Dosis *Calcium phosphoricum* während der Zahnungsperiode wird oftmals allen Problemen vorbeugen. Ich benutze die 6. Potenz. Auch Durchfall mag vorhanden sein.

Kreosot. Ein ausgezeichnetes Zahnungsmittel, die Zahnung ist sehr schmerzhaft und schwierig, das Zahnfleisch ist geschwollen und schmerzhaft, das Kind plagt sich und ist die ganze Nacht unruhig, und wenn die Zähne endlich durchgebrochen sind, sind sie bereits kariös. Es findet sich entweder Verstopfung oder unverdauter Durchfall.

Zincum. Das Kind ist schläfrig, hat ein blasses Gesicht, und Hirnsymptome treten während des Zahnens auf.

Zahnerkrankungen

Mercurius. Alles in allem gesehen ist *Mercurius* wahrscheinlich häufiger als irgendein anderes Mittel bei Zahnschmerz angezeigt. Seine speziellen Indikationen sind pulsierende Zahnschmerzen infolge Entzündung des Zahnes oder des Periost der Zahnwurzel. Schlimmer nachts und bei feuchtem Wetter. Die Zähne fühlen sich verlängert und schmerzhaft an, und diese Schmerzen betreffen auch den gesamten Kiefer und das Gesicht, werden durch Wärme verschlimmert und durch leichtes Reiben des Gesichtes etwas erleichtert. Es ist das Hauptmitel bei schmerzhaften Ulcerationen an den Zahnwurzeln und für Schmerzen der hohlen Zähne, wobei das Zahnfleisch geschwollen ist, Geschwüre aufweist und von den Zähnen zurückgezogen ist. Meist findet sich ein stinkender Mundgeruch.

Chamomilla ist ein ausgezeichnetes Mittel bei den täglichen Zahnschmerzen, die eine Reihe von Zähnen befallen und in Anfällen auftreten mit Schmerzen, die bis in die Ohren ausstrahlen. Die speziellen Züge sind die Unerträglichkeit der Schmerzen, Verschlimmerung nachts und durch Wärme. Schlimmer während und nach dem Essen, von warmer Nahrung, speziell durch Kaffee.

Belladonna hat Zahnschmerzen infolge einer Entzündung der Pulpa. Die Schmerzen sind brennend und klopfend, schlimmer nachts oder bei Berührung, z.B. durch Kauen und an der frischen Luft. Es findet sich ein rotes, heißes Gesicht und starke nervöse Erregbarkeit.

Coffea bessert oftmals schwere Zahnschmerzen, die den Patienten fast verrückt machen. Es ist ein stechender, zukkender, unterbrochener Schmerz, schlimmer durch Kauen, durch warmes Trinken, der eine zeitlang vollständig durch Bewahren von kaltem Wasser im Mund gebessert wird und sofort zurückkehrt, sobald das Wasser warm wird. Es paßt besonders bei überempfindlichen, nervösen Personen.

Plantago major. Hale sagt, daß kein Zahnschmerzmittel mit *Plantago* vergleichbar sei und Hughes unterstützt diese Meinung. Die Zähne fühlen sich verlängert an, sind schmerzhaft und empfindlich gegen Berührung, mit einer geschwollenen Backe. Die Schmerzen treten periodisch auf, sind leicht zu erregen und treten sogar an gesunden Zähnen auf. Sie werden schlimmer, wenn man sich auf die befallene Seite legt, und manchmal werden diese bohrenden und stechenden Schmerzen sehr schlimm.

Silicea paßt besonders bei Abszessen der Zahnwurzel und bei Zahnfisteln. Die Schmerzen werden durch das Essen von warmer Nahrung verschlimmert oder wenn kalte Luft in den Mund gerät. Sie sind schlimmer nachts, und die Zähne fühlen sich lose an.

Calcium floricum verursacht eine Rauhigkeit der Zähne und einen Verfall des Zahnschmelzes. Dr. Copeland glaubt, daß er diese Zahnschmelzzerstörung bei einem Patienten verursacht hat, dem er ein Mittel für Schnupfen verschrieb. Es hilft beim Abblättern des Zahnschmelzes, auch wenn derselbe von schlechter Beschaffenheit ist.

Calcium phosphoricum ist ein Mittel von langsamer Entwicklung und raschem Zerfall der Zähne. Es paßt bei Zahnbeschwerden von schlappen, abgezehrten Kindern, die die hintere Fontanelle offen haben und erst spät gehen lernen.

Magnesium carbonicum ist besonders nützlich beim Zahnschmerz der Schwangeren und Dr. Leavitt meint, daß *Sepia* beinah spezifisch bei diesen Beschwerden ist.

Staphisagria hat ungesundes und zurückgezogenes Zahnfleisch und es besteht eine Tendenz zum Zahnzerfall. Sie werden schwarz und zerfallen, sobald sie erscheinen, was man bei sykotischen Kindern findet. Es ist ein ausgezeichnetes Mittel für zerfressene Wurzeln von zerfallenen Zähnen, die die ganze Zahnreihe befallen, und es ist besonders gut bei alten Frauen, die den ganzen Mund voll mit schmerzhaften Stumpen haben.

Kreosot hat vorzeitigen Zerfall der Milchzähne. Sie werden gelb, dunkel und dann zerfallen sie. Zahnschmerzen bei erkrankten Zähnen. *Therebinthina* ist komplementär, besonders wenn der Mund wund ist.

Spigelia ist ein ausgezeichnetes Mittel bei ziehenden, hämmernden Schmerzen in kariösen Zähnen, die sich bis in die Kieferknochen der befallenen Seite erstrecken. Schmerzhafte Zuckungen in den zerstörten Zähnen, schlimmer durch Kälte oder kaltes Wasser. Die Schmerzen treten nach dem Essen auf, nach Rauchen oder wenn man sich zur Ruhe gelegt hat und sie zwingen den Patienten durch ihre Heftigkeit zum Aufstehen. Die Prüfungen von *Spigelia* zeigen, daß es einen bemerkenswerten Einfluß auf die Gesichtsnerven, die Kiefer und die Zähne hat.

Arnica hat ein nützliches Mittel bei Blutungen nach Zahnextraktionen und für Schmerzen und Schwellungen durch das Tragen von Gebissen, oder bei Schmerzen, die durch Bohren oder Füllung der Zähne entstanden sind. Es findet sich ein Gefühl von Wundschmerz.

Anhang
Repertorium der Verletzungen
von Gerhardus Lang

Alle Erkrankungen haben ihren Grund darin, daß die dem Organismus eigene Ordnung gestört wird. So kennen wir viele sogenannte „Ursachen" von Erkrankungen. Immer dann, wenn einer Erkrankung eine bestimmte Einwirkung von außen auf den Organismus vorangegangen ist, sprechen wir von einer Krankheitsursache. So kann die Kälte, die Nässe, die Sonneneinwirkung, der Wind, ein Nahrungsmittel usw. eine Krankheitsursache sein.

Wir müssen uns jedoch immer klar machen, daß das Prinzip von Ursache und Wirkung im biologischen Bereich nur bedingt gültig ist. Es ist bekannt, daß nicht jeder durch Kälte, Nässe, Sonneneinwirkung usw., wenn überhaupt, die gleichen Beschwerden bekommt. So können Krankheitsursachen eigentlich nur als Bedingungen aufgefaßt werden, unter denen bestimmte Individuen in einer bestimmten Art und Weise Beschwerden produzieren. „Ursache" ist also das leidende Individuum, bzw. nach Hahnemann die *geistige Dynamis* durch Veränderungen in ihrem Befinden. Sie produziert oder reagiert in der ihr eigenen Weise. Deshalb ist es charakteristisch für sie, wenn sie unter den gegebenen Bedingungen so oder so reagiert.

Ein engbegrenztes Kapitel der Krankheitsursachen sind die dem Körper von außen zugefügten Verletzungen, bzw. die durch Aufprall auf Gegenstände entstandenen. Auch bei den Verletzungen handelt es sich um Bedingungen im obengenannten Sinn. Sie rufen, wie die Erfahrung zeigt, im Organismus die verschiedensten Reaktionen hervor, unter anderem die zur Heilung führenden Prozesse. Gerade im Heilverlauf zeigt sich nun wiederum, daß jeder Organismus verschieden „heilt". Oftmals offenbart sich nach einer Verletzung die latente Psora, so daß Antipsorica eingesetzt werden müssen, um die Heilung zu beschleunigen oder überhaupt zu ermöglichen. So ist es verständlich, daß Mittel wie Silicea, Calcium carbonicum, Calcium phosphoricum, Natrium muriaticum usw. eine bedeutende Rolle in der Behandlung chronischer Verletzungsfolgen spielen.

In der Homöopathie gibt es eine ganze Reihe von Mitteln, die die Heilung von Verletzungen beschleunigen und in schwierigen oder chronsichen Fällen erst ermöglichen. Zunächst besteht erfahrungsgemäß bei nicht allzu ausgedehnten Verletzungen eine gute Selbstheilungstendenz, so daß nicht unbedingt jede Verletzung einer begleitenden homöopathischen Behandlung bedarf.

In der Folge werden die Verletzungen in einer gewissen Ordnung aufgeführt und die jeweiligen zugehörigen Mittel genannt. Dabei wurden das Repertorium von Kent (engl. Original), die deutsche Übersetzung des Kent von Erbe, die deutsche Übersetzung des Kent von Keller/Künzli sowie das Synthetische Repertorium von Barthel/Klunker verwendet. Es werden zunächst die einzelnen Rubriken nach dem Kopf-Fußschema vom Allgemeinen zum Besonderen fortschreitend aufgezählt und die Fundstellen in den Repertorien listenmäßig aufgeführt. Im Weiteren werden dann ohne Nennung der Fundstelle selbst jeder Rubrik die zugehörigen Mittel mit Wertigkeit zugeordnet. Man erspart sich dabei die Arbeit, die in zahlreichen Bänden der Repertorien verstreut stehenden Verletzungssymtome suchen zu müssen. Von den wichtigsten in der täglichen Praxis vorkommenden Verletzungsmitteln wird eine kurze Arzneimittellehre im Hinblick auf die Verletzungssymptome angefügt. Aus verlagsrechtlichen Gründen werden nur die Mittel aus dem engl. Repertorium nach Kent und einige zusätzliche aus eigener Erfahrung und eigenem Quellenstudium der zugänglichen Literatur genannt. Die Mittel aus dem Synthet. Repertorium von Barthel/Klunker (Haug-Verlag, Heidelberg) möge der Leser dort selbst aufsuchen, da anzunehmen ist, daß jeder ernsthafte Homöopath dasselbe benutzt.

Gerade bei chronischen Folgen nach Verletzungen, z.B. nach Commotio, kann man selbstverständlich nicht allein mit Hilfe dieses Kurzrepertoriums das Mittel finden. Hier gilt es die übliche Arbeit zu leisten und die Gesamtheit der Symptome zur Grundlage der Mittelwahl zu machen. Es ist dabei durchaus denkbar, daß manche Mittel in der Verletzungsrubrik nicht aufgeführt sind und doch zu einer Heilung der Gesamtsymptomatik führen, einschließlich der Verletzungsfolgen. Wer solche Erfahrungen macht, sollte sie sorgfältig dokumentieren und veröffentlichen. Nur so kann eine Vervollständigung unserer Repertorien geleistet werden.

Kleine Arzneimittellehre der wichtigsten
Verletzungsmittel

Arnica. Verletzungen nach Schlag, Fall, Stoß, mit Blutaustritt in das Gewebe. Beschwerden danach. Erschütterung.
Beschwerden danach. Luxation. Störungen durch Operation.
Überanstrengung. Tetanusprophylaxe. Verstauchungen. Zerrungen. Traumatisches Fieber. Knochenbrüche. Komplizierte
Brüche. Verletzung der Drüsen, Muskeln, Weichteile. Amputationsneuralgie. Wunden. Beschwerden danach. Bißwunden. B. von giftigen Tieren. Schlangenbiß. Wunden bluten
stark. Brennende Wunden. Konstitutionelle Folgen von Wunden. Schnittwunden. Wunden durch Fremdkörper. Schußwunden. Rißwunden. Tiefdringende Wunden. Splitterverletzungen. Stichwunden. Eiternde Wunden. Schwellung von
Wunden. Insektenstiche. Stark blutende Wunden. Verletzungen des Handgelenkes. Handquetschung. Verrenkung der
Hand. Verrenkung der Knöchel. Commotio cerebri. Schwindel durch Gehirnerschütterung. Augenblutungen. Entzündung nach Fremdkörper der Augen, nach Verletzungen. Rote
Farbe der Augen nach Verletzungen. Verletzungsfolgen am
Auge. Schmerz des Auges nach Schlag. Ohrenschmerzen
nach Verletzung. Nasenbluten nach Schlag. Profuse Blutungen nach Zahnextraktion. Zahnschmerzen durch Schlag und
Stoß. Zahnschmerzen nach Plombieren. Rückgratsverletzung
durch Schlag und Stoß.

Arnica ist das Mittel, das zunächst bei fast allen Verletzungen in Frage kommt. Es ist das Prophylaktikum für Operationen und kann nach der Geburt gegeben werden, um die Verletzungen der Geburtswege besser zur Heilung zu bringen.
Man kann es auch vor einer Zahnextraktion nehmen. Insbesondere sollte man immer nach Überanstrengungen jeglicher
Art an *Arnica* denken, auch bei Folgen geistiger Überanstrengung.

Bellis perennis. Wird auch die „Arnica des kleinen Mannes" genannt und stammt aus der gleichen Familie wie *Arnica*. Verletzungen einschließlich Folgen von Schlag, Quetschung und Fall. Beschwerden danach. Mit Blutaustritt. Störungen durch Operation. Verstauchungen. Zerrungen. Knochenbrüche. Verletzung der Nerven mit heftigen Schmerzen, der Weichteile. Wunden, stark blutende. Verletzung der Brustwarzen.

Bryonia ist ebenfalls ein Verletzungsmittel durch Schlag, Quetschung und Fall. Erschütterung. Luxationen mit Blutaustritt. Verstauchungen. Zerrungen. Traumatisches Fieber. Bei Wunden und Beschwerden nach Wunden. Brennende Wunden. Spontane Verrenkung des Hüftgelenks. Knöchelverrenkungen. Insektenstiche. Schwellung der Knie nach Verletzung derselben.

Calcium Carbonicum kommt auch in Frage, wenn die Folgen von Verletzungen nicht ausheilen wollen. Ebenso Folgen nach Erschütterungen. Insbesondere wenn nach Luxationen Schwächezustände zurückbleiben, ist *Calcium carbonicum* ein wichtiges Mittel. Folgen von Überanstrengung wichtigstes Mittel. Nach Verstauchungen und Zerrungen. Bei Knochenbrüchen ist es besonders beim komplizierten Bruch und bei der langsamen Frakturheilung notwendig, insbesondere bei Kindern. Verletzungen der Muskeln, des Periostes. Spontane Verrenkung des Hüftgelenks. Verrenkung des Handgelenks. Folgen von Knöcheldistorsionen. Kopfschmerzen nach mechanischen Verletzungen. Augenblutungen. Entzündungen der Augen durch Fremdkörper. Verletzungsfolgen am Auge. Rückgratverletzungen. Rückenschmerz durch Heben. Rükkenschmerzen nach Verletzungen.

Calendula. Verletzungen durch Schlag, Quetschung und Fall. Durch Erschütterung mit Blutaustritt. Störungen durch Operation. Verstauchungen. Zerrungen. Knochenbrüche. Traumatisches Fieber. Komplizierte Brüche. Langsame Frak-

turheilung. Wunden. Beschwerden nach Wunden. Schnitt-
wunden. Wundgangrän. Granulationen. Schußwunden. Bei
Rißwunden und Beschwerden danach das wichtigste Mittel.
Eiternde Wunden. Verletzungen der Sehnen. Insbesondere
Rißwunden der Hand, der Nase. Muskelriß.

Damit haben wir das dritte Mittel aus der Familie der Korb-
blütler genannt, die sich so als die Pflanzenfamilie erweist,
die die meisten Verletzungsmittel liefert. *(Arnica, Bellis p.)*

Carbolic acidum.   An die gewöhnliche Carbolsäure wird
bei der Behandlung von Verletzungen und ihren Folgen selten
gedacht. Dabei finden sich einige sehr bedeutende Indikationen für dieselbe und zwar bei der Behandlung von Wunden.
Quetsch- und Rißwunden der Fingerspitzen. Bei Rißwunden
neben *Calendula* und *Hamamelis* eines der wichtigsten Mittel.
Frakturen der Knochen neben *Ruta* das einzige Mittel im
höchsten Grad. Vor allen Dingen sind es die offenen Frakturen, wo die Knochen frei liegen. Ferner bei Brandwunden,
wenn die befallenen Teile Geschwüre bilden. Rißwunden
durch stumpfe Gegensände, die Knochen sind bloßgelegt und
zerquetscht, starkes Verschorfen der Teile.

Conium.   Wichtiges Verletzungsmittel und Beschwerden davon. Erschütterung. Luxation. Verletzungen mit Blutaustritt.
Verletzungen durch Überanstrengung. Verstauchungen. Frakturen. Komplizierter Bruch. Wichtigstes Mittel für Verletzungen
der Drüsen. Neben *Arnica* Verletzungen der Weichteile wichtigstes Mittel. Stark blutende Wunden. Konstitutionelle Folgen von
Wunden.   Schnittwunden.   Langsame   Heilungstendenz.
Schmerzhafte Wunden. Reaktionslose Wunden. Narben. Stichwunden. Verletzung der Hüfte. Kopfschmerzen nach mechanischer Verletzung. Katarakt der Linse nach Verletzung. Rückgratverletzungen. Rückenschmerz nach Verletzungen.

Hepar sulfuris.   Folgen von Schlag, Quetschung und Fall.
Beschwerden nach denselben. Luxation. Verletzungen mit

Blutaustritt. Verstauchungen. Traumatisches Fieber. Frakturen. Komplizierte Fraktur. Verletzung der Drüsen. Wunden. Wunden bluten stark. Schnittwunden. Wunden durch Fremdkörper. Granulationen. Langsame Heilungstendenz. Schmerzhafte Wunden. Splitterverletzungen. Stichwunden. Eiternde Wunden. Konstitutionelle Folgen von Wunden. Glassplitterverletzung. Commotio cerebri. Kopfschmerzen nach mechanischer Verletzung. Augenentzündung durch Verletzung. Augen rot nach Verletzung. Verletzungsfolgen am Auge.

Hypericum. Verletzungen. Erschütterungen. Beschwerden davon mit Blutaustritt. Störungen durch Operationen. Tetanusprophylaxe. Verstauchungen. Komplizierte Brüche. Verletzung der Nerven mit heftigem Schmerz derselben. Verletzung der Weichteile. Amputationsneuralgie. Wunden, Beschwerden infolge derselben. Bißwunden. Beschwerden infolge derselben. Hundebisse. Bisse giftiger Tiere. Schlangenbisse. Brennende Wunden. Quetsch- und Rißwunden der Fingerspitzen. Schnittwunden. Schußwunden. Langsame Heilungstendenz. Rißwunden. Schmerzhafte Wunden. Tiefdringende Wunden. Stichwunden der Handteller und Fußsohlen. Splitterverletzungen. Wunden mit Schorfbildung. Stichwunden. Convulsionen infolge von Verletzungen. Starrkrampf durch Wunden an Sohlen, Fingern und Handflächen. Insektenstiche. Komplizierte Frakturen der Hand. Rißwunden der Hand. Commotio cerebri. Folgen von Kopfverletzungen. Kopfschmerzen nach mechanischen Verletzungen. Kopfschmerzen nach Fall. Wundschmerz durch Verletzung der Zunge. Schmerz nach Zahnextraktion. Verletzung der Zahnnerven. Asthma nach Verletzung der Wirbelsäule. Rückgratverletzung. Steißbeinverletzung. Rückgraterschütterung. Schlag und Stoß gegen das Rückgrat. Rückenschmerz nach Verletzung. Steißbeinschmerzen nach Fall. Rückenschmerz der Sakralregion nach Zangenentbindung.

Zusammenfassend kann man sagen, daß Hyericum bei allen Verletzungen in nervenreichen Gebieten und wenn sie mit starken Schmerzen verbunden sind indiziert ist. Es ist das wichtigste Mittel bei Verletzung der Nerven.

Lachesis. Verletzungen und ihre Folgen. Erschütterung. Luxationen. Verletzungen mit Blutaustritt. Traumatisches Fieber. Komplizierte Frakturen. Verletzung der Weichteile. Wunden. Hundebisse. Bisse giftigere Tiere. Schlangenbisse, neben *Ledum* das wichtigste Mittel. Schwarze Wunden. Wunden bluten stark. Kleine Wunden bluten stark. Bläuliche Wunden. Konstitutionelle Folgen von Wunden. Schnittwunden. Sektionsverletzung. Wundgangrän, neben *Arsen* wichtigstes Mittel. Granulationen. Langsame Heilungstendenz. Bleifarbige Wunden. Tiefdringende, punktförmige Wunden. Beschwerden infolge derselben. Wiederaufbrechen alter Wunden. Wiederaufbrechen alter Narben. Splitterverletzungen. Stichwunden. Eiternde Wunden. Lymphangitis nach Verletzung. Schwellung im Gesicht durch Bienenstiche. Bisse giftiger Tiere. Insektenstiche. Sektionsverletzung. Splitterverletzung. Stichwunden. Kopfschmerz nach mechanischen Verletzungen. Augenblutungen. Profuse Blutung nach Zahnextraktion.

Ledum. Verletzungen und Beschwerden danach. Erschütterung. Luxationen. Verletzungen mit Blutaustritt. Störung durch Operation. Tetanusprophylaxe. Verstauchungen. Zerrungen. Verletzung der Nerven mit heftigen Schmerzen. Wunden. Beschwerden infolge von Wunden. Bißwunden. Beschwerden infolge von Bißwunden. Hundebisse. Bisse giftiger Tiere wichtigstes Mittel. Schlangenbisse neben *Lachesis* wichtigstes Mittel. Stark blutende Wunden. Die Wunden werden kalt, einziges Mittel. Konstitutionelle Folgen von Wunden, wichtigstes Mittel. Quetsch- u. Rißwunden der Fingerspitzen. Schnittwunden. Sektionsverletzung. Verletzung durch schmerzhafte Injektion. Rißwunden. Schmerzhafte Wunden.

Tiefdringende, punktförmige Wunden, Beschwerden infolge von solchen. Stichwunden der Handteller und Sohlen, wichtigstes Mittel neben *Hypericum*. Splitterverletzungen. Stichwunden, neben *Hypericum* wichtigstes Mittel. Stechen in Wunden. Eiternde Wunden. Schwellung im Gesicht durch Bienenstiche. Insektenstiche. Schlangenbiß. Verletzung der Nägel. Commotio cerebri. Verletzungsfolgen am Auge. Lähmung des Oberlides nach Verletzung. Rückgratverletzungen.

Natrium muriaticum. Verletzungen. Erschütterungen. Luxationen. Verstauchungen. Zerrungen. Verletzung der Muskeln, der Weichteile. Wunden. Stark blutende Wunden. Brennende Wunden. Konstitutionelle Folgen der Wunden. Wiederaufbrechen alter Wunden. Wiederaufbrechen alter Narben. Stichwunden. Eiternde Wunden. Insektenstiche. Wunden bluten stark. Folgen von Kopfverletzungen. Kopfschmerzen nach mechanischer Verletzung. Schmerzen nach Bruch eines Lendenwirbelkörpers. Da *Natrium muriaticum* ein sehr häufig vorkommendes, konstitutionelles Mittel ist, sollte man auch bei der Behandlung von Verletzungen und ihren Folgen immer wieder daran denken.

Natrium sulfuricum. Verletzungen, Beschwerden infolge derselben. Erschütterung. Convulsionen infolge von Verletzungen. Commotio cerebri. Folgen von Kopfverletzungen. Kopfschmerzen nach mechanischen Verletzungen, wichtigstes Mittel. Schwindel nach Kopfverletzung neben *Cicuta* einziges Mittel. Rückgratverletzung, neben *Hypericum* wichtigstes Mittel. Rückenschmerz nach Verletzung.

Rhus toxicodendron. Verletzungen. Erschütterung. Luxation. Verletzungen mit Blutaustritt. Störungen durch Operationen. Verletzungen durch Überanstrengung. Verstauchungen. Traumatisches Fieber. Knochenbrüche. Komplizierte Brüche. Verletzung der Drüsen, der Muskeln, der Weichteile, der Sehnen. Wunden, Wunden bluten stark, brennende Wunden. Konstitutionelle Folgen von Wunden. Langsame Heilungstendenz. Stichwunden. Schwellung der Wunden. Convulsionen infolge von Verletzungen. Verletzungen der Sehnen. Verletzungen des Handgelenks. Wunden bluten stark. Wunden heilen langsam. Konstitutionelle Folgen von Wunden. Verletzung der Schultern. Verletzungen des Handgelenks. Verrenkung des Handgelenks. Verletzung der Hüfte, Verletzung der Knöchel. Commotio cerebri. Kopfschmerz nach mechanischen Verletzungen. Kopfschmerz nach Fall. Rückgratverletzungen. Rückenschmerzen nach Heben. Rückenschmerzen nach Verletzung. Rückenschmerzen Sakralregion durch Heben.

Ruta. Verletzungen und Beschwerden infolge von Verletzungen. Luxationen. Verletzungen mit Blutaustritt. Störungen durch Operation. Verletzungen durch Überanstrengung. Verstauchungen. Beschwerden infolge von Verstauchungen. Knochenbrüche. Komplizierte Brüche. Langsame Frakturheilung. Verletzungen des Periostes. Wunden. Wunden bluten stark. Quetsch- und Rißwunden der Fingerspitzen. Schußwunden. Verletzungen mit Blutaustritt. Verletzungen der Sehnen. Verrenkungen der Knöchel. Verrenkungen des Handgelenks. Verletzungen des Handgelenks. Verrenkung der Hand. Verrenkung der Knöchel. Blutungen der Augen. Rückgratverletzung.

Silicea. Verletzungen. Beschwerden durch Verletzungen. Erschütterung. Luxation. Verletzungen durch Überanstrengung. Verstauchungen. Komplizierter Bruch. Langsame Frakturheilung. Langsame Frakturheilung bei Kindern (vgl. *Calcium, Calcium floricum, Calcium phosphoricum*). Verletzungen der Drüsen. Wunden. Wunden bluten stark. Schnittwunden. Wunden durch Fremdkörper, wichtigstes Mittel. Beschwerden infolge von Wunden durch Fremdkörper. Wundgangrän. Granulationen, neben *Arsenicum* wichtigstes

Mittel. Langsame Heilungstendenz. Tiefdringende Wunden. Wiederaufbrechen alter Wunden. Wiederaufbrechen alter Narben. Splitterverletzungen. Beschwerden infolge von Splitterverletzungen, einziges Mittel. Stichwunden. Stechen in Wunden. Eiternde Wunden. Verletzungen der Drüsen. Insektenstiche. Abszeß in alten Narben der Cervicalregion, einziges Mittel. Verletzungen des Handgelenks. Glassplitterverletzung. Verletzungen der Hüfte. Cephalhämatom bei Neugeborenen *(Calcium floricum, Mercurius)*. Entzündung der Augen durch Fremdkörper. Farbe der Augen rot nach Verletzungen. Schwellung nach Zahnextraktion. Rückgratverletzung. Verletzungen des Steißbeins. Steißbeinschmerzen nach Fall.

Staphisagria. Verletzungen. Beschwerden infolge von Verletzungen. Erschütterung. Luxationen. Verletzungen mit Blutaustritt. Störungen durch Operation, wichtigstes Mittel. Beschwerden infolge von Operationen. Beschwerden infolge von Operationen mit Überdehnung; wichtigstes Mittel nach Verletzungen durch endoskopische Eingriffe, insbesondere an Harnorganen und Darm. Verstauchungen. Zerrungen. Traumatisches Fieber. Knochenbrüche. Komplizierter Bruch. Langsame Frakturheilung. Wunden. Wunden bluten stark. Konstitutionelle Folgen von Wunden. Schnittwunden, wichtigstes Mittel. Beschwerden infolge von Schnittwunden. Langsame Heilungstendenz. Rißwunden. Schmerzhafte Wunden, neben *Hypericum* wichtigstes Mittel. Splitterverletzungen. Stichwunden. Stechen in Wunden. Phantomschmerzen nach Amputation der Finger. Kopfschmerzen nach mechanischen Verletzungen, nach Verwundung des Auges. Verletzungsfolgen am Auge. Rückenschmerzen der Sakralregion durch Heben.

Sulfuris acidum. Verletzungen. Erschütterung. Verletzungen mit Blutaustritt, neben *Arnica* wichtigstes Mittel. Störungen durch Operation. Beschwerden infolge von Operationen. Beschwerden infolge von Verstauchungen. Traumatisches

Fieber. Knochenbrüche. Verletzung der Drüsen, der Weichteile. Wunden. Bißwunden. Bißwunden giftiger Tiere,
Schlangenbisse. Wunden bluten stark. Kleine Wunden bluten
stark. Brennende Wunden. Konstitutionelle Folgen von Wunden. Schnittwunden. Wundgangrän. Schußwunden. Rißwunden. Tiefdringende, punktförmige Wunden. Stichwunden.
Schwellung der Wunden. *Sulfuris acidum* ist eines der
wichtigsten Mittel bei ausgedehnten Hämatomen. Es kommt
besonders dann in Frage, wenn sich nach *Arnica* die Hamäto-
me nicht zufriedenstellend zurückbilden. Verletzungsfolgen
am Auge.

Symphytum. Verletzungen. Beschwerden infolge von Ver-
letzungen. Verletzungen mit Blutaustritt. Verstauchungen.
Knochenbrüche. Beschwerden infolge von Knochenbrüchen.
Komplizierter Bruch. Langsame Frakturheilung. Verletzun-
gen des Periost. Beschwerden infolge von Verletzungen des
Periost. Verletzung der Weichteile. Amputationsneuralgie.
Wunden. Schußwunden. Rißwunden. Verletzungsfolgen am
Auge. Schmerz des Auges nach Schlag. Wundschmerz nach
Schlag. Neben *Arnica* das wichtigste Mittel bei Verletzungen
des Auges.

Auszug aus dem Repertorium von Kent
nach Verletzungen, Wunden, Injektionen, Impfungen und deren Folgen zusammengestellt.

VERLETZUNGEN (Fall, Prellungen, Quetschungen, Folgen von Schlag): **Arn.**, *bad.,* bell-p., *bry.,* calc., canth., *carb-v.,* cham., chin., *cic.,* **con.**, croc., *dulc.,* euphr., **Hep.,** hyos., **Hyper.,** *jod.,* kali-c., kreos., *lach.,* laur., *led.,* lyc., merc., mez., nat-c., nat-m., *nat-s., nit-ac.,* nux-v., par., *phos.,* ph-ac., plat., plb., **Puls., Rhus-t.,** *ruta,* samb., sec., seneg., sil., *staph., sulf.,* **Sulf-ac.,** *symph.,* verat., zinc.

Blutaustritt, mit: **Arn.,** *bad.,* bry., cham., chin., cic., *con.,* dulc., euphr., ferr., *hep.,* jod., *lach.,* laur., nux-v., par., plb., *puls.,* rhus-t., *ruta,* sec., *sulf.,* **Sulf-ac.**

Drüsen: *Arn.,* cic., **Con.,** *dulc.,* hep., *jod.,* merc., *phos.,* puls., rhus-t., *sil., sulf-ac.*

KONVULSIONEN, KRÄMPFE

Impfungen, infolge von: **Sil.**

Verletzungen, infolge von: Arn., art-v., *cic.,* **Hyper.,** *nat-s.,* oena., *op., rhus-t.,* sulf., *valer.*

Starrkrampf, durch Wunden an den Sohlen, Fingern oder Handflächen: *Bell.,* **Hyper.,** *led.*
    verletzte Teile werden eiskalt und der Krampf beginnt in den Wunden: **Led.**

KNOCHENBRÜCHE

heilen langsam: Asaf., **Calc., Calc-p.,** ferr., lyc., merc., mez., nit-ac., phos., *ph-ac.,* puls., ruta, sep., *sil.,* staph., sulf., *symph.*

Hand, komplizierte Fraktur: *Hyper.*

NERVENVERLETZUNGEN mit starken Schmerzen der N.: **Hyper.,** *phos.*

OHNMACHT
durch Wunden, kleine: Verat.

PERIOST VERL.:
Calc., ruta., symph.

QUALLEN
Apis.

SEHNEN
Anac., calend., rhus-t., ruta.

VERRENKUNGEN
Spontane, Hüftgelenk: Bell., bry., calc., caust., *coloc.,* lyc., puls., *rhus-t.,* sulf., *thuj.,* zinc.

Hinsetzen, beim: Ip.

Schmerz, durch: Carb-an., dros., kali-j., nit-ac.

Kniescheibe: Gels.

beim Treppensteigen: Cann-s.

Knöchel: Bry., nat-c., nux-v., ruta, sulf.

links: Kali-bi.

Handgelenk: Arn., *calc., rhus-t., ruta.*

WEICHTEILVERLETZUNGEN: Arn., cham., Con., dulc., euphr., lach., *puls.,* samb., sulf., *sulf-ac.*

WUNDEN: *Apis., arn.,* bor., carb-v., cic., con., croc., hep., jod., kreos., *lach.,* **Led.,** merc., mez., nat-c., nat-m., nit-ac., *phos.,* ph-ac., plb., *puls.,* rhus-t., ruta, seneg., sil., *staph.,* sulf., *sulf-ac.,* zinc.

Bienenstiche, Schwellung durch B. im Gesicht: *Carb-ac., lach., led.*

Bisse und Stiche
Bisse giftiger Tiere: *Apis.,* arn., *ars.,* aur., bell., calad., *cedr., echi.,* hyper., *lach.,* **Led.,** seneg., stram., sulf-ac.

Insektenstiche: Acon., *anthr.,* ant-c., *apis., arn.,* ars., *bell.,* bry., bufo., *calad., carb-ac.,* caust., *cedr.,* coloc., hyper., kreos., *lach.,* **Led.,** merc., *nat-m.,* seneg., sep., sil., sulf., sulf-ac., tarant., **Urt-u.**

Katzenbisse Daumen: *Lach., led.*

Schlangenbiß: Led., (s. Synt. Rep.)

Wunden bluten stark: Aran., *arn., carb-v.,* cench., croc., crot-h., ferr., hep., *kreos.,* **Lach.,** merc., mill., nat-m., **Phos.,** ph-ac., puls., rhus-t., *sulf.,* sulf-ac., *zinc.*

Wunden heilen langsam: Alum., am-c., *bar-c., bor., calc., carb-v.,* caust., *cham.,* chel., con., crot-h., *graph.,* **Hep.,** kali-c., **Lach.,** lyc., mag-c., mang., *merc., merc-c., mur-ac.,* **Nit-ac.,** petr., phos., ph-ac., plb., puls., *rhus-t.,* sep., **Sil.,** *staph.,* **Sulf.**

Wunden werden kalt: *Led.*

Injektionen, Folgen von: Led.

Konstitutionelle Folgen: Arn., carb-v., con., hep., *jod., lach.,* **Led.,** nat-m., *nit-ac., phos.,* puls., rhus-t., *staph., sulf-ac.,* zinc.

Narben brechen auf: Asaf., *bor.,* calc-p., *carb-an., caust.,* con., croc., *crot-h., jod., lach.,* nat-c., *nat-m.,* **Phos., Sil.,** sulf.

Abszeß in alten Narben der Cervicalregion: **Sil.**

Quetsch- u. Rißwunden der Fingerspitzen: **Hyper.,** *led.*

Schmerzhafte Wunden: *Apis.,* **Hyper.,** led., nat-m., *nit-ac.,* nux-v., **Staph.,** sulf.

Schnittwunden: *Arn.,* led., merc., nat-c., ph-ac., sil., **Staph.,** sulf., *sulf-ac.*

Sektionsverletzung: *Anthr.,* apis., ars., *lach.,* led., *pyrog.*

Splitterverletzung: Acon., *apis., arn., carb-v.,* **Cic.,** colch., *hep.,* **Hyper.,** lach., *led., nit-ac.,* petr., plat., ran-b., *sil., staph.,* sulf.

Stechen in den W.: Acon., *apis., arn.,* bar-c., bry., caust., *led.,* merc., nat-c., *nit-ac., staph.,* sulf.

Stichwunden: *Apis.,* arn., carb-v., cic., lach., nit-ac., sil., *staph.*

tiefdringende, punktförmige W.: **Apis.,** *carb-v.,* cic., hep., hyper., **Led., Nit-ac.,** plb., sil., sulf.

der Handteller und Sohlen: **Hyper., Led.**

GLIEDMASSENVERLETZUNGEN

Verletzungen, Schultern: *Ferr-m., rhus-t., zinc.*

rheumatischer Lahmheit, mit: *Ferr-m.*

Überanstrengung, nach: *Rhus-t.*

Handgelenk: *Arn., calc., rhus-t., ruta,* sil., *stront.*

Handquetschung: *Arn.*

Hand, kompl. Fraktur: *Hyper.*

Hand, Rißwunde: **Calend.**, *hyper.*

Hand, Verrenkung: **Arn.**, *calc.*, *rhus-t.*, *ruta*.

Finger, Phantomschmerz nach Amputation: Phos., *staph.*,
   Sektionsverletzung: *Apis.*, **Ars.**, **Lach.**
   Nägel: Hyper., *Led.*
   Glassplitterverletzung: *Sil.*, hep.
   Lacerationen: Hyper.
   Quetsch- u. Rißwunde der Fingerspitzen: Hyper., *led.*

Hüfte: Con., *rhus-t.*, sil., tarant.

Meniskusverletzung: Petr.

Schwellung Knie nach Verl.: Bry.

Knöchel: *Arn.*, *calc.*, *rhus-t.*, *ruta, stront.*

KOPFVERLETZUNGEN

Cephahämatom bei Neugeborenen: *Calc-f.*, *merc.*, *sil.*

Commotio cerebri: Arn., bell., **Cic.**, *hell.*, hep., *hyos.*, **Hyper.**, kali-p., led., merc., nat-s., ph-ac., rhus-t., sep., sulf-ac., zinc.

Folgen von Kopfverletzungen: Arn., *cic.*, hyper., *nat-m.*, **Nat-s.**

KOPFSCHMERZ

Nach mechanischen Verletzungen: *Arn.*, *bell.*, calc., *cic.*, con., dulc., *hep.*, *hyper.*, lach., merc., *nat-m.*, **Nat-s.**, nit-ac., petr., *phos.*, puls., *rhus-t.*, *staph.*, sulf., sulf-ac.

Fall, nach einem: Arn., hyper., rhus-t.

Gehirnerschütterung, durch: Arn., *bell.*, calc-s., cocc., ferr-p., lac-c., merc., phos.

Schwindel nach Kopfverletzungen: *Cic.*, *nat-s.*
   durch Gehirnerschütterung: Acon., *Arn.*

AUGENVERLETZUNGEN

Augenblutung: Acon., aloe, am-c., am-caust., *arn.*, bell., **Both.**, *calc.*, camph., *carb-v.*, *cham.*, cor-r., **Crot-h.**, dig., elaps., euphr., *kali-chl.*, **Lach.**, nit-ac., **Nux-v.**, **Phos.**, plb., raph., ruta, *sulf.*

Brennen, mit: Carb-v.

Husten, durch: Carb-v., cham., nux-v.

bei Keuchhusten: Nux-v.

Nasenschneuzen, beim: Nit-ac.

Entzündung,

Fremdkörper durch: **Acon., Arn.,** *calc., puls.,* **Sil.,** sulf.

durch Arbeit über Feuer, kalte Luft und kalte Umschläge bessern: **Arg-n.**

Licht, durch künstliches: *Merc.*

Verbrennungen, durch: **Canth.**

Verletzungen, nach: *Acon., arn., ham., hep., puls., sulf.*

Wunden durch: Arn., calad., **Staph.**

Sand und Staub, durch: Sulf.

Farbe, rot nach Verletzungen: Acon., *arn., euphr., hep., sil.*

Hornhauttrübung durch Wunde: *Euphr.*

Lähmung Oberlid nach Verletzung: *Led.*

Linse, Katarakt nach Operation: Arn., *Seneg.*

nach **Verletzung:** Arn., *con.*

Verletzungsfolgen am Auge: Acon., *arn.,* calc., hep., calc-s., *euphr.,* ham., *led.,* sil., *staph.,* sulf., sulf-ac., **Symph.**

Schmerz des Auges nach **Schlag: Arn., Symph.**

Schmerz, wunder nach **Schlag: Symph.**

OHRENVERLETZUNGEN

Schmerz nach Verletzung: Arn.

NASE

Rißwunde: Calend.

Nasenbluten, nach **Schlag:** Acet-ac., **Arn.,** *elaps., ham., sep.*

ZUNGE, MUND, LIPPEN

Verbrennung v. Zunge u. Lippen: Ham.

Verbrühung d. Schleimhaut des Mundes: Ham.

Wundschmerz durch **Riß od. Schnittwunde** d. Zunge: Hyper.

ZÄHNE

Zahnextraktion, profuse Blutung nach: Alumn., **Arn.,** *ham., kreos.,* **Lach., Phos.**

schwarzes Blut nach: *Ars.*

Sickerblutung nach: Bov., kreos.

Schmerz nach: Canth., fl-ac., *hekla.,* hyos., *hyper.,* **Nux-v.**

Schwellung nach: Sil.

Verletzung der Zahnnerven: Hyper.

Zahnschmerz durch Schlag, Stoß: Arn., *nux-v.*

Zahnschmerz nach Plombieren: Arn., merc., mer-j-i., **Nux-v.,** sep.

Zahnfleischschmerz nach Zahnextraktion:

Canth., Fl.-ae., *Hekla.,* Hyoc., *Hyper.,* **Nux-v.**

BRUST

Mammae, alte Narben: Carb-an., **Graph.,** *phyt.*

eiternd: **Sil.**

Verletzung der Brustwarzen: Bell-p.

LUNGE

Asthma nach **Verletzungen** der **Wirbelsäule:** *Hyper.*

RÜCKEN

Rückratverletzung: *Apis., arn., calc., con.,* **Hyper.,** *led.,* **Nat-s.,** *nit-ac., rhus-t., ruta, sil., thuj.*

Cervicalregion: Mez., cimic.

Lumbalregion: bleibt empfindlich gegen die Erschütterung des Gehens: *Thuj.*

Steißbein: Carb-an., Castor-eq., **Hyper.,** *mez.,* **Sil.**

Rückgrat, Erschütterung: Hyper.

Cervicalregion: Mez.

Rückgrat, Schlag, Stoß: *Arn., Hyper.,* nit-ac.

Rückenschmerz durch Heben: Anag., bor., **Calc., Graph.,** lyc., *nux-v.,* ph-ac., **Rhus-t.,** sang., *sep.*

Rückenschmerz nach Verletzung: Calc., *con.,* **Hyper.,** *kali-c., nat-s.,* rhus-t., *thuj.*

Steißbeinschmerzen nach Entbindung: Tarant.

Steißbeinschmerzen nach Fall: Hyper., *mez., Sil.*

Rückenschmerzen, Sakralregion durch Heben: *Calc., puls., rhus-t., sang.,* staph.

Rückenschmerzen, Sakralregion durch Fallen: Kali-c.

Rückenschmerzen, Sakralregion nach Zangenentbindung: **Hyper.**

Fundstellen für Verletzungssymptome aus dem Repertorium nach Kent und seinen beiden deutschen Übersetzungen, sowie aus dem synthetischen Repertorium nach Barthel/Klunker.

Allgemeine Symptome	engl. Kent	Erbe Kent	Keller/ Künzli.	Synt. Rep.
VERLETZUNGEN				
(Schlag, Fall, Quetschung)	1368	1412	I/453	II/323
Beschwerden infolge von				II/324
Schwäche durch Verletzung				II/717
Amputationsneuralgie				II/331
Schmerzen n. Amputation				II/405
Blutaustritt, mit	1369	1412	I/453	II/326
Drüsen	1369	1412	I/453	II/330
Erschütterung				II/325
Beschwerden infolge von				II/325
Commotio Cerebri				II/325
Beschwerden infolge von				II/325
Fieber, traumatisches				II/328
Convulsionen				
infolge von Impfungen	1356	1360	I/420	II/146
durch Verletzungen	1354	1362	I/423	II/131
Kopferletzungen, durch				II/131
Traumatischer Starrkrampf	1355	1362	I/423	II/144
Starrkrampf durch Wunden				
d. Sohlen, Finger, Handteller	1355	1362	I/423	II/144
Verletzte Teile werden				
kalt wie Eis und Krämpfe				
beginnen i. d. Wunde	1355	1362	I/423	II/144
Tetanusprophylaxe				II/327
Knochenbrüche				II/329
Beschwerden infolge von				II/329
heilen langsam	1402	1363	I/417	II/329
heilen langsam bei Kindern				II/330
Kompl. Bruch				II/330
der Hand	1019	1210	II/552	
Brüchige Knochen				II/52
Luxation				II/325
Muskeln, Verl.				II/330
Nerven, Verletzung d.,				
mit heftigen Schmerzen d.	1369	1412	I/453	II/330
Ohnmacht bei Verletzungs-				
schock				II/194
durch Gehirnerschütterung				II/194
durch kleine Wunden	1361	1374	I/432	II/210

Allgemeine Symptome	engl. Kent	Erbe Kent	Keller/ Künzli.	Synt. Rep.
Operation, Störung durch				II/325
Beschwerden infolge von				II/327
mit Überdehnung				II/327
Schwäche durch				II/726
Periost, Verletzung des	1369	1412	I/453	II/330
Beschwerden infolge von				II/330
Quallen, durch: Apis				
Rupturen, Risse				
Bänderriß				II/327
Gefäßruptur				II/327
Muskelriß				II/327
Sehnen, der	1369	1412	I/453	II/331
Überanstrengung,				
Verletzung durch				II/327
Verrenkung, spontane				
Hüftgelenk	983	1210	II/480	
Verrenkung der Kniescheibe	983	1210	II/480	
Knöchel, der	983	1210	II/480	
Hand, der	1019	1210	II/552	
Verstauchungen, Zerrungen				II/328
Beschwerden infolge von				II/328
Weichteile, Verletzung der	1369	1412	I/453	II/330
WUNDEN	1422	1415	I/454	II/764
Beschw. infolge v. Wunden				II/765
Bißwunden				II/765
Beschw. infolge von				II/765
Bienenstiche im Gesicht,				
Schwellung durch	393	392	II/114	
Bisse giftiger Tiere	1422	1415	II/454	II/765
Beschw. infolge Bisse				
giftiger Tiere				II/765
Hundebisse				II/765
Beschw. v. Hundebissen				II/765
Bisse d. tollwütige Hunde				II/765
Insektenbisse (Stiche)			II/164	
Katzenbiß, Beschw. infolge von				II/766
Katzenbiß, Daumen	1019	1210	II/552	II/776
Schlangenbisse				II/766
Chron. Folgen von				II/766
Tarantel, Biß der				II/766
Wunden				
Ätzende Wunden				II/767
Bläuliche Wunden				II/767
Bleifarbige Wunden				II/770

Allgemeine Symptome	engl. Kent	Erbe Kent	Keller/ Künzli.	Synt. Rep.
Bluten stark	1422	1415	I/454	II/766
bluten schwarzes Blut				II/767
kleine Wunden bluten stark				II/767
brennende Wunden				II/767
eiternde Wunden				II/772
Entzündung von Wunden				II/323
Fremdkörper, Wunden durch				II/768
Beschw. v. Wunden				
v. Fremdkörpern				II/768
Gangrän von Wunden				II/769
Giftpflanzen, durch				II/771
Granulationen in Wunden				II/769
Grünliche Wunden				II/769
Heilungstendenz schnell				II/769
Heilungstendenz langsam	1422	1415	I/454	II/769
Injektionen,				
Wunden d. schmerzh.				II/770
Kalt, Wunden werden	1422	1415	II/454	II/767
Klopfende Wunden				II/772
Konstitutionelle Folgen				
v. Wunden	1422	1415	I/454	II/767
Narben, Wiederaufbrechen von	1304	1376	II/165	II/772
Narben,				
Abszeß i. alten Narben				
der Cervicalregion	884	885	II/301	
Quetsch- u. Rißwunden				
der Fingerspitzen	1422	1415	I/454	II/768
Reaktionslose Wunden				II/772
Rißwunden				II/770
Beschw. durch				II/770
Schmerzhafte Wunden	1423	1415	I/454	II/770
Schnittwunden	1422	1415	I/454	II/768
Beschw. von				II/768
Schorfbildung, Wunden mit				II/772
Schußwunden				II/769
Schwarze Wunden				II/766
Schwellung v. Wunden				II/772
Sektionsverletzung	1422	1415	I/454	II/768
Septische Wunden				II/772
Splitterverletzungen	1423	1415	I/454	II/772
Beschw. durch.				II/772
Stechen in Wunden	1423	1415	I/454	II/772
Stichwunden	1423	1415	I/454	II/772

Tiefdringende, punktförmige

Allgemeine Symptome	engl. Kent	Erbe Kent	Keller/ Künzli.	Synt. Rep.
Wunden	1423	1415	I/454	II/770
Beschwerden danach				II/771
Penetrierende Wunden d.				
Handteller u. Fußsohlen	1423	1415	I/454	II/771

Lokalisierte Symptome				
GLIEDMASSEN-				
VERLETZUNGEN				
Schulter, der	1019	1210	II/552	
Schulter n. Überan-				
strengung, der	1019	1210	II/552	
Schult. n. Überanstr. m.				
rheum. Lahmheit, der	1019	1210	II/552	
Handgelenkes, des	1019	1210	II/552	
Handquetschung	1019	1210	II/552	
Kompl. Fraktur d. **Hand**	1019	1210	II/552	
Handrißwunde	1019	1210	II/552	
Verrenkung d. **Hand**	1019	1210	II/552	
Finger, Phantomschmerzen				
nach Amputation	1019	1210	II/552	
Finger, Sektionsverl.	1019	1210	II/552	
Finger, Verltz. d. Nägel	1019	1210	II/552	
Finger, Verletz. durch.				
Glassplitter	1019	1210		II/552
Fingerrißwunde	1019	1210		II/552
Quetsch- u. Rißwunden der				
Fingerspitzen			I/454	II/768
Hüftgelenk, Verletz. d.	1019	1210		II/552
Schwellung d. **Knie nach**				
Verletzung: Bry (Kent AML)				
Meniskusverletzung	971	1010		II/479
Knöchel, Verletz. d.	1019	1210		II/552

KOPFVERLETZUNGEN				
Commotio Cerebri	109	117	I/184	II/325
Cephalhämaton	108	114	I/180	
Folgen von				
Kopfverletzungen	128	224	I/202	
Kopfschmerzen n. mechan.				
Verletzungen	141	149	I/266	
Kopfschmerz nach Fall	140	137	I/248	
Kopfschmerz n. Commotio	138	137	I/250	
Schwindel n. Kopfverl.	100	107	I/164	
Schwindel n. Commotio	98	105	I/162	

Lokalisierte Symptome	engl. Kent	Erbe Kent	Keller/ Künzli.	Synt. Rep.
AUGENVERLETZUNGEN				
Blutungen Augen, der	335	245	III/7	
Entzündung				
d. Fremdkörper	242	248	III/12	
d. Licht	242	248	III/12	
d. Verbrennung	242	249	III/13	
d. Verletzungen	242	249	III/13	
d. Sand und Staub	242	249	III/13	
Farbe Rot				
n. Verletzung	264	259	III/16	
Hornhauttrübung d.				
Wunden	247	279	III/18	
Lähmung Oberlid				
n. Verletz.	361	258	III/19	
Linse, Katarakt				
n. Operation	236	276	III/22	
d. Trauma	236	276	III/22	
Verletzungsfolgen am Auge	244	280	II/25	
Schmerz Auge, d. Schlag	249	264	III/39	
Schmerz, wunder,				
am Auge d. Schlag	358	274	III/55	
OHREN				
Schmerz d. traum. Ursachen	305	316	III/99	
NASE				
Verletzungen (Rißwunde)	340	360	III/141	
Nasenbluten d. Schlag	337	344	III/152	
ZUNGE, MUND UND LIPPEN				
Verbrenn. v. Zunge				
und Lippen	398	344	III/200	
Verbrühung				
d. Schleimhaut d. Mundes	408	423	III/200	
Zunge, Empfindlichk. d.				
Schnitt- o. Rißwunde	437 (413)	446 (427)	III/259	
ZÄHNE				
Blutung n.Zahnextraktion,				
profuse	398	408	III/211	
Schmerz nach				
Zahnextraktion	410	423	III/214	
Schwellung nach				
Zahnextraktion	421	405	III/215	
Verletzung d. Zahnnerven	433	441	III/219	

Lokalisierte Symptome	engl. Kent	Erbe Kent	Keller/ Künzli.	Synt. Rep.
Schmerz d. Erschütt.,				
Schlag, Stoß	436	444	III/231	
n. Plombieren	437	446	III/234	
BRUST				
Brust, Mamma alte Narben	824	844	II/234	
Verletz. d. Brustwarzen: Bell.p.				
LUNGE				
Asthma n. Verletzung				
d. Wirbels	765	768	III/333	
GENITALE				
Menses unterdrückt ·				
n. Verletzung				III/573
RÜCKGRAT, RÜCKEN				
Rückgrat, Erschütterung	886	888	II/314	
d. Cervicalregion	886	888	II/314	
Rückgratsverletzungen	892	949	II/315	
d. Erschütterung	892	949	II/315	
d. Heben	892	949	II/315	
Cervical	892	949	II/315	
Steißbein	892	949	II/315	
Verletzung d. Dornforts.	892	949	II/315	
Rückenschmerz d. Heben	896	897	II/321	
Rückenschmerz n. Verletz.	896	899	II/325	
Steißbeinschm.				
n. Entbindung	912	912	II/331	
Schm., Lumbalregion				
n. Verletzung	906	906	II/331	
Schm., Sakralregion				
d. Fallen	910	901	II/343	
Kreuzbeinschm. n.				
Zangengeburt	910	fehlt	II/343	

Repertorium generale

neu übersetzt und herausgegeben von Michael Barthel.
In 3 Bänden; zusätzliche Ausgabe in 1 Band für später vorgesehen.

KENT's Repertorium erweitert um:

● **KÜNZLI's Nachtragungen** von insgesamt 63 Autoren von Hahnemann, Bönninghausen und Jahr über die großen amerikanischen Homöopathen wie Hering, Allen, Gentry, Dunham, Guernsey usw., bis zu Tyler, Sir John Weir, Pierre Schmidt und Imhäuser.

● **KENT'S** eigenhändige handschriftliche Verbesserungen seiner letzten Ausgabe.

● **KÜNZLI'S therapeutische Hinweise:** In Form von schwarzen Punkten ● können Sie die wohlbekannten »roten Punkte« von Künzli, die *therapeutisch bewährten* Leitsymptome und Medikamente, in diesem neuen Repertorium generale finden.

Dadurch erreichen Sie eine wesentliche Erleichterung in der Praxis bei der Arzneimittelwahl.

Damit das z. Zt. umfassendste, vollständige Repertorium!
Unerläßlich zur Ausübung der Homöopathie.

Band 1 voraussichtlich lieferbar im Herbst 1985. Die beiden folgenden Bände erscheinen in einem Abstand von etwa 6 Monaten.

Dreibändig
je Band 275,- DM

Einbändige Ausgabe nach Erscheinen der 3 Bände lieferbar.
nur 780,- DM

Spezialausgabe in handgearbeitetem Ziegenledereinband mit Sprungrücken
nur 1.190,- DM

Charakteristika homöopathischer Arzneimittel

Horst Barthel

Die 120 in der täglichen Praxis meist gebrauchten Medikamente in einer ganz neuartigen Materia Medica.

Aufgebaut nach dem Hierarchisationsschema

Sammlung der auffallenden und sonderlichen Symptome

Zugleich ein einmaliges Repetitorium für die dauernde Wiederholung

451 Seiten   160,— DM

Repertorium der Charakteristika

Horst Barthel

Zu den »Charakteristika homöopathischer Arzneimittel« gehört das »Repertorium der Charakteristika«. Es ist bekannt, daß jede gute Materia Medica erst durch ihr Repertorium brauchbar in der Praxis wird. Dieses Repertorium eignet sich durch seine handliche Größe besonders für den Hausbesuch und ist auch in der Praxis eine große Hilfe für rasche Entscheidungen — ein »**Blitzrepertorium**«.

182 Seiten   140,— DM

J. A. Lathoud

Materia Medica

übersetzt von Max Tiedemann

Diese ausgezeichnete, ausführliche Materia Medica war bis jetzt wegen der sprachlichen Barriere viel zu wenig bekannt. Dieses Werk kann nun seinen Weg auf die Schreibtische und in die Bücherschränke der deutschen Homöopathen antreten.

549 Seiten   58,- DM

Alberto Lodispoto

Nahrungsmittel in Beziehung zu Medikamenten

übersetzt von Werner Grauberger

Eine wertvolle Zusammenstellung der Unverträglichkeit von Nahrungsmitteln bei bestimmten Medikamenten. Eine willkommenen Hilfe bei der diätischen Beratung des Patienten.

94 Seiten   17,- DM

W. Gawlik / W. Buchmann

Homöopathie in der Weltliteratur

Dieses kleine schöne Büchlein eignet sich bestens zum Verschenken.

162 Seiten   19.- DM